근골격계
물리치료 중재학

김 경 · 양경한 · 국중석 · 김기철 · 김기현 · 김성길 · 이미영 · 이상용 · 이전형 외 공저

Interventions *of* Physical Therapy *by* Musculoskeletal Diseases

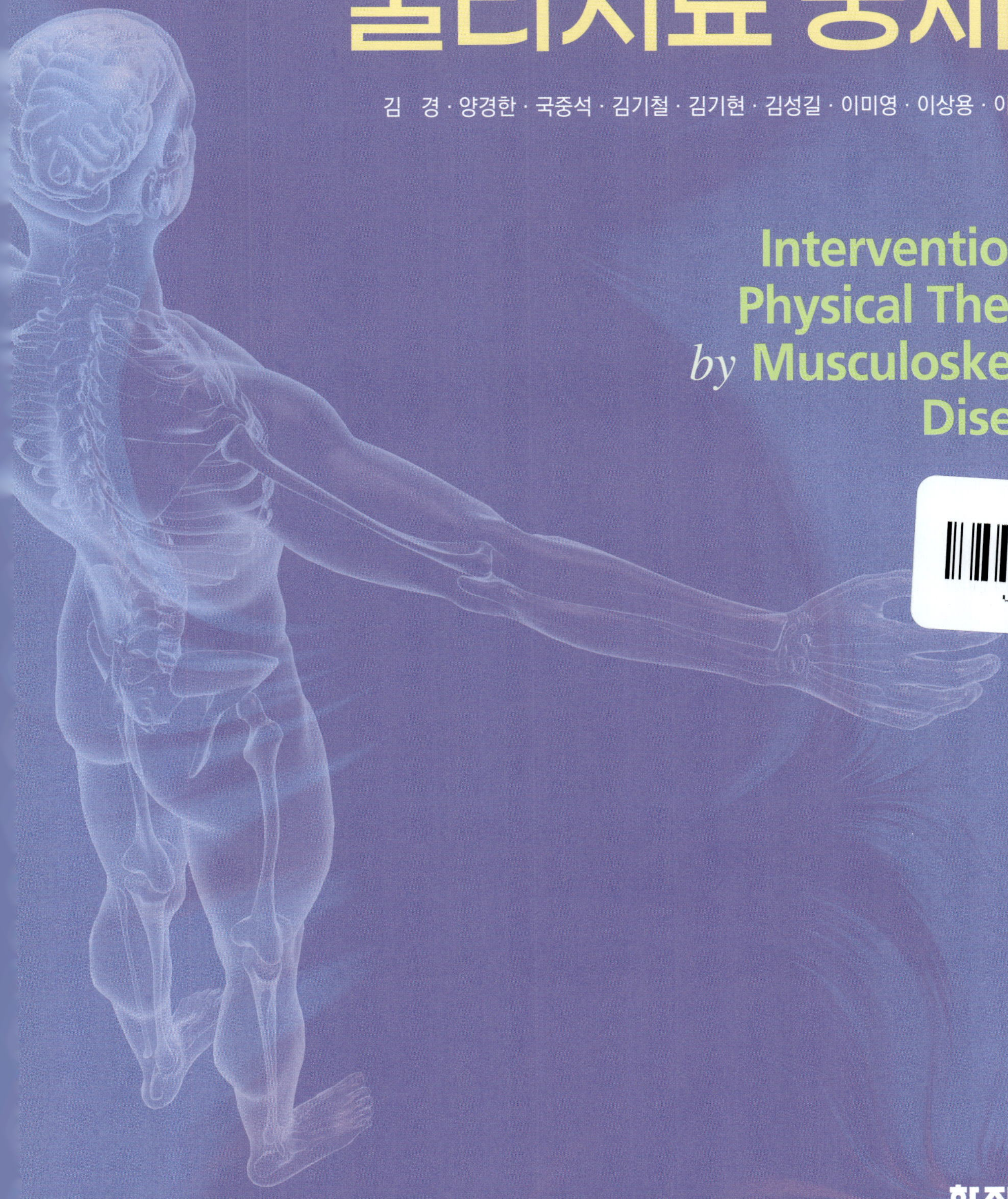

학지사메디컬
HAKJISA MEDICAL

저자 소개

편집위원

김　경　대구대학교
양경한　대전과학기술대학교
국중석　선린대학교
김기철　대구보건대학교
김기현　경운대학교
김성길　선문대학교
이미영　대구한의대학교
이상용　유원대학교
이전형　대구보건대학교

집필진

국중석　선린대학교
권원안　대구보건대학교
김　경　대구대학교
김경태　제주한라대학교
김기철　대구보건대학교
김기현　경운대학교
김성길　한국교통대학교
김성호　신구대학교
김재운　서영대학교
신형수　경운대학교
안정애　대전과학기술대학교
양경한　대전과학기술대학교
이미영　대구한의대학교
이상용　유원대학교
이은상　광주보건대학교
이재홍　대구보건대학교
이전형　대구보건대학교
인태성　김천대학교
임상철　대구우리들병원
정진규　전남과학대학교
최유림　대구과학대학교
황보각　대구대학교

머리말

최근 평균수명의 연장으로 인해 다양한 여가 및 스포츠 활동을 수행하는 사람이 증가함에 따라 근골격계 질환이 자주 발생하며, 과도한 직장 근무로 인해 과반수 이상의 사람들이 근골격계 질환을 앓고 있다.

근골격계 물리치료 중재는 근골격계의 해부학적 구조 및 기능을 바탕으로 근골격계 질환으로 고생하는 환자에게 의학적 검사와 물리치료 검사를 통해 근골격계 물리치료 중재법을 적용하여 치료하는 학문이다. 또한 근골격계 물리치료 중재는 물리치료사의 손과 물리적인자 및 중재 도구 등을 이용하여 환자를 치료하는 것으로 근육, 인대, 관절 등 연부조직의 구조를 이해하여야 한다.

이 책은 총 9장으로 근골격계 질환 부분에서 빠질 수 없는 골절, 탈구, 기형, 관절질환, 뼈질환, 물렁조직질환, 근육병증, 척추질환, 절단을 다루고 있다. 각 장에서는 의학적 중재 및 물리치료 중재를 바탕으로 물리치료 중재에서는 최대보호기와 최소보호기를 나누어 그에 필요한 물리적인자치료와 운동치료 등을 논의한다.

최근 근골격계 질환자의 의료비 부담이 많이 줄어들고 있는 상황임으로 근골격계 물리치료사는 근골격계 물리치료 중재의 최신 치료기법을 적용하여 환자에게 꼭 필요한 치료사가 되도록 최고의 노력을 기울이고 있다. 또한 전공 학생들에게 필요한 질환에 따른 근골격계 물리치료 중재법에 대한 도서가 국내 및 해외에서 많이 출간되고 있는 실정이다. 이 책 역시 환자의 건강과 전공 학생에 있어 큰 도움이 될 수 있는 교재라고 생각한다.

이 책에는 일부 사실적인 방사선 사진이 첨부되었으며, 각 장마다 학생들이 질환에 대한 사례를 보다 쉽게 이해할 수 있도록 사례형 문항이 수록되었다. 또한 근골격계 질환의 전반적인 내용과 그에 따른 중재방법을 이해하기 쉽게 저술하고자 최대한 노력함과 동시에 물리치료사 국가고시 준비에 적합한 최적의 교재가 되도록 집필하였다.

바쁜 학사일정 속에서 본 교재를 집필하는데 수고해주신 모든 저자 교수님들께 깊은 감사의 말씀을 전하며, 교재의 미비한 점은 앞으로도 수정 · 보완해 나갈 예정이다. 항상 배려와 도움을 아끼지 않으시는 학지사메디컬 김진환 사장님과 임직원 분들에게도 감사의 뜻을 전한다.

2023년 5월

대표저자 김　경, 양경한

차례

CHAPTER 1 골절 물리치료 중재

1.1 골절의 개요 2
1. 골절의 분류 2
2. 손상기전에 따른 골절 양상 10
3. 임상증상 12
4. 골절 치유 13
5. 진단 15
6. 중재 18

1.2 팔골절 25
1. 손가락 · 손 · 손목골절 25
2. 아래팔골절 33
3. 위팔뼈골절 40

1.3 다리골절 44
1. 발 · 발목골절 44
2. 정강뼈 · 종아리뼈 · 무릎뼈골절 54
3. 넙다리뼈목 · 골반골절 59

1.4 몸통 및 척추골절 69
1. 빗장뼈골절 69
2. 어깨뼈골절 70
3. 척추골절 71
4. 갈비뼈골절 75

1.5 골절의 합병증 76
1. 골절 치유에 미치는 요인 76
2. 비정상적인 골절 치유 78
3. 골절 합병증 79

연습문제 81

CHAPTER 2 탈구 물리치료 중재

2.1 탈구의 개요 86
1. 임상개요 86
2. 분류 86
3. 발생기전 87
4. 임상증상 87
5. 진단 87
6. 중재 88

2.2 손과 손목관절 탈구 90
1. 임상개요 90
2. 병태생리 90
3. 분류 90
4. 발생기전 91
5. 임상증상 91
6. 진단 91
7. 중재 91

2.3 팔꿉관절복합체 탈구 93
1. 임상개요 93
2. 병태생리 93
3. 분류 93
4. 발생기전 94
5. 임상증상 95
6. 진단 95
7. 중재 95

2.4 오목위팔관절 탈구 97
1. 임상개요 97
2. 분류 97
3. 합병증 99
4. 진단 100
5. 중재 101

2.5 봉우리빗장관절 탈구 103
1. 임상개요 103
2. 분류 103
3. 발생기전 104
4. 임상증상 104
5. 진단 104
6. 중재 105
2.6 목말밑관절 탈구 106
1. 임상개요 106
2. 병태생리 106
3. 분류 106
4. 발생기전 107
5. 임상증상 107
6. 진단 107
7. 중재 107
2.7 무릎뼈 탈구 109
1. 임상개요 109
2. 병태생리 109
3. 발생기전 110
4. 임상증상 110
5. 진단 110
6. 중재 110
2.8 엉덩관절 탈구 112
1. 임상개요 112
2. 병태생리 112
3. 분류 112
4. 발생기전 112
5. 임상증상 112
6. 진단 113
7. 중재 114
연습문제 117

CHAPTER

3 기형 물리치료 중재

3.1 선천성 위쪽 어깨뼈 120
1. 임상개요 120
2. 병태생리 120
3. 분류 121
4. 임상증상 121
5. 진단 121
6. 중재 122
3.2 뒤퓌트랑구축 124
1. 임상개요 124
2. 병태생리 124
3. 임상증상 125
4. 진단 125
5. 중재 126
3.3 선천성 노-자뼈결합 128
1. 임상개요 128
2. 분류 128
3. 임상증상 128
4. 진단 129
5. 중재 129
3.4 선천성 노뼈결손증 131
1. 임상개요 131
2. 분류 131
3. 임상증상 132
4. 진단 132
5. 중재 133
3.5 선천성 엉덩관절 탈구 134
1. 임상개요 134
2. 병태생리 135
3. 분류 136

차례

4. 임상증상 136
5. 진단 136
6. 중재 140

3.6 안굽이엉덩관절 142
1. 임상개요 142
2. 병태생리 142
3. 분류 143
4. 임상증상 143
5. 진단 144
6. 중재 144

3.7 밖굽이무릎 146
1. 임상개요 146
2. 병태생리 146
3. 임상증상 146
4. 진단 147
5. 중재 148

3.8 안굽이무릎 149
1. 임상개요 149
2. 병태생리 150
3. 임상증상 150
4. 진단 150
5. 중재 151

3.9 선천성 안쪽발꿈치들린휜발 153
1. 임상개요 153
2. 병태생리 153
3. 임상증상 154
4. 진단 154
5. 중재 155

3.10 편평발 157
1. 임상개요 157
2. 병태생리 157
3. 분류 158
4. 임상증상 158
5. 진단 158
6. 중재 159

3.11 오목발 161
1. 임상개요 161
2. 병태생리 161
3. 임상증상 162
4. 진단 162
5. 중재 162

3.12 갈퀴발가락 164
1. 임상개요 164
2. 병태생리 164
3. 분류 164
4. 임상증상 164
5. 진단 165
6. 중재 165

3.13 엄지발가락가쪽휨 167
1. 임상개요 167
2. 병태생리 167
3. 분류 168
4. 임상증상 168
5. 진단 168
6. 중재 169

3.14 선천성 기운목 170
1. 임상개요 170
2. 병태생리 171
3. 분류 171
4. 임상증상 171
5. 진단 171
6. 중재 173

연습문제 175

CHAPTER

4 관절질환 물리치료 중재

4.1 뼈관절염 178
1. 임상개요 178
2. 병태생리 178
3. 분류 179
4. 임상증상 180
5. 진단 181
6. 중재 182

4.2 류마티스관절염 186
1. 임상개요 186
2. 병태생리 186
3. 임상증상 186
4. 진단 190
5. 중재 192

4.3 통풍 194
1. 임상개요 194
2. 병태생리 194
3. 분류 195
4. 임상증상 196
5. 진단 196
6. 중재 196

연습문제 198

CHAPTER

5 뼈질환 물리치료 중재

5.1 감염성 뼈질환 202
5.1.1. 골수염 202
1. 임상개요 202
2. 병태생리 203
3. 분류 204
4. 임상증상 205
5. 진단 205
6. 중재 206

5.1.2. 포트병 207
1. 임상개요 207
2. 병태생리 207
3. 병리적 변화 207
4. 임상증상 208
5. 진단 208
6. 중재 209

5.2 대사성 뼈질환 210
5.2.1. 파제트병 210
1. 임상개요 210
2. 병태생리 210
3. 병리적 변화 210
4. 임상증상 211
5. 진단 211
6. 중재 212

5.2.2. 뼈엉성증 213
1. 임상개요 213
2. 병태생리 214
3. 분류 214
4. 임상증상 215
5. 진단 216
6. 중재 216

차례

5.3 기타 뼈질환 220
5.3.1. 레그-칼베-페르테스병 220
1. 임상개요 220
2. 병태생리 221
3. 병리적 변화 221
4. 분류 221
5. 임상증상 221
6. 진단 222
7. 중재 223
5.3.2. 넙다리뼈머리 뼈끝분리증 225
1. 임상개요 225
2. 병태생리 225
3. 분류 225
4. 임상증상 226
5. 진단 226
6. 중재 227
연습문제 228

CHAPTER 6 물렁조직질환 물리치료 중재

6.1 물렁조직 치료원칙 232
6.1.1. 인대 손상 232
1. 임상개요 232
2. 병태생리 232
3. 분류 232
4. 중재 233
6.1.2. 힘줄 손상 234
1. 임상개요 234
2. 병태생리 234
3. 분류 235
4. 중재 235
6.1.3. 근육 손상 236
1. 임상개요 236
2. 분류 236
3. 중재 237
6.1.4. 관절주머니 손상 237
1. 임상개요 237
2. 중재 238
6.2 위팔 물렁조직 물리치료 중재 238
6.2.1. 유착성 관절주머니염 238
1. 임상개요 238
2. 병태생리 238
3. 임상증상 239
4. 분류 239
5. 진단 240
6. 중재 241
6.2.2. 가시위근힘줄염 243
1. 임상개요 243
2. 병태생리 243
3. 임상증상 243
4. 진단 243
5. 중재 245
6.2.3. 가시위근힘줄파열 246
1. 임상개요 246
2. 병태생리 246
3. 임상증상 246
4. 진단 246
5. 중재 248
6.2.4. 가쪽위관절융기염 249
1. 임상개요 249
2. 병태생리 249
3. 임상증상 249
4. 진단 250
5. 중재 251
6.2.5. 안쪽위관절융기염 252
1. 임상개요 252

2. 병태생리 252

3. 임상증상 252

4. 검사와 진단 253

5. 중재 253

6.2.6. 협착 힘줄윤활막염 254

1. 임상개요 254

2. 병태생리 254

3. 임상증상 254

4. 진단 254

5. 중재 255

6.2.7. 방아쇠손가락 255

1. 임상개요 255

2. 임상증상 256

3. 진단 256

4. 중재 256

6.2.8. 손목굴증후군 256

1. 임상개요 256

2. 임상증상 256

3. 진단 257

4. 중재 258

6.2.9. 기용굴증후군 260

1. 임상개요 260

2. 임상증상 260

3. 진단 260

4. 중재 261

6.3 다리 물렁조직 물리치료 중재 262

6.3.1. 궁둥구멍근증후군 262

1. 임상개요 262

2. 병태생리 262

3. 임상증상 262

4. 진단 262

5. 중재 264

6.3.2. 십자인대 손상 267

1. 임상개요 267

2. 임상증상 267

3. 진단 267

4. 중재 269

6.3.3. 무릎관절 곁인대 손상 270

1. 임상개요 270

2. 임상증상 270

3. 진단 270

4. 중재 272

6.3.4. 반달연골 손상 273

1. 임상개요 273

2. 임상증상 273

3. 진단 274

4. 중재 275

6.3.5. 아킬레스힘줄 손상 276

1. 임상개요 276

2. 임상증상 276

3. 진단 276

4. 중재 277

6.3.6. 발목인대 손상 277

1. 임상개요 277

2. 임상증상 278

3. 진단 278

4. 중재 278

6.3.7. 발바닥근막염 280

1. 임상개요 280

2. 임상증상 280

3. 진단 281

4. 중재 281

6.4 몸통부위 물리치료 중재 282

6.4.1. 가슴문증후군 282

1. 임상개요 282

2. 임상증상 283

3. 진단 284

4. 중재 285

연습문제 286

차례

CHAPTER
7 근육병증 물리치료 중재

7.1 근육병증 290
1. 임상개요 290
2. 분류 290
3. 진단 291

7.2 성연관 열성 근이영양증 293
7.2.1. 뒤시엔느 근이영양증 293
1. 임상개요 293
2. 임상증상 293
3. 진단 296
4. 중재 298
7.2.2. 베커 근이영양증 300
1. 임상개요 300
2. 임상증상 300

7.3 보통염색체 우성 근이영양증 301
7.3.1. 얼굴어깨위팔 근이영양증 301
1. 임상개요 301
2. 임상증상 301
7.3.2. 어깨종아리 근이영양증 302
7.3.3. 눈 근이영양증 302
7.3.4. 눈인두 근이영양증 303
7.3.5. 먼쪽 근이영양증 304
1. 임상개요 304
2. 분류 304

7.4 보통염색체 열성 근이영양증 305
7.4.1. 팔다리이음 근이영양증 305
1. 임상개요 305
2. 임상증상 305
7.4.2. 팔이음 근이영양증 306
7.4.3. 다리이음 근이영양증 306
7.4.4. 선천 근이영양증 306
1. 임상개요 306
2. 임상증상 307

7.5 근이상 근육질환 307
7.5.1. 중증근무력증 307
1. 임상개요 307
2. 병태생리 307
3. 임상증상 308
4. 진단 309
5. 중재 311
7.5.2. 선천 근긴장증 311
1. 임상개요 311
2. 분류 312
7.5.3. 선천 근무긴장증 312
7.5.4. 근긴장이영양증 313
1. 임상개요 313
2. 분류 313
7.5.5. 선천 근긴장이영양증 314

연습문제 315

CHAPTER
8 척추질환

8.1 외상성 척추질환 중재 318
8.1.1. 추간판탈출증 318
1. 임상개요 318
2. 병태생리 320
3. 분류 321
4. 임상증상 323
5. 진단 326
6. 중재 327

8.1.2. 목뼈 채찍질손상 334
1. 임상개요 334
2. 분류 336
3. 임상증상 336
4. 진단 337
5. 중재 337
8.1.3. 허리삠 340
1. 임상개요 340
2. 병태생리 341
3. 임상증상 341
4. 손상기전 및 손상조직 341
5. 진단 342
6. 중재 343
8.1.4. 척추분리증 343
1. 임상개요 343
2. 임상증상 343
3. 진단 344
4. 중재 345
8.1.5. 척추전방전위증 345
1. 임상개요 345
2. 병태생리 346
3. 분류 346
4. 임상증상 347
5. 진단 347
6. 중재 348
8.2 염증성 척추질환 349
8.2.1. 강직성 척추염 349
1. 임상개요 349
2. 임상증상 349
3. 진단 350
4. 중재 351
8.2.2. 퇴행성 척추염 353
1. 임상개요 353
2. 병태생리 353
3. 임상증상 353
4. 진단 354
5. 중재 355
8.3 척추굽이변형 척추질환 355
8.3.1. 허리앞굽음증 355
1. 임상개요 355
2. 분류 356
3. 임상증상 356
4. 진단 357
5. 중재 358
8.3.2. 척추옆굽음증 359
1. 임상개요 359
2. 병태생리 359
3. 분류 359
4. 임상증상 361
5. 진단 361
6. 중재 363
8.3.3. 등뼈뒤굽음증 365
1. 임상개요 365
2. 병태생리 366
3. 분류 366
4. 임상증상 366
5. 진단 366
6. 중재 367
8.3.4. 척추후관절증후군 369
1. 임상개요 369
2. 임상증상 369
3. 진단 369
4. 중재 370
8.4 기타 척추질환 중재 371
8.4.1. 척추관협착증 371
1. 임상개요 371
2. 분류 371
3. 임상증상 371

차례

4. 진단 373

5. 중재 373

8.4.2. 꼬리뼈통증 374

1. 임상개요 374

2. 임상증상 375

3. 중재 375

연습문제 376

CHAPTER 9 절단 물리치료 중재

9.1 절단 380

1. 임상개요 380

2. 진단 387

3. 중재 387

연습문제 405

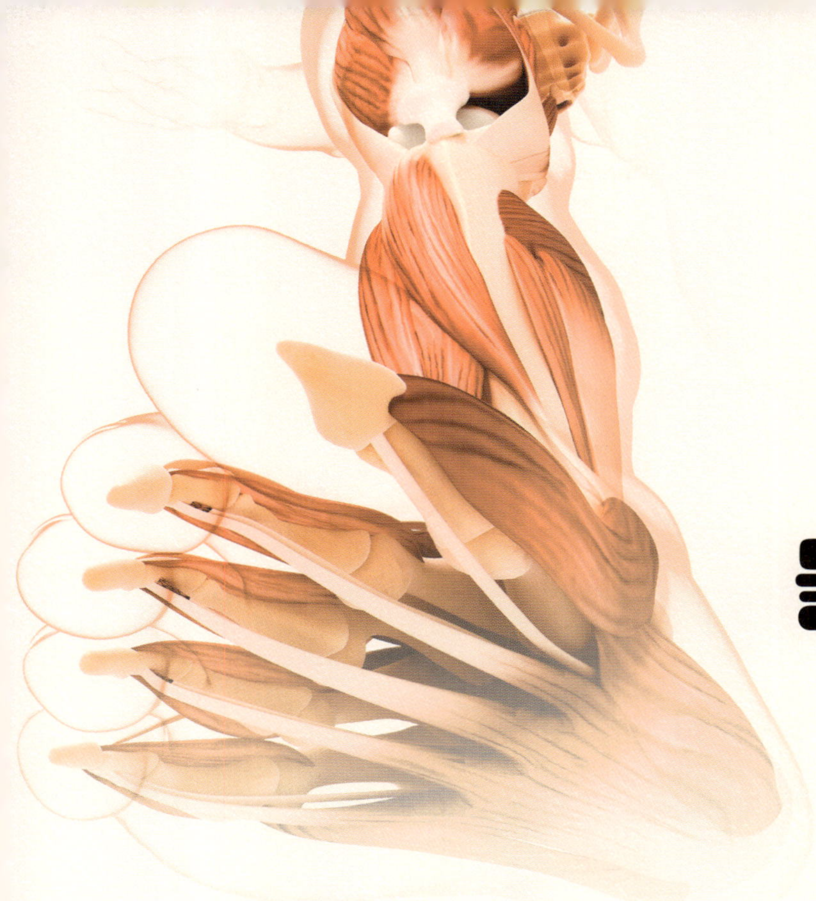

Chapter 1

골절 물리치료 중재

학습목표

1. 골절의 개요에 대해 설명할 수 있다.
2. 팔골절의 종류에 대해 설명하고 중재를 수행할 수 있다.
3. 다리골절의 종류에 대해 설명하고 중재를 수행할 수 있다.
4. 몸통 및 척추골절의 종류에 대해 설명하고 중재를 수행할 수 있다.
5. 골절의 합병증에 대해 설명할 수 있다.

주요용어

베넷골절 Bennett's fracture
손배뼈골절 Scaphoid fracture
복서골절 Boxer fracture
망치손가락골절 Mallet finger fracture
콜레스골절 Colles's fracture
스미스골절 Smith's fracture
몬테지아골절 Monteggia's fracture
갈레아찌골절 Galeazzi's fracture
포트골절 Pott's fracture
뒤퓌트랑골절 Dupuytren's fracture
목말뼈골절 Talus fracture
발꿈치뼈골절 Calcaneus fracture
발허리뼈골절 Metatarsal fracture
정강뼈골절 Tibia fracture
종아리뼈골절 Fibular fracture
무릎뼈골절 Patellar fracture
넙다리뼈목골절 Femur neck fracture
넙다리뼈몸통골절 Femur shaft fracture
골반골절 Pelvis fracture
빗장뼈골절 Clavicle fracture
어깨뼈골절 Scapular fracture
척추골절 Vertebral fracture
갈비뼈골절 Rib fracture
지연유합 Delayed union
부정유합 Malunion
불유합 Nonunion
슈덱위축 Sudeck's atrophy
뼈되기근육염 Myositis ossificans
볼크만허혈구축 Volkmann's ischemic contrature

골절(fracture)이란 뼈나 관절면의 연속성(continuity)이 완전 또는 불완전하게 소실되면서 선상의 변화를 가져오게 된 상태를 말한다. 골절을 일으킬 수 있는 요인은 크게 외적 요인과 내적 요인으로 구분할 수 있다. 외적 요인은 골절의 요인이 되는 여러 가지 외적 힘의 형태, 크기와 방향을 말하며, 내적 요인은 골절의 요인이 되는 내적인 힘에 대한 뼈의 질적 및 구조적 특성을 말한다.

1.1 골절의 개요

1. 골절의 분류

골절을 분류하는 방법에는 골절의 해부학적 위치 및 명칭에 따른 분류, 완전 또는 불완전 골절에 따른 분류, 골절 방향에 따른 분류, 뼛조각 수에 따른 분류, 골절 안정성에 따른 분류 등이 있다(그림 1.1).

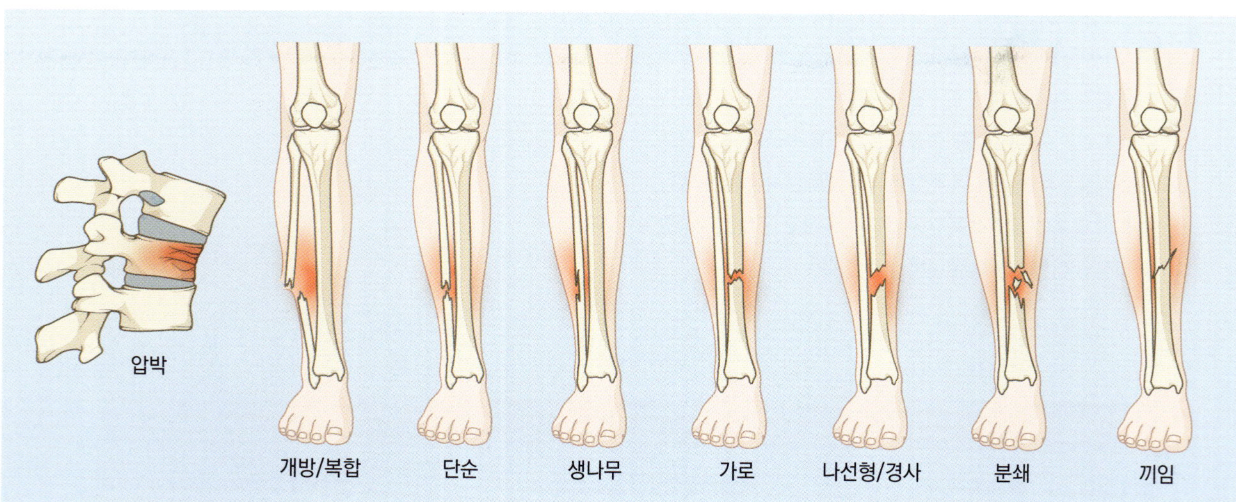

그림 1.1 일반적인 골절의 분류

1) 골절의 해부학적 위치 및 명칭에 따른 분류

골절이 일어난 부분의 해부학적 위치나 명칭을 통해서 분류하는 방법으로 긴뼈(long bone)에서 많이 사용한다. 골절의 해부학적 위치에 따라 뼈끝(epiphysis), 뼈몸통끝(metaphysis), 뼈몸통(diaphysis), 관절내(intra-articular) 골절 등으로 분류하고, 골절부위 위치에 따라 몸쪽(proximal), 몸통(shaft), 먼쪽(distal) 골절 등으로 분류하며, 골절부위 해부학적 명칭에 따라 머리(head), 목(neck), 돌기(trochanteric), 돌기밑(subtrochanteric), 관절융기위(supracondylar), 관절융기(condylar) 골절 등으로 분류되어진다(그림 1.2, 1.3).

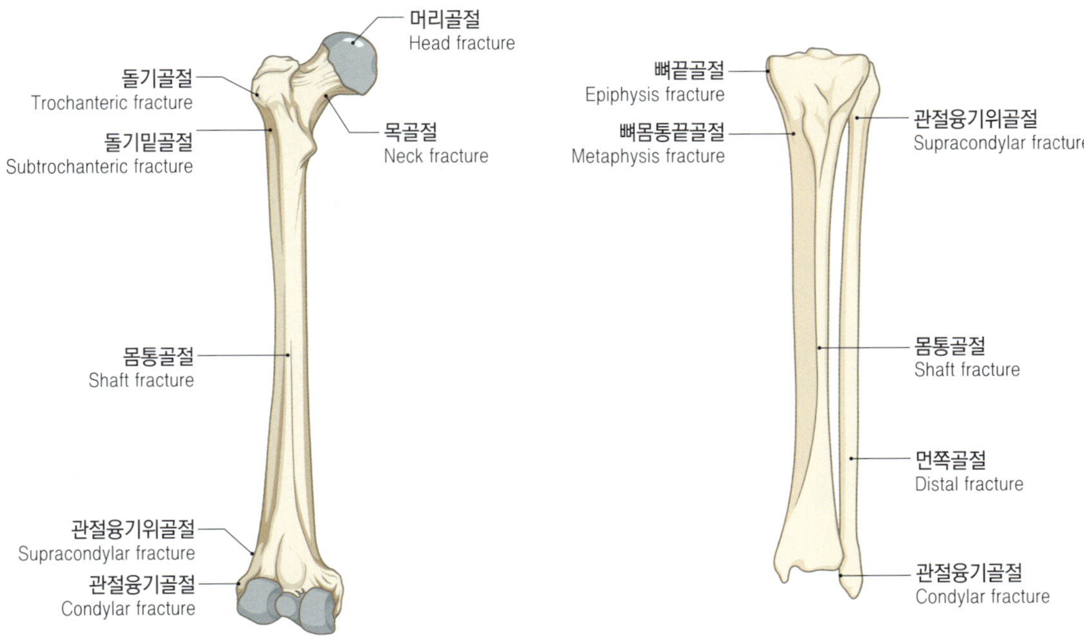

그림 1.2 골절의 해부학적 위치 및 명칭에 따른 분류

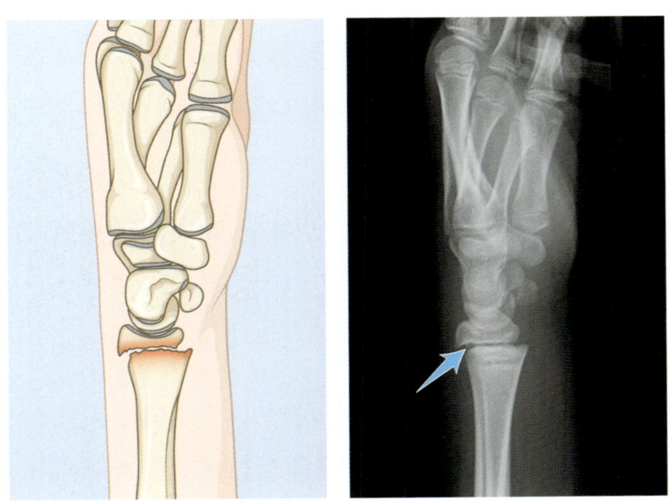

그림 1.3 뼈끝판골절

2) 완전 또는 불완전골절에 따른 분류

골절의 정도에 따라 완전골절과 불완전골절로 나눌 수 있다(그림 1.4).

(1) 완전골절

완전골절(complete fracture)은 겉질뼈(cortical bone)의 연속성이 완전히 소실된 경우를 말하고, 성인에

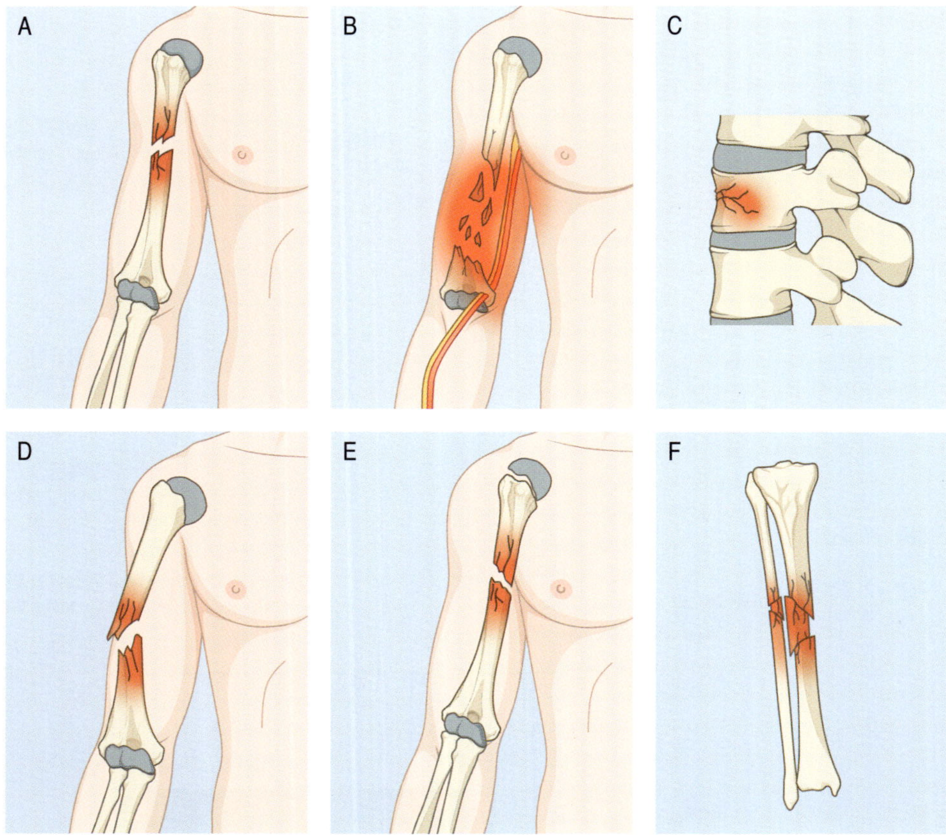

그림 1.4 완전골절의 분류. A: 끼임골절, B: 합병골절, C: 압박골절, D: 개방골절, E: 단순골절, F: 분쇄골절

서 주로 많이 발생한다. 완전골절에는 끼임골절, 합병골절, 압박골절, 개방골절, 폐쇄골절, 단순골절, 분쇄골절, 분절골절이 있다.

① 끼임골절

끼임골절(감입골절, impacted fracture)은 넙다리뼈목판 골절에서 흔히 볼 수 있으며, 골절된 뼈의 한쪽 끝부분이 다른 뼈 속에 그대로 남아 있는 경우를 말한다. 비교적 전위(displacement)는 나타나지 않는다.

② 합병골절

합병골절(complicated fracture)은 골절로 인하여 골절부 주위에 있는 조직 또는 기관에 손상을 입히는 골절을 말한다.

③ 압박골절

압박골절(compression fracture)은 압박으로 인하여 나타나는 골절을 의미하며, 단단한 뼈몸통(diaphysis)은 골절을 일으키지 않으면서, 뼈몸통끝(metaphysis)으로 끼임되는 것을 말한다(그림 1.5).

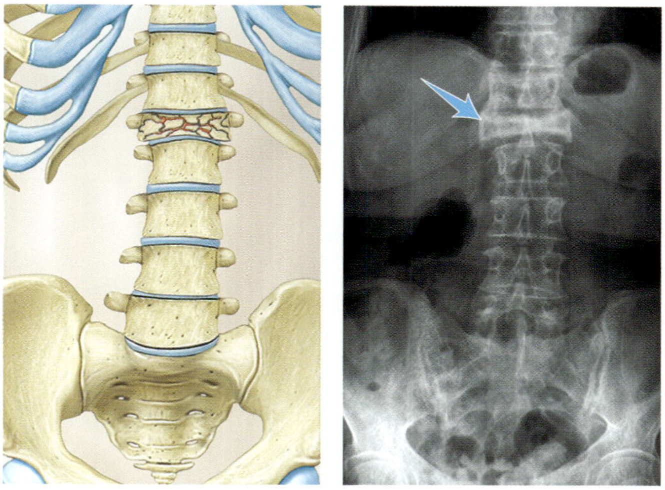

그림 1.5 압박골절

④ 개방골절

개방골절(open fracture)은 골절된 뼈의 골절부가 물렁조직이나 피부를 뚫고 돌출되어 외부로부터 감염되기 때문에 감염에 대한 주의가 필요하다.

⑤ 폐쇄골절

폐쇄골절(closed fracture)은 골절부 주위의 물렁조직이나 피부가 정상으로, 골절부가 신체 표면으로 노출되지 않은 골절이다.

⑥ 단순골절

단순골절(simple fracture)은 뼈가 완전히 골절되었지만 전위가 작거나 없으며, 골절조각(골절절편, fracture fragment)의 수가 3개 미만인 경우를 말한다.

⑦ 분쇄골절

분쇄골절(comminuted fracture)은 뼈의 골절로 인하여 골절조각이 3개 이상인 경우를 말하며, 다른 골절들에 비해 비교적 강력한 힘에 의해 발생한다(그림 1.6).

⑧ 분절골절

분절골절(segmented fracture)은 주로 정강뼈와 넙다리뼈에서 완전골절이 동시에 2개가 발생할 경우를 말한다.

(2) 불완전골절

불완전골절(incomplete fracture)은 겉질뼈의 연속성이 일부분에서만 소실된 경우로, 한쪽 피질의 연속성

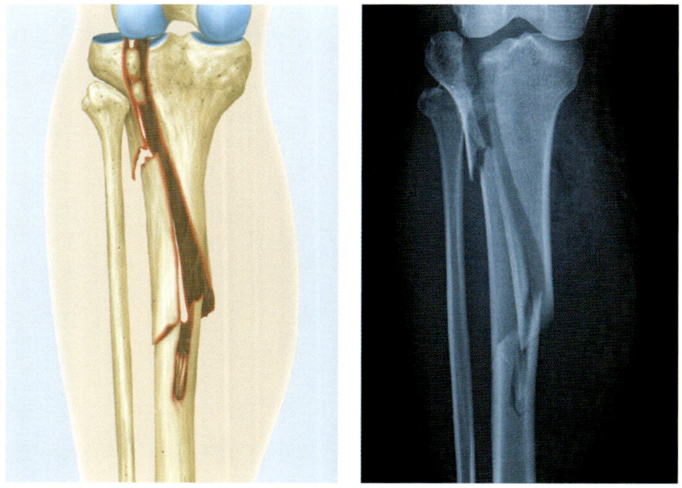

그림 1.6 분쇄골절

만 소실된 것이다. 주로 아동에서 발생하며, 불완전골절은 생나무골절, 균열골절, 관통골절, 함몰골절이 포함된다(그림 1.7).

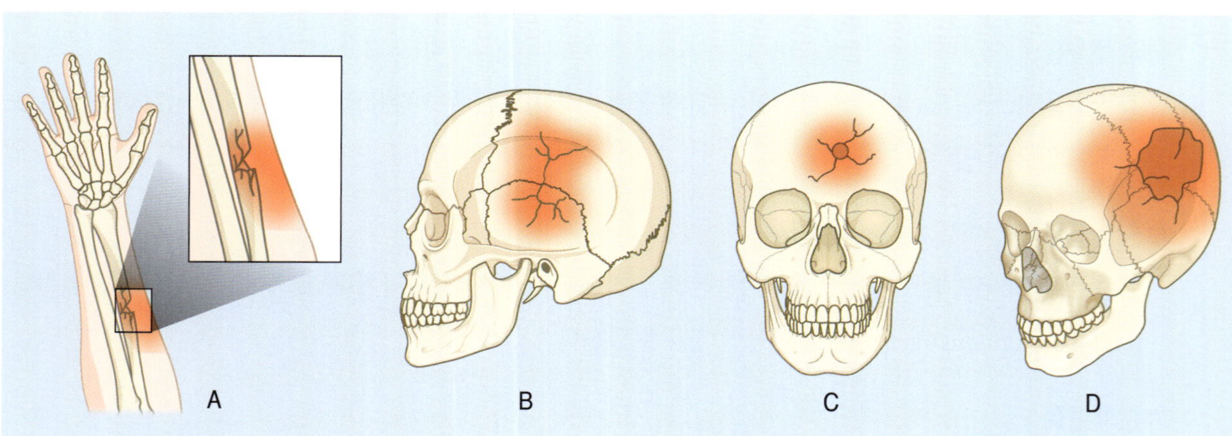

그림 1.7 불완전골절의 분류. A: 생나무골절, B: 균열골절, C: 관통골절, D: 함몰골절

① 생나무골절

생나무골절(greenstick fracture)은 주로 아동에서 많이 발생하는 골절로써 겉질뼈의 일부분이 떨어져 나간 상태를 말한다. 아동의 경우에는 뼈가 성인에 비해 유연하여 나뭇가지가 부러지는 것처럼 골절이 일어나는데, 이를 생나무골절 또는 그린스틱골절이라고 한다(그림 1.8).

② 균열골절

균열골절(fissured fracture)은 뼛조각(bone fragment)의 전위가 없이 뼈에 금이 생긴 골절을 말한다.

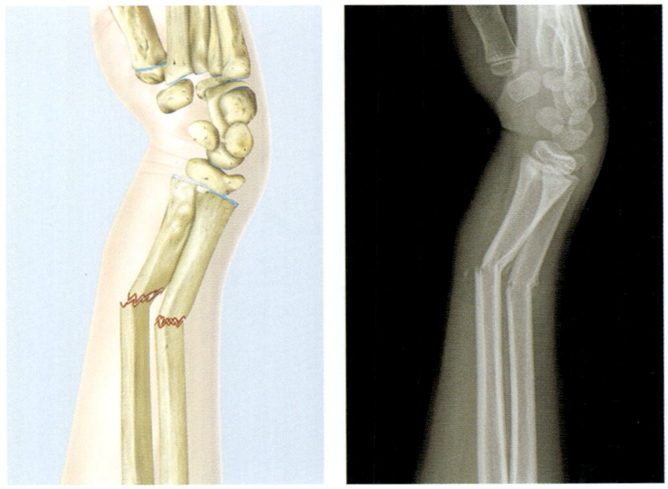

그림 1.8 생나무골절

③ 관통골절

관통골절(penetrating fracture)은 총탄에 의한 총상과 같이 큰 힘이 작은 면적에 가해졌을 때 일어나는 골절을 말한다.

④ 함몰골절

함몰골절(depressed fracture)은 주로 머리뼈에서 많이 발생하며, 외력에 의해서 머리뼈가 움푹 패여 접시 모양으로 들어간 골절을 말한다.

3) 골절선 방향에 따른 분류

방사선검사상 보여지는 골절의 방향에 따라 분류하는 방법으로 골절의 방향은 치료에 많은 영향을 미치는 중요한 요인이다. 작용하는 힘에 따라 골절의 방향이 결정되며, 가로골절, 경사골절, 나선형골절, 세로골절 등으로 분류할 수 있다(그림 1.9).

(1) 가로골절

가로골절(transverse fracture)은 골절의 방향이 세로축(longitudinal)의 수직 방향으로 나타나며, 순간적으로 뼈에 직접적인 외력이 직선상으로 가해져서 많이 발생한다. 무릎관절이나 팔꿉관절에서는 굽힘근이나 폄근의 당김힘이 작용하여 가로골절이 발생하기도 한다. 맞춤(reduction) 이후에는 전위가 일어나는 경우가 적으므로 안정골절(stable fracture)이라고도 한다.

(2) 경사골절과 나선형골절

경사골절(oblique fracture)과 나선형골절(spiral fracture)은 구분하기 어려울 수 있는데, 경사골절은 나선

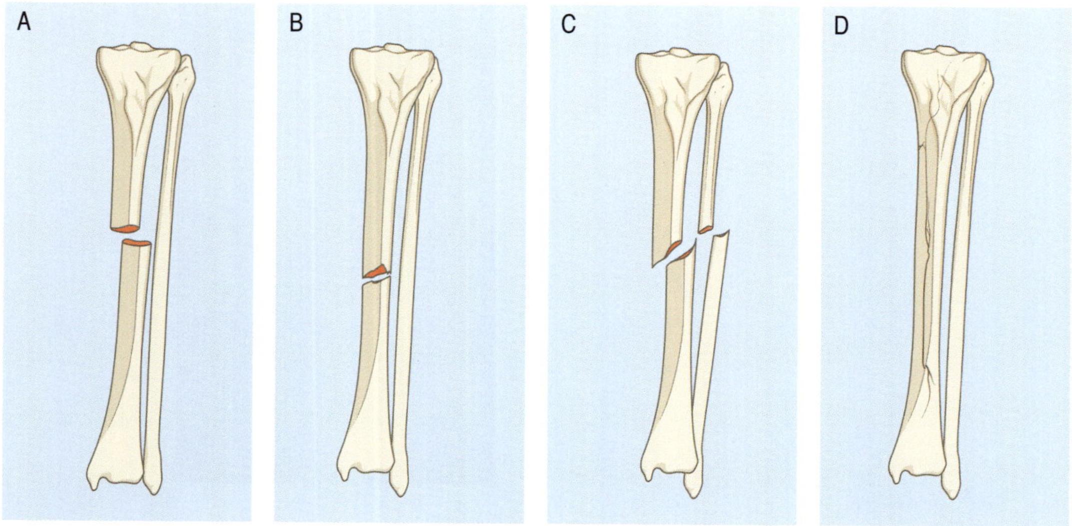

그림 1.9 골절선 방향에 따른 분류. A: 가로골절, B: 경사골절, C: 나선형골절, D: 세로골절

형골절에 비해 골절선이 짧으면서 둥글며, 압박과 구부러짐 및 비틀림 힘(torsional force)이 복합적으로 작용하여 간접적인 외력에 의해 발생한다. 나선형골절은 경사골절에 비해 길면서 예각을 이루고, 넓으며, 간접적인 외력이 비틀림 힘으로 발생하여 나타난다(그림 1.10). 경사골절과 나선형골절 모두 가로골절에 비해서 간접적 외력에 의해 발생하며, 물렁조직의 손상은 비교적 적은 편이다. 또한 맞춤 후에는 가로골절에 비해서 다시 전위를 일으키기 쉽기 때문에 불안정골절(unstable fracture)이라고 한다.

(3) 세로골절

세로골절(longitudinal fracture)은 골절의 방향이 뼈의 세로축을 따라서 나타나는 것을 말한다.

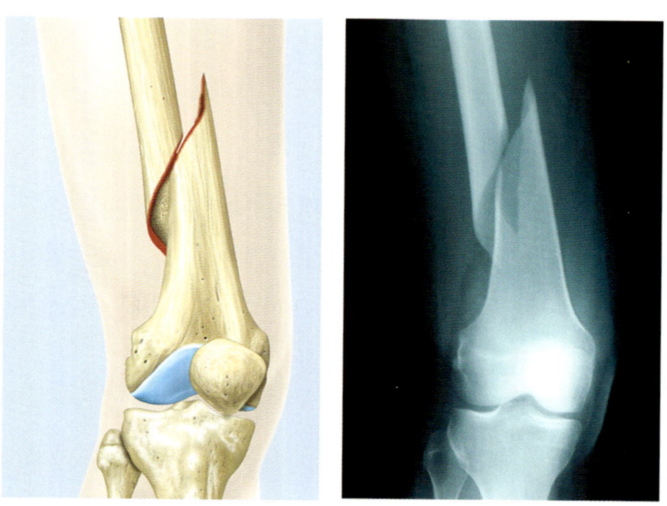

그림 1.10 나선형골절

4) 뼛조각 수에 따른 분류

(1) 단순골절

뼈가 완전히 골절되었지만 전위가 크지 않거나 전위가 없는 경우를 말하며, 뼛조각의 수가 3개 미만으로 물렁조직과 피부에 손상이 없는 것을 말한다.

(2) 분쇄골절

2개 이상의 골절선으로 뼛조각 수가 3개 이상 만들어진 경우를 말한다(그림 1.11A).

(3) 분절골절

하나의 뼈에 독립적으로 완전한 골절 2개가 동시에 발생한 경우를 말한다(그림 1.11B).

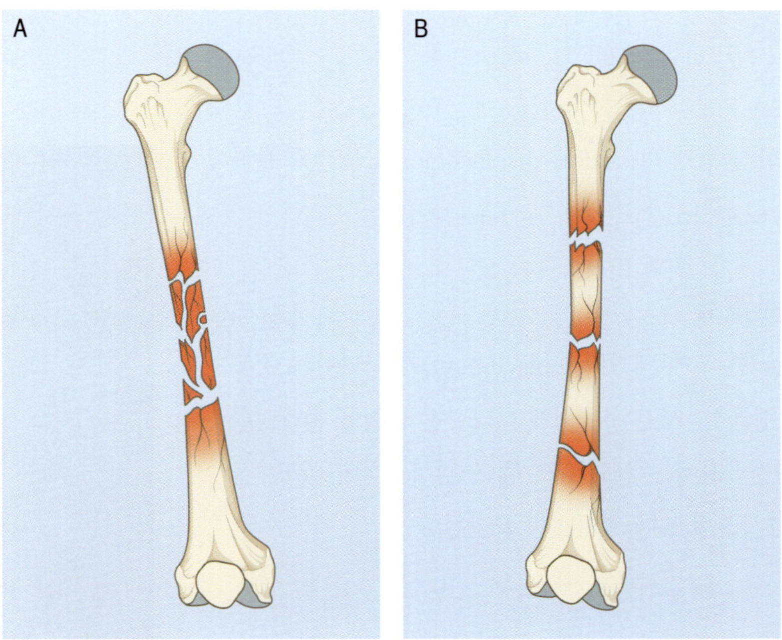

그림 1.11 뼛조각 수에 따른 분류. A: 분쇄골절, B: 분절골절

5) 뼛조각의 전위에 따른 분류

뼛조각의 전위 여부에 따라 전위골절(displaced fracture)과 비전위골절(undisplaced fracture)로 분류되고, 전위골절은 몸쪽 뼛조각(proximal bone fragment)을 기준으로 먼쪽 뼛조각(distal bone fragment)이 전위된 위치로 분류할 수 있다. 전위골절은 뼛조각이 수평으로 이동한 엇갈림전위(shearing displacement), 긴뼈 측면에 외력이 가해져 긴축의 수직 방향으로 가로골절이 나타나는 각전위(angulation displacement), 골절부 말단이 겹쳐진 형태로 골절로 인하여 뼈의 길이가 짧아지는 겹침전위(overriding displacement), 뼛조각이 긴축

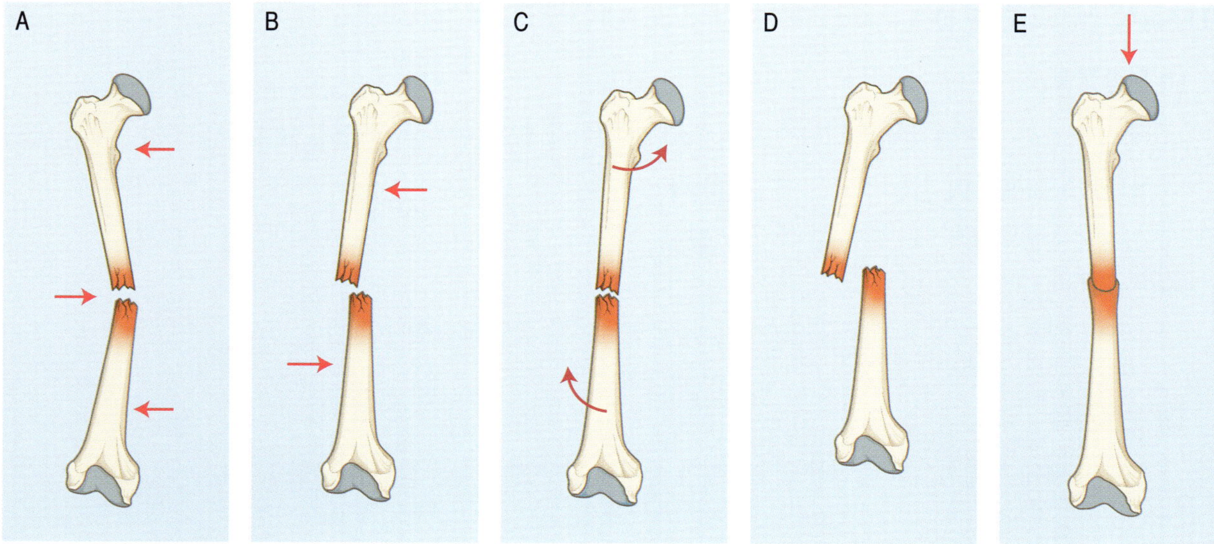

그림 1.12 뼛조각 전위에 따른 분류. A: 각전위, B: 엇갈림전위, C: 돌림전위, D: 겹침전위, E: 끼임전위

을 기준으로 회전한 돌림전위(roation displacement) 등으로 분류할 수 있다(그림 1.12, 1.13).

6) 골절 안정성에 따른 분류

골절로 인한 맞춤을 한 후에 재전위(replacement)가 나타나는 경우가 적은 골절을 안정골절, 재전위가 쉽게 나타나는 골절을 불안정골절이라고 한다. 안정골절에는 가로골절, 짧은 경사골절이 있고, 불안정골절에는 긴 경사골절, 나선형골절이 포함된다.

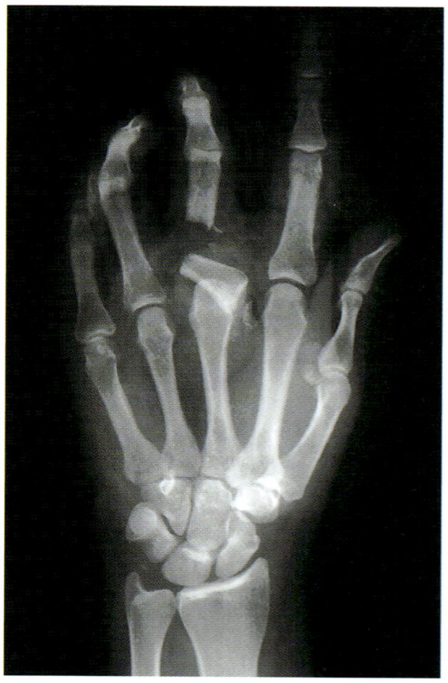

그림 1.13 손허리손가락관절 탈구가 동반된 셋째 몸쪽 손가락뼈의 폐쇄 · 전위된 가로골절

2. 손상기전에 따른 골절 양상

골절은 대체로 외상에 의해서 발생한다. 직접 외력이 가해졌을 때 나타나는 골절과 간접 외력에 의해 나타나는 골절로 나눌 수 있다. 직접 외상에 따른 골절에는 타진골절, 으깸골절, 관통골절, 간접 외상에 따른 골절은 찢김골절, 각형성골절, 회전골절, 압박골절, 긴장골절, 병적골절이 해당된다.

1) 피로골절

피로골절(fatigue fracture)은 뼈에 지속적으로 반복되는 작은 스트레스에 의해 발생되는 골절로써 스트레스골절(stress fracture)이라고도 한다. 골절을 일으키기에는 미흡한 힘이지만 한 위치에 힘이 주기적으로 가해졌을 때 발생한다. 예를 들면, 군인의 경우 장거리 행군으로 인한 제 2, 3, 4 발허리뼈의 골절이 나타날 수 있다. 또한 생활스포츠의 활성화로 육상선수나 일반인에게서도 많이 발생하고 있다(그림 1.14).

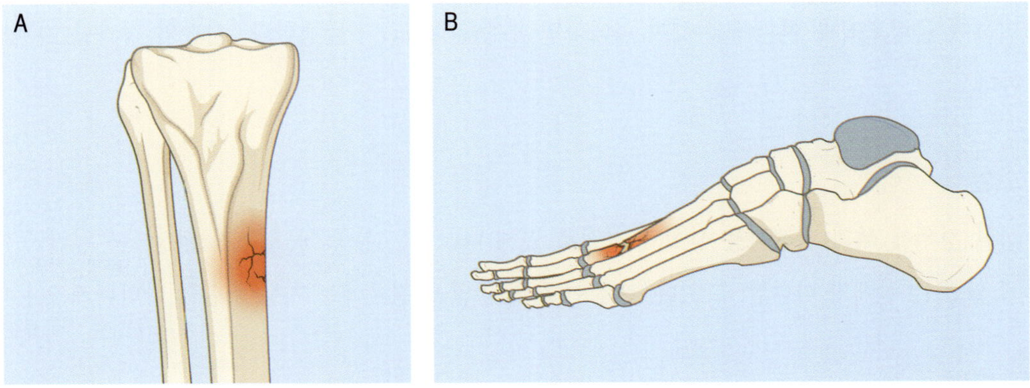

그림 1.14 피로골절. A: 정강뼈골절, B: 발허리뼈골절

2) 병적골절

병적골절(pathologic fracture)은 뼈 질환에 의하여 구조적으로 약해져 약한 외력에도 골절이 발생하는 경우로 뼈엉성증(osteoporosis), 뼈종양(bone tumor), 파제트병(Paget's disease) 등에 의해서 발생할 수 있다(그림 1.15).

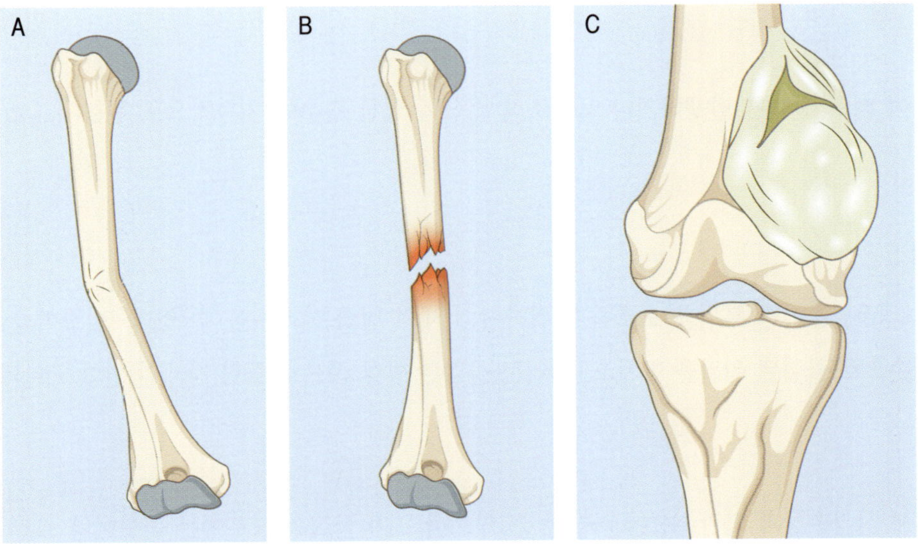

그림 1.15 병적골절(골종양). A: 파제트병, B: 위팔뼈골절, C: 넙다리뼈 골종양

3. 임상증상

1) 통증

감각신경이 정상적일 때 일반적으로 골절로 인한 통증이 수반된다. 약간의 압박에도 통증과 압통을 느낄 수 있다. 하지만 척추의 경미한 골절, 피로골절의 경우에는 통증이 미미할 수 있어 주의가 필요하다.

2) 부종

골절로 인하여 물렁조직과 혈관에 손상이 나타나면 부종(edema)이 발생한다. 시간의 경과를 지켜보며 관찰해야 한다.

3) 기능의 소실

골절이 심할 경우에 뼈의 지레작용 상실과 골절로 인해 나타나는 통증, 물렁조직 손상, 근 경련 등에 의해서 기능 소실 또는 장애가 나타날 수 있다. 손상이 심하지 않을 경우에는 기능 소실이 나타나지 않는다.

4) 피부색의 변화

골절로 인해 물렁조직 손상과 출혈 등으로 얼룩출혈(ecchymosis)이 생겨 피부색의 변화가 나타날 수 있다.

5) 염발음

완전골절로 인하여 뼈의 전위가 발생하거나 뼈의 두면이 어긋나 있는 경우 두 뼈끝단이 부딪치면서 염발음(crepitus)이 발생한다. 염발음은 골절을 판단하는 기준이 되기도 하지만 반복적인 염발음 발생으로 인하여 환자의 손상이 더욱 심해질 수 있으므로 조심해야 한다.

6) 변형

골절로 인하여 뼈의 전위가 발생하거나 물렁조직 손상이 심한 경우에 외형적으로 변형(deformity)을 일으킨다.

7) 자세의 변화

골절 환자의 경우, 골절된 부위를 보호하기 위하여 자세의 변화를 가져올 수 있다. 빗장뼈골절이 있는 경우, 정상 쪽 손으로 골절된 위팔을 받치고, 머리는 골절된 방향 쪽으로 돌린 자세의 변화가 나타난다.

8) 기타

골절로 인해서 신경손상과 혈관손상이 나타날 수 있으며, 개방골절의 경우에는 출혈이나 쇼크 등이 나타날 수 있다.

4. 골절 치유

골절 치유를 위해서는 우선 골절이 일어난 부위에 고정을 해야 하고, 원활한 혈액공급과 적절한 스트레스가 적용되어야 한다. 골절과 함께 동반된 주변 조직들의 손상과 기능적인 손상으로 인해 치유과정이 다소 복잡하게 진행된다. 골절 치유는 뼈의 구조적 차이로 인해 관상뼈(tubular bone)와 해면뼈(cancellous bone, spongy bone)로 구분하여 설명된다(그림 1.16).

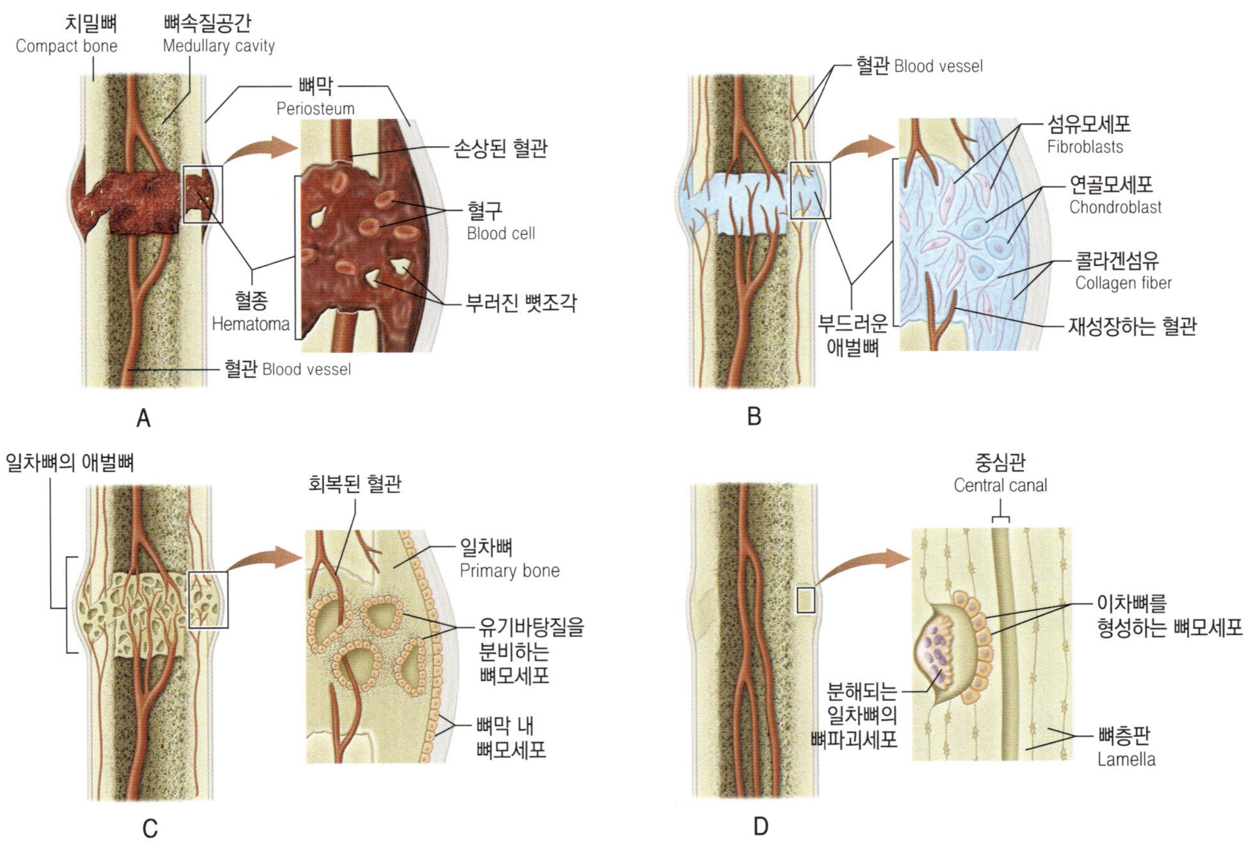

그림 1.16 골절의 회복 과정. A: 혈종이 뼛조각 사이 공간을 채운다. B: 섬유모세포와 연골모세포가 혈종 내로 유입되어 부드러운 애벌뼈가 형성된다. C: 뼈모세포가 애벌뼈를 형성한다. D: 애벌뼈가 재형성되고 일차뼈가 이차뼈로 대체된다.

1) 관상뼈 골절 치유과정

관상뼈는 팔과 다리에 있는 긴뼈를 말하고 있으며, 보통 넙다리뼈, 정강뼈, 종아리뼈, 위팔뼈, 노뼈, 자뼈가 해당한다. 관상뼈의 골절 치유는 조직학적으로 염증기, 회복기, 재형성기로 구분할 수 있다. 각 치유단계가 명확하게 구분되지 않고, 연속적으로 중복되면서 진행된다. 골절 직후 염증기로 시작하여 가장 짧은 회복기를 거쳐 가장 긴 재형성기로 진행한다(그림 1.17).

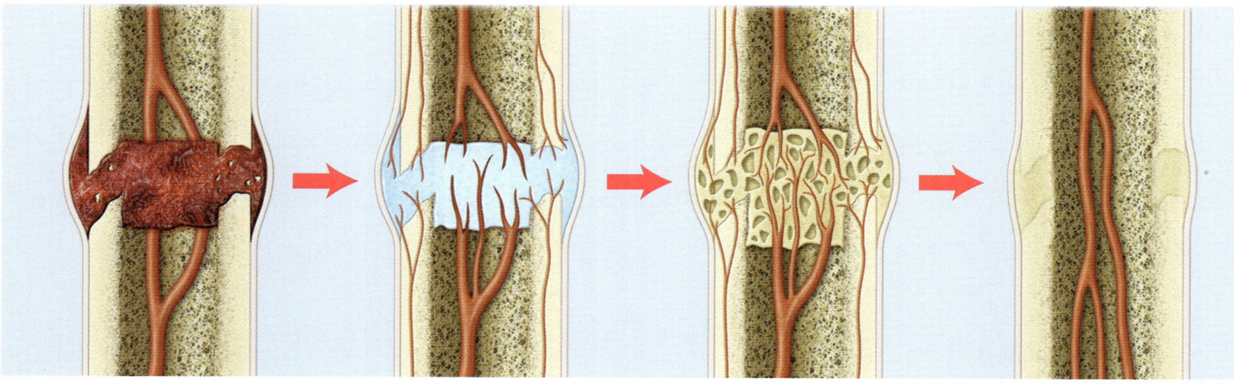

그림 1.17 골절의 회복단계

(1) 염증기

염증기(inflammatory phase)는 골절 발생 직후부터 뼈나 연골이 형성될 때까지 계속되는 시기로 기간은 수일에서 수주까지 지속된다. 골절이 발생하면 뼈바탕질 안의 세포, 뼈막 손상, 주변 물렁조직 손상과 함께 혈관 손상이 발생하게 되면서 골수공간과 뼈막 아래에 혈종(hematoma)이 형성된다. 혈종은 바로 응고되면서 피덩이(blood clot)가 되어 혈행이 차단되면서 뼈세포들의 영양 공급이 어려워 괴사가 나타난다. 손상된 세포에서 염증매개물질 용해소체효소가 유리되고 혈관확장과 혈장이 삼출되어 급성 부종을 일으킨다. 시간이 지나면서 염증세포가 골절부로 이동하여 괴사조직과 삼출물을 흡수한다. 큰포식세포(macrophage)는 괴사조직을 제거한다. 이러한 골절부 청정화 시기까지를 염증기라고 한다. 이후 섬유모세포(fibroblast)가 나타나 새로운 기질의 형성이 시작되면 회복기로 넘어간다.

(2) 회복기

회복기(reparative phase)는 섬유모세포(fibroblast)의 증식을 동반한 육아조직(granulation tissue)이 형성되어 혈종에 침입하여 기질화(organization)되는 시기를 말한다. 기질화에 의해서 골절부가 점차 단단해진다. 기질화된 조직들은 골절단을 서로 연결하는데 이 시기에 치유되는 속도와 구성성분은 손상의 정도와 골절부의 안정성 등에 영향을 받는다.

뼈파괴세포(osteoclast)에 의해서 괴사되거나 필요 없는 뼈를 흡수하고 섬유모세포와 뼈모세포(osteoblast), 연골세포(chondrocyte) 등이 증식되면서 섬유성 조직, 연골세포, 애벌뼈(callus)를 형성한다. 뼈조직을 함유하지 않은 애벌뼈는 골절부 주위를 감싸고 초기에는 액성을 보인 후 점차 굳어진다.

임상적으로 정상적인 뼈의 강도는 아니지만 골절부가 움직이지 않고 압통이 거의 소실되는 것을 임상적 유합(clinical union)이라 하고, 방사선검사상 피질이 뼈에 의해 연결된 것을 방사선적 유합(radiological union)이라 한다. 이 시기에는 애벌뼈가 정상 뼈조직보다 약하며, 재형성기에 완전한 강도를 가지게 된다.

(3) 재형성기

재형성기(remodeling phase)는 회복기 마지막 단계에서 임상적 유합과 방사선적 유합이 되면서 시작한다. 대략적으로 몇 개월에서 몇 년에 걸쳐 나타나며 길고 느린 과정으로 골수공간의 재생과 뼈의 상태가 정상적으로 되돌아갈 때까지의 기간이다. 재형성기 동안 유합이 견고해지면서 회복기에 형성된 애벌뼈는 성숙된 층판뼈(mature lamellar bone)로 전환되며, 불필요한 부분은 뼈파괴세포(osteoclast)의 출현으로 과도하게 형성된 애벌뼈를 흡수하면서 골수공간이 다시 만들어지게 된다. 뼈의 재형성 시에는 압박력을 받는 부분은 뼈잔기둥(bony trabecula)이 치밀해지고, 긴장력을 받는 부분은 뼈흡수가 나타난다.

2) 해면뼈 골절 치유과정

해면뼈의 골절 치유양상은 골절 접촉면, 세포수, 혈액순환 정도 등에 따라 달라지며, 치유과정은 근본적으로 관상뼈 골절 치유과정과 유사하다. 해면뼈 골절 후 혈종이 형성되고, 혈종 사이에 새로운 혈관이 분포되어 뼈발생세포의 증식이 나타난다. 혈관과 세포의 증식으로 골절된 양쪽에서 자라나면서 접촉하여 석회화(calcification)가 일어나 미성숙뼈가 형성된다. 해면뼈는 단위 면적당 접촉면이 넓고, 스펀지 모양으로 구성되어 있으며, 뼈잔기둥의 망상구조가 개방되어 있다. 이러한 구조는 새로운 혈관이나 뼈발생세포가 쉽게 들어가서 치유가 용이하게 만들 수 있게 한다.

3) 관절 내 골절 치유과정

관절 내 윤활액 안에는 아교질분해효소(collagenase)가 들어있어 골절 치유 초기에 형성되는 애벌뼈바탕질(callus matrix)을 변화시켜 골절 치유를 지연시키고, 관절운동으로 인하여 뼛조각이 이동하면서 골절 치유의 장애인자가 된다. 관절면의 경우에는 유리연골이 덮혀 있어 재생능력이 극히 한정되어 대부분 섬유연골로 치유된다.

5. 진단

1) 의학적 진단

(1) 방사선검사

골절 진단에서 가장 기본적으로 하는 검사가 방사선촬영이다. 대부분 방사선촬영을 통해서 골절 여부를 확인할 수 있으며, 골절 형태를 파악하기 위해 앞뒤 또는 옆쪽에서 대각선 방향으로 촬영한다. 골절이 의심되는 손상부위 인접 관절의 동반 손상 여부도 함께 검사해야 한다.

단순 방사선촬영으로 골절의 진단이 힘든 경우에는 컴퓨터단층촬영(computed tomography, CT)을 실시할 수 있지만, 대부분은 방사선촬영으로 골절 여부 확진이 가능하다(그림 1.18).

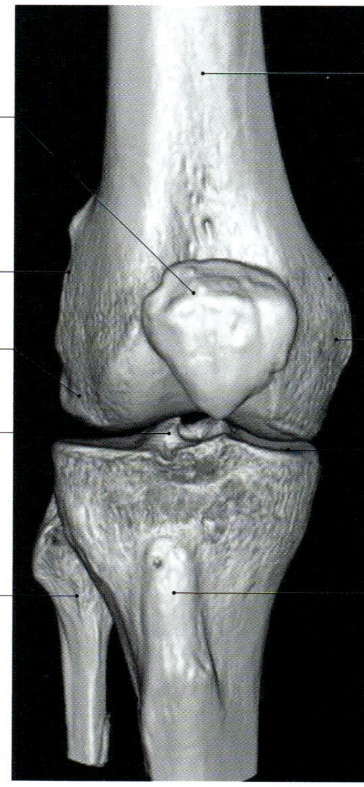

그림 1.18 무릎관절의 3D CT 재구성 영상

2) 물리치료진단

(1) 병력 청취

물리치료진단 방법에서 병력 청취(history)는 골절 진단 초기에 가장 중요한 과정으로써 언제, 어떻게 골절이 발생했으며, 관리를 어떻게 했는지 또는 고정방법 및 수술방법에 대한 정보를 확인하고, 골절 치유를 지연시키는 요인에 대한 정보도 확인해야 한다.

(2) 시진

골절 환자의 경우, 눈으로 확인할 수 있는 특징이 나타나므로, 이를 시진(visual inspection)을 통해 확인하는 과정이 필요하다. 우선 혈관 손상으로 인한 부기(swelling)가 나타나는데, 혈관 손상의 정도에 따라 즉시 나타나거나 시간이 경과된 후에 나타나기도 한다. 피부 변색은 출혈된 혈액으로 인한 피부 밑 침윤으로 얼룩출혈이 나타나면서 피부색이 변한다. 골절로 인한 뼛조각이 전위가 되거나 심한 부기와 근육연축 등으로 외형적인 변형(deformity)을 나타내기도 한다. 또한 환자가 의식적 · 무의식적으로 골절된 부위를 보호하려는 태도의 변화를 보이거나 골절 발생으로 인한 근육의 보호성 연축(spasm)이 나타나기도 한다. 완전골절의 경우에는 기능상실이나 장애가 나타나기도 한다.

(3) 촉진

촉진(palpation)으로 확인할 수 있는 것은 완전골절로 인하여 전위가 발생했을 경우, 골절된 뼈를 살며시 움직일 때 뼈가 서로 마주치면서 마찰음이 들리거나 뼈가 마주치는 느낌이 날 수 있다. 하지만 이는 반복적으로 시행했을 때 심각한 손상으로 나타날 수 있어 주의해야 한다. 통증검사는 촉진을 통하여 실시할 수 있는데 특히 통증의 위치와 심각성, 빈도와 통증의 양상 등을 확인할 수 있다. 하지만 척추의 경미한 골절이나 손배뼈 골절의 경우, 통증이 경미하여 치료 시기를 놓치는 경우도 있다. 골절 부위를 촉진할 때 피부의 열감과 발적 등을 통해 염증 증상을 확인할 수 있다.

(4) 근육뼈대계검사

골절에 대한 근육뼈대계 검사는 일반적으로 능동 관절운동범위 검사를 먼저 실시하고, 이후 수동 관절운동범위를 검사하여 수동 및 능동 관절운동범위의 차이를 관찰하게 된다. 이때 통증의 변화와 움직임 범위의 변화를 관찰한다. 또한 움직임의 양과 질, 끝느낌(end feel) 검사를 실시한다. 골절부위의 근력 및 지구력 검사를 통하여 근수행력검사를 실시하는데, 근력검사는 도수근력검사(manual muscle test, MMT)를 통하여 실시한다. 관절의 부가적인 관절움직임과 인대안정성 검사도 함께 실시한다.

(5) 신경근육계검사

신경근육계검사는 근육분절(myotome), 피부분절(dermatome), 반사(reflex)와 균형 및 걸음검사를 실시하는데 이때 체중부하가 힘든 경우에는 제한적으로 실시할 수 있다.

(6) 특수검사

뼈의 골절을 진단하기 위해 개발된 물리치료진단평가법을 활용하여 골절 부위별 특수검사를 실시한다. 예를 들어, 콜레스골절은 메조뇌브검사(Maisonneuve's test), 발뒤꿈치뼈골절은 발꿈치압축검사(calcaneal squeeze test), 안빌검사(Anvil test), 호파검사(Hoffa's test)가 있으며, 갈비뼈골절은 복장뼈압박검사(sternal compression test), 갈비뼈압박검사(rib compression test) 등이 있다.

(7) 소리굽쇠검사

특수검사의 한 방법인 소리굽쇠검사(tuning fork test)는 골절 진단에서 손쉽게 활용할 수 있는 검사방법으로 방사선검사가 불가능할 경우 효과적으로 사용할 수 있다. 탄력성이 있는 파이프에 진동을 가했을 때 일정한 공명음이 발생하는데, 뼈의 내부도 이와 마찬가지로 내부 관을 가진 약간의 탄성이 있는 물체이기 때문에 공명음이 발생한다. 이 공명음은 뼈의 골절 시에는 관이 중간에서 끊어졌을 때와 같이 소리가 다르게 나타난다. 소리굽쇠를 진동시켜 검사하고자 하는 뼈에 올려 놓으면 정상적인 뼈와 다르게 약간 둔탁한 소리를 내게 된다. 또한 소리굽쇠의 진동은 골절된 부분에서 통증을 유발시킨다(그림 1.19).

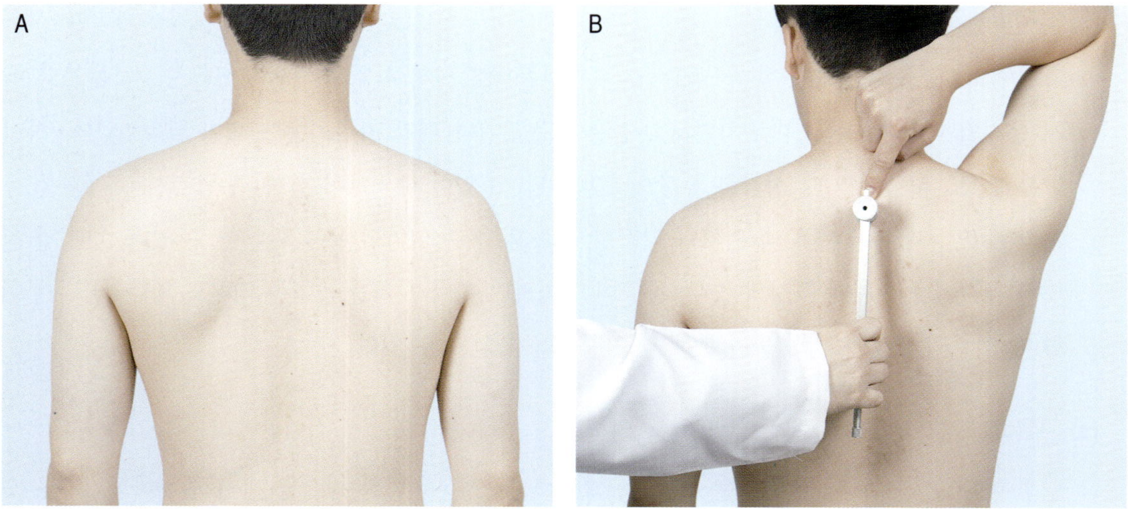

그림 1.19 소리굽쇠검사. A: 시작 자세, B: 통증을 호소하면 뼈의 골절을 의심

6. 중재

1) 의학적 중재

(1) 골절의 응급처치

골절의 응급처치에서 가장 중요한 부분은 적절한 덧대고정을 통해 골절 부위가 움직이지 않도록 고정을 시켜주는 것이다. 이를 통해 추가적인 손상을 예방할 수 있고, 통증을 경감시키며, 지방색전증과 쇼크를 방지하고, 이차적인 물렁조직 손상 예방, 개방골절로의 전환 방지, 환자이동의 편리, 방사선촬영 시 편리함을 얻을 수 있다. 특히 목뼈 척추손상의 경우에는 덧대를 적용시키는 것이 중요하며, 적절한 덧대가 없을 경우 담요나 베게 등을 이용하여 움직이지 않도록 고정하고 통나무를 운반하듯이 들것에 묶어 이송한다.

(2) 맞춤

맞춤(reduction)은 전위된 뼛조각을 가능한 해부학적 위치로 정렬시키는 비수술적 방법으로 먼쪽 뼛조각을 몸쪽 뼛조각에 맞추는 것을 말한다. 골절 후 6~12시간이 지나면 부기가 증가할 수 있어 조기에 맞춤을 해주는 것이 좋으며, 통증과 근육경직을 방지하기 위하여 전신마취나 국소마취 상태에서 실시할 수 있다. 맞춤 방법에는 당김에 의한 맞춤이 있는데, 골절 부위를 긴축으로 당김하여 뼛조각을 정렬시키는 것이다. 당김에 의한 맞춤은 피부에 직접 당김력을 적용하고, 아동에서 주로 사용되는 피부당김(skin traction)과 수술을 통해 나사나 철사를 이용하여 당김하고 개방골절에서 주로 사용하는 뼈당김(skeletal traction)이 있다. 맞춤을 부주의하게 실시할 경우 물렁조직, 신경, 혈관의 손상을 발생시킬 수 있고, 과도한 견인으로 인한 구획증후군(compartment syndrome)을 발생시킬 수 있어 주의해야 한다.

(3) 고정

뼈유합이 이루어질 때까지 맞춤을 유지하거나 치유 촉진 및 통증 완화를 위하여 고정(fixation)을 실시한다. 고정은 비수술적 방법으로 덧대나 견인장치를 이용하는 외부고정과 수술을 실시하여 특수한 장치를 이용하는 내부고정으로 나눌 수 있다.

① 외부고정

외부고정(external fixation)은 비수술적 방법으로 덧대나 견인을 이용하여 고정하는 방법이다. 석고붕대(plaster of bandage)는 골절의 전위가 없거나 경미한 불안정골절, 맞춤 후에 사용할 수 있다. 뼛조각의 전위가 다시 발생하지 않도록 체형에 맞도록 성형해야 하고 순환장애, 감각장애, 피부괴사 등의 부작용을 신경써야 한다. 이러한 부작용을 방지하기 위해 석고붕대 주변의 피부색이 푸르게 또는 창백하게 변하는 등의 피부색 변화와 통증, 부기, 압박감, 심한 냄새 등을 관찰해야 한다. 석고붕대의 종류로는 섬유유리석고붕대(fiberglass casts), 기능성 주형 덧대(functional template splint) 등이 있다.

그리고 외부고정에 포함되는 것으로 골절부 위아래로 핀을 삽입한 후에 외부에 금속기구나 석고붕대를 이용하여 골절부위를 고정하는 방법이 있다. 외부 뼈고정에 사용하는 장치는 단순핀고정기(simple pin fixator), 클램프고정기(clamp fixator), 고리형고정기(ring fixator) 등이 있다. 단점으로는 핀의 삽입부 감염과 삽입된 부위의 근육이나 힘줄 손상, 신경혈관 손상, 지연유합, 구획증후군 등의 합병증이 있다(그림 1.20).

② 내부고정

내부고정(internal fixation)은 핀과 강선고정, 나사고정, 금속판고정, 골수내못고정 등을 활용하여 수술적 방법으로 골절부위를 고정하는 방법이다(그림 1.21).

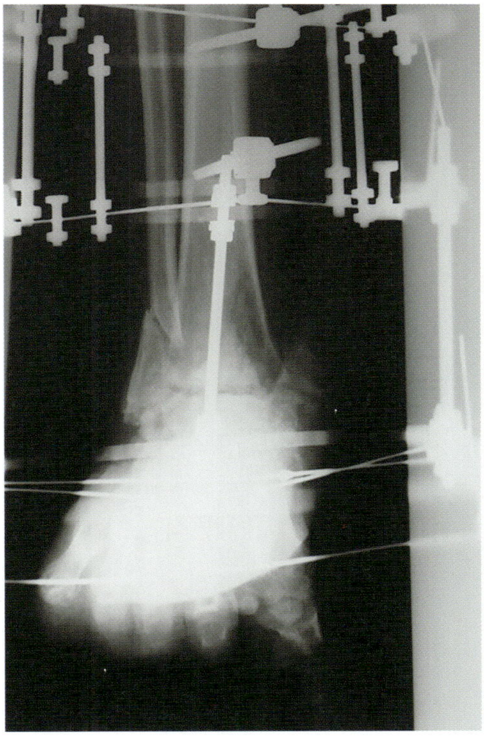

그림 1.20 발목관절 골절로 인해 외부고정을 한 발목

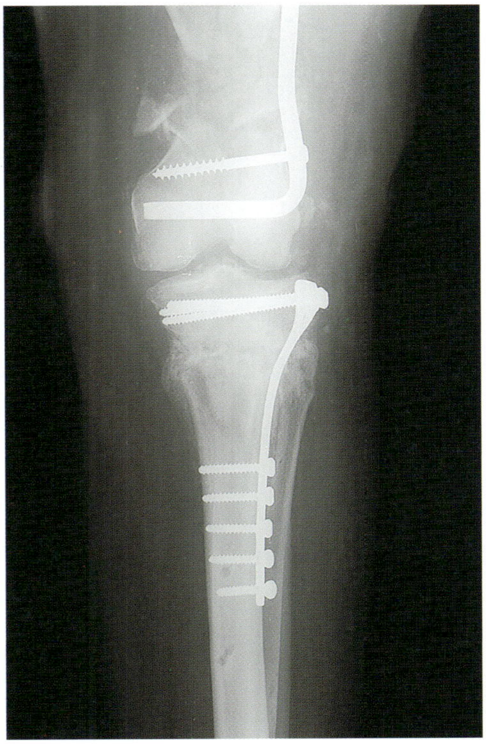

그림 1.21 정강뼈거친면 골절로 인한 플레이트와 나사못 삽입

(4) 보호

골절 이후에 뼈의 유합이 되었지만, 충분한 뼈의 기질화가 되기 전에는 골절부위 근육에 의한 당김이나 돌림긴장(rotation strain), 경첩긴장(hinging strain) 등이 발생하지 않도록 보호가 필요하다. 보호는 외부고정에서 사용했던 덧대, 석고붕대 등을 사용하며, 팔은 팔걸이(arm sling)와 패드를 부착한 강선, 금속 덧대(metal splint)를 활용하고, 다리는 석고붕대, 목발 등을 활용할 수 있다.

2) 물리치료 중재

모든 골절 환자에게 동일하게 적용할 수 있는 중재 원칙은 아직 없다. 환자의 상황에 맞게 치료사가 적절한 물리치료중재 계획을 세워야 한다.

(1) 수술 전 · 후 중재원칙

① 수술 전 중재원칙

수술 전 환자에 대한 검사와 교육이 필요하다. 수술 전 검사 및 평가는 신체의 기능을 평가하여 수술에 대한 예후와 중재의 최종 목표를 설정하는데 활용된다(Box 1-1).

수술 전 환자 교육은 수술 및 전체 치료프로그램에 대한 설명, 수술 후 환자 행동에 대한 교육이 포함되어야 한다(Box 1-2).

Box 1-1 수술 전 환자 검사 및 평가내용

- 부기 및 통증의 형태와 정도
- 수동 및 능동 관절운동범위, 근력검사
- 수술 후 환자가 기대하는 기능 수준

Box 1-2 수술 전 환자 교육내용

- 수술 후 체중부하에 대한 주의사항 및 금기증
- 수술 직후 심호흡과 기침운동
- 효율적인 이동 방법 및 가벼운 운동

② 수술 후 중재원칙

수술 후에는 수술의 방법과 환자에 따라 치료에 영향을 받게 된다. 치료는 수술 후 경과 시간, 뼈유합 정도 등에 따라 최대보호기, 중간보호기, 최소보호기 등으로 나누어 치료 계획을 세운다.

■ 최대보호기

최대보호기는 손상에 대해 최대한 보호해야하는 시기로써 움직임을 제한하여 고정시켜주고, 부기, 통증, 염증반응 감소, 관절운동범위 유지를 주된 목표로 하는 시기이다. 최대보호기에는 수술 후 발생할 수 있는 증상과 수술 부위를 보호할 수 있는 자세, 운동 방법, 주의사항과 금기증 등을 환자에게 설명한다.

최대보호기에 부기 감소를 위해서는 수술받은 부위를 심장보다 높여주고, 수술 부위 먼쪽에서 심장 방향으로의 마사지 실시와 능동 관절운동을 실시한다. 탄력밴드는 먼쪽에 적용하는데 먼쪽부터 몸쪽으로 갈수록 느슨하게 감아준다. 통증과 보호성 근수축, 근육경련 감소를 위해 전기치료 및 한냉과 온열을 적절히 적용하고, 지속적수동운동(continuous passive motion, CPM)을 실시한다. 전기치료는 경피신경전기자극치료(transcutaneous electrical nevue stimulation, TENS), 은침전기자극치료, 간섭파치료 등을 활용하는데 간섭전류치료는 근수축을 유발하기 때문에 수술부위에 직접적으로 적용하지 않도록 한다.

또한 최대보호기에는 근위축을 방지하기 위하여 고정 부위 주변의 관절에 대해 능동 관절운동과 고정 부위 먼쪽 근육에 대한 등척성 운동을 실시한다. 관절의 운동성을 위해서 지속적 수동운동과 더불어 보조 장비를 활용하여 운동을 실시한다. 침상 안정에 의한 혈관손상 등으로 인해 심장호흡계 문제가 발생할 수 있어 주의해야 한다. 특히 심호흡 운동과 체위배담법을 활용하여 폐에 분비물이 쌓이는 것을 방지해야 한다.

■ 중간보호기

중간보호기는 부기와 통증이 가라앉는 시기로써 점진적으로 스트레스를 가하면서 통제된 운동을 실시한다. 주로 정적 안정성을 목표로 한다. 이 시기에는 운동 전 · 후 나타나는 증상들을 모니터링하고, 부기나 통증 증상이 나타났을 때 대처하는 방법을 환자에게 교육시킨다. 모니터링을 통해서는 근육통, 통증의 정도, 부기 및 발적과 열감 등을 체크한다.

관절운동범위 증진을 위하여 능동보조운동과 능동관절운동을 환자의 상태에 따라 실시하며, 관절의 문제가 관찰 되면 정형물리치료를 실시한다. 흉터조직에는 부드러운 마사지를 적용할 수 있다. 중간보호기에 환자의 상태에 따라 근력운동을 실시하는데 저항의 변화가 없는 등척성 운동, 고유수용성신경근촉진법의 율동안정기법, 가벼운 기능적 활동을 활용한다.

■ 최소보호기

최소보호기는 보호가 거의 필요하지 않은 시기로 기능적 활동을 회복하는 단계이다. 동적 안정성과 신경근의 조절능력을 높여준다. 환자의 다양한 활동이 이루어지는 시기로써 운동성과 균형을 증진시켜주는 방법을 교육하고, 중간보호기와 마찬가지로 운동 후 증상에 대해 모니터링할 수 있게 한다. 관절운동범위의 완전한 회복을 위해 노력해야 하는 시기로 물렁조직 구축을 위한 뻗침운동, 관절주머니 당김술(joint capsule traction technique), 미끄러짐 기법(gliding technique)을 활용한다. 중간보호기의 정적 안정성을 기초로 동적 안정성과 신경근 조절능력을 향상시킨다. 근력강화운동과 함께 복합운동프로그램을 적용하여 균형과 협조운동을 회복시킨다.

(2) 고정 시 · 고정제거 후 물리치료 중재

골절환자의 경우, 환자의 정보에 따라 물리치료의 치료계획을 설정하는데, 이번에는 고정 시 중재방법과 고정을 제거한 후 중재방법에 대해 알아보고자 한다.

① 고정 시 물리치료 중재

고정 시 물리치료 방법은 골절부의 순환을 증진시키기 위한 물리적인자치료와 운동치료를 병행함으로써 유착 방지와 부기 감소의 효과를 볼 수 있다. 환자의 상태에 따라 관절운동범위 운동과 근력을 위한 운동치료와 보조도구를 활용할 수 있도록 교육시킨다.

■ 온열치료

골절부위에 온열을 적용할 수 있는 시기가 되었을 때 직접적 또는 간접적인 방법으로 온열을 적용할 수 있다. 온열 적용은 순환 증진에 의한 애벌뼈의 형성과 뼈유합의 촉진, 삼출 순환으로 인한 부기 감소가 있다. 또한 순환 유지는 혈종 형성에서 중요한 역할을 할 뿐만 아니라, 유착방지나 통증 감소 등의 역할을 하기도 한다.

• 온습포

온습포(hot packs)는 외부고정 없이 내부고정이 있을 경우에 적용할 수 있으나, 치료사는 감각마비 여부를 확인하여 화상에 주의해야 하며, 심한 부기가 있는지 확인하고 치료해야 한다. 온습포 적용 시에는 타올을 감싸고 약 20~30분 정도 실시한다.

• Gibbons-Landis 방법의 적용

외부고정으로 직접적인 온열을 적용할 수 없을 때 사용하는 방법으로 골절부위 이외의 다른 부위에 온열을 적용하여 다른 부위의 혈관 확장을 유도하는 방법이다. 예를 들어, 왼쪽 다리의 골절이 발생했을 때 오른쪽 다리에 온열을 적용하면 왼쪽 다리에 반사적 혈관 확장을 유도할 수 있다. 보통 20~30분 정도 적용하는데, 혈관장애가 있는 환자에게는 적용하지 않는다.

• 적외선

적외선(infrared)은 주로 내부고정을 실시한 환자에게 적용하며, 온습포에서 발생하는 압박에 의한 허혈현상이 없어 환부를 관찰하면서 치료할 수 있는 장점을 가진다. 주의해야 할 점은 적외선에 의해 금속에 열이 가중되어 화상의 원인이 될 수 있다. 감각장애 환자에게는 주의하며 적용해야 한다. 치료는 45~50cm 정도 거리를 두고 치료 부위와 적외선의 각도를 90도로 하여 20분 정도 실시한다.

• 극초단파

극초단파(microwave diathermy)는 고주파에 속하며, 단파(shortwave diathermy)와 마찬가지로 깊은 조직에 열을 가할 때 사용한다. 침투 깊이는 단파보다 낮고, 피부의 표면에서 0.5~2cm 정도의 범위에 금속이 있을 때는 열의 집중현상으로 인하여 주위 조직을 파괴시키기 때문에 피부 가까이에 금속이 삽입된 경우에는 사용하지 않는다. 치료는 20분 정도 실시한다.

• 초음파

초음파(ultrasound)는 골절 환자에게 적용할 때 극초단파에 비해 금속이 삽입되어 있는 경우에도 비교적 안심하고 사용할 수 있다. 금속이 있는 경우 초음파 도자를 자주 움직여 금속에 열이 집중되지 않도록 주의해야 한다. 골절 치유과정과 애벌뼈 형성에는 방해를 하지 않지만, 피덩이(blood clot)나 육아조직이 형성되는 시기인 아주 초기에는 사용하지 않는 것이 좋다. 조직의 깊이가 약 2~5cm로 깊을 경우 낮은 주파수(1MHz)를 사용하고, 약 1.6cm로 얕을 경우에는 높은 주파수(3MHz)와 낮은 강도로 실시한다.

■ 마사지

마사지는 골절 초기에는 사용이 힘들지만 골절의 치유촉진과 조직의 유착방지를 위해 사용된다. 마사지 적용으로 근육의 경련 감소, 부기와 통증이 완화되므로, 부드럽고 율동적인 방법으로 약한 힘을 사용하여 실시한다.

■ 운동치료

골절 후 고정기간에 할 수 있는 대표적인 운동치료는 등척성 운동(isometric exercise)이다. 등척성 운동은 근육이 수축할 때 전체 길이의 변화와 관절의 움직임이 없는 상태에서 수축하는 것으로 무용성 위축과 근력저하를 방지하기 위해 사용된다. 또한 부기 감소와 순환의 간접적인 촉진, 섬유화나 뻣뻣함(stiffness) 예방에 도움을 준다. 운동 방법은 고정된 부위에 직접 적용하는 방법과 골절부위의 움직임이 불가능할 때 간접적으로 운동하는 방법이 있다. 간접적 운동 방법은 손상 쪽에 실시하는 동일한 방법으로 정상 쪽 등척성 운동을 실시한다. 하지만 일반적으로는 손상 쪽에 직접 적용하는 것이 더 효과적이라고 알려져 있다.

■ 저주파치료

저주파 치료는 골절 부위에 고정되어 있을 경우 등척성 운동과 함께 사용할 수 있는 치료 방법이다. 골절 부위 중심으로 먼쪽 부분 또는 몸쪽 부분 관절의 운동을 목적으로 할 때 사용한다. 등척성 수축을 목적으로 할 때는 50Hz 이상으로 적용한다.

② 고정 제거 후 물리치료 중재

고정 제거 후 물리치료의 목적은 오랜기간 고정으로 인한 관절운동범위 증진, 근육단축에 대한 뻗침운동 실시, 근육 약화에 따른 근력강화 운동과 정맥의 펌핑 활동에 장애가 발생할 수 있어 펌핑운동(pumping exercise)을 통해 부기와 유착형성을 감소시킨다. 일상생활활동을 위한 기능적 훈련을 실시한다.

■ 온열치료

고정 제거 후 온열치료는 운동치료의 전단계로 실시할 수 있으며, 고정으로 인하여 사용하지 못한 부위는 와류욕을 통하여 혈액순환 촉진과 유착 방지에 효과를 줄 수 있다. 온열치료 방법으로는 온습포, 적외선, 단파, 극초단파, 초음파 등이 있다.

■ 마사지

온열치료를 적용한 다음 마사지를 적용할 수 있다. 조직의 유착방지를 위해서는 관절 주위에 깊고 강한 마사지를 적용하는 마찰법을 사용한다. 건조한 피부에는 오일 등을 활용하여 마사지를 실시할 수 있다.

■ 전기치료

고정을 제거한 후의 전기치료는 통증감소, 부기감소, 순환증진, 근육 이완, 근력 증진 등을 위해 실시할 수 있고, 간섭파치료, 경피신경전기자극치료, 신경근전기자극치료 등을 활용할 수 있다.

■ 운동치료

고정 제거 후 운동치료의 목적은 고정기간 동안 사용하지 않으므로 발생할 수 있는 무용성 근위축에 대한 근력 강화, 근육 단축으로 인한 뻗침운동, 굳은 관절에 대한 관절가동술을 통하여 회복할 수 있는 것이다.

• 뻗침운동

뻗침운동(stretching)은 장기간의 고정으로 인한 근육, 인대, 힘줄 등 물렁조직이 단축되었을 때 실시할 수 있다. 장기적인 고정과 안정으로 인하여 뼈가 위축되어 있을 수 있어 뻗침운동은 강하거나 급속한 힘을 줄 경우 재골절이 일어나기 쉽다. 특히 노인층과 뼈질환이 있는 환자의 경우 뻗침운동을 실시할 때 주의해야 한다. 뻗침운동은 수동적 뻗침운동과 능동적 뻗침운동으로 나눌 수 있다. 수동적 뻗침운동은 물리치료사가 직접 신장을 만들거나 기구를 이용하며, 능동적 뻗침운동은 근육의 힘을 뻗침힘(신장력)으로 활용하는 것이다. 뻗침운동은 정형물리치료와 함께 활용할 수 있다.

• 관절가동술

관절가동술(joint mobilization)은 골절로 인하여 발생된 운동범위 제한을 개선하기 위하여 실시할 수 있으며, 치료사의 손으로 수의적 관절의 안정위치에서 떼어당김(distraction)과 미끄러짐(gliding)을 실시한다. 통증감소를 위해 I, II등급을 사용하고 운동범위 증진을 위해서는 III등급을 사용한다(그림 1.22).

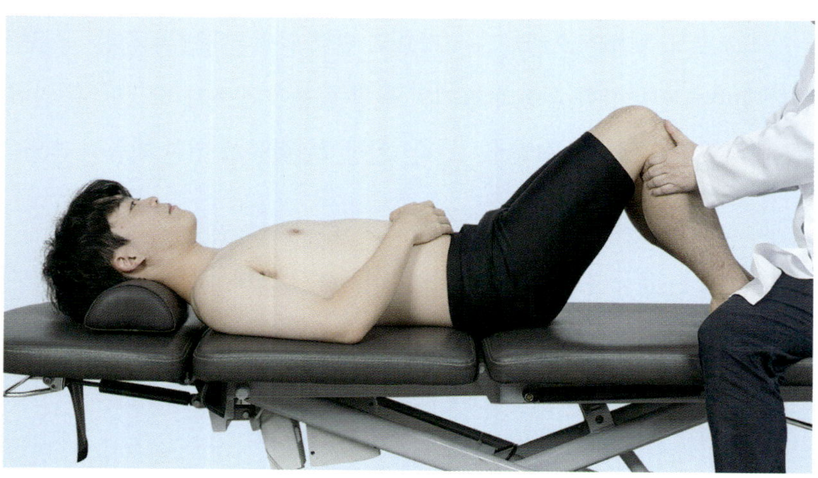

그림 1.22 무릎의 관절가동술

- 근력강화운동

 고정으로 인하여 골절 부위와 상관없이 근력과 지구력의 약화가 나타날 수 있다. 근력강화 운동은 환자의 상태에 따라 능동보조운동을 시작으로 능동운동, 저항운동 순으로 실시할 수 있다. 고정기간 이후 첫 2주 정도는 뼈가 약해진 상태이기 때문에 조심히 실시해야 한다. 등척성 운동, 편심성 운동, 동심성 운동 등의 방법을 활용하여 근력강화를 유발할 수 있다.

1.2 팔골절

1. 손가락 · 손 · 손목골절

손가락과 손의 골절은 손가락뼈(phalangeal bone)와 손허리뼈(metacarpal bone)의 골절을 포함하고 있으며, 골절의 빈도가 점차 증가하고 있는 경향을 보이고 있다. 골절은 대부분 직접적인 외력에 의해 발생하는데, 특히 압궤손상(crushing injury)은 흔히 산업체에서 나타난다.

손가락과 손은 일상생활에서 많은 동작들을 수행하고, 기능적으로 복잡하고 정교하기 때문에 골절의 치유는 기능의 회복이 가장 중요하다. 손의 움직임은 손목관절과 함께 하나의 단위로 보고, 정확하게 평가하고 치료해야 한다.

1) 베넷골절

(1) 임상개요

베넷골절(Bennett's fracture)은 Bennett이 처음 기술한 골절로써 엄지손가락 손허리뼈의 바닥부 관절면을 침범한 관절 내 골절 및 탈구가 동반된 골절이다(그림 1.23). 약간 굽혀진 엄지손가락에 축방향으로 충격을 받아 손허리뼈 바닥부 탈구와 바닥부 앞쪽에 뼛조각 찢김이 발생한다. 엄지손허리뼈바닥은 큰마름뼈와 엄지손목손허리관절을 이루고 있어 엄지의 관절 운동범위 제한이 나타날 수 있다.

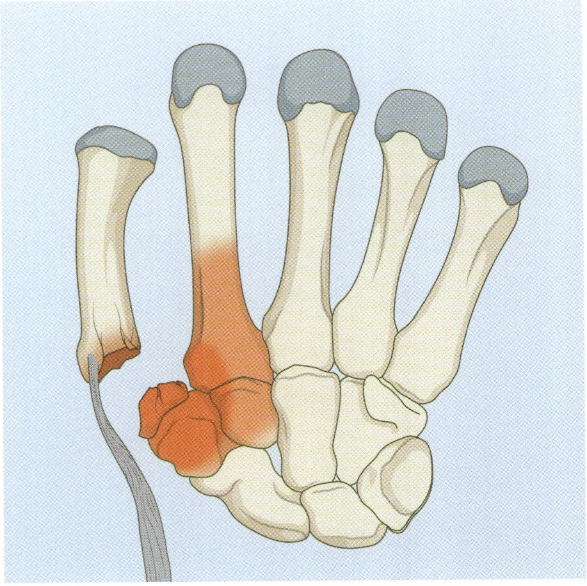

그림 1.23 베넷골절

손목손허리인대(carpometacapal ligament)와 깊은손목사이인대(deep intercarpal ligament)에 의해 엄지손허리뼈 바닥부위 안쪽 뼛조각은 전위가 잘 나타나지 않지만, 손허리뼈의 경우에긴 엄지벌림근(abductor pollicis longus muscle)과 엄지모음근(adductor polilicis muscle)에 의해 노등쪽(dorsoradial)으로 전위될 수 있다.

(2) 진단

환자와 문진을 할 경우, 보통 엄지손가락 끝부분이 지면에 수직으로 충격이 가해졌다고 말하는 경우가 많다. X-선 촬영을 통해 골절 확인과 뼈의 전위 여부를 확인한다(그림 1.24).

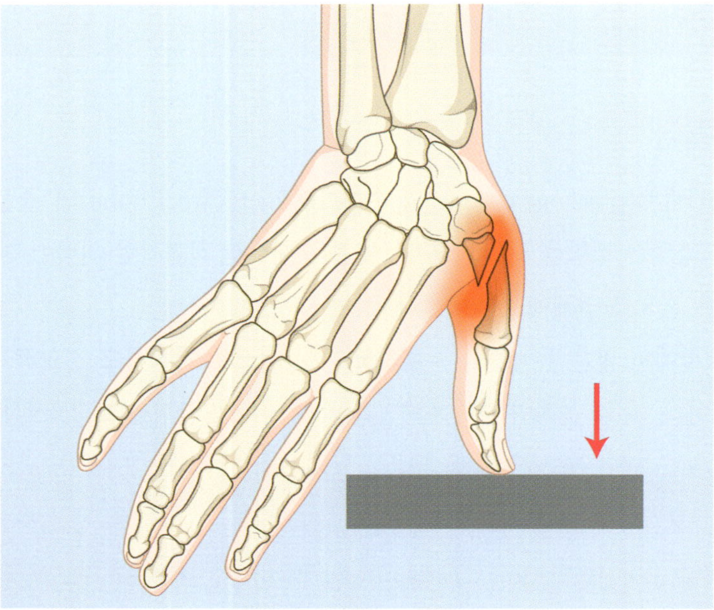

그림 1.24 베넷골절 손상기전

(3) 중재

① 의학적 중재

베넷골절은 석고고정으로 맞춤 유지가 어려우며, 맞춤을 한 후에도 전위가 잘 일어나는 골절이다. 따라서 대부분 수술적 처치를 실시하는데, 일단 도수맞춤을 시행하고 맞춤 유지가 어려울 경우 수술적 맞춤을 실시한 후, K-강선으로 고정한다. 엄지손가락은 고정하지 않은 상태로 엄지 폄, 손목관절 폄을 유지하여 4주간 고정을 실시한다.

② 물리치료 중재

■ 물리적인자치료

최대보호기에는 환자의 상태에 따라 통증과 부기를 관리하는 치료를 실시한다. 한냉을 염증과 부기 감소를 위해 사용하고, 통증 감소를 위해 이온도입과 전기치료를 실시한다. 초음파와 간섭전류치료는 해부학적 특성을 고려하여 잘 사용하지 않는다.

최소보호기에는 열을 적용하는데, 주로 운동치료 전에 물렁조직의 유연성을 위해 사용된다. 베넷골절은 단파나 극초단파 등을 사용하기는 힘들기 때문에 수중초음파를 사용하여 열을 가할 수 있다.

■ 운동치료

최대보호기에는 골절부의 보호를 위해 운동치료가 제한적이다. 이 시기에는 근육위축 방지와 움직임이 가능한 범위내의 관절운동범위 유지를 목적으로 운동치료를 실시한다.

최소보호기에는 관절운동범위 증진과 근력 증진을 위해서 운동치료를 실시한다. 베넷골절은 K-강선으로 수술적 고정을 하는 경우가 많기 때문에 관절운동범위 회복에 신경을 써야 한다. 관절운동범위 회복을 위해 당김치료나 미끄러뜨림치료를 실시할 수 있다. 또한 엄지 벌림으로 고정하기 때문에 모음운동 제한이 많이 나타나고, 굽힘과 폄의 제한도 나타날 수 있어 이를 위한 운동치료를 실시해야 한다.

2) 손배뼈골절

(1) 임상개요

손배뼈골절(scaphoid fracture)은 주로 젊은 성인 남자에서 많이 발생하며, 손목뼈 골절의 60%로 콜레스 골절 다음으로 흔하게 나타난다. 손목 삠(sprain)으로 오인하여 적절한 치료를 하지 않을 경우 많은 문제점을 발생시키는 골절이다. 손배뼈는 약 45도로 기울어져 있어 콩알뼈에서 가해지는 힘을 먼쪽노뼈에 전달하는 역할을 한다. 손목이 과도한 폄이 되면 손배뼈의 몸쪽은 노뼈와 앞쪽 노손목인대에 의해 보호받지만 손배뼈 먼쪽 부위는 보호받지 못하여 굽힘력에 의해 골절이 자주 발생한다. 손목을 폄 및 노쪽 굽힘을 한 상태에서 손바닥을 짚고 넘어지면서 골절이 발생하는데, 외력이 크고 손목관절이 90도 이상 폄한 상태에서 주로 나타난다.

손배뼈골절은 해부학적 위치에 따라 거친면골절(tubercle fracture), 허리골절(waist fracture), 몸쪽끝골절(proximal pole fracture) 등으로 분류할 수 있다(그림 1.25).

(2) 임상증상

손배뼈골절의 임상증상은 표 1-1을 참조한다.

(3) 진단

① 시진과 촉진

손가락 및 손 주위의 부기와 피부색의 변화 및 근육 위축이 있는지 확인한다. 특히 해부학적 코담배갑의 부기와 온도의 변화를 확인하고, 운동 시 통증과 압통을 확인한다.

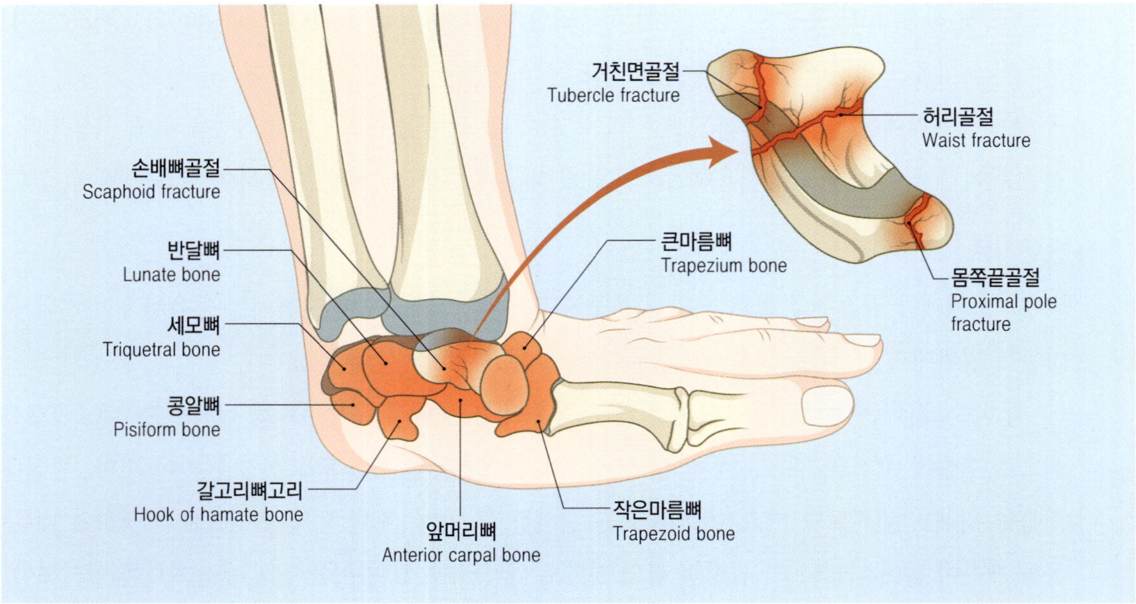

그림 1.25 손배뼈골절

표 1-1 손배뼈골절의 임상증상

시각적	· 해부학적 코담배갑 부위(anatomical snuff box)와 손가락과 손에 팽윤이 나타난다. · 피부색의 변화가 나타난다. · 손부위 근육들의 위축과 간혹 팔 근육의 위축이 나타난다.
촉각적	· 국소부위의 온도가 약간 상승한다. · 수술 후 심한 흉터나 유착이 촉지된다. · 근육의 장력이 감소하고 단단함(tight)이 증가한다. · 운동 시 통증이 발생하고, 해부학적 코담배갑 부위에 심한 압통을 느낀다. · 엄지두덩(thenar eminence)을 압박할 때 통증이 발생한다.
기능적	· 손목관절의 운동범위 제한이 심하고 경우에 따라 팔꿉관절과 손가락 및 엄지 등에서도 나타날 수 있다. · 잡기와 집기(grasping and pinching) 기능에 제한이 따른다. · 손목관절의 모든 방향의 운동에서 통증이 있으며, 특히 벌림 시 심할 수 있다.
합병증	· 몸쪽 1/3에서 골절이 발생하면 무혈성괴사가 나타날 수 있다. · 몸쪽끝부분 골절 시 퇴행성 변화가 나타날 수 있다. · 퇴행성 관절염이 발생할 수 있고, 이로 인해 손가락의 기능 장애가 발생할 수 있다.

② 방사선검사

엄지손가락 분쇄검사와 손배뼈 압박검사 결과, 골절이 의심되면 방사선검사를 통하여 골절과 탈구를 확인한다(그림 1.26).

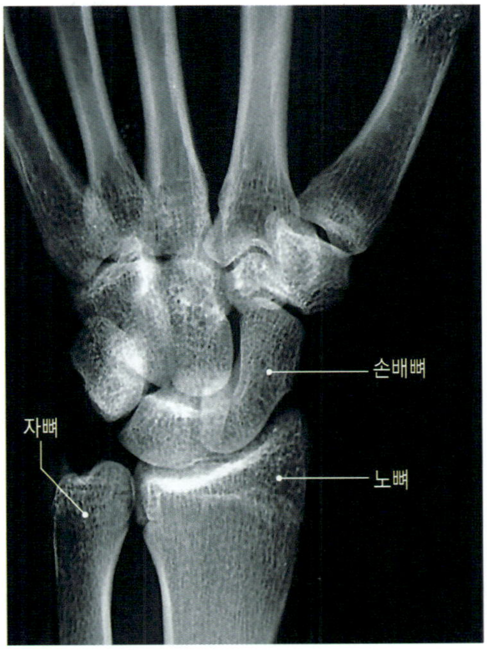

그림 1.26 손배뼈 방사선 사진

③ 엄지손가락 분쇄검사

엄지손가락 분쇄검사(thumb glind test)는 손배뼈골절을 검사하기 실시한다. 또한 큰마름손허리관절염(trapeziometacarpal arthritis)과 큰마름뼈골절(trapezium fracture), 뼈관절염 등을 검사하기도 한다. 검사방법은 환자의 엄지손가락을 천천히 휘돌림(circumduction)하면서 엄지손가락의 축을 따라 압박을 가하면 손배뼈골절과 큰마름뼈골절이 있을 경우 통증이 발생한다. 정상일 때는 압박과 휘돌림에서 통증이 나타나지 않는다.

④ 타진검사

타진검사(두드림검사, percussion test)는 환자의 엄지손가락을 펌한 상태에서 반사망치를 활용하여 해부학적 코담배갑 바닥 부위에 있는 손배뼈를 타진한다. 이때 통증 유무를 관찰하는데 통증이 발생하면 손배뼈골절을 의심할 수 있다(그림 1.27).

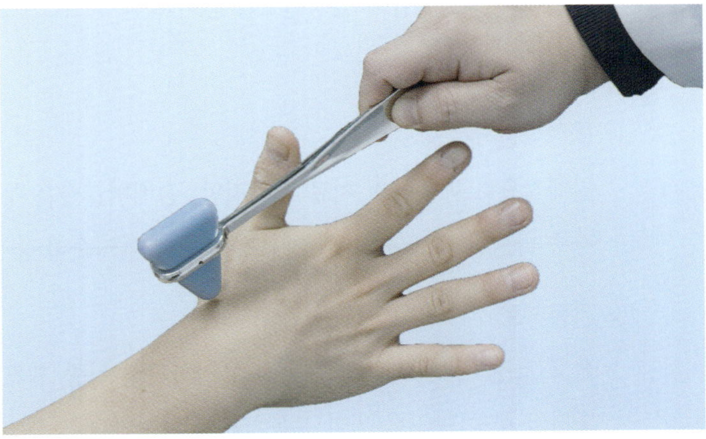

그림 1.27 손배뼈 타진검사

⑤ 압박검사

손배뼈의 압박검사(compression test)는 환자의 엄지손가락을 감싸 쥐고 해부학적 코담배갑 위에 가벼운 압박을 가하거나 손목을 약간 폄을 한 상태에서 손배뼈거친면 부위를 가볍게 압박하여 통증 여부를 관찰한다(그림 1.28).

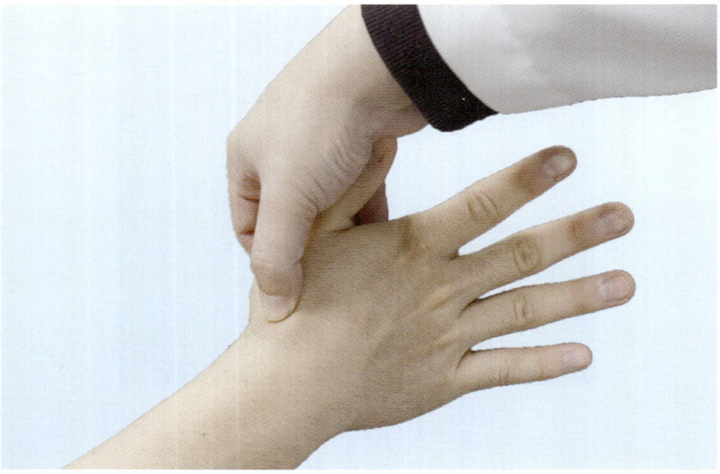

그림 1.28 손배뼈 압박검사

(2) 중재

① 의학적 중재

손배뼈골절은 일반적으로 전위가 없는 안정골절로써 전위가 발생하더라도 한번 맞춤을 통해 재전위가 될 가능성이 적으므로 당김에 의한 도수맞춤 후에 석고고정을 시행한다. 손배뼈는 보통 노뼈 먼쪽 관절면 속에 있기 때문에 손목을 당김하여 도수맞춤을 한다. 고정의 기간은 손상의 상태에 따라 달라진다. 거친면 부위만 골절되었을 경우 약 3주, 허리골절은 6~7주, 몸쪽끝골절은 3~12개월까지 고정한다. 불유합이나 부정유합의 발생빈도가 높아 평균적으로 3개월 이상 소요된다.

② 물리치료 중재

- 물리적인자치료

전체적으로 베넷골절 치료와 같지만, 손배뼈골절은 무혈성괴사(avascular necrosis)가 몸쪽 1/3골절 시 자주 발생할 수 있어 골절 치유기간 중에 혈액순환 증진을 위한 치료를 실시해야 한다.

- 운동치료

석고 고정 시 석고의 위치를 잘 유지하면서 부종 제거, 국소혈액순환에 대한 치료와 석고 고정 제거 후 흉터와 부종 방지를 위한 운동치료를 실시한다. 특히 몸쪽끝골절에는 퇴행성변화와 손목 불안정으로 인한 손가락 기능장애가 나타날 수 있어 손목 안정성을 높이고, 손가락 기능 장애 방지를 위한 관절가동운동을 실시한다.

관절가동운동은 골절된 관절뿐만 아니라 팔꿉관절, 어깨관절에도 실시하는데 손가락에서의 운동은 환자의 상태에 따라 능동운동을 시작으로 저항운동으로 점차 옮겨간다. 뻗침운동 역시 약한 힘으로 시작하고, 획득된 운동범위는 수축 및 이완을 자주 반복하여 실시하여 그 상태를 유지하게 한다. 치료의 마지막에서 일상생활활동을 원활하게 할 수 있도록 단추 잠그고 풀기, 가위 사용하기, 병따개 돌리기 등 여러 가지 잡기와 집기 활동을 실시한다.

3) 복서골절

(1) 임상개요

복서골절(boxer fracture)은 네 번째 손가락 또는 다섯 번째 손가락의 손허리뼈목골절(metacarpal neck fracture)을 말하는 것으로 보통 다섯 번째 손허리뼈목골절을 의미한다(그림 1.29). 싸움꾼골절(street fight fracture)이라고도 불리며, 주로 주먹을 쥔 상태에서 손허리뼈머리 부분으로 다른 물체를 가격할 때 발생한다(그림 1.30). 대부분의 골절은 만족할 정도로 치유가 되지만, 관절이 찢어진 경우에는 치료하지 않으면 감염과 운동 불능 상태를 초래할 수도 있다.

(2) 중재

① 의학적 중재

다섯 번째 손가락(새끼손가락) 손허리뼈목골절의 경우는 약 40도 정도의 각 형성이 발생해도 크게 지장이 없으므로 특별한 해부학적 맞춤은 필요 없다. 고정이 필요한 경우 자뼈고랑덧대(ulnar gutter spint)로 고정할 수 있는데, 손허리손가락관절을 70~80도로 고정하고, 2~3주 정도 고정시킨다.

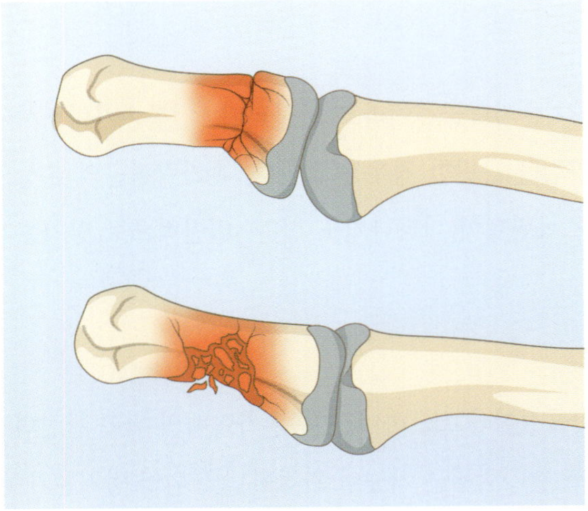

그림 1.29 복서골절

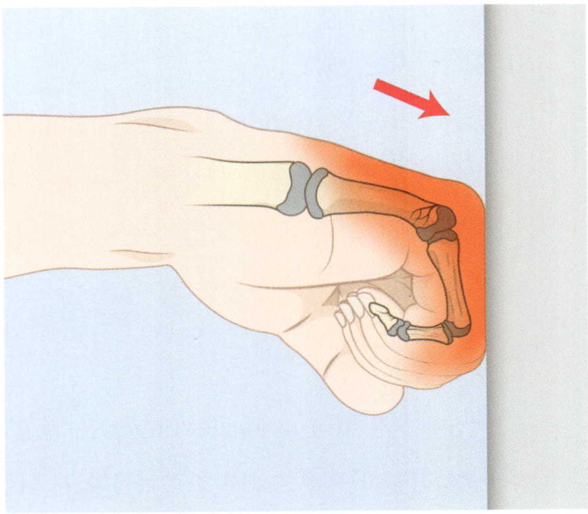

그림 1.30 복서골절 발생기전

② **물리치료 중재**

기본적으로 베넷골절 치료와 동일하다.

4) 망치손가락골절

(1) 임상개요

망치손가락골절(mallet finger fracture)은 손가락폄근 먼쪽 부착점이 뼛조각과 함께 또는 뼛조각 없이 부착부만 단열되는 경우를 말하며, 이로 인해 손가락 끝마디뼈가 폄이 되지 않아 굽힘 변형을 초래한다. 이때 그 모양이 망치와 비슷하다고 하여 망치손가락(mallet finger) 또는 야구손가락(baseball finger)이라고 부른다(그림 1.31). 먼쪽 손가락뼈 관절에 강한 힘의 굽힘력으로 인해 발생하며, 심하면 손가락의 불균형으로 인해 몸쪽손가락뼈관절이 2차 과다폄되어 백조목변형(swan neck deformity)이 나타나기도 한다(그림 1.32).

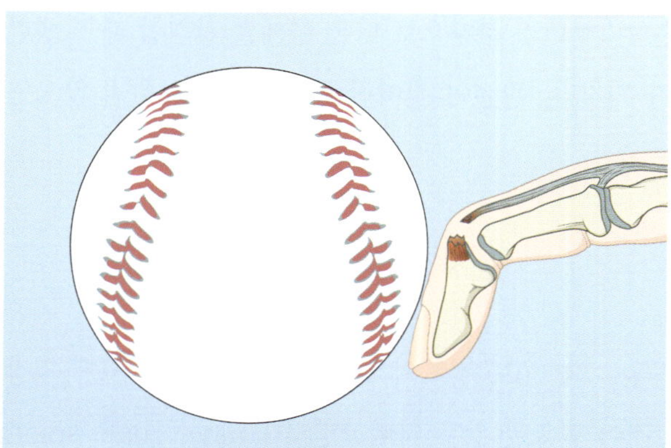

그림 1.31 망치손가락골절

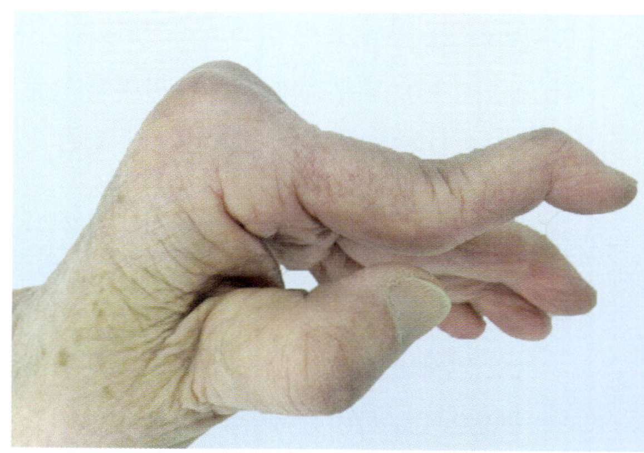

그림 1.32 백조목변형

(2) 골절유형

① **힘줄망치손가락**

힘줄망치손가락(tendinous mallet finger)은 건성망치손가락골절이라고도 불리며, 먼쪽손가락뼈사이관절에서 힘줄의 단순한 뻗침 또는 파열과 약한 당김골절을 동반한 경우를 말한다. 손가락폄근의 손상으로 손가락관절의 능동 폄이 불가능하고, 심한 경우 백조목변형이 나타나기도 한다. 일반적으로 망치손가락은 힘줄망치손가락을 말한다.

② **뼈망치손가락**

뼈망치손가락(bony mallet finger)은 골성망치손가락골절이라고도 하며, 먼쪽손가락뼈의 뒤쪽 관절면 1/3 이상 침범하는 것으로 뼛조각이 떨어져 나간 골절로써 손가락폄근 기능이 완전히 소실되어 망치손가락 기형을 만드는 경우를 말한다. 뼈망치손가락의 대부분은 손가락뼈 먼쪽이 앞쪽으로 불완전탈구되며, 폄 또는 굽힘 손상이 모두 나타날 수 있다. 굽힘 시 손상은 힘줄망치손가락과 비슷하지만 당김력에 의해 뼛조각이 클 수 있다. 폄 시 손상은 손가락이 폄된 상태에서 관절면에 압박력이 가해져 골절이 발생하고, 손가락뼈 먼쪽이 깊은손가락굽힘근(flexor digitorum profundus)에 의해 앞쪽으로 불완전탈구가 발생한다.

(3) 중재

① 의학적 중재

비수술적 맞춤이 가능하지만 대부분 도수맞춤을 유지하기 힘들어 수술적 맞춤을 실시한다. 이는 뼈의 전위가 2mm 이상 또는 관절의 불완전 탈구가 관찰될 경우 수술적 방법을 사용한다. 고정은 먼쪽손가락뼈사이관절에 국한하여 K-강선과 덧대를 사용하여 고정하는데, 덧대는 손등 쪽에 대고 손가락을 폄한 상태에서 6~8주간 시행한다.

② 물리치료 중재

기본적으로 베넷골절 치료와 동일하다.

2. 아래팔골절

1) 콜레스골절

(1) 임상개요

콜레스골절(Colles's Fracture)은 대부분 손목관절 40~90도 정도 폄한 상태에서 손바닥을 짚고 넘어질 때, 간접력에 의해서 발생하는 노뼈먼쪽 뼈몸통끝골절로써, 일반적으로 노손목관절면 약 4cm 이내의 가로골절을 말한다. 아래팔이 엎침 자세로 넘어지면서 손등쪽, 가쪽, 가쪽돌림 방향으로 외력을 받을 수 있어 골절면의 앞쪽에는 장력기능상실(tension failure)의 발생으로 날카로운 뼈몸통골절(metaphysis fracture)과 뒤쪽에는 압박력으로 인하여 분쇄골절 양상을 나타낸다. 콜레스골절은 먼쪽노뼈 골절의 90%를 차지하며, 골절로 인하여 노뼈는 뒤쪽으로 전위되고, 부종으로 인해 변형이 발생할 수 있는데 이를 포크형변형(dinner fork deformity)이라고 부른다. 콜레스골절은 뼈엉성증이 빈발하는 중년기 이후의 여성들에게서 많이 발생할 수 있다(그림 1.33).

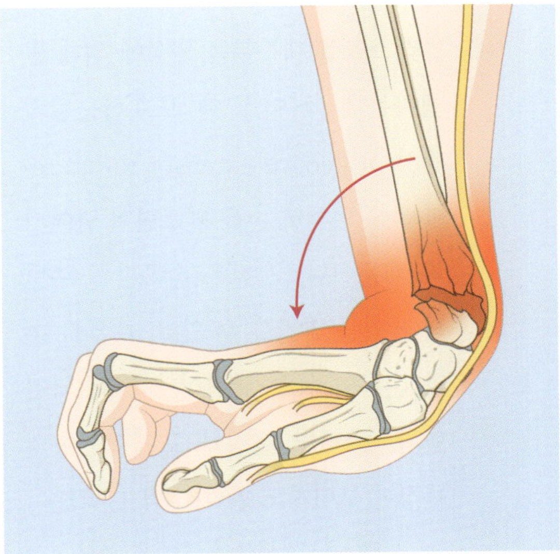

그림 1.33 콜레스골절

(2) 합병증

① 긴엄지폄근의 힘줄 파열

노뼈 먼쪽 뼛조각이 뒤쪽으로 전위되면서 그 부위를 지나가는 긴엄지폄근(extensor pollicis longus)의 힘줄에 파열이 발생할 수 있다. 힘줄 파열 시에는 엄지손가락 먼쪽손가락이 펴지지 않는다. 파열 2~3주 이내에는 힘줄의 직접적인 봉합이 가능하다.

② 정중신경염

정중신경염(median neuritis)은 골절의 전위와 부종으로 인해 정중신경을 압박할 수 있고, 이때 손가락의 무감각(numbness)과 저림(tinging)이 나타날 수 있다. 또한 엄지손가락 근육의 약화와 급성 통증이 수반된다. 정중신경의 압박은 대부분 골절의 맞춤을 한 후 소실된다.

③ 어깨 동반 손상

넘어지면서 어깨관절 주변이 손상당했을 때, 손상 2~3주 후에 어깨 통증이 나타날 수 있다.

④ 기타

콜레스골절로 인한 또 다른 문제점은 맞춤이 제대로 이루어지지 않았거나, 2~3개월 이상 손목 고정을 한 경우에 외상성 관절염이 발생할 수 있다는 것이다. 또한 부정유합이 발생할 수 있으며, 노뼈붓돌기관절과 동반 골절의 경우 불유합이 발생할 수 있다. 외상 후 통증이 소실되기에 충분한 기간이 지났음에도 지속적인 원인불명의 통증이 계속되는 슈덱위축(Sudeck's atrophy)도 발생할 수 있다.

(3) 진단

① 병력 및 시진

콜레스골절 대부분은 외상에 의해 발생하는데, 넘어질 때 보호폄근밀기반사(protective extensor thrust reflex)에 의해서 손을 뻗으면서 넘어지기 때문이다. 시진은 손목관절 주변의 부기를 발견할 수 있고, 대부분 손과 손목이 등쪽 굽힘이나 전위 되어 있다. 아래팔 뒤침과 포크형변형의 특징이 보이기도 한다(그림 1.34).

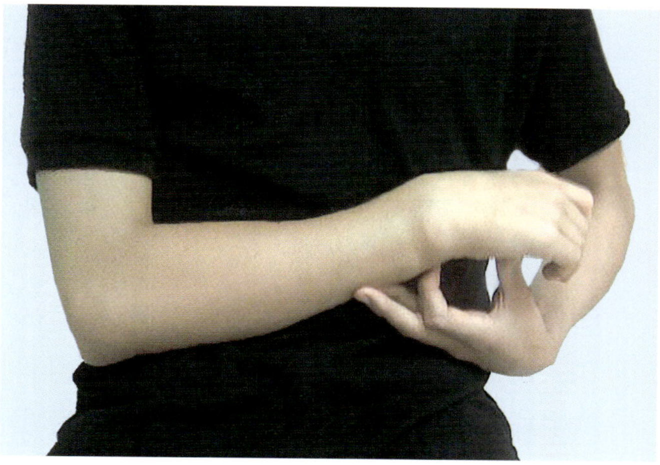

그림 1.34 콜레스골절로 인한 포크형변형

② 방사선검사

메조뇌브검사 등에서 양성반응을 보일 때 X-선 촬영을 실시한다. 방사선 소견에서 점상뼈엉성증(spotty osteoporosis)이 특징적으로 보이며, 등쪽으로 굽힘 또는 전위된 노뼈를 확인할 수 있다. 어깨손증후군(shoulder-hand syndrome) 또는 작열신경통(causalgia) 등의 질환과 감별해야 한다.

③ 메조뇌브검사

콜레스골절의 동작검사로 메조뇌브검사(Maisonneuve's test)를 실시한다. 검사방법은 환자를 앉게 하고 먼저 시진을 통해서 양쪽 손목의 변형 여부를 비교한다. 양쪽 팔꿉관절을 30도 또는 90도 굽힌한 상태에서 아래팔 엎침을 하면서 팔을 앞으로 펴게 한다. 이후 손목관절도 폄하게 한다. 이때 양쪽의 손목의 폄 정도를 비교한다. 콜레스골절의 경우, 손목을 폄했을 때 폄이 잘 되지 않으며, 포크형변형이 나타난다(그림 1.35).

④ 동반손상 검사

콜레스골절 환자는 넘어지면서 손목뿐만 아니라 팔꿉관절과 오목위팔관절에까지 외력이 전달될 수 있어 동반손상에 대한 검사도 필요하다. 오목위팔관절 동반손상과 팔렌검사(Phalen's test)를 통한 정중신경염 검사, 긴엄지폄근 힘줄검사를 실시한다(그림 1.36).

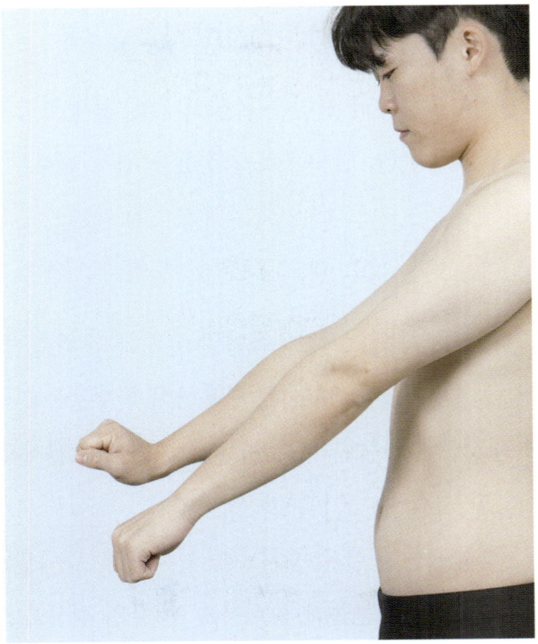

그림 1.35 메조뇌브징후 검사

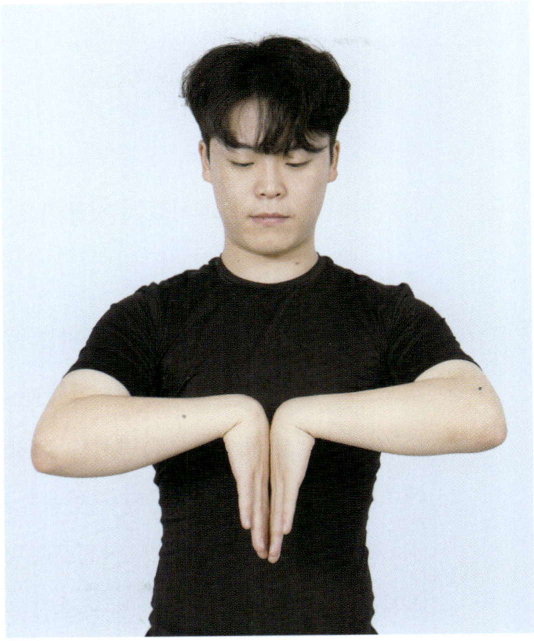

그림 1.36 팔렌검사

⑤ 관절운동범위 검사

움직임 제한의 경우, 효과적인 치료를 위해 어떤 조직에 문제가 있는지 감별진단을 해야 한다. 근육의 단축은 끝느낌검사, 관절주머니의 단축은 끝느낌검사와 당김검사, 관절 자체의 경직은 미끄러짐검사를 실시할 수 있다.

(4) 중재

① 의학적 중재

뼛조각 수가 많거나 손상이 심한 경우에는 수술적 맞춤을 한 다음, K-강선 또는 특수금속판을 활용하여 맞춤을 유지할 수 있다. 비수술적 방법으로는 뼛조각의 수가 작을 경우 도수맞춤을 실시하고, 외고정 또는 뼈고정기를 사용하여 맞춤을 유지한다. 고정은 손목관절 30도 굽힘 상태에서 자쪽치우침 시킨다. 손가락은 자유롭게 움직일 수 있도록 하고, 팔꿉관절 또한 고정하지 않도록 한다. 어떤 학자들은 아래팔을 뒤침 상태에서 고정하기를 원하는데, 그것은 위팔노근의 아래팔 뒤침 기능을 위한 것이라고 한다. 고정은 골절 정도에 따라 3~6주 정도 실시한다.

② 물리치료 중재

■ 물리적인자치료

최대보호기 물리적인자치료는 의학적 맞춤 이후 한냉을 적용하여 염증과 부기관리를 하고, 이온도입 또는 전기치료를 통해 통증을 감소시킨다. 혈종을 제거하기 위해 초음파치료를 적용하는데 골절부에 직접 적용은 피한다.

최소보호기 물리적인자치료는 열을 적용한다. 관절가동운동과 뻗침운동 실시 전에 물렁조직의 이완을 목적으로 실시하며, 온습포, 소용돌이욕, 파라핀을 활용한다. 금속으로 고정했을 경우 심부투열기는 금기증이지만 초음파치료는 적용할 수 있다.

■ 운동치료

최대보호기 운동치료는 골절부위를 보호하면서 움직임이 가능한 관절운동범위 유지와 근위축 방지 목적으로 운동치료를 실시한다. 어깨 손상이 동반되었을 경우, 슬링(sling)을 활용하여 현수운동을 실시할 수 있다. 안정성을 확보하면서 아래팔을 고정하고 움직임이 가능한 다른 관절을 중심으로 환자의 상태에 따라 능동운동 또는 약한 저항운동을 실시할 수 있다.

최소보호기 운동치료는 관절운동범위 증진과 근력 증진을 위한 운동치료를 실시한다. 근육단축으로 손목관절의 움직임 제한이 발생하면 뻗침운동을 실시한다. 뻗침운동을 실시하기 전에 열 적용을 통하여 근육의 유연성을 높여줄 수 있다. 유착조직의 경우 가로마찰마사지를 실시할 수 있다. 저항운동의 경우 환자의 상태에 따라 등척성 저항운동, 등장성 저항운동, 점진적 저항운동 등을 실시하여 근력 증진과 지구력 증진의 효과를 볼 수 있다.

■ 정형도수물리치료

오랜 고정기간으로 인해 손목관절 관절주머니의 구축으로 손목관절의 폄과 굽힘의 제한이 발생했을 때 당김치료를 실시할 수 있다. 당김은 손을 먼쪽 방향으로 잡아 당길 수 있는데, 굽힘 제한에는 아래팔을 뒤침한 자세에서 실시하고, 폄 제한에는 엎침한 자세에서 실시할 수 있다(그림 1.37). 손목관절 자체의 경직으로 인한 움직임 제한의 경우, 미끄러짐을 활용할 수 있다. 콜레스골절은 대부분 손목관절 폄 상태에서 고정을 실시하는데, 이 때문에 손목관절의 굽힘, 아래팔 엎침 및 뒤침 장애가 자주 발생한다. 치료부위를 약간 폄한 상태에서 쐐기를 이용하여 등쪽으로 평행하게 미끄러진다(그림 1.38). 이때 볼록법칙을 생각하면서 실시해야 한다.

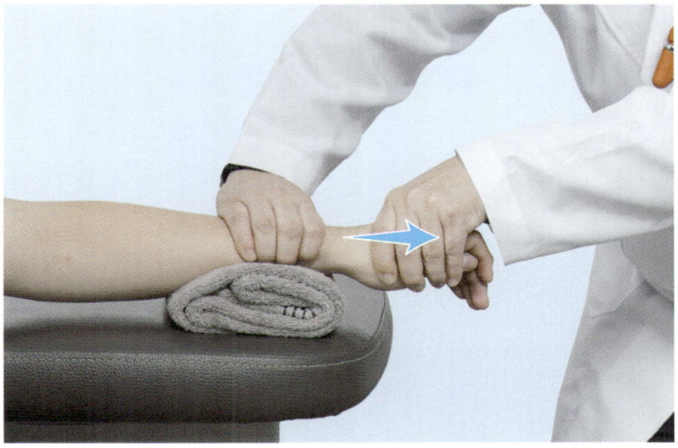

그림 1.37 당김치료

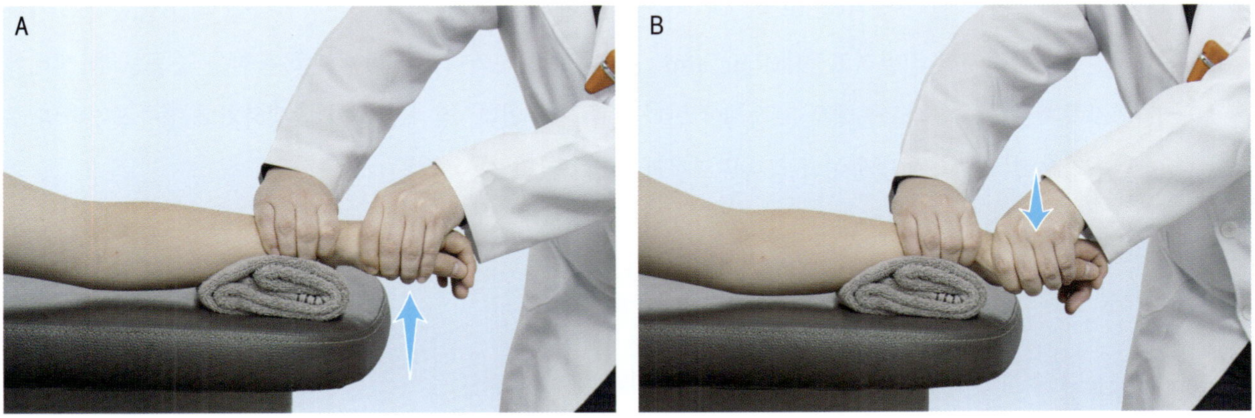

그림 1.38 미끄러짐치료. A: 노손목관절의 손등쪽 활주, B: 노손목관절의 손바닥쪽 활주

2) 스미스골절

(1) 임상개요

스미스골절(Smith's fracture)은 손등으로 짚고 넘어지거나 손등 쪽에서 손바닥 쪽으로 굽힘력이나 엇밀림힘(shearing force)이 직접적 외력으로 작용하여 발생한다. 노뼈먼쪽 뼛조각이 앞쪽으로 전위된 골절로, 역콜레스골절(reverse Colle's fracture)이라고도 한다(그림 1.39). 발생빈도는 콜레스골절보다 드물게 발생하고 주로 젊은 사람에게 발생한다. 골절선은 보통 가로형 골절이며, 관절 내로 연장될 수 있다. 증상 및 예후와 합병증은 콜레스골절과 비슷하다.

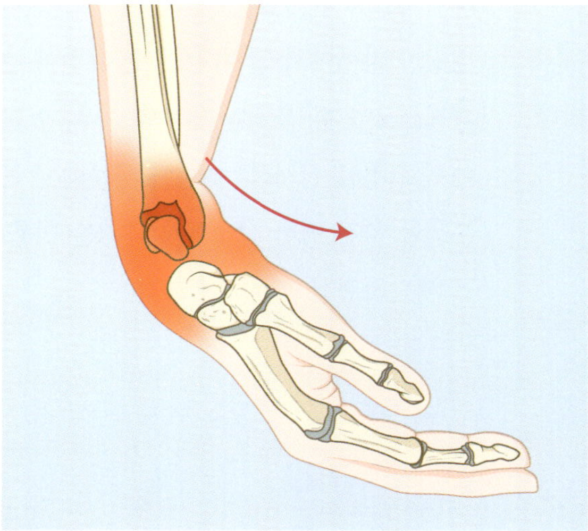

그림 1.39 스미스골절

(2) 진단

골절 전위가 심할 경우, 손이 배쪽으로 나와 있으며, 배쪽에 부기가 나타난다. 자뼈머리가 뒤쪽으로 돌출되는 정원삽변형(garden spade deformity)을 볼 수 있다.

(3) 중재

① 의학적 중재

도수맞춤은 약 10~15분간 세로방향 당김(longitudinal traction)을 실시하고, 먼쪽 뼛조각을 뒤쪽으로 밀면서 가쪽돌림 시키면 된다. 고정은 두 가지 방법이 있는데 첫 번째는 손목관절을 약간 굽힘하고 가쪽돌림시킨 상태에서 긴팔석고붕대(long arm cast)를 착용하거나, 두 번째 손목관절을 중등도 폄 상태에서 자쪽치우침하여 석고붕대로 고정해야 한다는 주장이 있다. 심한 분쇄가 발생하거나 정중신경마비 증상일 경우에는 수술적 맞춤이나 금속내고정과 당김치료를 실시한다.

② 물리치료 중재

보통 콜레스골절의 물리치료와 동일하다.

3) 몬테지아골절

(1) 임상개요

몬테지아골절(Monteggia's fracture)은 자뼈몸쪽골절과 노뼈머리 탈구가 동시에 일어난 골절을 말하는 것으로 아래팔에 직접적인 외력 또는 과다엎침(hyperpronation), 폄(hyperextension)과 같은 간접적인 외력에 의해 발생할 수 있다. 간접적인 외력은 자뼈 몸쪽 골절과 노뼈머리 배쪽 탈구가 발생하며, 직접적인 외력은 작용한 힘의 방향에 따라 달라지게 된다. 몸쪽 노뼈와 뼈사이신경(interosseous nerve)이 밀접하게 연관되어 있어 뼈사이신경의 마비가 흔하게 발생할 수 있다(그림 1.40).

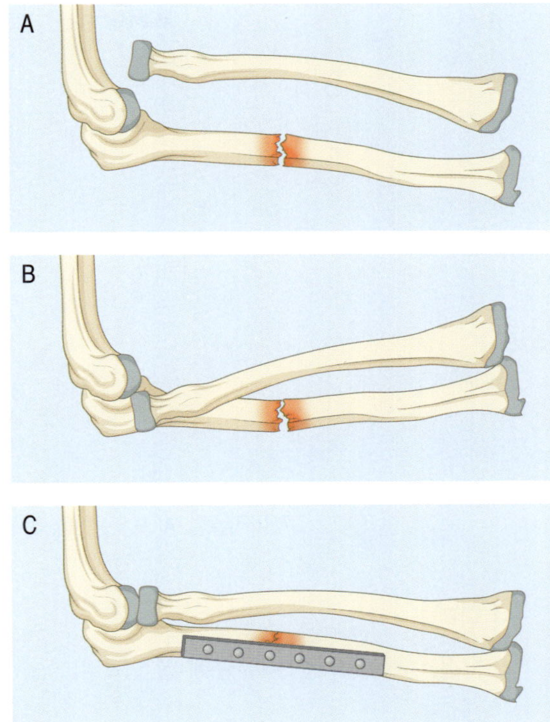

그림 1.40 몬테지아골절

A: 노뼈머리 배쪽 탈구를 동반한 자뼈골절, B: 노뼈머리 등쪽 탈구를 동반한 자뼈골절, C: 노뼈머리 맞춤과 자뼈의 금속판고정

(2) 진단

문진, 시진, 촉진 등을 통해 골절로 의심될 경우, 방사선검사를 통해 진단한다.

(3) 중재

① 의학적 중재

몬테지아골절의 경우, 아동에게는 비수술적인 방법을 사용하고, 성인에서는 수술적인 방법을 사용한다. 아동의 경우, 아래팔을 뒤침하고 노뼈머리와 자뼈를 도수맞춤을 한 후 팔꿉관절을 90도 이상 굽힘을 실시하여 약 6~8주 동안 석고로 고정을 실시한다. 성인의 경우 노뼈머리를 수술적 맞춤을 실시하고 자뼈의 골절은 압박금속판으로 고정술을 하거나 핀을 이용하여 견고한 고정을 실시한다.

② 물리치료 중재

보통 콜레스골절의 물리치료와 동일하다.

4) 갈레아찌골절

(1) 임상개요

갈레아찌골절(Galeazzi's fracture)은 노뼈먼쪽 골절과 먼쪽노자관절(distal radioualnar joint)의 탈구가 동반된 것을 말하며, 역몬테지아골절 또는 필요골절(fracture of the necessity)이라고도 한다. 손목관절의 등가쪽에 직접적인 외력이나 아래팔이 과도하게 엎침된 상태에서 손으로 짚고 넘어졌을 때 발생할 수 있다. 골절 전위가 적거나 없을 경우, 부기와 압통만 있지만 전위가 심하면 노뼈가 짧아진 것처럼 보여지고 등가쪽으로 각형성이 나타난다. 폐쇄골절로써 신경과 혈관의 손상은 드물게 나타나지만, 먼쪽노자관절의 탈구 또는 불완전탈구로 인해 심한 압통을 느끼게 된다(그림 1.41).

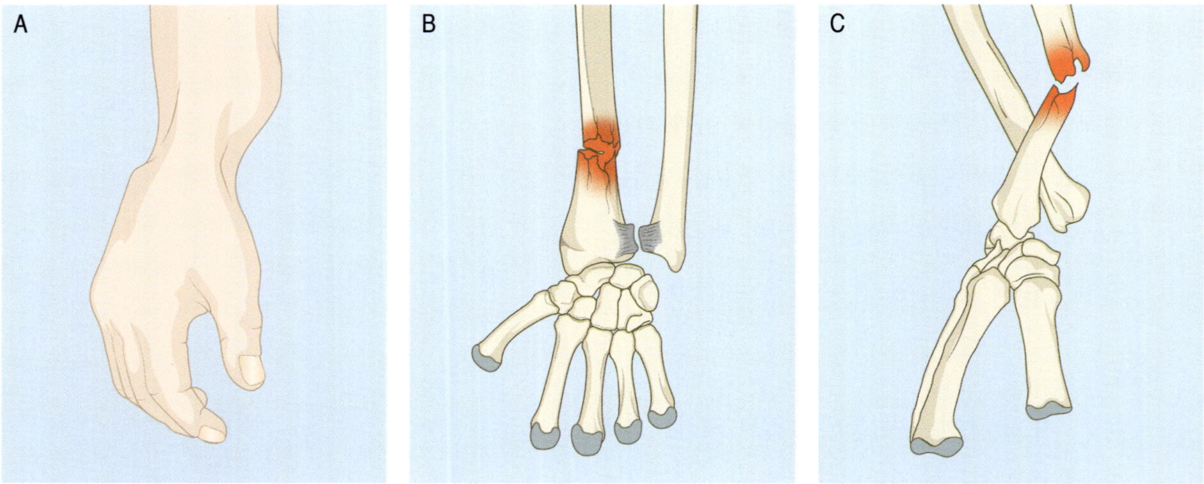

그림 1.41 갈레아찌골절. A: 포크형변형, B: 노뼈자뼈인대 파열을 동반한 노뼈골절, C: 먼쪽 자뼈 탈구를 동반한 노뼈골절

(2) 진단

문진, 시진, 촉진 등을 통해 골절로 의심될 경우 방사선검사를 통해 진단한다.

(3) 중재

① 의학적 중재

아동의 경우에는 도수맞춤 후에 석고고정을 실시한다. 성인의 경우는 아래팔 엎침과 뒤침 장애 및 먼쪽 노자관절의 퇴행성 변화를 방지하기 위해 노뼈에 압박 금속판을 이용한 내고정술을 실시한다. 수술 후 팔꿉관절을 90도 굽힘시키고, 손은 엎침상태로 긴팔석고로 6~8주간 고정시킨다.

② 물리치료 중재

보통 콜레스골절이나 몬테지아골절의 물리치료와 동일하다.

3. 위팔뼈골절

위팔뼈골절은 주로 뼈엉성증 환자가 팔을 짚고 넘어질 때 발생한다. 위팔뼈목골절과 높은 곳에서 떨어지거나 교통사고, 직접적인 외력에 의해 발생하는 위팔뼈몸통골절이 있다.

1) 위팔뼈목골절

(1) 임상개요

위팔뼈목골절은 위팔뼈목에 골절이 발생한 것으로 주로 뼈엉성증이 있는 노인이나 여성에게서 많이 나타나며, 주로 팔을 짚어서 넘어질 때 발생한다. 일반적으로 위팔뼈의 벌림, 과도한 돌림, 팔꿈치를 폄한 상태에서 손을 짚을 때 가해지는 간접적 외력에 의해 나타난다. 또는 가쪽에 직접적인 외력이 가해져서 발생하는 경우도 있다. 위팔뼈의 큰결절에 타박상과 함께 위팔뼈목이 가로 방향으로 골절선이 형성되는 타박균열 골절(contusion crack fracture), 위팔뼈목 부위에서 약간 가쪽으로 뼛조각의 각형성이 나타나면서 안쪽으로 끼임된 상태로 발생한 골절인 모음골절(adduction fracture), 안쪽방향으로 각형성과 가쪽으로 끼임되는 상태를 벌림골절이라고 한다. 뼛조각 전위에 따라 부종, 피하출혈, 통증 등이 나타나며, 뼛조각끼리 부딪혀 염발음이 발생하기도 한다. 위팔뼈목골절은 주변의 혈관 및 신경손상을 동반하는 경우가 있으므로 팔신경얼기와 겨드랑신경 손상에 대한 검사를 실시하는 것이 중요하다.

(2) 합병증

팔신경얼기 손상이 발생할 수 있으며, 겨드랑신경만 단독으로 손상될 수도 있다. 혈관 손상은 주로 전위성 골절에서 발생하고, 특히 겨드랑동맥의 손상이 발생할 수 있다. 또한 무혈성괴사(avascular necrosis), 부정유합, 뼈되기근육염 등이 합병증으로 발생할 수 있다.

(3) 진단

외상에 대한 문진과 골절에 대한 일반적인 증상을 검사하고, 골절 의심 시에는 방사선검사를 통해 골절을 진단한다.

(4) 중재

① 물리치료 중재

위팔뼈목골절 물리치료 중재에서 가장 중요한 것은 팔이음뼈와 어깨관절의 경직 예방을 위한 조기운동을 시행하는 것이다.

끼임골절의 경우, 특별한 고정은 필요하지 않으며 팔걸이(arm sling)를 6주간 착용한다. 팔걸이 착용 1주 후에는 매일 한 번씩 운동치료를 실시하는데, 코드만운동(pendulum exercise)으로 유착방지와 관절운동범위를 확보할 수 있다(그림 1.42).

비끼임골절은 청장년층에서 많이 발생하는데, 모음골절과 벌림골절로 나누어 치료를 실시한다. 모음골절의 경우 위쪽 뼛조각은 가시위근(supraspinatus)에 의해 벌림이 일어나고, 아래쪽 뼛조각은 모음이 일어나게 된다.

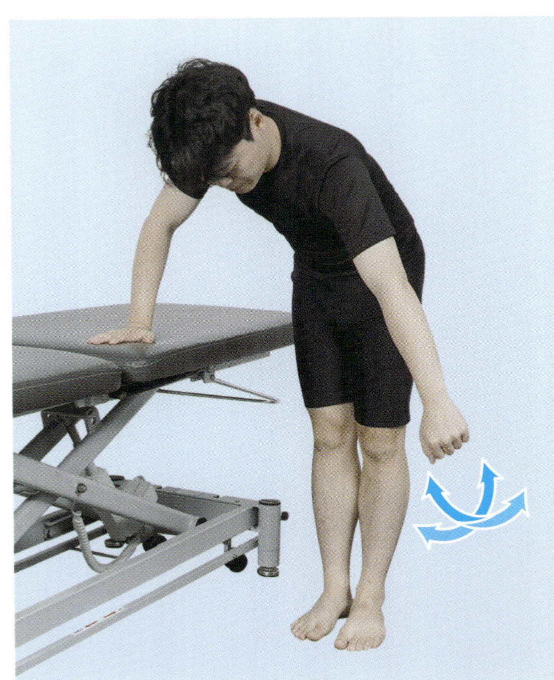

그림 1.42 코드만운동

2) 위팔뼈몸통골절

(1) 임상개요

위팔뼈몸통골절은 아동보다는 성인에서 많이 발생한다. 위팔뼈에 타박상 등의 직접적인 외력에 의해 발생할 수 있으며, 가로골절 또는 분쇄골절의 양상이 보인다. 또한 야구공이나 창을 던지는 것과 같이 멀리 던지는 동작을 할 때 근육의 강한 수축 시, 손을 바닥에 짚으면서 넘어지는 것과 같은 간접적인 외력에 의한 골절은 경사골절이나 나선형골절의 양상을 보인다. 노인의 경우, 악성종양으로 인한 병적 골절이 발생할 수 있는데, 위팔뼈가 악성종양의 전이가 잘 일어나는 부위이기 때문이다.

(2) 임상증상

위팔뼈몸통골절은 위쪽 1/3부위골절, 중간부위골절, 아래 1/3부위골절로 분류할 수 있다(그림 1.43). 위팔뼈몸통골절에서 가장 많이 발생하는 골절은 중간부위골절이다. 골절이 발생하는 이유는 다양하지만, 주로 근육 수축에 의한 전위가 일어나는데, 뼛조각의 중복(overlapping)과 함께 특히 가쪽전위가 많이 일어난다.

전위는 골절부위에 따라 다양한 영향을 받는다. 큰가슴근 부착부위 골절은 돌림근띠(rotator cuff)에 의해 몸쪽 뼛조각의 벌림이 일어나고, 어깨세모근 거친면 위 골절의 경우, 먼쪽 뼛조각이 어깨세모근에 의해 가쪽 전위되고, 몸쪽 뼛조각은 큰가슴근, 넓은등근, 큰원근의 작용에 의해 안쪽으로 전위된다. 어깨

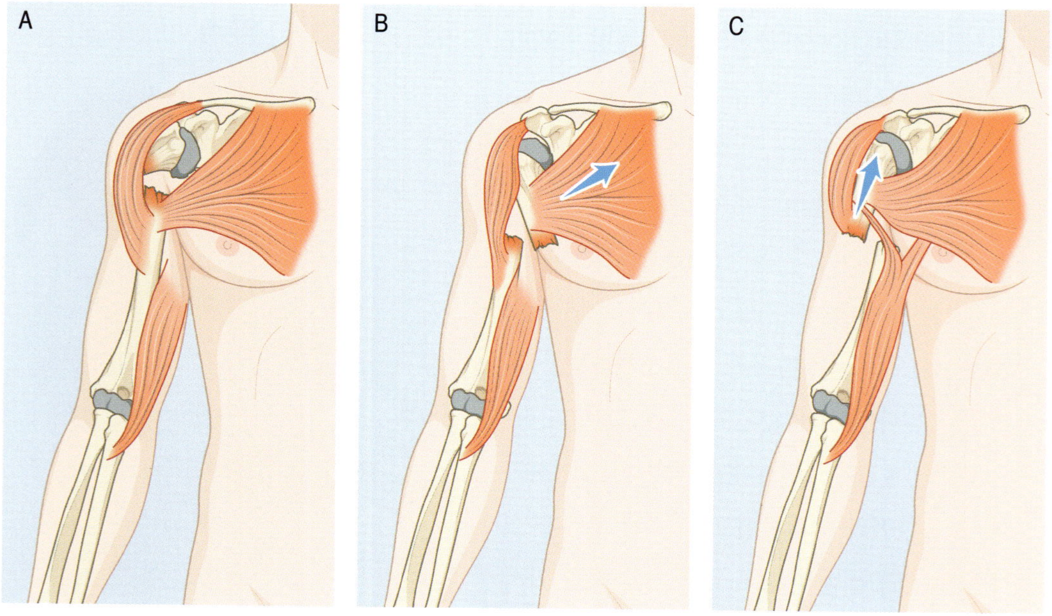

그림 1.43 위팔뼈몸통골절의 위치에 따른 뼛조각의 전위 양상. A: 큰가슴근 부착부위 쪽 골절 시 근육의 작용에 의한 뼛조각의 변위, B: 어깨세모근 위쪽 골절 시 근육의 작용에 의한 뼛조각의 변위, C: 어깨세모근 아래쪽 골절 시 근육의 작용에 의한 뼛조각의 변위

세모근 거친면 아래 골절의 경우, 먼쪽 뼛조각은 위팔세갈래근, 위팔두갈래근, 부리위팔근 등의 연합작용으로 몸쪽으로 끌려 올라가게 된다.

중간부위골절 시 노신경의 해부학적 위치로 인해 노신경 손상이 동반될 수 있다. 특히 나선형골절 시 맞춤을 시행하면 뼛조각 사이에 노신경이 끼어 손상될 수 있는데, 이를 홀스테인-루이스증후군(Holstein-lewis syndrome)이라고 한다(그림 1.44).

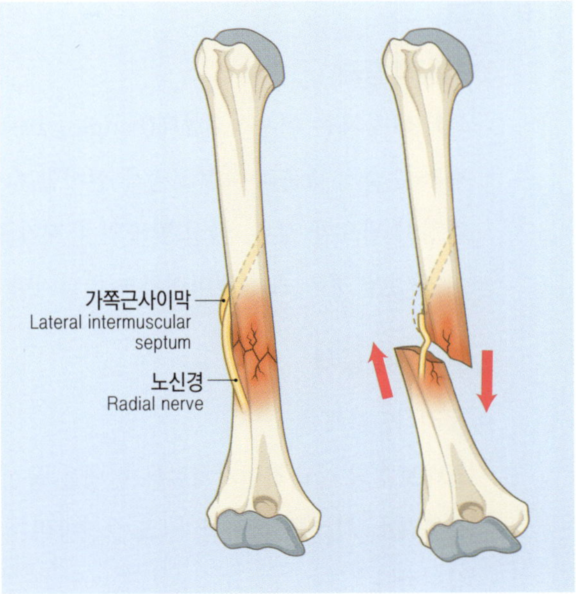

그림 1.44 홀스테인-루이스증후군

(3) 진단

문진을 통한 외상 여부 확인과 시진으로 부기나 피부의 변색을 확인하고 골절이 의심되면 방사선검사를 통해 진단한다(그림 1.45, 1.46).

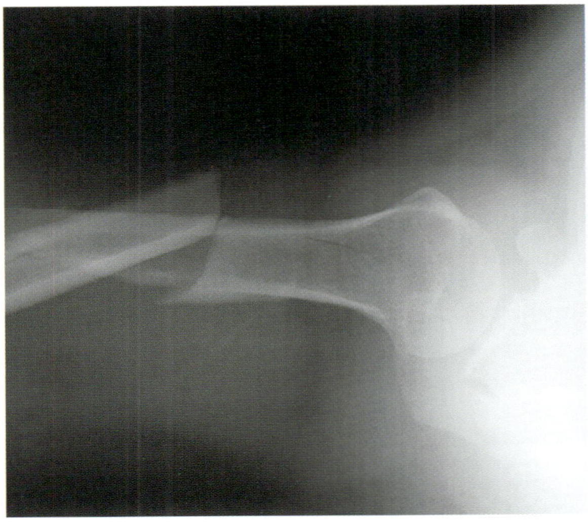

그림 1.45 위팔뼈몸통 분쇄골절

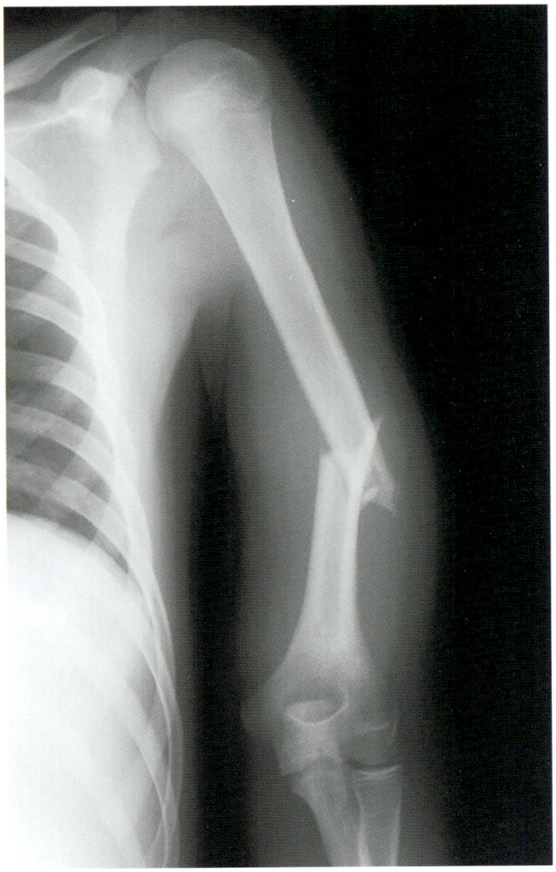

그림 1.46 위팔뼈몸통 골절

(4) 중재

① 의학적 중재

의학적 중재는 현수석고붕대(hanging cast)나 U형 덧대(sugar tong splint)와 붕대 등을 이용한 고정방법과 수술적 맞춤과 내부고정을 실시할 수 있다. 수술적 맞춤과 내부고정이 필요한 경우는 환자의 절대안정이 필요한 경우, 골절 맞춤의 유지가 어려울 때, 팔꿉관절의 손상이 수반되었을 때, 악성종양이 전이 되었을 경우, 노신경마비가 나타나거나 혈관이 손상되었을 경우이다.

② 물리치료 중재

■ 물리적인자치료

최대보호기 물리적인자치료는 한냉을 통한 염증과 부기 관리를 실시하고, 이온도입과 전기치료를 통한 통증감소 치료를 실시한다. 노신경마비가 발생하면 단속평류전류를 활용하여 노신경 전기자극치료를 실시한다.

최소보호기 물리적인자치료는 운동치료 전에 열을 적용한다. 위팔뼈몸통골절은 손목에 비해 근육이 많이 분포하고 있기 때문에 단파나 극초단파 등 심부열투열기나 초음파를 처방할 수 있다. 금속 내부고정을 했을 때 단파나 극초단파는 금기증이다.

■ 운동치료

최대보호기 운동치료는 기본적인 움직임이 가능한 관절운동범위 유지와 근위축 방지를 실시한다. 위팔뼈몸통골절 운동치료는 경첩긴장(hinge stress)이나 돌림긴장(rotational stress)이 일어나지 않도록 한다. 최소보호기 운동치료는 관절운동범위 증진과 근력강화를 위한 운동을 실시한다.

지연유합이 발생했을 경우 어깨관절 및 팔꿉관절에 5~6개월 동안 석고붕대를 하기 때문에 손가락과 손목관절의 고정기간 동안 운동을 실시하고, 고정방법에 따라 다르기는 하지만 일반적으로 3주 동안 어깨관절의 벌림운동은 실시하지 않는다.

1.3 다리골절

1. 발 · 발목골절

1) 포트골절

(1) 임상개요

포트골절(Pott's fracture)은 발에 안쪽번짐의 힘이 가해져 과도한 가쪽번짐이 되어 발생한다. 보통 목말뼈의 가쪽 부분탈구와 세모인대(deltoid ligament) 파열을 동반하고, 발목관절 위쪽 5~8cm 높이에서 일어난 골절로 정의할 수 있다(그림 1.47). 포트골절에서 벌림골절(abduction fracture)은 아래정강종아리관절(inferior tibiofibular joint) 바로 위쪽 종아리뼈 경사골절과 세모인대의 파열, 안쪽복사뼈골절을 동반한다. 벌림골절은 골절 형태와 물렁조직 손상 여부에 따라 3가지 형태로 분류할 수 있다(표 1-2).

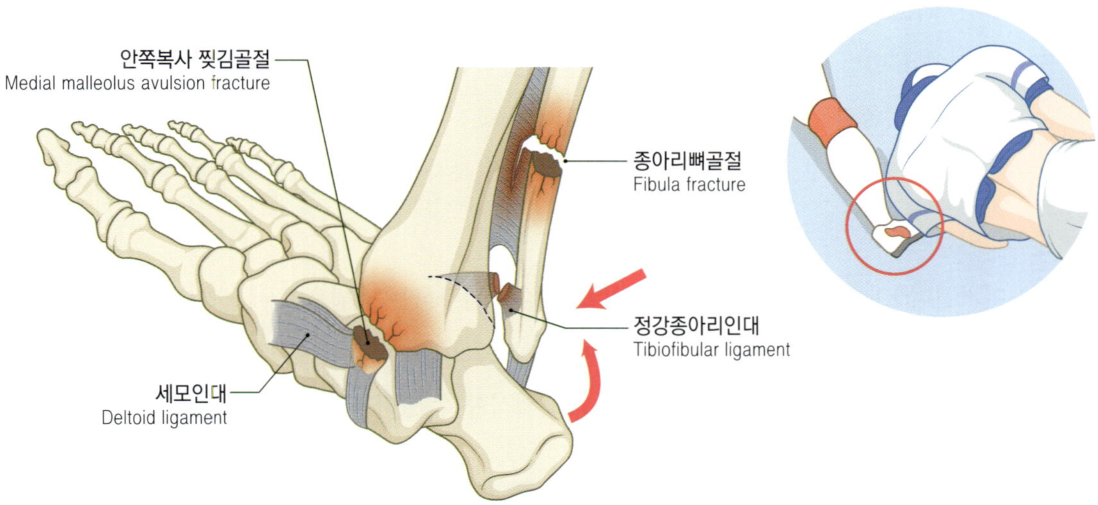

그림 1.47 포트골절

표 1-2 벌림골절의 3가지 형태

형태	설명
1도 벌림골절 (first degree abduction fracture)	전위가 없고 세모인대의 파열이 없는 골절이다.
2도 벌림골절 (second degree abduction fracture)	뼛조각이 가쪽 방향으로 전위가 있고, 세모인대가 파열되어 가쪽번짐의 힘에 의해 안쪽복사뼈가 골절된 형태의 골절을 말한다. 세모인대의 파열로 발목관절은 불안정하게 되며, 목말뼈 역시 불안정하게 된다.
3도 벌림골절 (third degree abduction fracture)	뼛조각이 가쪽과 뒤쪽으로 전위가 발생하고, 정강뼈의 뒤쪽모서리(posterior margin), 종아리뼈, 안쪽복사뼈 등에 동시에 골절이 발생한 경우를 말한다. 발목관절의 발등굽힘 제한과 벌림골절이 심한 경우에 외상성 관절염, 부기, 통증 등이 나타난다. 불충분한 맞춤은 체중부하가 어려울 수 있다.

(2) 진단

① 문진

환자는 심한 가쪽번짐 또는 안쪽번짐력이 발과 발목에 가해진 경우가 대부분이다.

② 방사선검사

문진과 물리치료진단을 통해 골절이 의심되면 방사선검사를 통해 진단한다.

③ 물리치료진단

■ 킨징후검사

킨징후검사(Keen's sign test)는 양쪽 복사뼈 둘레를 통해 부기의 정도와 통증 출현을 관찰하는 포트골절을 검사하는 방법이다. 치료사는 시진을 통해 발목관절 가쪽 5~8cm 위에 부기나 피부색의 변화가 있는지 확인하고, 촉진을 통해 부기가 있는 부위에 압통 여부를 파악한다. 또한 안쪽 복사뼈의 촉진을 통해 압통과 벌림골절의 여부도 확인한다. 마지막으로 양쪽 복사뼈 둘레를 이용하여 검사한다.

■ 클레이거검사

클레이거검사(Kleiger test)는 발목관절의 안정성을 검사하는 방법으로 세모인대 손상을 검사할 때 활용한다. 치료사는 걸터앉은 환자의 발을 잡고 다른 손으로 발목 위를 잡아 발을 가쪽번짐시킨다. 이때 통증이나 관절의 움직임이 크면 세모인대 손상을 의심할 수 있다(그림 1.48).

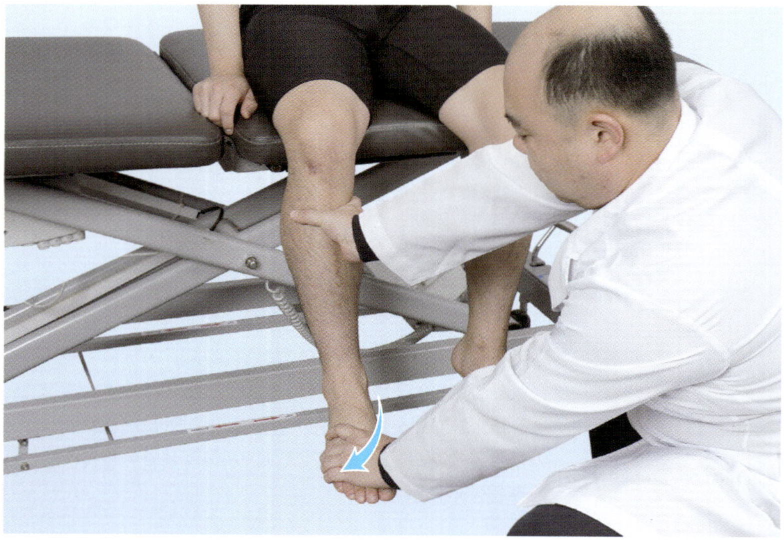

그림 1.48 클레이거검사

(3) 중재

① 의학적 중재

■ 1도 벌림골절

치료는 발목뼘(ankle sprain)과 비슷한 방법으로 실시하되, 대부분 고정은 필요하지 않으며, 발목관절은 가벼운 보행석고로 지지해준다.

■ 2도 벌림골절

폐쇄도수교정(closed manipulation)으로 맞춤을 시행하고 무릎관절 아래에서부터 발허리뼈머리(metatarsal head)까지 석고붕대를 처방하고, 뼈유합이 일어나기까지 8~10주 정도 실시한다. 완전한 발등굽힘을 할 수 있을 때까지 당김을 유지하는 것을 권하기도 한다.

■ 3도 벌림골절

정확한 맞춤이 가장 중요하며, 부정확한 맞춤은 발목관절 체중부하 기능장애를 일으킬 수 있다. 고정은 석고붕대 실시 여부와 관계없이 뼈당김(bone traction)으로 실시한다. 보호의 경우에는 석고붕대 제거 후 잠깐의 기간 동안에 반창고, 탄력붕대, T-스트랩, K-강선 등을 활용한다.

② 물리치료 중재

■ 물리적인자치료

최대보호기 물리적인자치료는 환자의 상태에 따라 한냉적용을 통해 통증과 부기를 관리하고, 이온도입과 전기치료로 통증감소를 시도한다. 혈종 제거를 위해 초음파치료를 실시한다.

최소보호기 물리적인자치료는 열을 적용하여 운동치료 전 물렁조직의 유연성을 높여줄 수 있다. 포트골절의 경우 근육이 깊지 않기 때문에 심부열치료는 잘 사용하지 않지만, 다른 열치료기구 사용이 어려울 시 처방되기도 한다. 금속 내부고정을 했을 경우, 단파와 극초단파는 금기증이며, 이럴 때는 초음파치료를 시행하는 것이 좋다.

■ 운동치료

최대보호기 운동치료는 움직임이 가능한 관절의 운동범위 유지를 위한 근위축 방지를 위해 실시한다. 엉덩관절 손상이 동반할 경우, 초기에 슬링을 활용한 현수운동을 처방할 수 있다. 최소보호기 운동치료는 관절운동범위의 근력강화를 위한 운동을 실시한다.

■ 정형도수물리치료

석고붕대 고정으로 인한 발목관절 발등굽힘과 발바닥굽힘 운동제한이 발생하는데 당김치료와 미끄러짐치료를 실시할 수 있다. 관절주머니 구축으로 인한 발목관절의 제한 시 당김치료를 실시할 수 있는데, 환자의 종아리를 벨트로 고정하고, 당김벨트를 사용하여 목말뼈를 묶어준다. 치료사는 발뒤꿈치에 걸린 벨트를 잡고 몸을 천천히 뒤로 움직이면서 당김치료를 실시한다(그림 1.49). 목말종아리관절의 경직으로 인한 제한은 미끄러짐치료를 실시하는데, 치료사는 뒤꿈치를 잡은 손과 목말뼈를 잡은 손으로 목말뼈 배쪽으로 미끄러짐을 실시한다. 발등쪽굽힘 제한이 있을 경우 미끄러짐은 반대방향으로 실시한다(그림 1.50).

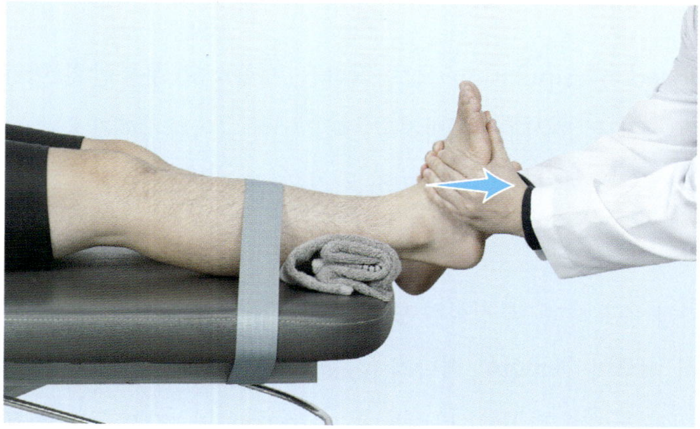

그림 1.49 발목관절 당김치료

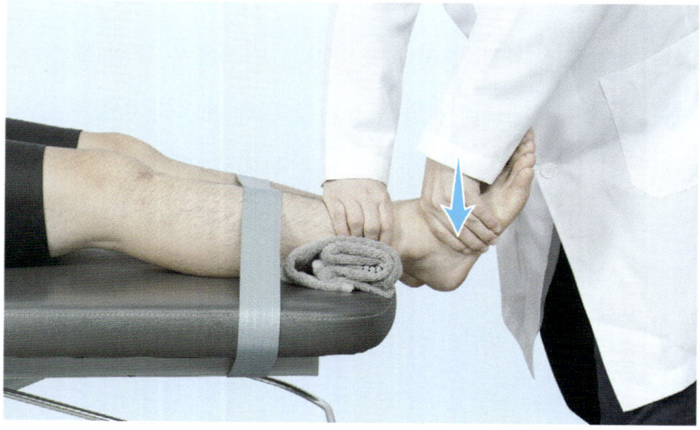

그림 1.50 발목관절 미끄러짐치료

■ 보행훈련

포트골절의 보행훈련 시작시기에 대해서는 학자들마다 다를 수 있는데, 보행훈련 시작을 석고붕대 고정을 하고 일주일 이내부터 실시하는 것과 2~3주 정도 이후 보행훈련을 시작해야 한다는 의견이 있다. 보행훈련 시 구두 속에 둥근외반쐐기(rocker valgus wedge)를 사용하기도 하는데, 보행훈련 시 환자의 숙련을 위해 인내와 노력이 필요하다.

2) 뒤퓌트랑골절

(1) 임상개요

뒤퓌트랑골절(Dupuytren's fracture)은 높은 곳에서 떨어질 때 발이 지면에 충돌하면서 발생할 수 있는데 정강뼈와 종아리뼈를 연결하는 뼈사이인대(interosseous ligament)가 파열되고, 목말뼈가 정강뼈와 종아리뼈 사이로 탈구가 발생하는 것을 말한다. 일반적으로 뒤퓌트랑골절은 먼쪽 정강종아리인대의 파열과 함께 종아리뼈의 먼쪽 끝 5cm 위에서 일어난 골절로 말할 수 있다. 발은 위쪽, 뒤쪽, 가쪽, 안쪽 등으로 전위될 수 있으며, 정강뼈와 종아리뼈 모두 골절이 발생할 수도 있다.

(2) 진단

기본적으로 포트골절 진단과 동일하다.

(3) 중재

① 의학적 중재

고정은 포트골절의 3도 벌림골절과 비슷하게 하지만, 발을 발바닥굽힘 상태에서 시작한다. 전위가 있을 경우와 도수맞춤으로만 충분하지 않을 경우에는 수술적으로 고정한다.

② 물리치료 중재

기본적으로 포트골절의 물리치료 중재와 비슷하며, 엉덩관절, 무릎관절, 발허리사이관절, 발가락 등을 중심으로 운동한다. 골절이 완전히 유합될 때까지 발목관절의 운동은 주의해서 실시한다.

3) 목말뼈골절

(1) 임상개요

목말뼈골절(talus fracture)은 높은 곳에서 떨어질 때와 같이 직접적인 외력에 의해 많이 발생하며, 발목관절이 과도한 발등굽힘될 때 목말뼈 목부위가 먼쪽 정강뼈 앞쪽에 부딪히면서 자주 골절된다. 특히 목말뼈 몸통이나 목말뼈목골절이 많이 발생한다. 발목뼈에서 발뒤꿈뼈 다음으로 흔한 골절로써 목말뼈는 체중 지지와 분배의 역할을 하기 때문에 골절로 인하여 심각한 양상을 나타내게 된다. 다른 뼈의 골절에 비해 체중부하 시기가 늦어 운동범위 제한이나 근위축과 같은 문제점이 발생한다. 또한 목말뼈는 혈액순환이 취약하여 골절이 발생하면 혈액순환에 대한 부분을 신경써야 한다. 맞춤이 늦어지면 피부괴사, 파열 등으로 개방성 창상이 발생할 수 있다. 목말뼈골절은 호킨스(Hawkins)의 골절 분류법을 널리 사용한다(그림 1.51)(표 1-3).

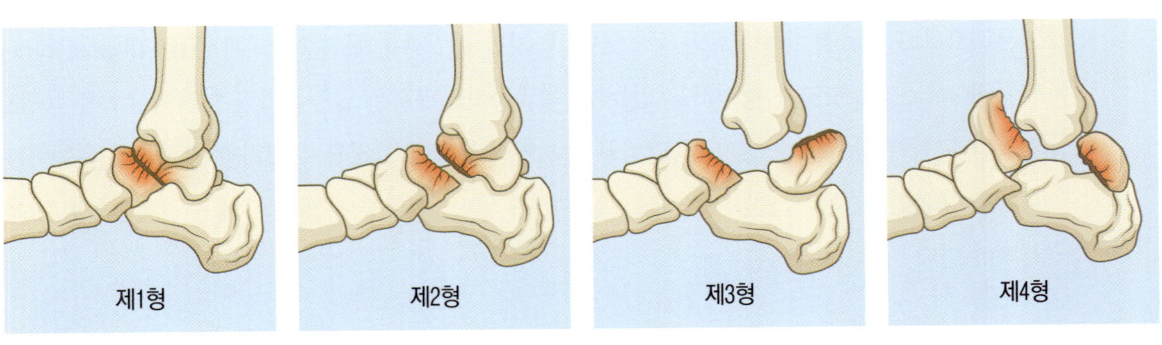

그림 1.51 호킨스의 골절 분류법

표 1-3 호킨스의 골절 분류법

유형	설명
제1형	골절은 있으나 전위가 없는 골절이다.
제2형	목말밑관절의 불완전탈구 및 탈구에 의한 전위가 있는 골절이다.
제3형	목말뼈 몸통이 목말밑관절과 발목관절에서도 탈구가 발생되는 골절이다.
제4형	임상적으로 매우 드물게 발생하며, 제 3형 손상에 목말뼈 머리가 발배뼈로부터 불완전탈구 또는 탈구가 있는 골절이다.

골절로 인해 발생할 수 있는 합병증으로 제2형에서 약 50%, 제3형에서 약 90%, 제4형에서 100% 무혈성 괴사가 발생한다. 외상성 관절염은 부정유합에 의해 발생하며, 지연유합, 감염, 피부 괴사 등이 발생할 수 있다.

(2) 중재

① 의학적 중재

목말뼈는 성인의 경우 15~20도 안쪽으로 편향되어 있어 혈액순환에 취약하므로 목말뼈골절은 혈액순환 상태를 먼저 검사해야 하며, 피부손상이 없을 시 바로 맞춤을 시도한다. 뼛조각 전위에 대한 맞춤은 뼛조각 전위 상태에 따라 실시하고, 전위 형태에 따라 발등굽힘이나 발바닥굽힘 상태로 6~12주 정도 고정을 실시한다. 체중부하는 보통 3개월 이상 실시하지 않는다.

② 물리치료 중재

■ **물리적인자치료**

골절 맞춤 후 급성기가 끝난 직후 골절유합이 될 때까지 혈액순환 증진을 위한 물리적인자치료를 지속적으로 실시해야 한다. 혈액순환 증진 외에는 포트골절의 물리적인자치료와 비슷하다.

■ **운동치료**

기본적으로 포트골절 운동치료와 동일하다. 하지만 목말뼈는 목말종아리관절(talofibular joint)과 목말밑관절(subtalar joint)을 형성하고 있는데, 목말종아리관절은 발등굽힘과 발바닥굽힘을 목말밑관절은 엎침과 뒤침이 일어날 수 있다. 목말뼈골절로 인한 장기간 고정으로 이러한 관절들의 운동이 제한되고 보행을 포함한 일상생활활동에 장애를 초래할 수 있다. 석고붕대 제거 후에는 관절운동범위 운동을 실시해야 한다.

4) 발꿈치뼈골절

(1) 임상개요

발꿈치뼈는 발목뼈 중에서 가장 큰 뼈이며, 골절 또한 가장 많이 발생한다. 발꿈치뼈골절(calcaneus fracture)은 주로 높은 곳에서 뛰어내릴 때 발꿈치뼈에 직접적인 외력에 의해 발생하며, 양쪽 발꿈치뼈골절과 척추골절이 동반되는 경우도 있다.

발꿈치뼈골절은 관절 내 골절과 관절 밖 골절로 분류할 수 있다. 관절 내 골절은 45~70%를 차지하고, 설상형(tongue type)과 관절함몰형(joint depression type)으로 나눌 수 있으며, 높은 곳에서 떨어질 때 발뒤꿈치로 착지하는 수직성부하(axial loading)가 가해질 때 일어난다(그림 1.52). 이 부하는 척추에도 가해질 수 있어 발꿈치뼈골절 시 약 10~15%에서 척추골절이 동반되기도 한다. 관절 외 골절은 비틀림힘(twisting force)에 의해 발생할 수 있는데 앞쪽돌기, 목말받침돌기, 안쪽돌기 등의 골절을 유발한다. 보통 발꿈치뼈거친면골절, 목말받침돌기골절, 앞쪽돌기골절, 몸통골절은 예후가 좋은 편이다. 합병증으로는 관절 강직과 뼈관절염이 발생할 수 있다.

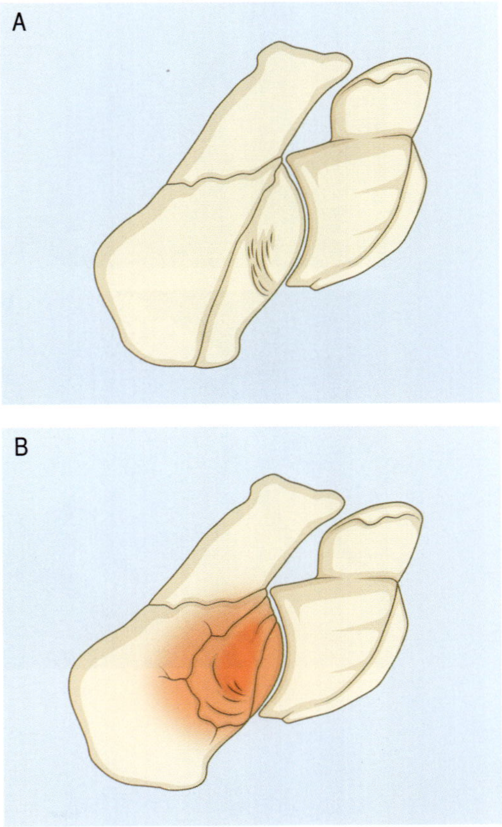

그림 1.52 발꿈치뼈골절.
A: 설상형골절, B: 관절함몰형골절

(2) 진단

① 문진

대부분 환자들은 높은 곳에서 발뒤꿈치뼈로 착지한 것과 같은 강한 수직부하충격 또는 심한 비틀림힘에 의해 발생했다고 말한다.

② 방사선검사

특수검사를 통해 발꿈치뼈골절이 의심되면 방사선검사를 통해 진단한다(그림 1.53).

③ 물리치료진단

발꿈치부위의 부기, 압통, 피부색의 변화를 검사한 후 발꿈치뼈골절이 의심되면 발꿈치뼈골절 특수검사를 실시한다. 발꿈치뼈골절 특수검사는 발꿈치압축검사(calcaneal squeeze test), 호파검사(Hoffa's test), 안빌검사(Anvil test)가 있다.

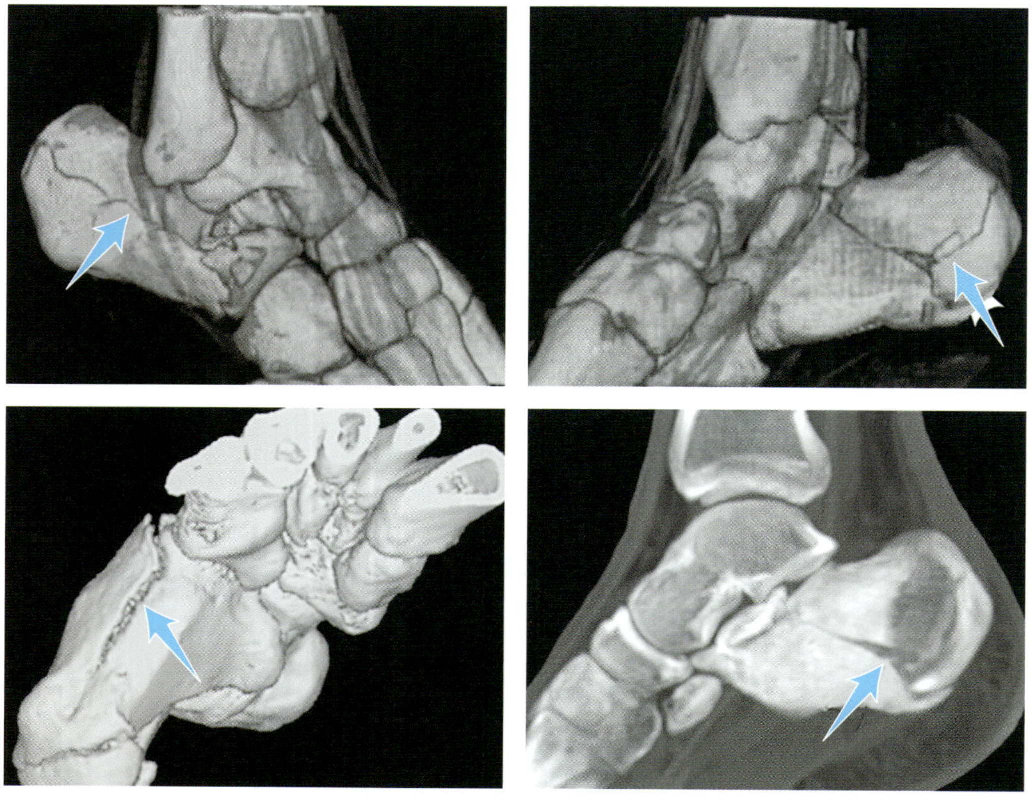

그림 1.53 발꿈치뼈골절

■ 발꿈치압축검사

발꿈치뼈와 관련한 문제점을 진단할 수 있는 방법으로 엎드린 상태에서 무릎관절을 90도 굽힘시킨 후, 발꿈치뼈를 중심으로 세 부위를 압박한다. 또한 발꿈치뼈를 쥐어짤 때 양옆에 통증이 발생하면 골절을 의심할 수 있으며, 발꿈치뼈융기에서 통증이 나타나면 뒤발꿈치힘줄주머니염을 의심할 수 있고, 발꿈치뼈 결절 안쪽에서의 통증은 발바닥근막염을 의심할 수 있다.

■ 호파검사

엎드린 자세로 양쪽 발목관절에 능동적으로 발등굽힘과 발바닥굽힘을 실시한다. 이때 치료사는 아킬레스힘줄을 촉진한다. 이때 발목관절 움직임이 자유롭지 않거나 발등굽힘이 정상보다 증가되었을 때, 통증이 함께 나타나면 발꿈치뼈의 찢김골절을 의심할 수 있다.

(3) 중재

① 의학적 중재

경미한 균열골절은 석고붕대를 2~3주간 실시하고 발꿈치뼈에 압력은 피해야 한다. 심한 압박골절은 Braun틀을 이용하여 3~4주간 다리를 올리고 체중부하를 실시하지 않는다.

② 물리치료 중재

기본적으로 포트골절과 목말뼈골절의 물리치료와 동일하다.

5) 발허리뼈골절

(1) 임상개요

발허리뼈골절(metatarsal fracture)은 무거운 물체의 직접적인 외력으로 하나 또는 그 이상의 발 으깸(crushing)에 의해 골절된 것을 말한다. 대부분 첫 번째 발허리뼈골절은 잘 발생하지 않지만, 체중부하에 영향을 주기 때문에 심각한 손상이 나타날 수 있다. 두 번째, 세 번째, 네 번째 발허리뼈의 몸통 균열 골절을 행군골절이라고 하는데 피로골절의 일종이다. 다섯 번째 발허리뼈골절은 찢김골절의 형태로 발생할 수 있고, 나머지는 나선형골절의 형태로 발생할 수 있다. 골절 시 물렁조직의 손상과 부기가 동반된다(그림 1.54).

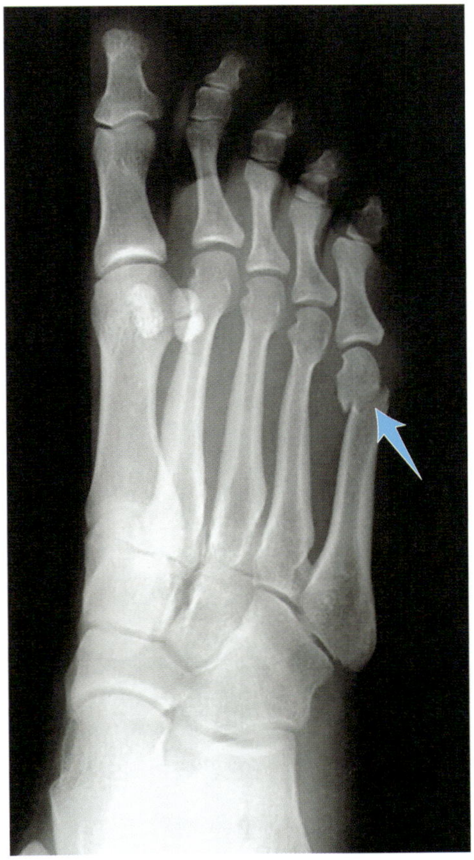

그림 1.54 다섯 번째 발허리뼈의 먼쪽부위 골절

(2) 진단

발허리뼈골절의 물리치료진단인 몰톤검사(Morton's test)를 실시할 수 있다. 몰톤검사는 발허리뼈머리골절, 발허리뼈관절염, 발허리통증, 몰톤신경종 등을 진단하기 위해 시행할 수 있다. 몰톤검사 방법은 환자를 바로누운자세에서 치료사가 발허리뼈 주변을 감싸 쥐고 압력을 가하면서 쥐어짠다. 이때 발생하는 증상으로 감별진단을 할 수 있다(표 1-4).

표 1-4 몰톤검사의 감별진단

통증	설명
발허리뼈 주변 통증	발허리뼈머리골절이나 발허리뼈관절염, 몰톤신경종, 발허리통증 등을 의심할 수 있다.
발허리뼈 몸통 통증	발허리뼈 몸통에 통증이 국한되면 피로골절을 의심할 수 있다.
첫 번째, 두 번째 발가락 사이 통증	깊은종아리신경병증을 의심할 수 있다.
먼쪽발허리뼈 사이 통증	몰톤신경종을 의심할 수 있다.

(3) 중재

① 의학적 중재

무릎 아래 보행석고붕대(below-knee walking plaster)를 사용하여 통증을 감소시켜 환자의 보행을 도울 수 있다. 전위가 없는 경우에는 골절되지 않은 발가락과 함께 테이핑이나 고정을 실시하고, 전위가 있을 경우 맞춤 후 석고붕대 고정을 시행한다.

② 물리치료 중재

기본적으로 목말뼈골절 물리치료와 동일하다.

2. 정강뼈 · 종아리뼈 · 무릎뼈골절

1) 정강뼈 · 종아리뼈골절

(1) 임상개요

정강뼈골절(tibia fracture)과 종아리뼈골절(fibular fracture)은 관 모양 뼈 중에서 가장 많이 발생하는 골절 중의 하나이다. 그 이유는 종아리부는 다른 뼈보다 자주 충격을 받기 때문이며, 총상이나 직접적 외력, 교통사고와 같은 직접적인 손상과 추락, 스키사고 등과 같은 비틀림 힘에 의한 간접손상으로 분류할 수 있다. 직접손상은 피부와 물렁조직 및 뼈의 손실과 함께 간접손상보다 전위가 심해 개방골절의 가능성이 높고 예후가 좋지 않다. 또한 간접손상은 경사 또는 나선형골절을 유발할 수 있다. 손상부는 통증과 부기, 손상쪽 다리의 체중부하가 힘들게 된다. 정강뼈 및 종아리뼈골절은 골절선의 형태와 골절부위의 해부학적 명칭을 사용하여 분류할 수 있다. 골절의 해부학적 명칭에 따른 분류법으로 정강뼈 단독골절, 종아리뼈 단독골절, 정강뼈와 종아리뼈의 동시골절로 분류할 수 있다.

정강뼈골절은 뼈의 가운데와 아래 1/3부위의 골절이 많이 발생하며, 종아리뼈골절은 정강뼈골절과 같은 기전으로 발생하고, 단독 골절인 경우에는 전위가 발생하지 않는 가로골절이나 몸쪽 1/3 종아리뼈골절이 발목관절 및 뼈사이막의 파열과 동반손상을 나타내기도 한다.

정강뼈와 종아리뼈 동시골절은 성인의 교통사고에서 빈번하게 발생한다. 교통사고 시 가쪽변위를 만들어 각 형성을 하는데 정강뼈 골절부가 피부를 뚫고 나와 개방골절이 발생하기도 한다. 개방골절은 물렁조직, 혈관, 신경 등에 심각한 손상을 초래할 수 있다.

(2) 중재

① 의학적 중재

■ 정강뼈 단독골절

정강뼈는 체중을 직접적으로 지탱하는 뼈로써 골절부가 완전히 단단해질 때까지 12주 정도 보행캘리퍼 덧대나 보행석고 등으로 지지해주어야 한다. 정강뼈 단독골절 시 종아리뼈가 골절된 아래 다리에 약간의 안정성을 주고 있어 길이의 단축은 방지할 수 있다. 하지만 종아리뼈로 인해 정강뼈 골절부가 떼어당김되어 골절유합의 지연이 발생할 수 있다. 완벽한 맞춤이 이루어졌으면 환자의 상태에 따라 2~3주 후부터 부분적 체중지지를 실시할 수 있다.

■ 종아리뼈 단독골절

임상적으로는 종아리뼈 단독골절 발생은 드물기 때문에 정강뼈골절과 발목관절의 탈구 유무 등의 동반 손상을 확인해야 한다. 종아리뼈 단독골절이 발생했을 시 초기에는 통증의 완화와 보호를 위해 긴다리석고붕대(long leg cast)로 몇 주간 고정하는 것이 좋으며, 통증이 감소하고 골절의 전위가 심하지 않으면 짧은다리석고붕대(short leg cast)를 사용한다. 대략 6주 후에는 고정이 필요하지 않으며, 골절유합에도 별다른 합병증을 초래하지 않게 된다.

■ 정강뼈와 종아리뼈 동시골절

교통사고 시 정강뼈와 종아리뼈에 가해진 힘은 보통 가쪽전위를 발생시키며 각형성을 만들어낼 수 있는데 정강뼈골절의 경우 개방골절을 유발하기도 한다. 개방골절은 물렁조직, 혈관, 신경 등에 심각한 손상을 초래할 수 있다. 간접적 외력에 의한 충격은 뼈의 가장 약한 부분의 골절을 발생시키는데 정강뼈는 중간부위와 아래 1/3부위, 종아리뼈는 상단부위가 골절 호발부위이다. 또한 보통 경사골절 또는 나선형골절을 만들어 낼 수 있으며, 아래 뼛조각의 경우 돌림이 동반될 수 있다(그림 1.55).

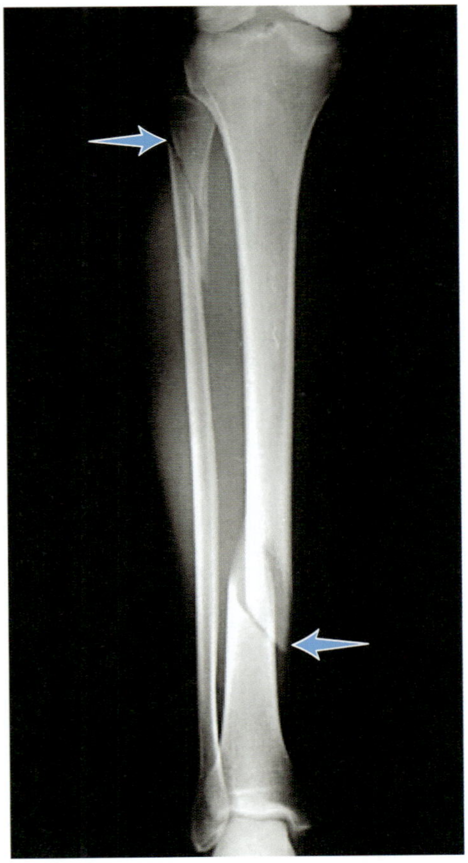

그림 1.55 몸쪽종아리뼈 나선형골절을 동반한 먼쪽정강뼈의 나선형골절

② 물리치료 중재

■ 물리적인자치료

일반적인 골절의 물리적인자치료와 동일하다.

■ 운동치료

발목 주변 골절과 치료는 같으나 치료부위 특성에 따라 차이가 있다.

• 정강뼈 단독골절

정강뼈 단독골절에서는 다른 다리골절에서와 같이 체중부하 및 보행훈련 시기가 매우 중요하다. 완벽한 맞춤이 시행되었다면, 보통 2~3주 후부터 부분적 체중지지를 실시할 수 있다.

- **종아리뼈 단독골절**

  종아리뼈의 경우 체중부하를 많이 받지는 않지만, 긴다리석고붕대를 착용하고 통증이 발생하지 않을 정도로 약한 부하로 운동시키고 점차 체중부하를 높인다.

- **정강뼈와 종아리뼈 동시골절**

  기본적으로 포트골절 물리치료와 동일하다.

2) 무릎뼈골절

(1) 임상개요

무릎뼈골절(patellar fracture)은 흔하게 발생하지 않는 골절이다. 모든 연령에서 발생하나 40~50대에 호발한다. 직접적인 외상에 의한 골절과 간접적인 힘에 의한 골절로 나눌 수 있다. 직접적인 외상에 의한 골절은 자동차 사고 시 계기판에 부딪히면서 나타나는 분쇄골절 또는 단단한 물체에 부딪힐 때 발생할 수 있다. 간접적인 힘에 의한 골절은 무릎관절이 굽힘상태로 넘어지거나 도약 후 착지할 때 주로 발생할 수 있다. 이때 넙다리네갈래근이 강하게 수축된 상태에서 무릎뼈가 넙다리뼈 위로 압박되면서 골절이 발생할 수 있다. 대부분 지지띠(retinaculum)가 파열되고 가로골절과 분쇄골절이 발생할 수 있다(그림 1.56, 1.57, 1.58).

골절선의 모양이나 인대손상 여부 등에 따라 분류할 수 있고, 전위에 따라 전위골절과 비전위골절로 분류할 수 있다. 직접적인 외력이 무릎 앞쪽에 강하게 작용하거나 간접적으로 무릎을 굽힘할 때 넙다리네갈래근의 갑작스런 편심성수축(eccentric contraction)에 의해 전위될 수 있다. 비전위골절은 무릎뼈에 직접적인 외력에 의해 금이 가거나 중심에서 밖으로 퍼져가는 골절을 말한다.

무릎뼈골절은 통증과 부기 및 무력감을 발생시키며, 피부 바로 아래에 골절 간극이 촉진되고 압통이 심하게 발생한다. 예후는 양호한 편이지만, 완전한 회복까지는 6~12개월 정도 걸린다.

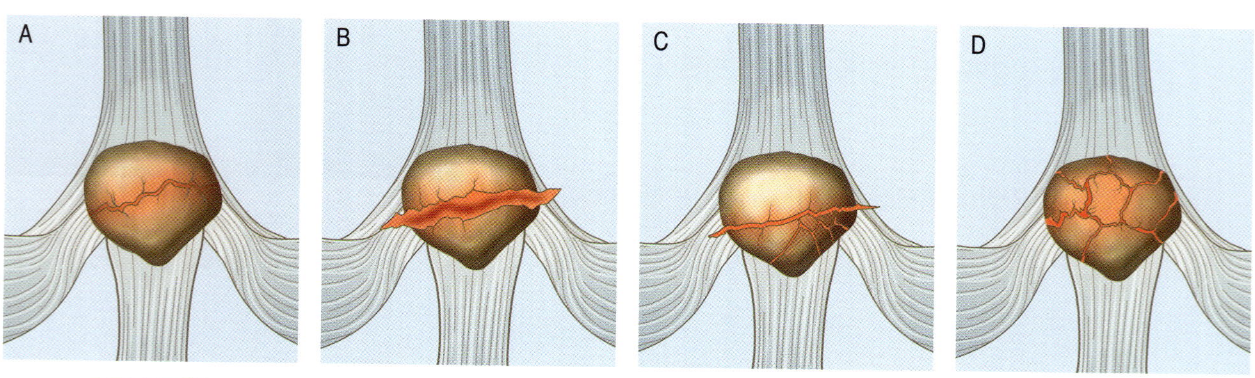

그림 1.56 무릎뼈골절의 양상. A: 지지띠의 손상이 없는 비전위성 가로골절, B: 지지띠의 파열이 있는 전위성 가로골절, C: 먼쪽 가시의 분쇄가 있는 가로골절, D: 심한 분쇄골절

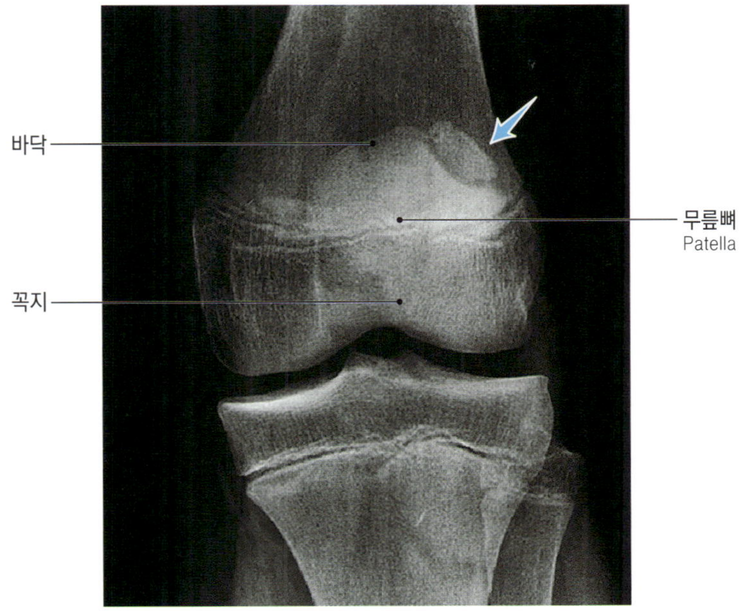

그림 1.57 무릎뼈골절(전 · 후방향 사진)

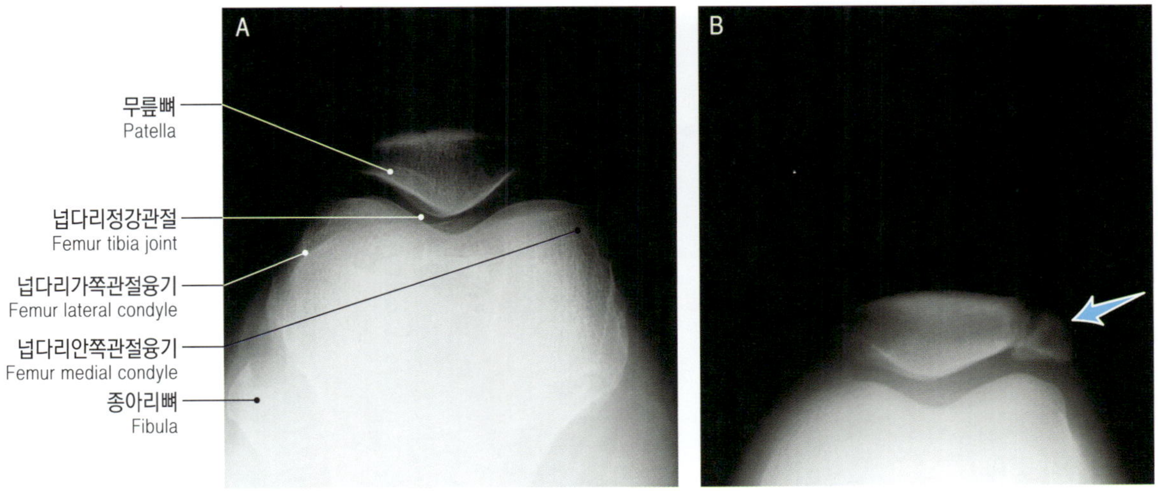

그림 1.58 무릎뼈와 무릎넙다리관절. A: Settegast 촬영기법으로 촬영한 무릎뼈와 무릎넙다리관절, B: 골절(화살표)

(2) 진단

① 문진

환자는 무릎에 대한 직접적인 외력이나 갑작스러운 무릎관절 굽힘 등의 병력을 가진다.

② 물리치료진단

물리치료 진단방법으로는 드레이어징후검사(Dreyer's sign test), 클라크징후검사(Clarke's sign test), 왈드론검사(Waldron test) 등이 있다.

■ 드레이어징후검사

환자를 바로 눕게 하고 다리를 들어 올리게 한다. 다리를 들어 올리지 못하면 치료사가 넙다리네갈래근 힘줄에 압력을 가하면서 다시 다리를 들어 올리게 한다. 이때 무릎관절을 폄한 상태에서 다리를 들어 올리지 못하거나 갑작스런 무릎관절 굽힘 또는 폄 시에 무릎관절에 통증이 발생하면 무릎뼈골절을 의심할 수 있다.

■ 클라크징후검사

무릎뼈에 약간의 압력을 가하면서 움직이면 골절이나 무릎관절과 관련된 병적 문제가 있을 경우, 염발음과 함께 통증이 유발된다. 검사 시에 무릎뼈골절이 있을 경우, 손상을 더 악화시킬 수 있으므로 움직임을 신중하게 실시해야 한다(그림 1.59).

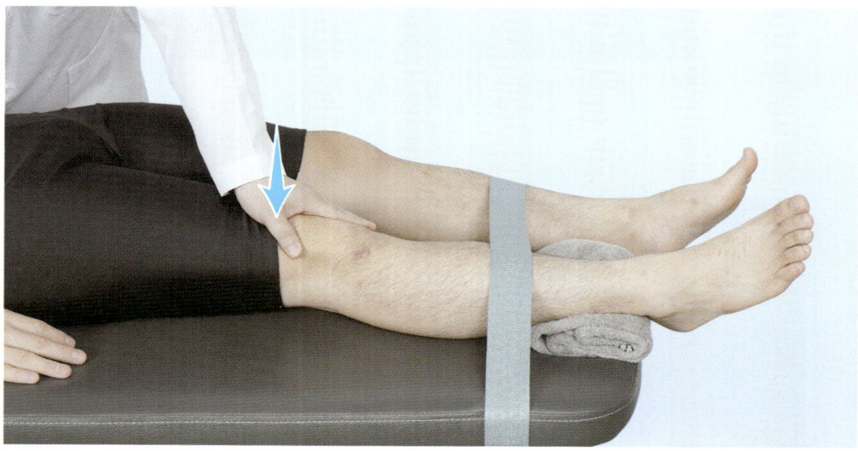

그림 1.59 클라크징후검사

(3) 중재

① 의학적 중재

핀이나 기타 고정기구를 사용하여 고정하고 필요한 경우, 외부고정을 실시한다. 심각한 분쇄골절로 고정이 힘든 경우에는 무릎뼈를 제거하기도 한다.

② 물리치료 중재

■ 무릎뼈 제거 시

무릎뼈는 해부학적으로 넙다리네갈래근의 역학적 이점을 줄 수 있는 구조물로 넙다리먼쪽관절 연골에 영향을 미치고 외부손상으로부터 넙다리관절융기를 보호하는 기능을 가지고 있다. 무릎뼈의 심각한 분쇄골절로 인해 제거할 경우, 기능저하가 발생할 수 있으므로 넙다리네갈래근의 근력강화를 위해 노력해야 한다.

■ 무릎뼈 고정 시

고정기간 동안에는 넙다리네갈래근의 위축을 방지하기 위해 근고정운동을 실시할 수 있다. 무릎뼈에 당김력과 지나친 압박을 피하면서 부드럽게 실시한다.

■ 무릎뼈 고정 제거 후

무릎관절 주위 근육강화를 실시하며, 특히 안쪽넓은근의 근력강화에 신경써야 한다. 안쪽넓은근의 위축이 가장 크게 발생하여 무릎뼈가 가쪽방향으로 치우침될 수 있기 때문이다. 안쪽넓은근 강화를 위해서는 무릎관절을 완전히 펴하는 내적범위(inner range) 운동을 집중적으로 실시한다. 안쪽넓은근은 주로 내적범위에서 최대로 작용하는 근육이다.

3. 넙다리뼈목 · 골반골절

1) 넙다리뼈목골절

(1) 임상개요

넙다리뼈목골절(femur neck fracture)은 주로 노년층에서 발생하는데, 노인의 평균수명이 증가하면서 발생 빈도도 증가하고 있다. 보통 노년층, 특히 뼈엉성증이 있는 환자가 넘어질 때 자주 발생하고, 70~80% 여성에서 발생한다. 젊은층에서는 교통사고와 같은 외상에 의해 발생한다. 넙다리뼈목골절에서는 무혈성 괴사가 가장 흔한 합병증으로 15~40% 빈도로 발생한다. 전위성 골절에서 20~30% 정도 불유합이 발생할 수 있다(그림 1.60, 1.61).

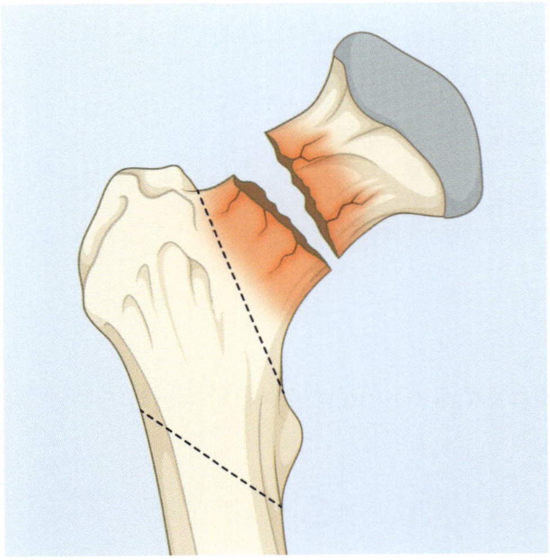

그림 1.60 넙다리뼈목골절

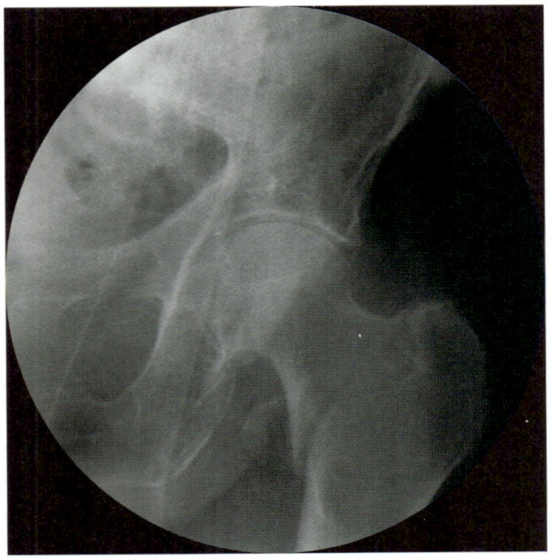

그림 1.61 넙다리뼈목골절의 방사선 사진

(2) 넙다리뼈목골절의 분류

① 파우엘스각도의 분류

파우엘스각도(Pauwels's angle)는 골절선과 수평선이 서로 이루는 각을 말한다(그림 1.62). 제I형은 골절선이 수평선과 가깝기 때문에 불유합은 적으며 벌림가로목골절(abduction transcervical fracture)이라고도 한다. 제III형은 골절선이 수직에 가까워 비틀림 힘이 증가되어 불유합이 잘 일어날 수 있으며, 모음가로목골절(adduction transcervical fracture)이라고도 한다(표 1-5).

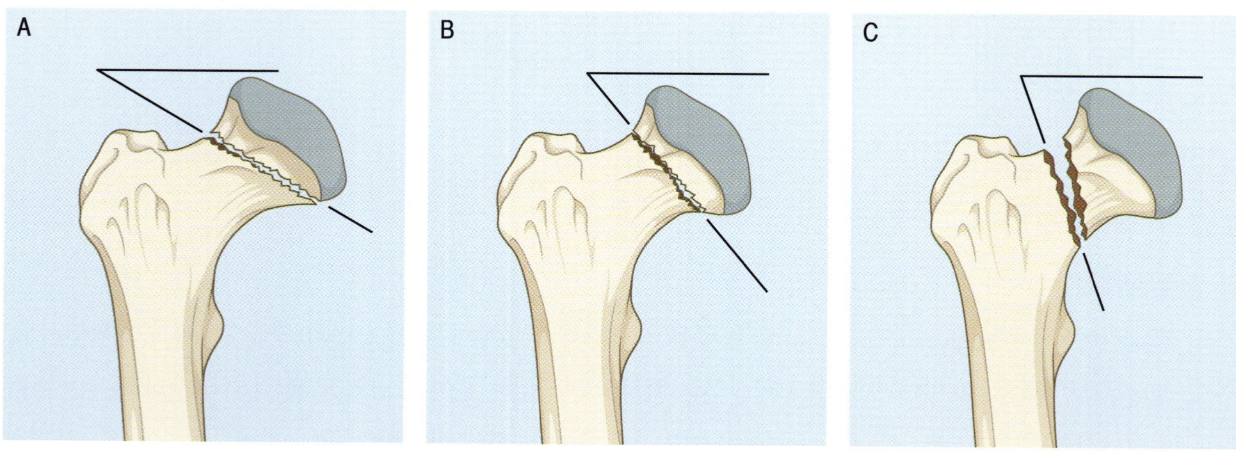

그림 1.62 파우엘스각도. A: 제Ⅰ형, B: 제Ⅱ형, C: 제Ⅲ형

표 1-5 파우엘스각도의 분류

유형	설명
제Ⅰ형	파우엘스각도가 35도 이하일 때
제Ⅱ형	파우엘스각도가 35~60도일 때
제Ⅲ형	파우엘스각도가 60~90도일 때

② 가든 분류

가든(Garden)은 뼈조각의 전위 정도와 뒤쪽지지띠(posterior retinaculum)의 파열 여부에 따라 4단계로 분류한다(표 1-6).

(3) 진단

① 방사선검사

물리치료 진단을 통해 골절이 의심되면 방사선검사를 통해 진단한다.

표 1-6 가든 분류

유형	설명
제1형	전위가 없는 불완전골절 또는 폐쇄골절
제2형	전위가 없는 완전골절
제3형	부분 전위가 있으나, 뒤쪽지대는 파열되지 않은 완전골절
제4형	완전 전위가 있고, 뒤쪽지대도 파열된 완전골절

② 넙다리뼈목골절이 완전골절일 경우

심한 통증과 움직임이 어렵게 되고 다리가 벌림 및 가쪽돌림된다. 통증은 주로 엉덩관절 주변에서 나타나지만, 골반과 넙다리부위로 방사통이 나타날 수 있기 때문에 엉덩관절 탈구의 감별진단이 필요하다.

③ 물리치료진단

넙다리뼈목골절의 특수검사로는 안빌검사(Anvil test), 시네검사(Chiene's test), 플라밍고검사(Flamingo test), 사분역검사(quadrant test) 등이 있다.

■ 안빌검사

환자를 바로누운자세를 취하게 한 후, 종아리부위를 지지하고 30도 정도 들어 올리면서 발바닥에 다리 세로축 방향으로 압박을 가하거나 주먹으로 최대 3번 정도 타진한다. 발꿈치뼈부위에서 통증이 발생하면 발꿈치뼈골절을 의심할 수 있고, 엉덩관절부위에서 통증이 발생하면 넙다리뼈목골절이나 넙다리뼈머리골절, 엉덩관절염 등을 의심할 수 있다.

■ 플라밍고검사

환자는 한 다리로 체중을 지지하면서 검사하고자 하는 관절의 반대쪽 무릎을 굽힌다. 이때 통증이 발생하면 엉치엉덩관절 또는 두덩결합의 손상을 의미한다(그림 1.63).

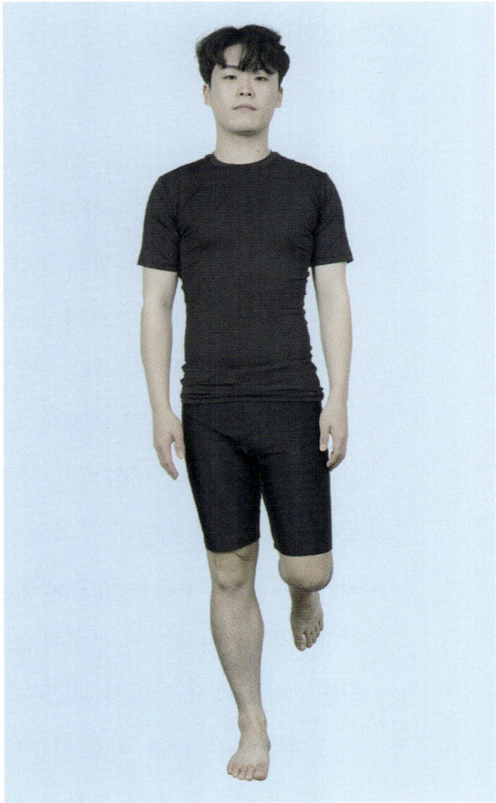

그림 1.63 플라밍고검사

(4) 중재

① 의학적 중재

■ 벌림가로목골절

벌림가로목골절은 넙다리뼈큰돌기로 넘어지는 것처럼 직접적인 외력에 의해서 발생한다. 아래쪽 뼛조각은 가쪽으로 회전되는 경향을 보이면서 골절선은 체중이 가해지는 방향에 대해 거의 수직으로 발생하기 때문에 전위는 별로 없다. 유합도 비교적 빠르기 때문에 약 7~8주 정도 예상된다. 따라서 고정을 많이 시행하지 않으며 전위의 경향이 있을 경우에만 스미스-페터슨네일(Smith-Petersen nail) 등을 사용하여 고정한다. 골유합을 위해 초기부터 다리에 체중부하를 주는 것이 좋다는 의견도 있다.

■ 모음가로목골절

모음가로목골절은 벌림가로목골절에 비해 골절선이 수평면과 이루는 각도가 크며, 체중에 의한 전위가 일어나기 쉽다. 아래뼛조각은 보통 모음되고 위쪽으로 전위되면서 가쪽회전이 발생한다. 그래서 골절 당시 통증이 매우 심하고 장애도 심하게 나타난다. 운동은 매우 제한되며 맞춤을 시행해도 불안정하여 스미스-페터슨네일 등을 이용하여 고정해야 한다. 골절부의 완전한 유합이 이루어질 때까지 완전한 체중지지는 금지하며, 보행켈리퍼덧대(walking caliper splint)나 목발을 활용하여 보호한다. 부분적 체중지지는 학자마다 다르기 때문에 물리치료사와 의사가 상의하여 결정한다. 보통 2~3개월 후부터 부분적 체중지지를 실시하게 된다.

■ 물리치료 중재

• 내부고정을 실시하지 않은 골절환자

물리적인자치료는 넙다리뼈목골절에서 혈액순환 불량으로 인한 불유합이나 무혈성괴사가 발생할 수 있어 혈액순환 촉진을 위해 열을 적용시킨다. 골절 맞춤이 끝난 후 급성기 이후 시작해 완전히 유합될 때까지 시행하는데, 초기에 골절부에 직접적 부하가 주어지는 온습포보다는 적외선을 적용하는 것이 좋다. 심부열기구인 단파나 극초단파를 활용할 수 있다.

운동치료는 환자가 침대에 누워있는 동안 치료계획을 수립하고, 침상환자의 합병증을 예방하도록 한다. 특히 욕창에 대한 예방이 필요하다. 2~3주 사이에 다리의 등척성 운동을 시작으로 3주부터 바로누운자세에서 체중이 부하되지 않는 동적운동을 실시한다. 처음에는 엉덩관절 모음과 폄 운동은 피해야 한다. 4주부터는 옆으로 누운자세에서 운동이 가능하고 6주가 되면 엎드린자세에서 운동이 가능하다. 엎드린자세에서 무릎관절 굽힘근, 엉덩관절 폄근, 몸통 폄근 등의 근력강화를 실시하고 8주가 되면 하버드탱크 안에서 관절운동범위 운동을 실시한다.

보행훈련은 12주 이후 하버드탱크 안에서 실시할 수 있으며, 13주부터 보행캘리퍼덧대와 같은 보행기구의 보조를 받아 부분적 체중부하로 보행훈련을 실시한다. 14주 이후 의사의 처방에 따라 목발을 사용한 보행훈련을 실시할 수 있다.

- 내부고정을 실시한 골절환자

대부분 내부고정을 실시하지 않은 환자와 비슷한 물리적인자치료를 실시할 수 있는데, 단파와 극초단파는 금속으로 내고정한 상태이기 때문에 사용을 금지한다. 꼭 필요한 경우, 맥동형 단파를 사용할 수 있다.

내부고정을 하지 않은 환자에서보다 운동치료와 체중부하 시기가 빠르며 운동 진행 과정도 신속하게 진행된다. 보통 2~3일 후부터 동적운동, 10일 정도 풀에서 치료, 6주 정도 침대 가장자리에서 앉아 운동을 실시할 수 있다. 8주가 지나면 목발을 이용한 보행훈련을 시행하는데 처음에는 부분 체중부하로 시작한다.

2) 넙다리뼈몸통골절

(1) 임상개요

넙다리뼈몸통골절(femur shaft fracture)은 모든 연령에서 발생할 수 있지만 주로 청년층에서 호발한다. 산업과 교통의 발달로 인해 사고의 위험이 많아지면서 직접적인 외상에 의한 골절이 점점 증가하고 있다. 노인에서는 낙상으로 인한 경우가 많으며, 뼈조직 감소로 융기위쪽골절이 호발한다. 나선형골절의 경우에는 비틀림 힘에 의해 발생하고, 분쇄골절, 가로골절, 분절골절은 더 큰 힘이 가해질 때 발생한다. 약 15%에서 개방골절이 나타나지만 신경혈관계 동반손상은 흔하지는 않다.

(2) 넙다리뼈몸통골절의 골절부위

넙다리뼈몸통골절은 보통 골절의 해부학적 위치에 따라 뼈몸통 위쪽 1/3부위 골절, 뼈몸통 중간부위 골절, 뼈몸통 아래 1/3부위 골절로 나눌 수 있다. 뼈몸통 위쪽 1/3부위 골절에서는 위쪽 뼛조각은 엉덩허리근에 의해 굽힘되고, 중간볼기근에 의해 벌림, 큰돌기에서 부착하는 짧은 근육들에 의해 가쪽돌림(external rotation)을 유발할 수 있다. 아래쪽 뼛조각은 모음과 위쪽으로 약간 올라갈 수 있다. 뼈몸통 중간부위 골절의 위쪽 뼛조각은 엉덩허리근에 의한 굽힘, 모음근에 의한 안쪽 방향으로 끌리며, 아래쪽 뼛조각은 큰모음근 아래섬유에 의한 뒤쪽경사, 뒤넙다리근과 넙다리곧은근에 의해 위쪽으로 끌리게 된다. 뼛조각이 중첩되어 다리의 길이가 짧아질 수 있다. 뼈몸통 아래 1/3부위 골절은 장딴지근에 의한 아래쪽 뼛조각의 뒤쪽 굽힘 및 위쪽 전위가 일어날 수 있으며, 이는 오금동맥(popliteal artery)의 손상을 발생시킬 수 있다(그림 1.64).

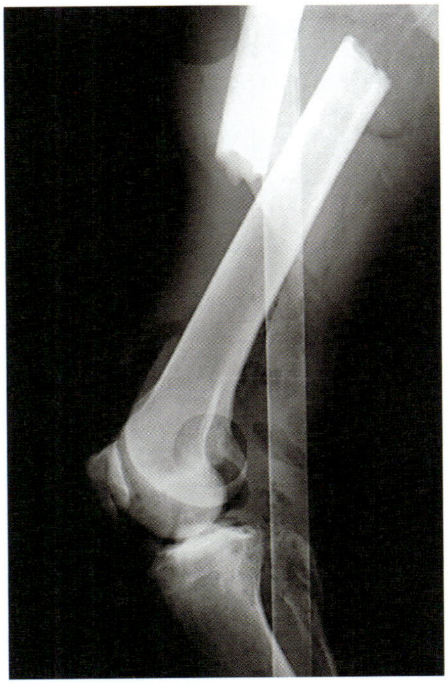

그림 1.64 전위된 넙다리뼈몸통골절

(3) 진단

기본적으로 넙다리뼈목골절 진단과 동일하다.

(4) 중재

① 의학적 중재

넙다리뼈몸통골절은 보통 수술적 중재를 많이 시행하며, 수술 후 고정을 위해 바깥고정, 경피적핀고정법, 골수내못고정술, 압박금속판고정법, 석고붕대보조기 등을 사용한다. 치료는 3~4주 정도 뼈당김을 실시하고, 8~10주 정도 무릎 경첩보조기를 착용한다(그림 1.65).

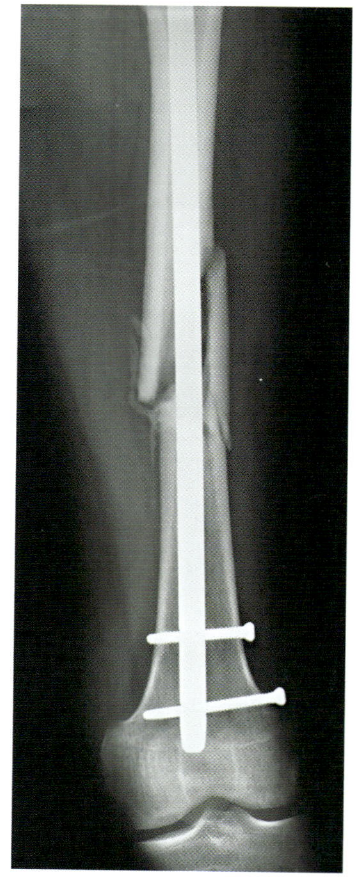

그림 1.65 넙다리뼈몸통골절로 인한 금속막대 삽입

② 물리치료 중재

일반적으로 넙다리뼈목골절에 대한 물리적인자치료와 같으며, 무릎관절에 가까운 부위의 골절은 무릎관절과 함께 고정할 수 있어 무릎뼈 운동을 함께 실시해야 한다. 무릎관절 고정 시에는 넙다리네갈래근의 등척성 수축을 이용하여 운동을 실시할 수 있고, 고정 제거 후에는 안쪽넓은근의 위축으로 인해 가쪽치우침이 발생할 수 있어 안쪽넓은근의 근력강화운동을 실시한다. 무릎관절 비고정 시에는 넙다리 주위 근육의 위축 방지를 위해 능동운동을 시작으로 추후 저항운동을 실시한다. 골절 상태에 따라 체중지지 시기와 보행훈련 시기를 적절히 판단하여 실시한다. 일반적으로 보행훈련은 넙다리뼈목골절과 비슷한 절차로 실시한다.

3) 골반골절

(1) 임상개요

골반골절(pelvic fracture)은 전체 골절에서 약 3%를 차지하고 교통사고나 추락사고 등의 강력한 외력에 의해 발생한다. 골반골절로 인해 골반안(pelvic cavity)의 주요장기들의 동반 손상이 많아 사망률과 이환율이 높은 편이다. 뼛조각의 불완전한 맞춤으로 인해 후유증이 발생할 수 있고, 골반 주위의 크고 작은 혈관 손상으로 인한 심각한 출혈이 문제가 될 수 있다.

(2) 골절의 양상

① 찢김골절

찢김골절(견열골절, avulsion fracture)은 뼈에 붙어 있는 근육의 갑작스런 강력한 수축력에 의해 당김골단(apophysis)이 떨어져 나오면서 골절이 발생되는 것이다. 대부분 뼈되기가 완성되는 청소년기의 스포츠 활동 중에 발생한다. 넙다리빗근에 의한 위앞엉덩뼈가시골절, 넙다리곧은근에 의한 아래앞엉덩뼈가시골절, 넙다리뒤근에 의한 궁둥뼈결절골절은 찢김골절을 일으키는 근육과 골절부위이다(그림 1.66). 대부분 뼛조각의 전위는 심하지 않은 편이다.

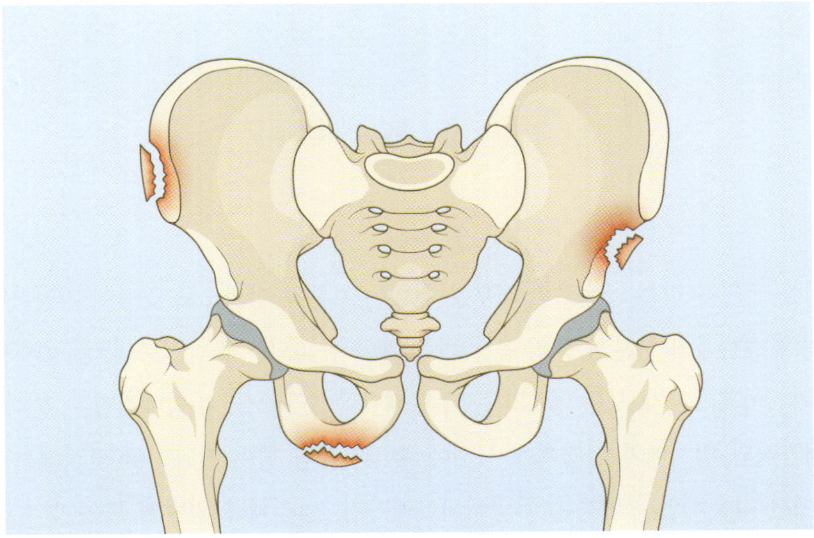

그림 1.66 찢김골절

② 골반고리골절

골반고리골절(pelvic ring fracture)은 골반고리에 골절이 발생한 것으로 크게 안정골절과 불안정골절로 분류할 수 있다.

■ 안정골절

골반고리골절의 안정골절은 전위가 없는 골절로써 직접 외력에 의한 엉덩뼈날개골절, 엉치뼈 뒤쪽으로 외력이 가해져서 발생하는 아래엉치뼈가로골절, 골반골절에서 가장 많이 발생하고 직접 또는 간접적 외력에 의한 두덩가지골절, 외력이 앞뒤쪽으로 작용하거나 아래쪽으로 작용할 때 발생하는 두덩뼈결합부분리 등이 있다(그림 1.67). 한 부위만의 손상은 거의 없으며, 다른 부위의 뼈나 인대의 잠재손상(occult injury)이 동반할 수 있다. 여러군데 골절이 발생하더라도 전위가 없으면 특별한 경우 외에는 침상안정만으로 치료가 가능하다.

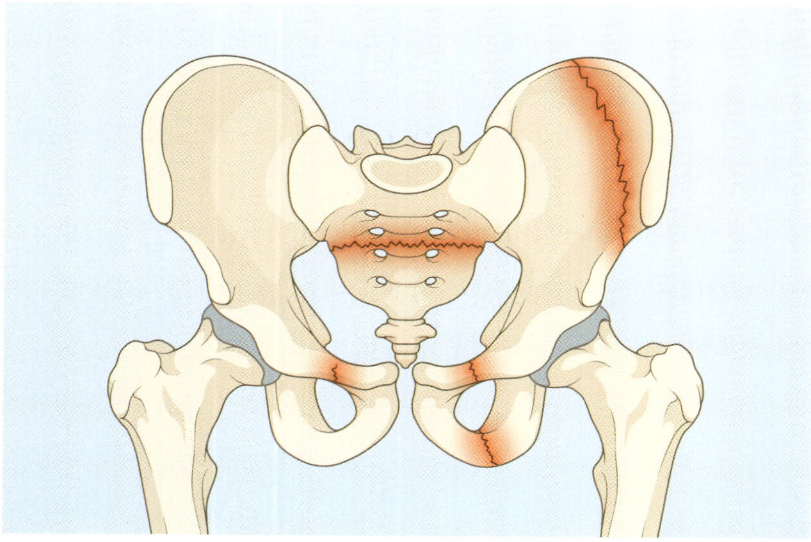

그림 1.67 골반고리 안정골절

■ 불안정골절

불안정골절은 전위가 있는 골절로써 대부분 전위는 보존적 방법으로 맞춤이 가능하다. 두덩뼈결합이 분리되고 엉치엉덩관절의 부분적 붕괴 등 골반 전체가 붕괴되는 골반전붕괴, 두덩뼈 앞쪽, 아래쪽 외력에 의해 두덩뼈위아래가지가 모두 골절되는 두덩뼈앞쪽고리골절, 두덩뼈결합부 분리, 엉치엉덩관절골절 두덩위아래가지와 엉치뼈와 엉덩뼈에 동시에 수직엇갈림 힘이 전달되어 골절되는 수직엇갈림골절, 외력이 가쪽에서 작용하면서 앞쪽은 두덩뼈위아래가지, 엉치뼈나 엉덩뼈 또는 엉치엉덩관절에서 분리가 일어나 골절쪽 골반이 안쪽으로 전위되는 가쪽압박골절, 측면과 아랫방향의 힘이 동시에 작용하여 앞쪽은 두덩뼈위아래가지골절, 엉치뼈골절, 엉덩뼈골절, 엉치엉덩관절 골절 또는 탈구가 일어나며 골절이 일어난 골반이 안쪽 위쪽으로 전위되는 양동이손잡이형골절(bucket handle fracture) 등이 불안정골절에 포함된다(그림 1.68).

■ 볼기뼈절구골절

볼기뼈절구골절(acetabulum fracture)은 절구오목에 발생하는 골절을 총칭하는 것으로 흔하게 발생하지는 않지만 교통사고, 추락, 낙상에 의해 발생한다. 작용하는 외력의 방향이나 크기에 따라 골절의 형태가 달라지는데 분쇄골절, 동반손상이 심하게 나타나면 맞춤이 불가능하여 뼈당김술을 시행하기도 한다(그림 1.69).

(3) 합병증

출혈이 가장 심각한 동반손상으로 사망의 주요 원인이 될 수 있다. 방광 및 요도손상이 골반골절의 10~20% 정도 발생하고, 협착, 발기부전, 요실금이 후유증으로 나타날 수 있다. 허리엉치신경얼기, 허리엉치신

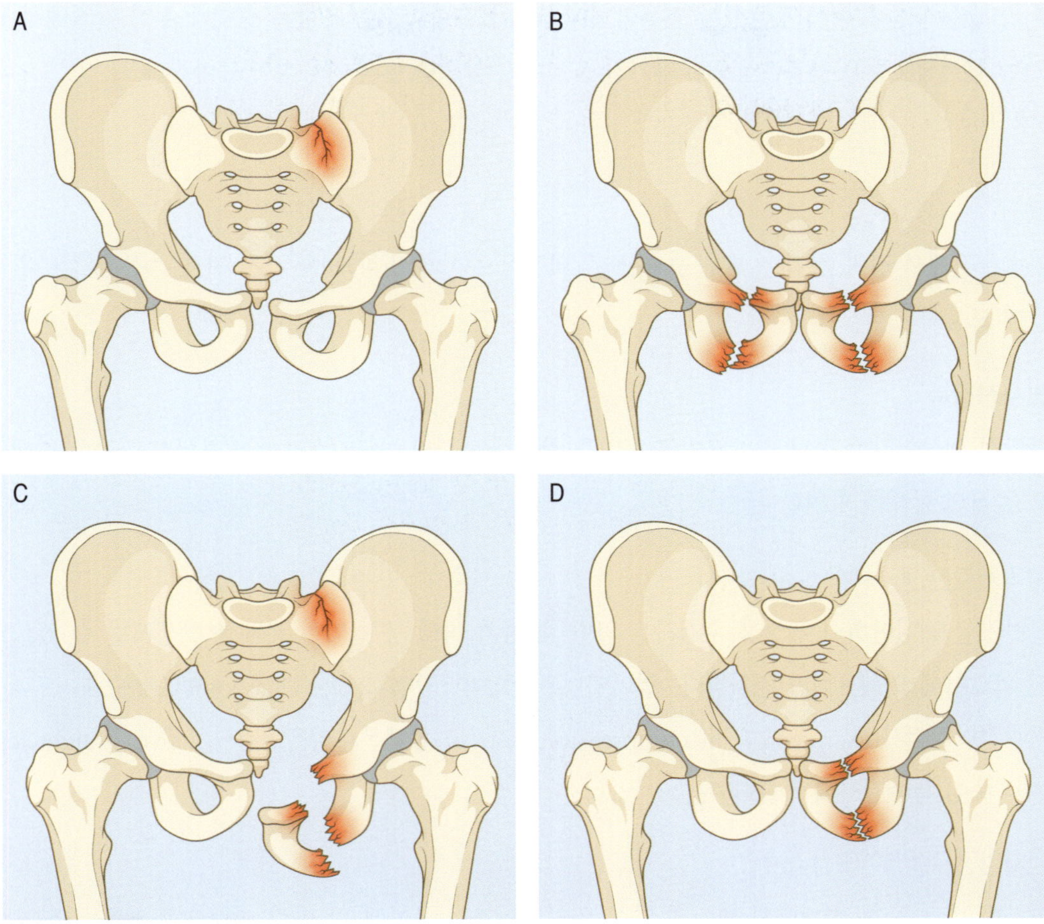

그림 1.68 골반고리 불안정골절.
A: 두덩뼈결합분리 및 엉치엉덩관절골절, B: 두덩뼈앞쪽활골절, C: 수직엇갈림골절, D: 양동이손잡이형골절

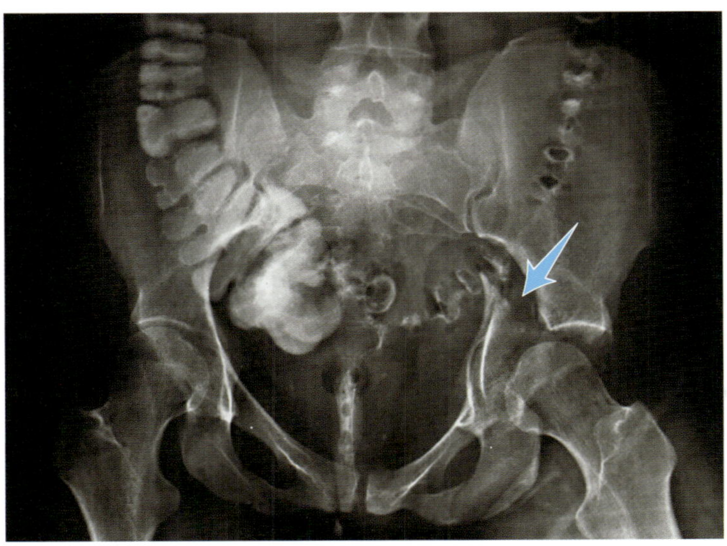

그림 1.69 볼기뼈절구골절

경뿌리, 궁둥신경 등의 신경손상이 발생할 수 있다. 불유합과 지연유합은 전위가 심한 골절에서 발생할 수 있으며, 혈전색전증은 혈관손상으로 장기간 움직이지 않으면 발생 가능성이 높아진다.

(4) 진단

① 문진

골반골절에서 병력 청취는 매우 중요한데, 외력이 주어진 방향과 손상 시 자세 등은 골절부위를 예측하는데 도움이 된다.

② 방사선검사

다발성 외상환자는 항상 골반뼈의 전후면을 촬영해야 한다. 골절 소견이 발견되면 다양한 형태의 촬영으로 골절의 형태를 확인한다.

③ 물리치료진단

골반골절을 진단하기 위한 특수검사는 골반 내 장기 파열 등 심각한 문제를 발생시킬 수 있으므로 숙련된 치료사에 의해 1회만 검사한다. 엉치엉덩관절떼어당김검사(sacroiliac joint distraction test), 엉치엉덩관절압박검사(sacroiliac joint compression test), 능동뻗은다리올림검사(active straight leg raising test) 등이 특수검사에 속한다.

■ 엉치엉덩관절떼어당김검사

환자를 바로 눕힌 상태에서 환자의 양쪽 위앞엉덩가시를 아래 및 바깥 방향으로 힘을 가하면서 환자의 증상을 관찰하는데, 통증이 발생하면 골반골절 또는 앞쪽 엉치엉덩관절, 두덩관절 인대의 삠(sprain)을 의심할 수 있다.

(5) 중재

① 의학적 중재

골반골절의 경우, 출혈에 의해 사망에 이르는 경우가 많다. 따라서 초기에 기도유지, 출혈에 대한 처치, 쇼크 방지를 위해 노력해야 한다. 고정은 골절의 양상에 따라 일반 뼈골절과 같은 원칙에 의해 시행한다.

② 물리치료 중재

■ 찢김골절

침상안정과 보존적 치료를 약 6~7주간 시행하는데, 침상안정 시기에는 주로 혈액순환을 위한 물리적인 자치료를 실시한다. 온습포, 적외선치료, 단파, 극초단파 등을 활용한다. 골반의 치료는 깊이 침투되는 단파치료가 효과적이며, 초음파치료는 골절유합이 되기 전까지는 신중하게 적용해야 한다. 골절유합이 어느 정도 진행되면 가벼운 능동운동을 시작한다.

■ 골발고리안정골절

골반고리의 전위가 없는 경미한 골절이기 때문에 침상안정을 통해 통증이 없어질 때까지 기다리고, 통증이 없어지면 목발을 활용한 부분 체중지지와 보행훈련을 실시한다. 골절의 상태에 따라 다르지만 보통 약 8~12주 후부터 완전 체중지지를 할 수 있다.

■ 골반고리불안정골절

골반고리불안정골절은 골절의 정도, 골절선의 형태, 골절된 뼈의 종류, 전위 정도 등 다양한 변수가 있어 의사와 상의 후 치료방법을 결정한다. 치료기간은 보통 8~16주 정도 예상되며, 보행훈련은 일반 다리 골절과 비슷하다.

1.4 몸통 및 척추골절

1. 빗장뼈골절

1) 임상개요

빗장뼈골절(clavicle fracture)은 흔히 볼 수 있는 골절로써, 아동이나 활동이 많은 청소년층에서 주로 발생하며, 전위나 물렁조직의 손상이 적은 편이기 때문에 치료는 잘 되는 편이다. 하지만 혈관이나 팔신경얼기(brachial plexus) 손상이 발생할 수 있어 진단 시 세밀한 관찰이 필요하다. 빗장뼈골절은 어깨부위에 직접적인 외력에 의한 손상이나 팔을 집고 넘어지면서 발생하는 충격으로 전단력이 전달되어 발생하기도 한다. 일반적으로 중간 1/3부위에서 80% 정도 가장 흔하게 발생하며, 가쪽 1/3부위 15%, 안쪽 1/3부위 5% 순으로 발생한다. 목빗근(sternocleidomastoid muscle)이 잡아당길 경우 전위가 발생할 수도 있다. 환자들은 통증으로 인해 팔을 들어 올리지 못하고, 전위가 있을 경우 어깨가 안쪽과 아래쪽으로 처질 수 있으며, 부기와 압통이 발생한다.

2) 진단

(1) 문진

손을 짚고 넘어지거나 빗장뼈의 직접적 외력이 가해지는 병력이 있으며, 골절부 통증과 통증으로 인해 어깨관절을 움직이지 못한다. 골절된 팔을 보호하는 모습을 보이며, 압통과 염발음을 듣기도 한다. 피하출혈에 의한 피부색의 변화도 관찰될 수 있다.

(2) 방사선검사

안쪽 1/3부위, 중간 1/3부위 골절은 빗장뼈 앞뒤면과 45도 경사면 사진으로 진단이 가능하다.

3) 중재

(1) 의학적 중재

빗장뼈골절 치료에는 비수술방법과 수술방법이 있는데, 대부분은 비수술방법을 통해 치료한다. 비수술방법은 맞춤을 시행한 후 8자형 붕대를 활용하여 고정해준다. 전위가 작은 경우에는 팔걸이를 사용한다. 8자형 붕대를 사용할 때는 어깨관절을 위가쪽올림을 한 상태에서 양쪽 어깨뼈 모음 상태로 고정한다. 아동은 3~4주, 성인은 4~5주 정도 고정한다.

수술방법은 거의 사용하지 않지만, 신경이나 혈관의 손상, 심한 분쇄골절, 빗장뼈 외 골절로 인해 고정이 어려운 경우 또는 인대손상, 개방골절, 골절부에 물렁조직이 끼였을 때 실시한다.

(2) 물리치료 중재

어깨관절 운동은 초기부터 실시하고 물렁조직 손상 치료를 실시한다. 뼈되기(ossification) 형성의 위험이 있는 환자는 엎드린자세에서 팔을 늘어뜨린 자세, 약간 벌림 자세에서 안정을 취하고 약 3주 정도 어깨관절 운동을 실시하지 않는다.

2. 어깨뼈골절

1) 임상개요

어깨뼈골절(scapular fracture)은 발생빈도가 아주 낮은 골절로 뼈엉성증이 있는 장년 또는 노인층에서 호발한다. 대부분 교통사고나 직접적인 외력에 의해 발생하며, 골절로 인한 문제는 어깨뼈 자체보다는 어깨뼈에 부착된 근육, 혈관, 신경 손상이 더 심각한 문제가 된다. 특히 어깨뼈몸통골절은 폐손상을 발생시킬 수 있어 주의 깊은 관찰이 필요하다. 어깨위신경 손상에 의해 부분마비와 충돌증후군(impingement syndrome)이 발생하기도 한다. 어깨뼈골절은 발생부위에 따라 가시골절(spine fracture), 몸통골절(body fracture), 목골절(neck fracture), 관절오목골절(glenoid fracture), 어깨봉우리골절(acromion fracture), 부리돌기골절(coracoid process fracture)로 분류할 수 있다(그림 1.70, 1.71).

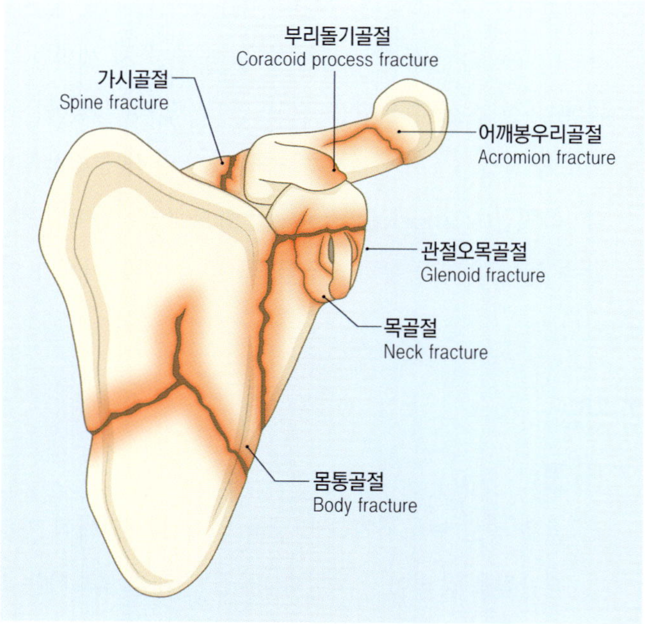

그림 1.70 어깨뼈골절

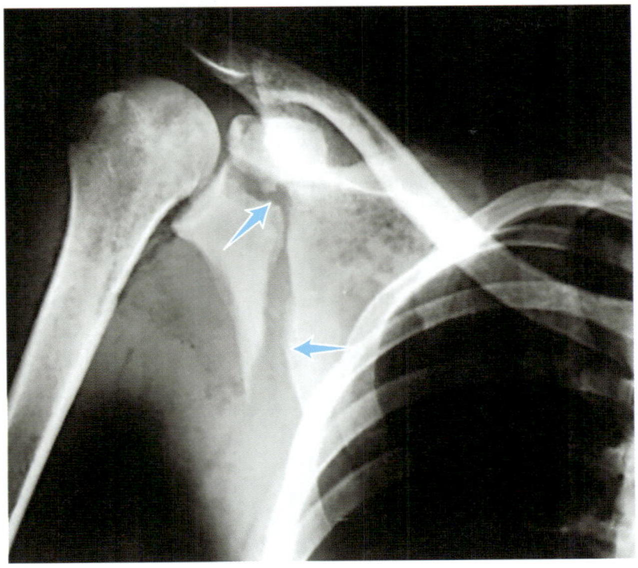

그림 1.71 어깨뼈골절 방사선 사진

2) 의학적 중재

어깨뼈가시골절과 몸통골절의 경우, 뼈의 고정보다는 골절로 인한 주변 조직의 손상에 대한 중재를 실시한다. 다발성 갈비뼈골절, 공기가슴증(pneumothorax) 등의 유무를 세심히 관찰해야 한다. 어깨뼈목(neck of scapula)골절은 전위가 드물기 때문에 보존적 치료를 실시한다. 하지만 전위가 심하거나 주변 조직의 동반손상 발생 시 뼈당김을 3~4주간 실시한다. 대부분 팔걸이로 고정하고, 손상 후 1~2주 내에 통증이 없을 때 조기 운동을 시행하는 것이 좋다.

3) 물리치료 중재

어깨뼈골절의 경우, 비교적 전위가 적으므로 빗장뼈 물리치료 중재 방법이 비슷하다.

3. 척추골절

1) 임상개요

척추골절(vertebral fracture)은 직 · 간접적 외력에 의해 발생할 수 있는데, 탈구나 전위가 되면 손상부위에 따라 척수손상(spinal cord injury)이 발생할 수 있어 팔다리마비 등 치명적인 결과를 초래할 수 있다. 척수손상이 없어도 허리통증이 만성통증으로 지속될 수 있어 골절 초기부터 적절한 대응이 필요하다. 교통사고, 산업재해, 추락, 낙상, 운동경기 등에 의해 약 80%가 발생하고, 주로 20~40대 남성에서 호발한다. 노인연령에서는 뼈엉성증이 있는 노인의 낙상에서 발생하며, 10~25%에서 척수손상이 동반될 수 있다.

2) 골절양상

(1) 고리뼈골절

고리뼈골절(atlas fracture)은 전체 목뼈골절의 10%를 차지하고 있으며, 보통 교통사고나 추락 등으로 긴축 방향의 외력에 의해 발생하고 대부분 전위는 바깥쪽으로 벌어지는 고리가 골절되는 것을 의미한다. 일명 제퍼슨골절(Jefferson's fracture) 또는 방출형골절(burst fracture)이라고 말한다. 일반적으로 중쇠뼈골절을 동반하고 척수손상은 발생하지 않지만 보통 목의 위쪽에 통증을 호소한다. Levin과 Edward에 의해 손상기전에 따른 3가지 유형으로 분류하고 있는데, 제1형은 폄 손상에 의한 양쪽 뒤고리골절, 제2형은 가쪽덩이골절로 비대칭성 축성 압박력에 의해 발생하여 한쪽으로 전위되는 것을 말한다. 제3형은 대칭적으로 축성 압박력에 의해 발생하고, 방출성 골절로 3~4부분으로 방출되어 양쪽 가쪽덩이가 멀어질 수 있다(그림 1.72).

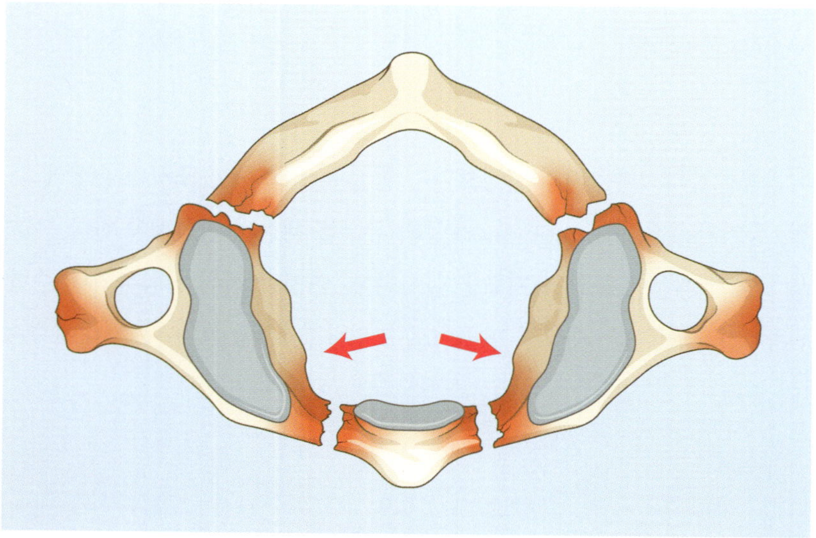

그림 1.72 고리뼈골절

(2) 중쇠뼈골절

중쇠뼈골절(axis fracture)은 목뼈골절의 10~15%를 차지하며, 교통사고 시 목의 과다굽힘과 폄에 의해 발생한다. 보통 앞쪽 또는 뒤쪽으로 전위되어 척수를 압박할 수 있는 치아돌기골절(odontoid fracture)이 대표적이다. 중쇠뼈의 치아돌기는 다른 부위에 비해 구조적으로 약하기 때문에 손상을 받기 쉽다. 대부분 머리나 팔다리에 동반손상이 있고, 통증과 움직임 제한이 발생한다. 또한 교수형에서 중쇠뼈의 폄과 떼어당김에 의해 척수가 절단되어 사망하는 경우가 있어 교수형골절(hangman fracture)이라고도 부른다.

Anderson과 D'alonzo이 골절 형태에 따라 3가지로 분류하고 있다. 제1형은 치아돌기 위쪽부위 경사골절로써 날개인대의 찢김골절이며, 안정골절로 예후가 좋다. 보통 목보조기를 약 8주간 착용한다. 제2형은 치아돌기와 몸통 이행부 사이 골절로써 불안정골절이며, 할로베스트(halo vest) 보조기를 활용할 수 있다. 보통 약 32~36% 정도로 불유합이 발생하기도 한다. 제3형은 척추 몸통 해면뼈 골절로써 할로베스트 보조기로 8~12주간 고정시켜주며, 원활한 혈액순환으로 뼈유합이 잘되는 안정골절이다(그림 1.73, 1.74).

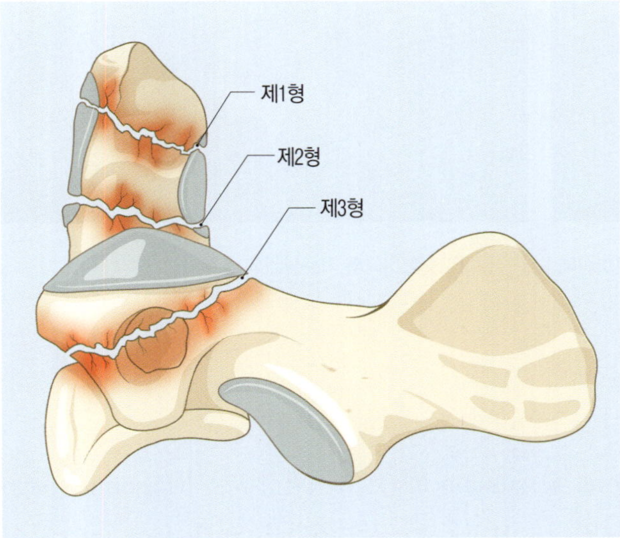

그림 1.73 중쇠뼈골절의 형태

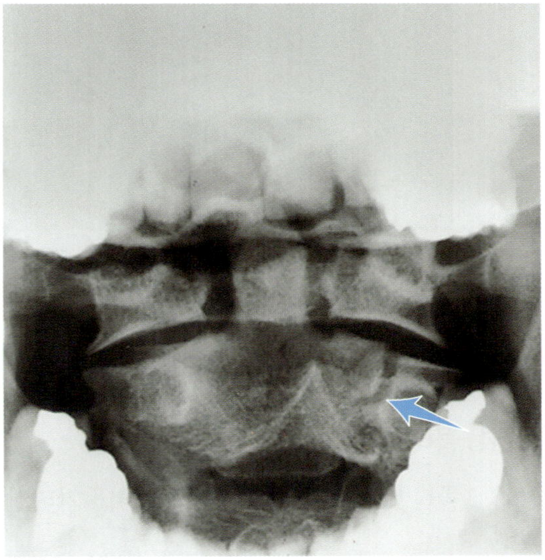

그림 1.74 Open-mouth기법으로 촬영한 중쇠뼈 왼쪽 가쪽덩이 골절

(3) 목뼈골절

목뼈골절(cervical fracture) 시 제3목뼈부터 제7목뼈 사이의 골절은 급격한 목뼈의 굽힘과 폄에 의해 발생한다. 굽힘 손상 시 목의 뒤쪽 물렁조직의 손상과 척추뼈몸통 압박골절이 발생하고, 폄 손상 시에는 목의 안쪽 물렁조직과 목뼈의 척추뼈고리판, 척추뼈고리뿌리, 가시돌기골절이 자주 발생된다. 목뼈는 구조와 기능이 복잡하므로 손상 시 심각한 상황이 발생할 수 있다. 진단과 치료에서 중요한 것은 척수손상 유무의 판단이다.

(4) 등허리뼈골절

등허리뼈골절(thoracolumbar fracture)은 등뼈에서는 주로 아래 등뼈의 압박골절이 많이 발생하며, 척추뒤굽음증(kyphosis)이 증가되어 신경을 손상시킬 수 있으나, 다른 척추골절에 비해서는 탈구나 불완전탈구의 비율이 낮은 편이다. 허리뼈는 압박골절에 의한 합병골절(complicated fracture), 탈구와 부분탈구가 동반하는 경우가 많으며, 척수손상을 동반하는 경우도 많다(그림 1.75A, B).

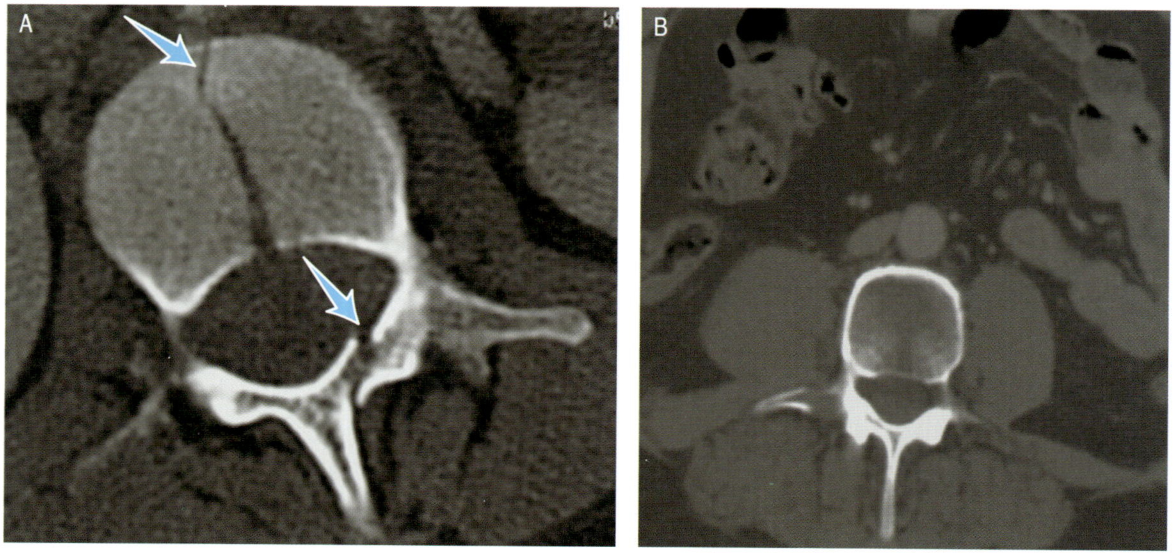

그림 1.75 등허리뼈골절. A: 둘째허리뼈 파열골절, B: 넷째허리뼈 가로돌기의 골절

3) 진단

(1) 물리치료진단

물리치료 특수검사법에는 가시돌기타진검사(spinous percussion test), 데제린징후검사(Dejerine's sign test), 소리굽쇠검사(tuning fork test), 소토-홀검사(Soto-Hall test), 삼키기검사(swallowing test) 등이 있다.

가시돌기 타진은 환자의 머리를 숙여 등뼈까지 굽힘되게 한 후, 검사용 해머를 활용하여 척추의 가시돌기나 주변 근육을 검사한다. 가시돌기 타진 시 통증이 국소에 한정되어 나타나면 척추골절을, 가시돌기 또는 가시돌기사이 타진 시 방사통 형태의 통증이 발생하면 추간판탈출을, 가시돌기 또는 가시돌기사이 타진 시 방사통 없는 통증이 국소부위에 한정되면 인대의 삠(sprain)을, 가시돌기 주변 타진 시 뻐근한 통증이 발생하면 근육 좌상을 의심할 수 있다.

4) 중재

(1) 의학적 중재

① 고리뼈골절

전위가 없는 골절일 경우 목보조기를 착용하는데, 전위가 없으면 8주간, 전위가 심할 경우 2~3개월간 할로베스트 보조기를 착용한다(그림 1.76).

② 중쇠뼈골절

치아돌기 제1형골절 시 목고리형 보조기를 활용하여 약 8주간 고정한다. 제2형골절 시 수술적 방법으로 골절

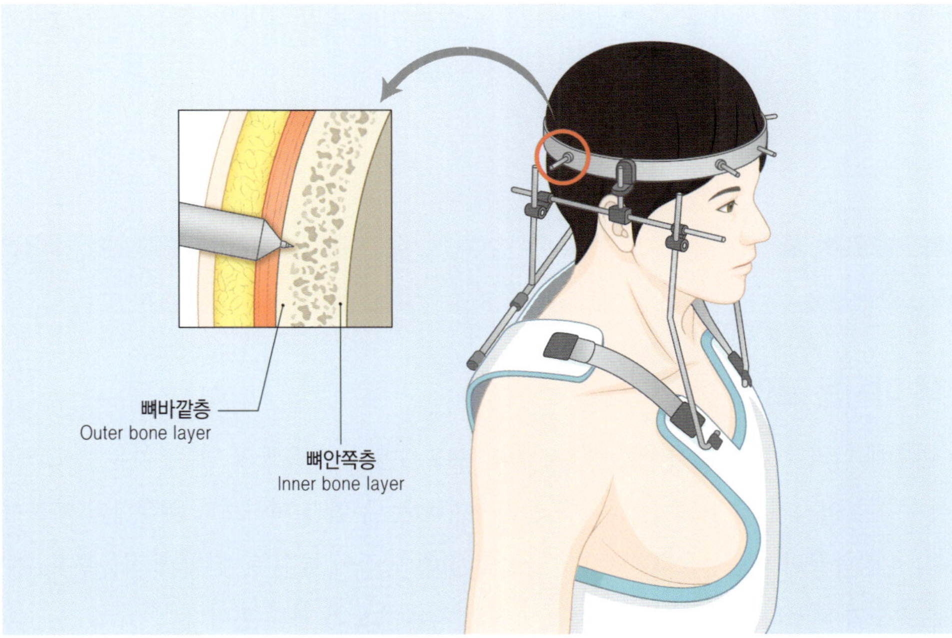

그림 1.76 할로베스트 보조기

부를 직접 고정하거나 할로베스트 보조기를 착용하여 보호한다. 제3형골절 시 일반적으로 할로베스트 보조기를 활용하여 8~12주간 고정한다.

③ 목뼈 · 등뼈 · 허리뼈골절

안정골절의 경우, 3~4주간 침상안정을 통해 통증과 물렁조직의 손상이 회복되면 보조기를 착용하여 6~8주간 고정하는 보존적 치료를 사용한다. 불안정골절의 경우, 전위의 정도에 따라 수술적 방법을 사용하는데 앞쪽고정술, 뒤쪽고정술 등이 있다.

(2) 물리치료 중재

일반적으로 팔다리골절 시와 동일한 치료를 실시한다.

4. 갈비뼈골절

1) 임상개요

갈비뼈골절(rib fracture)은 골프의 몸통 돌림운동과 같은 갈비뼈에 과도한 돌림 힘으로 인해 발생하는데 피로골절이 빈번하게 나타난다. 드물게 심한 뼈엉성증 환자의 심한 기침 시 아래갈비뼈에서 골절이 발생하기도 한다. 5~9번 갈비뼈 사이에서 주로 발생하지만, 혈액공급이 좋아 뼈유합이 잘 일어난다. 갈비뼈골절에서 전위가 발생하게 되면 심한 경우 폐에 구멍이 생기는 공기가슴증과 가슴막에 구멍이 생기는 혈액가슴, 등이 동반할 수 있다. 1~3번 갈비뼈 사이 골절은 팔신경얼기 손상과 10~12번 갈비뼈 사이골절은 간과 신장의 열상을 발생시킬 수 있다.

1.5 골절의 합병증

1. 골절 치유에 미치는 요인

골절은 다양한 변수에 따라 치유 기간을 예상할 수 있다. 뼈조직에 있어 유아의 경우, 치유 속도가 매우 빠른편이지만, 나이가 들수록 늦어지게 된다. 또한 근육에 둘러싸여 있는 부위가 피하보다 뼈유합이 빠르며, 겉질뼈보다 해면뼈가 빠르고, 뼈몸통끝이 뼈몸통보다 빠르다. 골절의 접촉 면적이 클수록, 전이가 적을수록, 개방골절보다는 폐쇄골절의 치유 속도가 빠르다. 다리골절보다는 팔골절의 치유 속도가 빠른 편이다.

1) 나이

중간엽 세포에서 뼈모세포로 분화되는 속도는 나이에 따라 다르기 때문에 골절 치유와 뼈의 재형성은 어릴수록 잘 이루어진다. 이는 간엽세포에서 뼈발생세포로의 분화가 성인보다 아동에서 더 빨리 일어나기 때문이다. 예를 들면, 넙다리뼈몸통골절의 경우, 유아는 약 3주, 8세는 8주, 20세에서는 20주의 유합기간이 필요하다.

2) 내분비인자

골절 치유을 위해서는 호르몬과 비타민이 필요하다. 인슐린, 부갑상샘호르몬, 부신겉질호르몬은 골절 치유를 지연시키는 호르몬이고, 성장호르몬과 성호르몬, 칼시토닌, 갑상샘호르몬은 골절치유를 촉진시키는 호르몬으로 알려져 있다. 일반적으로 내분비계통 문제가 골절 치유에 영향을 미칠 수는 있지만, 치유가 되지 않는 일은 거의 발생하지 않는다(그림 1.77).

3) 감염

전신감염 또는 국소감염으로 인해 골절 치유를 지연시킬 수 있는데, 이유는 수많은 세포들이 감염을 제거하는데 사용되기 때문이다.

4) 만성소모성질환

만성소모성질환인 당뇨병이나 활동성 결핵이 있을 경우, 충분한 영양공급이 불가능하므로 영양상태가 불량해지고 전신쇠약을 동반하여 뼈유합이 지연될 수 있다.

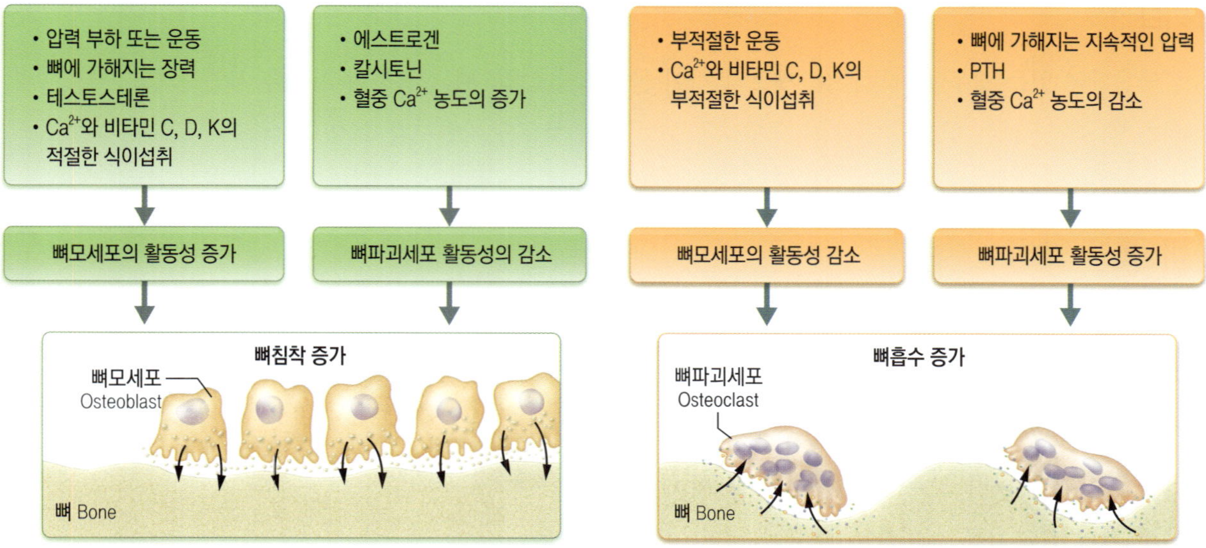

그림 1.77 골절 치유 영향요인

5) 신경마비

신경마비로 인해 골절부위에 대한 생리적 전기자극이 감소되어 골절 치유에 영향을 미친다. 그러나 중추신경마비 시에는 적당한 경련이 뼛조각의 안정에 도움이 되어 오히려 치유가 촉진되는 경우도 있다.

6) 골절부위

골절부위에 따라 치유 기간은 달라진다. 일반적으로 같은 뼈의 몸쪽골절이 먼쪽골절보다 혈액순환이 좋기 때문에 치유가 빠른 편이다. 보통 뼈의 크기와 기간은 비례한다. 성인의 경우, 넙다리뼈골절은 약 20주, 손가락뼈골절은 3~4주 정도의 치유기간이 예상된다.

7) 골절선과 뼈결손의 정도

일반적으로 경사골절이 가로골절에 비해 치유 속도가 빠른 것으로 알려져 있다. 뼈결손이 많으면 많을수록 뼈유합 기간이 길어지며, 뼈절단끝 사이의 간격이 좁을수록 치유가 빠르다.

8) 골절의 안정성

뼛조각의 고정이 안정되지 못하면, 골절부의 과도한 움직임으로 물렁조직의 이차손상이 발생하고, 혈종이나 육아조직의 발생을 방해하며, 애벌뼈 형성을 지연시키게 된다. 이는 골절 치유의 지연과 더불어 불유합의 원인이 될 수 있다.

9) 기타

혈액질환이 있는 경우에 개방골절, 뼛조각 사이 물렁조직 삽입, 뼈괴사 등이 치유를 지연시키고, 뼛조각의 전위가 있는 경우에는 항응고제 사용, 영양부족 등이 골절 치유를 지연시킬 수 있다.

2. 비정상적인 골절 치유

1) 지연유합

지연유합(delayed union)은 골절이 유합될 수 있는 충분한 시간이 지났음에도 불구하고, 골절 치유가 늦어진 상태를 말한다. 골절 치유의 완전한 정지를 의미하는 것이 아니며, 지속적인 치료를 통해서 유합 가능성이 있는 상태를 말한다(Box 1–3).

Box 1–3 지연유합의 주요원인

- 불완전한 맞춤과 고정
- 뼛조각의 상실
- 불충분한 고정기간
- 골수염(osteomyelitis)과 같은 뼈의 국소질환
- 혈액질환이나 매독 등과 같은 전신질환
- 혈액순환장애
- 비교적 미약한 불유합

2) 부정유합

부정유합(malunion)은 유합은 되었으나 뼛조각이 해부학적 위치가 아닌 곳에 유합되는 것으로 인접한 구조물들의 기능을 저해하는 위치에 비정상적으로 유합이 일어나는 것을 말한다(Box 1–4, 그림 1.78).

Box 1–4 부정유합의 주요원인

- 중추신경계 손상으로 인한 경련성마비를 동반한 골절
- 심한 물렁조직의 손상 동반
- 불충분한 고정
- 부정확한 맞춤
- 치료사의 부주의

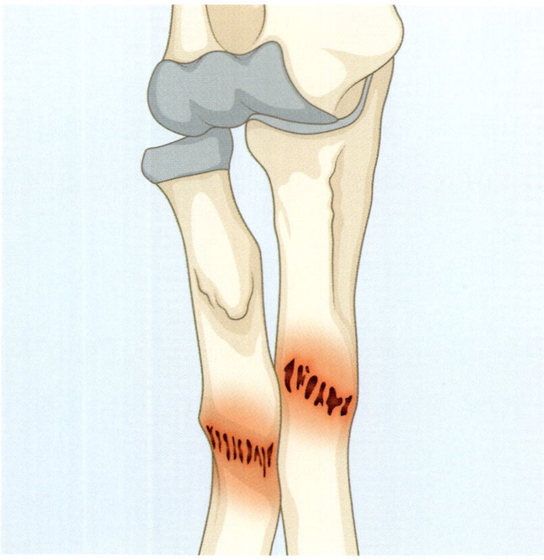

그림 1.78 부정유합

3) 불유합

불유합(nonunion)은 뼈유합기전이 정지되어 유합의 가능성이 없는 상태로, 수개월 동안 유합되지 않는 상태로 남아 있는 것을 말한다. 방사선소견으로 골절부 양끝이 둥글고 진하게 되어 골절선이 선명하게 나타난다. 병리조직학적으로 골절 치유과정은 완전한 정지 상태로 골절부에 애벌뼈가 없어, 섬유조직으로 대체된다(그림 1.79)(표 1-7).

표 1-7 불유합의 주요원인과 호발부위

주요원인	호발부위
· 감염, 뼈질환, 병적 골절 등 · 개방성 분쇄골절에 의한 뼛조각 상실 · 심각한 물렁조직 손상 · 불충분한 혈액공급 · 뼛조각의 심한 전위 · 관절 내 골절 · 불충분한 맞춤으로 인한 골절부의 지속적인 움직임 · 골절부 사이 물렁조직 삽입	· 손배뼈 골절 · 자뼈 몸쪽부분 골절 · 노뼈 먼쪽부분 골절 · 위팔뼈몸통부분 골절 · 넙다리뼈 목부분 골절 · 정강뼈 아래 1/3 골절

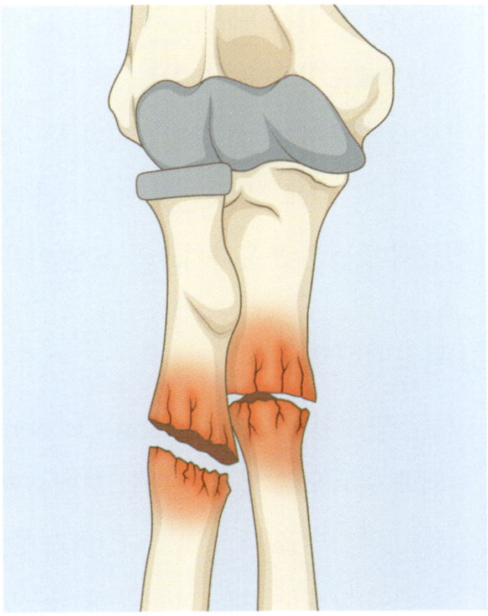

그림 1.79 불유합

3. 골절 합병증

1) 외상 후 뼈위축

외상 후 뼈위축(슈덱위축, Sudeck's atrophy)은 물렁조직과 신경 또는 혈관손상이 동반된 골절이나 탈구, 삠 등과 같은 외상 후에 통증이 소실될 수 있는 충분한 기간이 지났음에도 불구하고 원인불명의 통증이 지속적으로 발생하는 것을 말한다. 보통 골절환자의 부적절한 처치 및 맞춤 등에 의해 발생하는데, 교감신경이 흥분상태로 유지되기 때문이라고 설명되기도 하지만 아직 정확하게 밝혀진 바는 없다.

어깨손증후군, 작열신경통 등의 질환과 감별해야 하며, 보통 다리보다는 팔에서 더 많이 관찰된다. 증상은 주로 골절이나 손상 회복 직후에 발생하는데, 자각통이나 부기, 통증, 피부색 변화, 피부감각 과민, 관절운동 제한 등이 나타나며, 심하면 강직상태가 발생하기도 한다. 방사선 상에서는 특징적으로 점상뼈엉성증(spotty osteoporosis)이 나타난다. 통증의 정도가 외상으로 인한 통증보다 심각하여 과민반응과 정신적 불안정을 나타내기도 한다.

의학적 중재방법은 혈액순환을 방해하고 있는 원인 제거가 가장 우선적이다. 코티손, 칼슘, 진정제, 항우울제 등을 필요에 따라 처방하고 중증에서는 교감신경절제술(sympathectomy)을 시행하기도 한다. 물리치료 중재는 이온도입법(코티손, 히스타민, 메콜린 등)을 통해 순환을 증진시키고, 통증 감소를 위한 이완운동, 가벼운 마사지, 경피신경전기자극 등을 활용한다.

2) 뼈되기근육염

뼈되기근육염(myositis ossificans)은 골절이나 탈구와 같은 외상 시에 뼈성분이 근육에 침착하게 되어 근육 속에 뼈가 형성되면서 염증반응이 발생하는 것을 말한다. 신체의 어느 부위에서나 발생할 수 있지만, 흔히 침범되는 부위는 위팔근, 넙다리네갈래근, 넙다리모음근 등이다. 뼈되기근육염의 원인은 불안정한 고정으로 인한 뼈세포의 근육 내 이동, 뼈막의 파열로 인한 뼈세포의 근육 내 이동, 관절주위의 잘못된 운동, 근육 내 결합조직의 뼈형성, 혈종의 석회화 등이다.

근육 내에 형성된 뼛조각이 너무 큰 뼈되기근육염의 경우는 수술을 통한 제거를 고려해야 한다. 물리치료 중재 방법은 초음파치료와 초산 이온도입법 등을 활용할 수 있다.

3) 볼크만허혈구축

볼크만허혈구축(Volkmann's ischemic contrature)은 1875년 Volkmann에 의해 발표되었으며, 외부 압박에 의해 근육으로 가는 동맥의 혈액순환이 부족하거나 동맥혈관의 연축 또는 심한 부기(swelling)에 의해 혈액순환이 제한받을 때 발생한다. 초기 증상으로 손가락을 수동적으로 폄 했을 때 아래팔부위에서 나타나는 극심한 통증이 발생하는데, 이를 통해 볼크만허혈구축을 진단할 수 있다.

초기의 물리치료 중재는 혈액순환 증진을 위해 이온도입법을 실시하거나 소용돌이욕, 온냉교대욕, 초음파, 손가락 폄근에 대한 전기치료 등을 활용한다. 후기의 물리치료 중재는 약화된 근력강화와 관절운동범위 증진을 위한 운동을 실시한다.

4) 기타 합병증

골절에 의한 합병증으로는 지연유합, 부정유합, 불유합 및 감염, 무혈성괴사, 외상성 관절염, 혈관손상, 신경손상, 관절경직, 내장기관 손상 등이 발생할 수 있다.

연습문제

[1~2] 다음의 사례를 읽고 아래 각 문항에 대해 가장 적절한 답을 하나씩 고르시오.

- 나이: 60세
- 성별: 여자
- 병력: 계단을 내려가다 중심을 잃어 손바닥으로 바닥을 짚으면서 넘어짐
- 주요호소: 손목 주변의 부종과 통증을 호소함
- 검사결과:
  - 방사선검사 결과, 손목관절부의 골절 진단
  - 메조뇌브검사 결과, 손목관절이 펌하지 못하고 포크형변형이 나타남

1. 위 사례의 질환에 대한 합병증으로 옳은 것은?

① 아래팔 엎침
② 노신경마비
③ 자신경염
④ 엄지끝마디뼈의 굽힘 제한
⑤ 어깨 동반 손상

정답 ⑤
해설 위 사례의 질환은 콜레스골절의 설명으로 합병증으로는 긴엄지폄근의 힘줄 파열, 정중신경염, 어깨 동반 손상, 슈덱위축 등이 발생할 수 있다.

2. 위 사례의 질환에 대한 중재 방법으로 옳은 것은?

① 뼛조각의 수가 많을 경우에도 수술적 맞춤을 할 필요가 없다.
② 의학적 맞춤 적용 후 열을 적용하여 염증과 부기를 관리한다.
③ 금속으로 고정했을 경우, 초음파치료는 금기증이다.
④ 고정기간 이후 관절주머니 구축으로 손목관절의 제한이 있을 경우, 당김치료를 실시한다.
⑤ 고정 시에는 손가락을 움직일 수 없도록 한다.

정답 ④
해설 콜레스골절의 물리치료 중재 방법으로써 손목관절 관절주머니의 구축으로 손목관절의 폄과 굽힘 제한이 발생했을 때 당김치료를 실시할 수 있다.

3. 30세 남자가 야구공을 던지면서 근육의 강한 수축으로 인해 위팔뼈몸통골절을 진단받았다. 위팔뼈 중간부위골절로 인하여 노신경 손상이 동반되었다. 맞춤을 실시하면서 뼛조각 사이에 노신경이 끼어 손상을 받았는데, 이를 무엇이라고 하는가?

① 슈덱위축

② 볼크만허혈구축

③ 홀스테인-루이스증후군

④ 드레이어징후

⑤ 겹침전위골절

정답 ③

해설 중간부위골절 시에 노신경의 해부학적 위치 때문에 노신경 손상이 동반할 수 있다. 특히 나선형골절 시 맞춤을 시행하면 뼛조각 사이에 노신경이 끼어 손상될 수 있는데, 이를 홀스테인-루이스증후군(Holstein-lewis syndrome)이라고 한다.

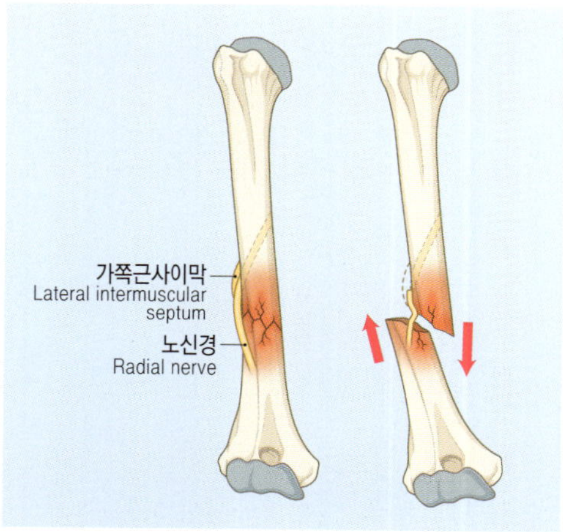

Holstein-lewis증후군

4. 55세 남자가 넘어지면서 오른쪽 손바닥으로 넘어져 통증, 부종과 함께 다음과 같은 변형이 나타났다. 고정 시 물리치료 중재 방법으로 옳은 것은?

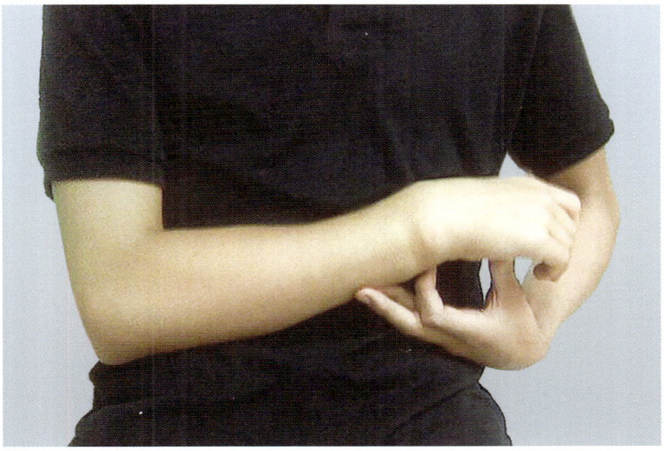

콜레스골절로 인한 포크형변형

① 뻗침운동
② 등척성 운동
③ 근력강화를 위한 신경근전기자극치료 적용
④ 관절가동술 Ⅲ등급을 사용한 운동범위 증진
⑤ 펌핑운동

정답 ②

해설 콜레스골절로 인한 포크형변형의 고정 시 물리치료 중재는 온열치료, 온습포, Gibbons-Landis, 적외선, 극초단파, 초음파, 마사지, 운동치료(등척성 운동), 저주파 치료 등의 방법을 적용할 수 있다.

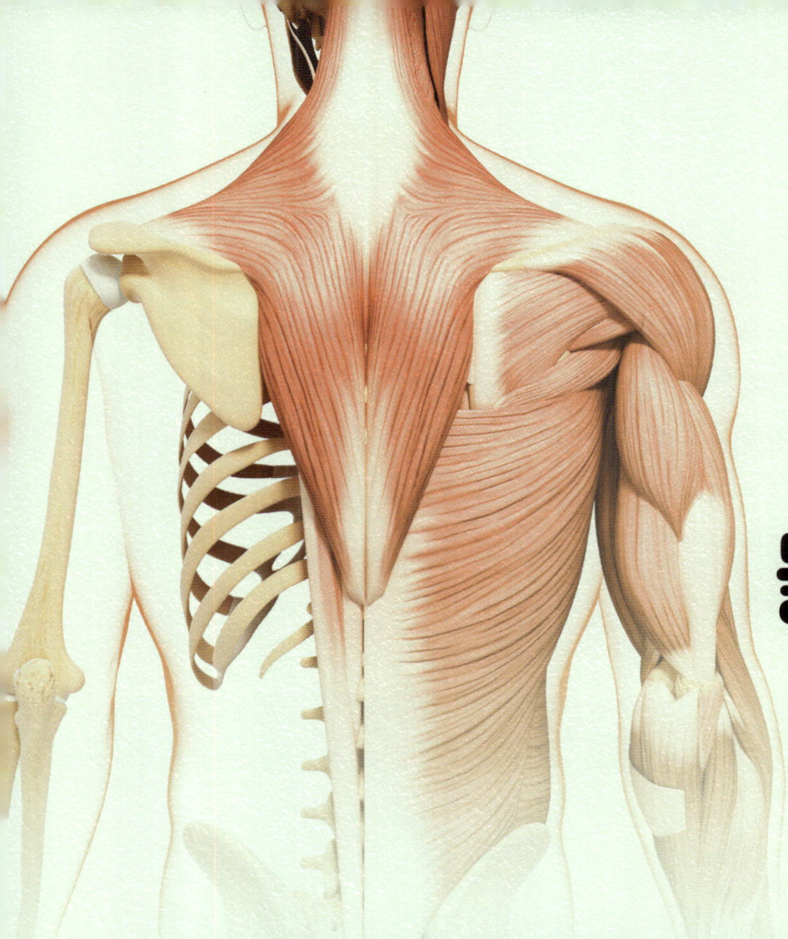

Chapter 2

탈구 물리치료 중재

학습목표

1. 탈구의 정의 및 원인에 대해 설명할 수 있다.
2. 탈구의 분류 및 합병증에 대해 설명할 수 있다.
3. 탈구의 평가 및 검사에 대해 설명할 수 있다.
4. 탈구 환자의 중재에 대해 설명할 수 있다.

주요용어

부리밑 탈구 Subcoracoid dislocation
관절오목밑 탈구 Subglenoid dislocation
빗장밑 탈구 Subclavicular dislocation
방가르트 병변 Bankart lesion
힐세치 병변 Hill-sachs lesion
슬랩 병변 Superior labrum anterior and posterior, SLAP
히포크라테스 방법 Hippocrates method
스팀슨 방법 Stimson method
밀치 방법 Milch method
당김팔꿈치 Pulled elbow
반달뼈 앞쪽 탈구 Anterior lunate dislocation
반달뼈주위 탈구 Perilunate dislocation
앨리스맞춤 Allis reduction
스팀슨맞춤 Stimson reduction
비글로우맞춤 Bigelow reduction
봉우리빗장관절 탈구 Acromioclavicular joint dislocation
무릎뼈 탈구 Patella dislocation
목말밑관절 탈구 Subtalar joint dislocation

관절을 이루는 뼈는 다양한 원인에 의해서 정상 범위에서 벗어나거나 부분적으로 이동할 수 있다. 이를 탈구(dislocation)와 불완전 탈구(subluxation)로 정의하며 크게 선천성과 후천성으로 나눌 수 있다. 후천성의 경우 원인을 모르거나 갑자기 발생하는 경우와 습관적으로 발생하는 경우가 많다. 임상에서 많이 보는 탈구의 경우 교통사고나 낙상과 같이 큰 외상을 동반할 경우이며, 불완전 탈구는 어깨 탈구와 같이 습관성으로 일어나거나 편마비와 같이 근육의 마비로 인해 발생한다. 탈구 시에 수술 혹은 도수맞춤(reduction)이 우선시되며, 약물치료 및 물리치료가 필요하다.

2.1 탈구의 개요

1. 임상개요

탈구는 관절을 이루는 뼈와 연골, 인대 등의 조직이 정상 범위를 벗어나, 관절연골면의 접촉이 완전히 소실된 상태이며, 불완전 탈구는 관절면 일부분이 남아있는 경우를 말한다. 원인은 주로 외상으로 인해 관절면이 손상되어 발생하며 연부조직의 손상 및 골절이 동반되지만, 외상 이외의 원인으로도 발생된다. 이밖에도 신경계 손상으로 인한 근육 혹은 신경이상, 자가면역질환인 류마티스관절염, 선천성 기형 및 습관적 자세 이상이 원인이다.

2. 분류

1) 외상탈구

외상탈구(traumatic dislocation)는 외력에 의해 관절이 탈구되는 경우로 주변 조직의 손상이 동반되며, 해부학적 위치에서 벗어난 상태가 되어 관절이 변형되고 붓는 증상이 나타난다. 탈구의 골절 동반 여부의 감별 진단을 위해 방사선검사가 필요하다.

2) 선천탈구

선천탈구(congenital dislocation)는 출생 전 관절면 기형이 동반될 경우에 발생하며, 주 호발부위는 엉덩관절이다.

3) 재발탈구

재발탈구(recurrent dislocation)는 외상탈구가 발생한 이후, 특별한 외력이 없음에도 불구하고 반복적으로 발생하는 것으로 관절지지 구조물이 손상되거나 적절히 치료되지 않은 경우에 일어난다. 주 호발부위는 어깨관절이다.

3. 발생기전

관절의 탈구는 관절에 외상이 발생하거나 특정 관절에 낙상이 발생하였을 때 일어난다. 크고 갑작스런 타격이나 낙상과 같은 힘이 관절에 가해지면 뼈는 각 관절에서 이탈되거나 정상 범위에서 탈구된다.

4. 임상증상

심한 통증을 동반하며, 혈관 및 연부조직에 이차적인 손상을 야기시켜 부종이 일어난다. 또한 멍(bruising)이 들거나 뼈가 튀어나오는 것 같은 팔다리의 시각적인 변형 및 관절의 불안정성으로 인한 외형 변화가 나타난다. 이로 인해 관절 움직임이 상실되고, 관절강직 및 근육약화 등이 나타날 수 있다.

5. 진단

1) 의학적 진단

방사선촬영, 컴퓨터단층촬영, 자기공명영상, 초음파 등으로 진단한다(그림 2.1).

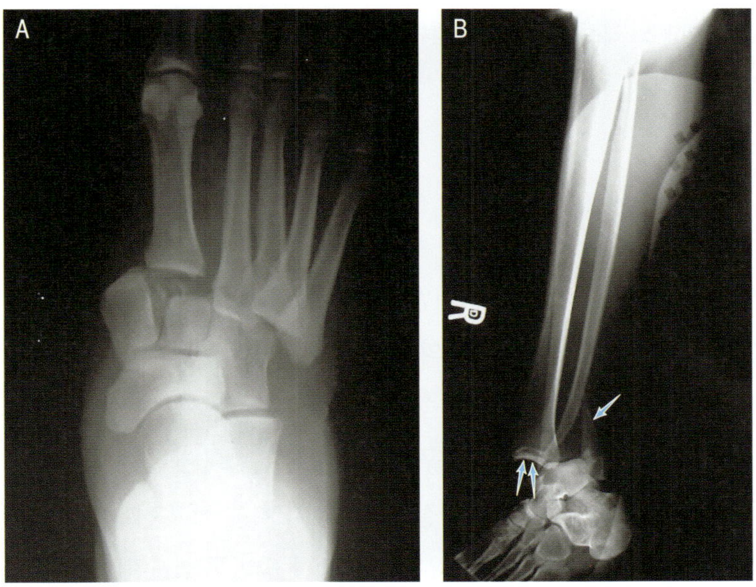

그림 2.1 탈구 방사선 사진. A: 발목뼈 탈구, B: 정강뼈 탈구

2) 물리치료진단

임상적 특성에 근거하여 탈구를 평가하고, 근골격계와 신경근육계 검사를 시행한다. 이때 탈구 부위 외의 다른 부위도 포함하여 실시한다. 문진 시 의식이 있는 환자에게는 외상 병력을 묻고, 의식이 없거나 영아들의 경우에는 임상증상에 근거하여 진단한다. 통증의 여부 역시 중요한 문진 항목으로 극심한 통증 혹은 둔한 통증

의 유무를 진단한다. 시진 시에는 탈구부위의 양상이 다른 쪽과 비교하여 변화한 부분을 살펴본다. 예를 들어, 다리 길이가 짧아지거나 근육 모양의 변화 및 부종, 멍 등이 발생되었는지도 확인한다. 촉진 시 압통, 열감, 뼈 돌출부위의 촉지 여부 등을 확인한다. 기능검사는 능동운동검사 후 수동운동검사를 실시하여 두 검사의 차이를 비교한다. 끝느낌검사 시 빈끝느낌이 나타난다. 특수검사에는 탈구관절별 검사법이 있으나, 증상을 악화시킬 수 있으므로 주의하여 실시한다(표 2-1).

표 2-1 탈구에 대한 특수검사

탈구관절	검사방법
오목위팔관절	고랑징후검사, 듀가스검사, 브라이언트징후검사, 쬬브검사, 수정된 쬬브검사, 칼로웨이검사, 프로츠만검사, 해밀턴자검사
팔꿉관절	팔꿉당김검사, 폄스트레스검사
손, 손목관절	레이건검사, 반달뼈탈구검사, 세모섬유연골 뒤쪽미끄러짐검사, 왓슨검사
엉덩관절	바로우검사, 앨리스검사, 오토라니검사, 피스톤징후검사
무릎관절	앞당김(뒤당김)검사, 로시검사, 루머검사, 매킨토시검사, 야콥검사, 페어뱅크검사, 휴스턴 반사검사
발, 발목 관절	가쪽(안쪽) 안정성 검사, 목말밑관절 미끄러짐검사, 목말뼈 경사검사, 발목당김검사, 종아리뼈 평행이동검사, 클레이거검사
척추관절	가로(날개)인대 스트레스검사, 분절불안정검사, 샤프펄서검사, 수동허리굽힘폄검사

6. 중재

1) 의학적 중재

탈구 시 통증과 근연축을 치료하기 위해 근육이완제, 진통제 등을 사용한 후 탈구관절의 맞춤을 실시하는데, 골절 동반 시 수술이 필요할 수 있다. 탈구부위의 관절을 해부학적 위치나 올바른 정렬로 위치시키는 것을 맞춤이라고 하는데, 맞춤에는 도수맞춤과 수술맞춤이 있다. 도수맞춤 시에는 통증완화를 위해 비스테로이드성 진통제를 사용하며, 주변조직 손상을 동반한 탈구의 경우 연골손상이나 관절 내 유리체의 존재와 같은 합병증이 야기되면 수술이 필요할 수 있다. 수술 후 관절을 보호하기 위해 석고붕대나 부목을 사용하여 고정한다. 또한 '프롤로치료(prolotherapy)'라고 하는 조직 치유 촉진 주사 방법을 실시하기도 한다.

2) 물리치료 중재

(1) 최대보호기

① 물리적인자치료

고정 시 안정을 우선적으로 생각하여 움직임을 제한하는 것이 중요하다. 이때 관절강직이나 유착 등을 예방하기 위한 물리치료 중재를 실시해야 한다. 통증 및 부종 감소를 위해 맞춤 후 12~36시간 동안 냉치료를 적용한다. 고빈도 · 저강도 경피신경전기자극치료(transcutaneous electrical nerve stimulation, TENS)나 은침전기자극치료(silver spike point, SSP)를 사용한 물리적인자치료는 통증감소에 효과적이다.

② 운동치료

간헐적 등척성 운동은 근위축 예방, 염증 및 부종 감소, 구축형성 감소, 혈액순환 증진에 도움이 된다.

③ 정형물리치료

통증을 완화하고, 관절유착 방지와 관절운동범위를 유지시키기 위한 낮은 강도의 관절운동범위 운동을 적용한다.

(2) 중간보호기

① 물리적인자치료

초음파와 간섭파를 이용해 근조직 및 연부조직 회복을 돕는 치료를 실시하거나 미세전류치료를 통해 치유를 촉진할 수 있다.

② 운동치료

고정 후 짧아진 근육뻗침, 관절운동범위 증진, 근력강화를 위한 운동치료를 실시한다. 이때 관절의 재탈구 위험성이 있기 때문에 안정성을 증진하기 위해 주로 등척성 저항운동을 활용한다. 통증이 없는 범위에서 점진적으로 운동을 실시하되, 관절이 불완전 회복인 경우 먼쪽관절에서부터 시작하는 것이 좋다. 그러나 오목위팔관절탈구의 경우에는 팔꿉관절운동 실시 후에 어깨운동을 실시한다.

③ 정형물리치료

관절가동술의 경우, I등급부터 점진적으로 적용한다. 안정화운동 이후 근력강화운동 및 기능적 움직임을 활용한 운동을 꾸준히 실시하는 것이 예방과 관리를 위해 좋다.

(3) 최소보호기

① 물리적인자치료

통증이 있을 경우, 전기치료를 적용하고 운동 후 부기나 통증이 발생하면 냉치료를 실시한다.

② 운동치료

열린사슬운동과 닫힌사슬운동을 병행하여 관절운동을 실시하되 관절주위 근육 및 인접관절 근육운동을 실시한다.

③ 정형물리치료

관절가동술의 경우, 중간보호기보다 높은 III등급을 적용하여 통증감소 및 관절운동범위를 증가시킨다. 관절안정성이 확보되었을 경우에는 당김(traction)을 탈구재발 방향의 반대로 적용하여 관절유착 방지 및 관절내부 회복을 도울 수 있다.

2.2 손과 손목관절 탈구

1. 임상개요

반달뼈는 손목 몸쪽열 중 손배뼈와 세모뼈 사이에 위치한 뼈로 알머리뼈와 인대결합이 많지 않아 불안정성이 높으며, 골절과 탈구가 흔한 뼈이다. 주요 원인은 유소년 선수나 과격한 운동을 하는 선수들이 넘어질 때, 팔과 손을 펴 땅을 짚으면서 발생한다.

2. 병태생리

손목관절에서 뼈사이인대로는 안정적인 반면, 콩알뼈와 반달뼈 사이에는 지지인대가 부족하여 쉽게 탈구가 일어난다.

3. 분류

반달뼈 탈구(lunate dislocation)의 경우, 다른 손목뼈는 그대로 유지되면서 반달뼈가 회전될 때 발생한다. 전체 손목부상 중 10% 정도로 흔하지는 않다. 반달뼈주위 탈구(perilunate dislocation)는 인대손상으로 인해 반달뼈가 회전되는 것으로 손을 뻗은 상태로 낙상을 입거나 자동차 사고로 인해 발생하는데, 방사선검사상 진단이 쉽지 않기 때문에 폐쇄성 손목손상 중 가장 위험한 유형이다(그림 2.2).

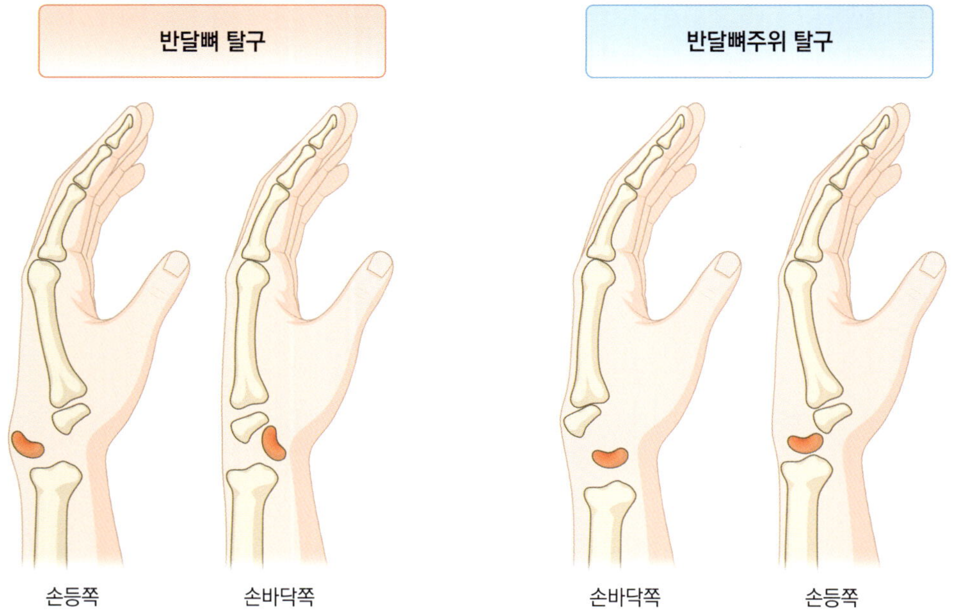

그림 2.2 반달뼈 탈구 및 반달뼈주위 탈구

4. 발생기전

손이 과다폄된 상태로 땅을 짚고 넘어졌을 때, 반달뼈가 손목뼈에서 빠져나와 발생한다. 또한 손배뼈골절과 손배반달인대파열이 있을 때도 발생한다. 주로 앞쪽 방향으로 탈구가 발생된다.

5. 임상증상

손목 통증 및 부종이 발생하고 탈구 시 손목굴 부위 촉진으로 반달뼈가 만져진다. 뒤쪽반달뼈 주위 탈구 시 포크형변형(dinner fork deformity)을 관찰할 수 있고, 움직임 제한과 정중신경, 자신경, 손목동맥, 힘줄 손상이 나타날 수 있다.

6. 진단

1) 의학적 진단

앞뒤쪽과 가쪽 방사선검사를 통해 반달뼈와 다른 손목뼈의 위치를 파악하고 탈구의 유무를 확인한다(그림 2.3).

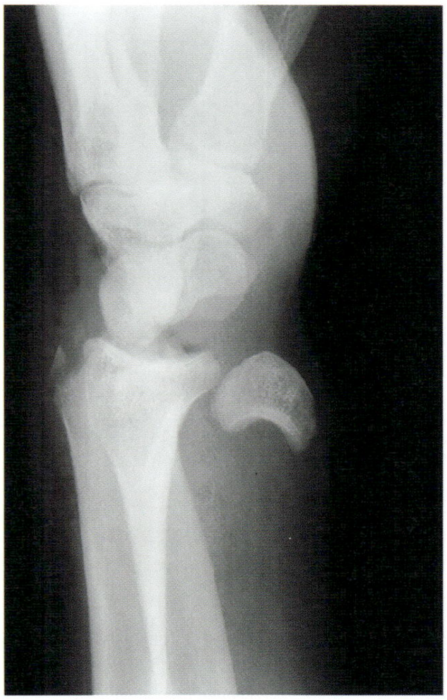

그림 2.3 반달뼈 탈구 방사선 사진

2) 물리치료진단

손목관절 굽힘-폄 검사 시 통증 유무를 통해 탈구 여부를 진단한다. 손배뼈 탈구 여부를 확인하는 왓슨검사(Watson's test)는 환자의 노뼈를 고정한 상태로 치료사가 환자의 손배뼈를 앞뒤로 움직여 검사한다. 머피징후검사는 반달뼈의 탈구 여부 검사로 환자의 아래팔을 엎침한 상태로 유지하게 한 후, 주먹을 꽉 쥐게 하고 손허리뼈 높이를 검사한다. 이때 반달뼈 탈구가 있을 경우, 세 번째 손허리뼈 높이가 낮아져 두 번째에서 네 번째 손허리뼈 높이가 같아지게 되는 경우에 탈구로 진단할 수 있다. 레이건검사는 반달뼈의 탈구나 세모인대의 손상을 알아보는 검사로 세모뼈와 반달뼈를 앞뒤로 움직였을 때 과도한 움직임이 있을 경우에 양성으로 진단한다.

7. 중재

1) 의학적 중재

수술이 필요할 경우에는 관혈적 맞춤, 금속 강선 내적고정 후 석고붕대 고정을 6주간 실시한다. 도수맞춤이 가능한 경우는 3주간 석고붕대 고정을 실시한다.

2) 물리치료 중재

(1) 최대보호기

① 물리적인자치료

염증과 부종을 조절하기 위해 RICE(rest, ice, compression, elevation)를 적용한다. 통증 치료를 위한 경피신경전기자극치료, 간섭파치료(interference current therapy, ICT) 등을 실시한다.

② 운동치료

고정 시 움직임을 제한하고 등척성 수축 운동을 통한 근위축 방지에 힘쓴다.

③ 정형물리치료

관절유착 예방을 위한 I등급의 관절가동술을 적용한다.

(2) 중간보호기

① 물리적인자치료

고정 제거 후 부종이 있을 경우, 심장보다 높이 위치시켜 부종을 제거하고, 물리적인자치료를 적용하여 통증을 줄여준다.

② 운동치료

통증의 정도를 반영한 점진적 관절운동범위 운동을 실시하고, 통증이 없어지면 근력강화운동을 실시한다.

③ 정형물리치료

I~II등급의 관절가동술을 적용한다.

(3) 최소보호기

① 물리적인자치료

통증 발생 시 열치료 및 전기치료를 적용한다.

② 운동치료

손목 폄과 굽힘, 노쪽 및 자쪽 치우침을 고려한 저항운동을 적용한다. 손목관절의 굽힘근과 폄근의 뻗침 운동을 재탈구에 유의하며 실시한다.

③ 정형물리치료

III등급의 관절가동술을 적용하여 관절운동범위를 증가시킨다.

2.3 팔꿉관절복합체 탈구

1. 임상개요

팔꿉관절복합체 탈구는 팔꿉관절의 관절면이 분리된 상태로 외상이나 낙상에 의해 발생한다. 팔꿉관절복합체는 굽힘과 폄, 아래팔 돌림운동을 수행하는 위팔노관절, 굽힘과 폄에 동원되는 위팔자관절, 아래팔의 엎침과 뒤침에 작용하는 몸쪽노자관절로 구성된다. 몸쪽노자관절과 먼쪽노자관절은 아래팔복합체로 엎침과 뒤침에 관여하는데, 손의 효과적인 사용을 위해 팔꿉관절과 아래팔관절의 상호작용이 중요하다. 역학적 특징으로 굽힘과 폄의 운동범위는 0~145도이며, 움직임의 회전축은 도르래(trochlea) 중심에서 2~3mm에 있다. 도르래는 위팔뼈의 긴축에 대해 6~8도 바깥굽은 경사(valgus tilt)되어 있고 자패임(ulnar notch)은 자뼈의 긴축에 대해 4도 정도 바깥굽은 경사를 이룬다. 이 두 경사로 인하여 운반각(carrying angle)이 형성되는데, 운반각은 위팔뼈 세로축과 자뼈 세로축 가상의 선이 만나 이루는 각도로 남자는 5~10도, 여자는 10~15도를 보인다. 주로 팔을 뻗고 넘어지는 경우에 많이 발생한다. 손바닥으로 전해지는 지면반발력이 팔꿈치로 보내지는데, 이때 일반적으로 회전력이 발생하며, 이러한 힘이 팔꿈치에 전해져 팔꿉관절이 탈구된다. 자동차 사고 시에도 자주 발생한다.

2. 병태생리

오목위팔관절보다는 적게 발생하지만 두 번째로 흔하며, 주로 젊은 나이에서 호발하고, 대부분 뒤가쪽 방향으로 탈구된다. 팔꿉관절은 초기치료가 매우 중요하다. 그 이유는 손상 후 구축과 같은 후유증으로 인한 운동장애가 다른 관절보다 많이 발생하기 때문이다. 이는 팔꿉관절의 관절주머니가 주위 근육이나 인대와 가깝게 위치하며, 관절면의 적합성이 높고, 관절주머니 손상 시 관절주머니의 섬유화로 인한 관절운동범위 제한이 일어나기 때문이다.

3. 분류

1) 팔꿉관절 탈구

팔꿉관절의 관절면이 분리되어 있는 상태를 말한다.

2) 노뼈머리 아탈구

노뼈가 정상 범위에서 당겨진 상태로 인대가 노뼈를 지지하고 있는 가운데 빠져나가 제 위치로 돌아가지 못한 상태를 말한다.

4. 발생기전

팔꿉관절 탈구는 넘어질 때 손을 뻗은 상태에서 힘이 손을 통해 전달되어 팔꿉관절로 보내지면서 뒤쪽탈구가 발생하고, 팔꿉관절이 굽힘된 상태로 뒤쪽에서 외력이 가해지면 앞쪽탈구가 일어난다(그림 2.4). 노뼈머리 탈구는 주로 팔꿉관절의 소켓과 인대가 성숙하지 못한 2~3세의 아이에서 많이 발생하는데, 어른이 아이의 팔을 곧게 펴고 아래팔은 엎침된 상태로 손이나 손목을 잡고 당기거나 들어 올릴 때 일어난다(그림 2.5). 6개월부터 7세 사이 아동에서 발생할 수 있으나, 3살 이후에는 관절과 인대가 강해져 자주 발생하지는 않는다. 당김팔꿈치(pulled elbow)나 보모팔꿈치(nursemaid's elbow)라고도 불린다.

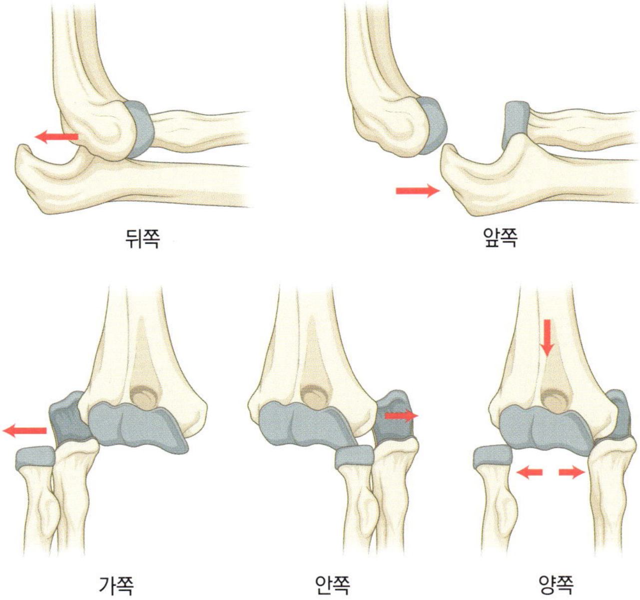

그림 2.4 팔꿉관절 탈구 유형

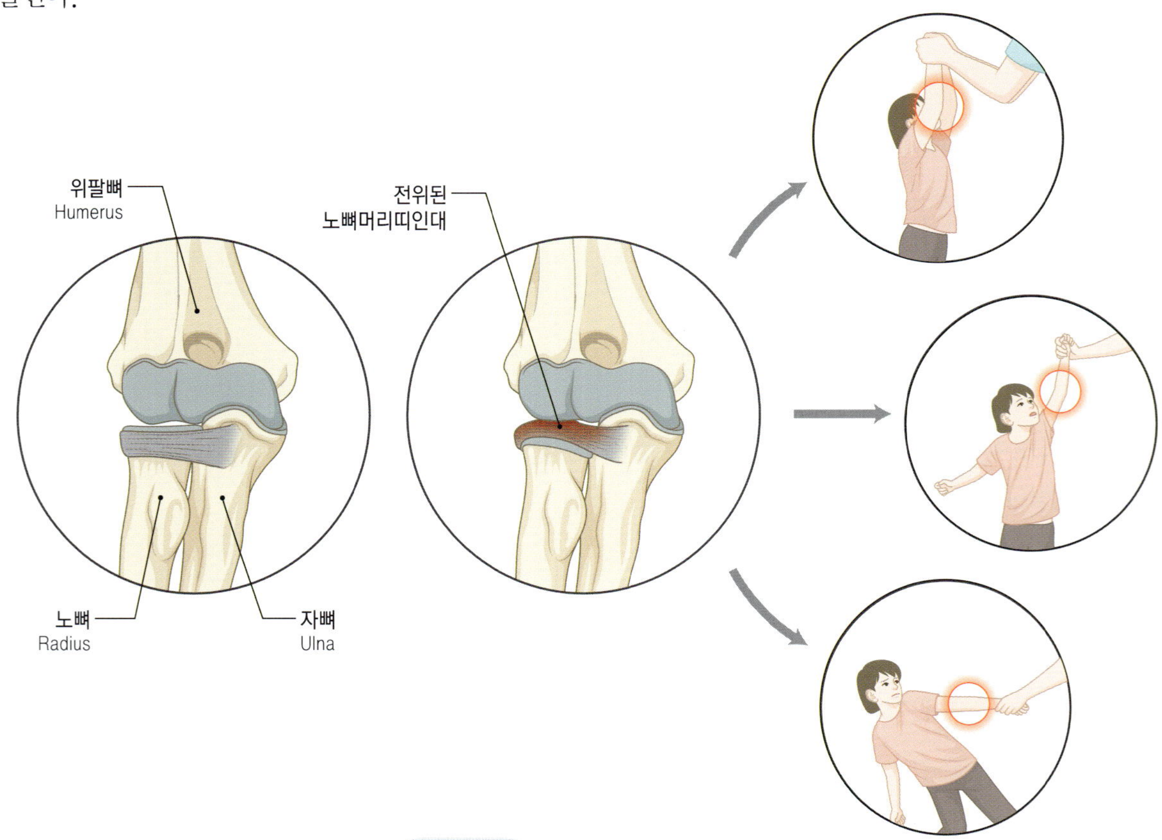

그림 2.5 노뼈머리 아탈구 손상기전

5. 임상증상

팔꿉관절 탈구의 임상증상으로는 극심한 통증과 변형이 있다. 아탈구의 경우, 사고 후 발생하지만 부분적인 탈구만 있어서 뼈는 자연적으로 제자리로 들어가고 관절이 정상인 것처럼 보인다. 하지만 통증이 있고 인대가 끊어지거나 늘어난 경우 내부에 타박상이 있을 수도 있다. 이러한 경우, 인대가 치유되지 않으면 아탈구는 계속해서 재발된다. 또한 탈구 시 노신경, 자신경, 정중신경의 손상과 혈관 손상 및 뼈연골골절(osteochondral fracture), 뼈되기근염, 볼크만허혈구축과 같은 합병증도 발생한다. 노뼈머리 아탈구의 임상증상으로는 통증과 팔꿉관절 약간 굽힘, 아래팔 엎침 상태로 사용하지 않기 위해 고정하는 양상을 보인다.

6. 진단

1) 의학적 진단

방사선촬영으로 진단하며 컴퓨터단층촬영, 자기공명영상법을 활용하여 탈구의 유무를 확인하고 맞춤이 시행된 이후 재촬영을 통해 도수맞춤의 상태를 살핀다.

2) 물리치료진단

압통, 부기, 변형, 손의 피부색이나 신경 감각 검사 등을 실시한다.

7. 중재

1) 의학적 중재

팔꿉관절 탈구의 경우, 도수맞춤 후 고정을 시행한다. 복합탈구가 있거나 불안정성이 있을 경우, 내적 고정이나 외적 고정 수술을 실시한다. 노뼈머리 아탈구의 도수맞춤 순서는 다음과 같다. 손바닥 위에 환자의 팔꿈치를 놓고 노뼈머리에 엄지를 위치한다. 다른 손으로 손목의 반대편을 움켜잡는다. 팔꿈치를 90도로 굽힌다. 이 상태에서 2가지의 기법을 사용할 수 있는데, 과엎침기법은 아래팔을 빠르게 과엎침하는 것이다. 이때 팔꿈치를 더 굽히는 것도 추천한다. 엎침-굽힘기법은 지속적인 한 동작을 사용하며, 빠르고 견고하게 아래팔은 뒤침하고 완전하게 팔꿈치를 굴곡시킨다. 딸깍소리가 나거나 노뼈머리가 만져지면 성공한 것이다.

2) 물리치료 중재

(1) 최대보호기

① 물리적인자치료

팔꿉관절 탈구의 경우, 통증완화를 위해 냉치료나 초음파와 같은 전기치료를 시행한다. 노뼈머리 아탈구의 경우, 도수맞춤 후 30분에서 몇 시간 안에 정상적으로 움직일 수 있기 때문에 안정을 취하게 하고,

통증이 있는 경우, 냉치료를 적용하고 통증이 사라질 때까지 압박을 하기 위해 팔걸이나 보조기를 착용한다.

② 운동치료

팔꿉관절 탈구 시 급성안정성 탈구는 7~10일간, 급성불안정성 탈구는 2~3주간 고정해야 하므로 이 기간 동안은 등척성 운동과 주위 관절 운동을 실시한다. 팔꿉관절의 밖굽이 스트레스는 피해야 한다. 수동관절운동범위 운동은 딴곳뼈되기(heterotopic ossification)가 발생할 위험이 있으므로 실시하지 않는다.

③ 정형물리치료

연부조직 가동성 운동이 필요할 경우, 특히 위팔근(brachialis muscle) 근막에 초점을 두고 실시한다. 팔꿉관절 보조기는 관절운동범위의 보호 목적으로 사용한다.

(2) 중간보호기

① 물리적인자치료

통증이 있을 경우, 초음파치료, 경피신경전기자극치료, 간섭파치료 등을 적용한다.

② 운동치료

통증이 사라지면 연부조직 유연성 운동과 근력강화 운동을 통해 움직임을 회복시킨다. 팔꿉관절의 폄을 통한 완전가동범위 확보를 목적으로 운동하며 등장성 운동, 저항운동, 플라이오메트릭운동 등을 포함하며 심혈관계 및 근골격계 컨디셔닝프로그램도 실시한다.

③ 정형물리치료

관절가동술, 연부조직 가동법, 수동 뻗침운동, 신경 가동성운동을 적응증일 경우 적용한다.

(3) 최소보호기

① 물리적인자치료

운동 후 통증이 있거나 부기가 있을 경우에는 냉치료를 적용한다.

② 운동치료

통증이 없어지면 기능적 점진적 저항운동을 실시하고 지구력 운동을 병행한다. 점진적 스포츠 특이적 운동이나 직업 특이적 운동(job specific training)을 실시한다.

③ 정형물리치료

안정성 확보 및 관절보호를 위한 보조기나 테이핑을 지속적으로 사용한다.

2.4 오목위팔관절 탈구

1. 임상개요

오목위팔관절은 운동범위가 큰 관절로서 위팔뼈머리, 어깨뼈 관절오목으로 이루어져 있다. 접촉면이 1/3 정도로 매우 불안정한 관절이며, 이를 보완하기 위해 관절테두리, 인대, 근육 등이 위치한다. 이로 인해 탈구와 불완전 탈구가 호발하는 부위이다. 원인은 주로 스포츠 손상, 자동차사고, 낙상, 발작, 전기 쇼크 등이며, 신경계 손상 질병으로 인해 발생하기도 한다.

2. 분류

1) 오목위팔관절 앞쪽 탈구

오목위팔관절 손상의 95% 이상에서 발생하며 대부분 과도한 위팔뼈 벌림과 폄, 가쪽돌림 외력 등에 의해 발생한다. 관절오목과 위팔뼈머리의 위치에 따라 아래와 같이 나뉜다(그림 2.6).

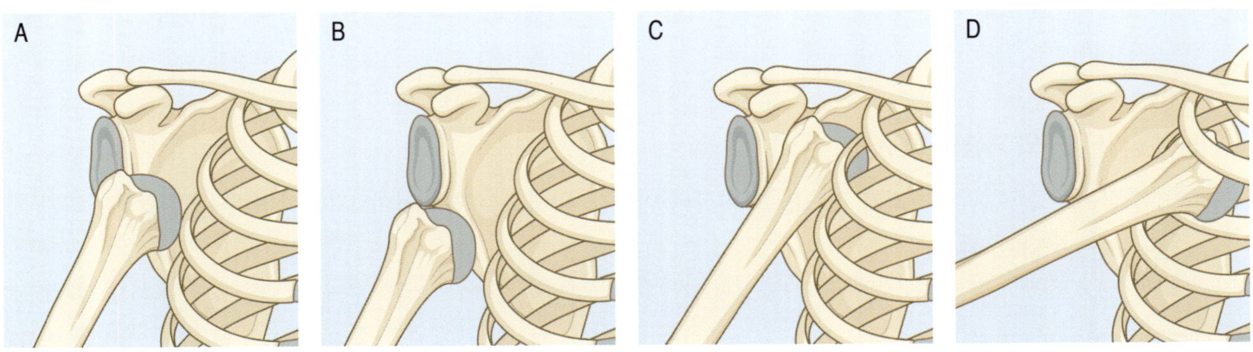

그림 2.6 오목위팔관절 앞쪽 탈구. A: 부리밑, B: 관절오목밑, C: 빗장밑, D: 가슴안

(1) 부리밑 탈구

가장 흔하게 볼 수 있는 탈구 형태로, 위팔뼈머리가 앞쪽 아래방향에 위치하며 가쪽돌림되어 있다. 손상은 어깨벌림, 폄, 가쪽돌림에 의해 발생한다. 임상증상은 탈구된 관절 주위에 통증이 심하게 나타나며, 이를 보상하기 위한 보호반응이 나타나 움직임이 제한된다. 또한 위팔뼈가 앞쪽 아래방향으로 전위되어 아래팔이 벌림자세를 나타내며 어깨봉우리가 튀어나와 보이고 어깨세모근이 편평하게 보인다(그림 2.7).

(2) 관절오목밑 탈구

일반적으로 노인층에서 주로 발생하며 위팔뼈머리가 관절주머니 아래에 위치한다. 과도한 벌림에서 위팔뼈 위에서 아래방향으로 힘이 가해질 때 발생한다. 과도한 벌림 시 어깨봉우리와 위팔뼈몸통이 닿아 탈구

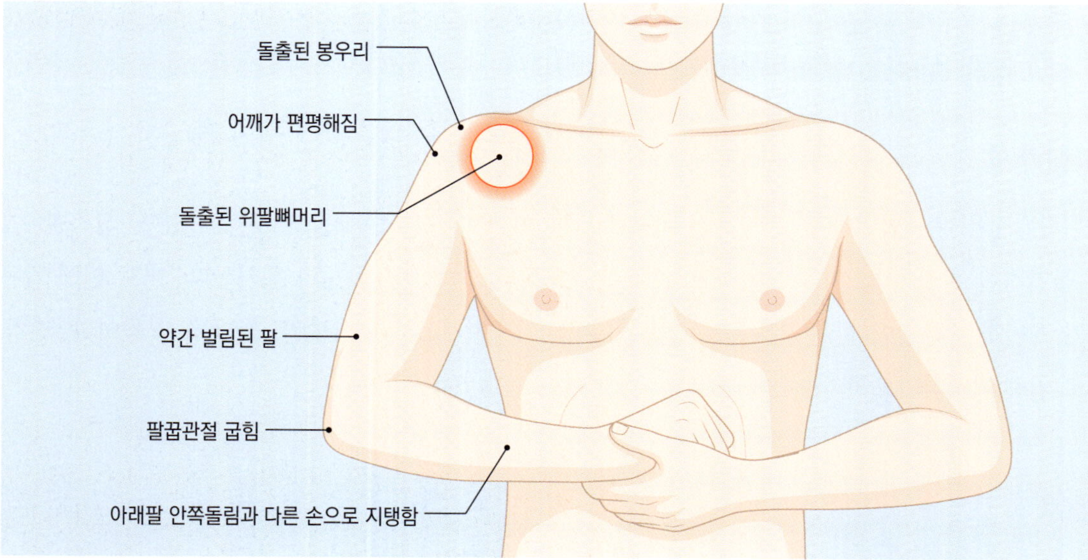

그림 2.7 부리밑 탈구

가 발생하는데, 이때 신경이나 혈관이 손상될 수 있다. 임상증상은 팔꿉관절 굽힘과 팔 위로 올리는 자세, 움직임 시 심한 통증 발생 및 마른 사람의 경우, 앞쪽 가슴벽 가쪽에서 위팔뼈머리가 돌출된 것을 촉진할 수 있다.

(3) 빗장밑 탈구와 가슴안 탈구

빗장밑 탈구는 위팔뼈머리가 가슴안쪽 빗장뼈 아래에 위치하는 경우이며, 가슴안 탈구는 위팔뼈머리가 가슴안에 위치하는 것이다.

2) 오목위팔관절 뒤쪽 탈구

오목위팔관절이 굽힘, 모음, 안쪽돌림된 상태에서 뒤쪽 방향으로 강한 외력이 어깨에 가해졌을 때 발생하지만, 2~5% 이내로 매우 드물게 나타난다(그림 2.8). 재발율은 30%이며 관절의 퇴행성 변화를 야기하기 쉽다. 안쪽돌림근이 가쪽돌림근에 비해 많이 강하기 때문에 이러한 근력 불균형으로 인해 발작과 같은 심한 경련이 있거나 감전에 의한 전기 쇼크 시 발생할 수 있다. 임상증상으로는 심한 통증이 벌림 및 가쪽돌림 시 증가되어 모음과 안쪽돌림으로 고정시키는 자세를 보인다. 오목위팔관절 앞쪽이 편평해 보이는 반면, 뒤쪽은 둥글게 돌출되어 보인다.

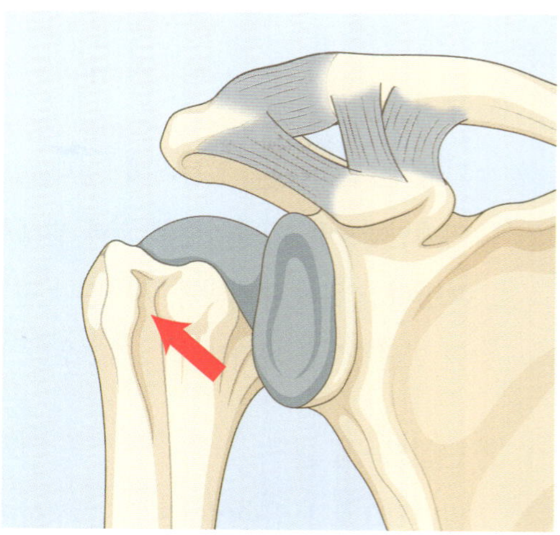

그림 2.8 오목위팔관절 뒤쪽 탈구

3. 합병증

- **겨드랑신경 및 겨드랑동맥 손상:** 앞쪽 탈구 시 쉽게 손상된다.
- **동반 골절:** 부리돌기 골절, 몸통 골절, 위팔뼈 몸쪽 큰돌기 골절이 함께 발생하기도 한다.
- **돌림근띠 손상:** 탈구로 인해 돌림근띠 손상이 발생하여 어깨의 만성 불안정성이 야기된다.
- **재발성 탈구:** 관절주머니인대와 돌림근띠, 어깨오목테두리의 손상으로 인한 불안정성이 습관성 탈구를 야기한다.
- **방가르트 병변(Bankart lesion):** 앞쪽 탈구 시 앞쪽 어깨오목테두리 손상이 발생하는 것을 말한다(그림 2.9).
- **힐세치 병변(Hill-sachs lesion):** 앞쪽 탈구 시 발생하는 2차 손상으로 위팔뼈머리가 관절와(glenoid)의 앞쪽에 충돌하여 손상되거나, 뼈의 상실 및 결손과 변형을 일으킨다(그림 2.10).
- **슬랩(superior labrum anterior and posterior, SLAP) 병변:** 탈구 시 위팔두갈래근의 긴 힘줄이 위쪽관절테두리와 붙어 있는 부분에서의 손상을 말한다(그림 2.11).

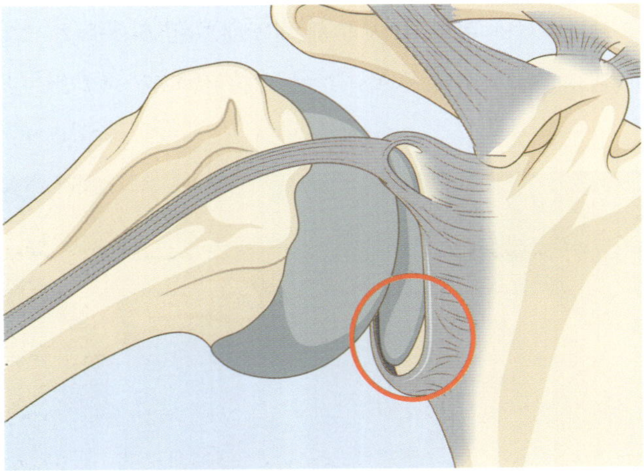

그림 2.9 방가르트 병변

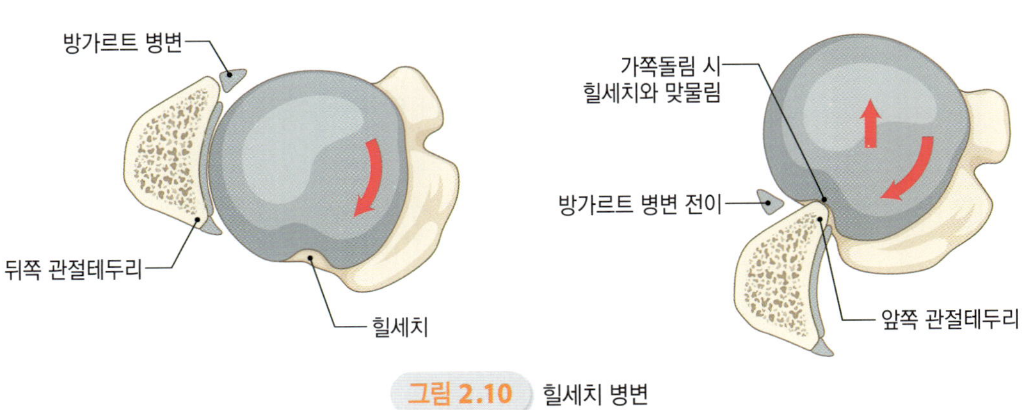

그림 2.10 힐세치 병변

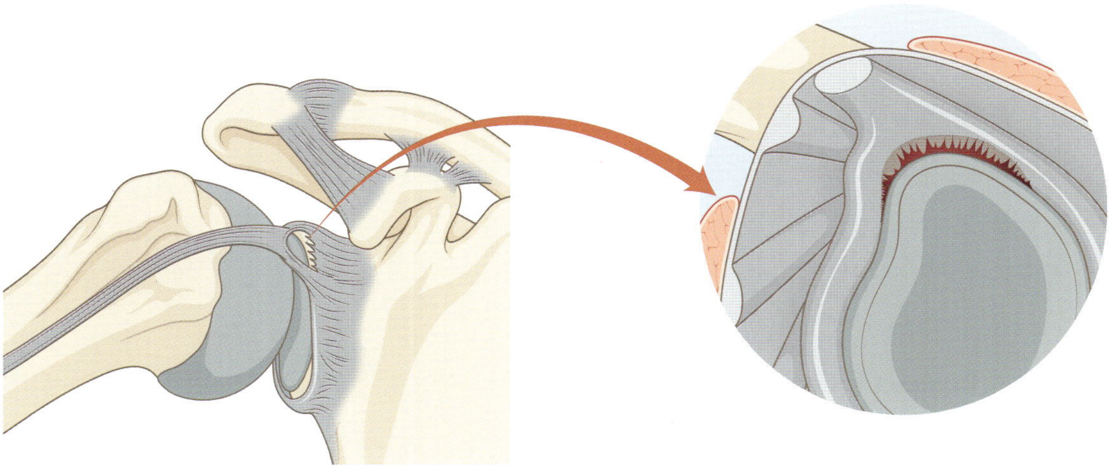

그림 2.11 슬랩 병변

4. 진단

1) 의학적 진단

방사선촬영, 자기공명영상, 컴퓨터단층촬영 등을 통해 관절테두리 손상 여부, 위팔뼈머리 손상 여부, 힘줄손상 및 골절 여부 등을 진단한다(그림 2.12).

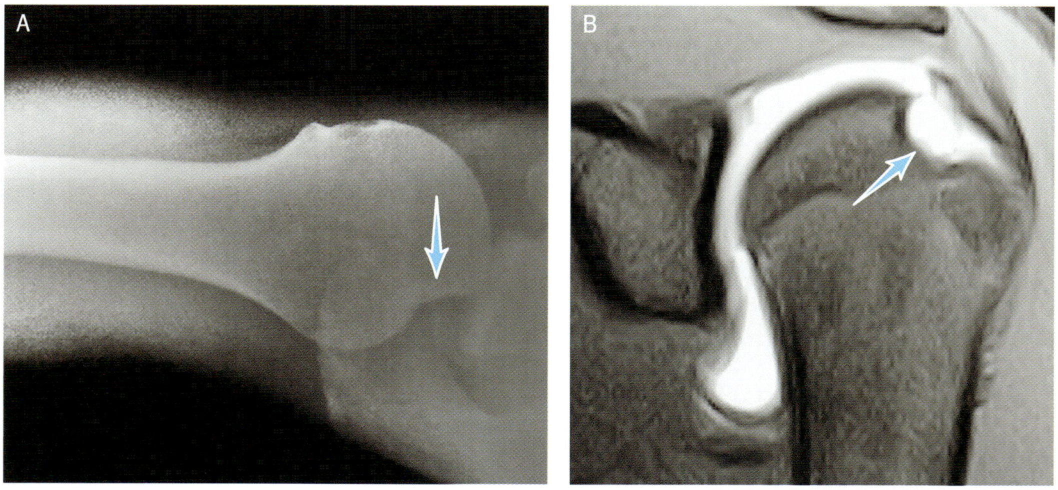

그림 2.12 힐세치 병변. A: 방사선검사, B: 자기공명영상검사

2) 물리치료진단

관절운동범위를 평가하여 움직임의 제한 여부를 확인하고, 압통이나 부종을 통해 손상 정도를 파악한다. 외형적 변형 등을 통해 탈구의 종류를 확인하고 진단한다.

5. 중재

1) 의학적 중재

빠른 시간 내에 맞춤을 실시하여 근경련 발생, 위팔뼈머리 손상 및 혈관과 신경 손상을 막는 것이 중요하다. 도수맞춤 방법에는 히포크라테스, 스팀슨, 밀치 등이 있다(그림 2.13). 맞춤 후 환자는 빠른 관절주머니 회복을 위해 3주 정도 팔걸이(sling) 고정을 실시한다. 히포크라테스 방법(Hippocrates method)은 바로누운 환자의 겨드랑이 밑으로 치료사가 발을 넣고, 환자의 손목과 손을 잡은 상태로 가쪽돌림과 안쪽돌림을 시키며 당긴다. 스팀슨 방법(Stimson method)은 환자를 침대 가쪽에 엎드려 눕히고 탈구된 어깨쪽의 팔을 침대 아래에 위치한 후 4.5kg(10lb) 정도의 무게(모래주머니 혹은 추)를 손목에 묶어 매달아 둔다. 밀치 방법(Milch method)은 오목위팔관절앞쪽 탈구 환자의 맞춤을 위해 사용되는 방법으로 누운자세에서 환자의 팔을 120도 벌림과 60도 가쪽돌림을 수행하는데, 이를 통해 위팔뼈머리를 관절오목에 밀어 넣게 된다.

2) 물리치료 중재

(1) 최대보호기

① 물리적인자치료

냉치료(cryotherapy)를 적용하고 통증이 있다면 간섭파치료를 실시하며, 근위축 예방을 위한 신경근전기자극치료(neuromuscular electrical stimulation, NMES)를 사용한다.

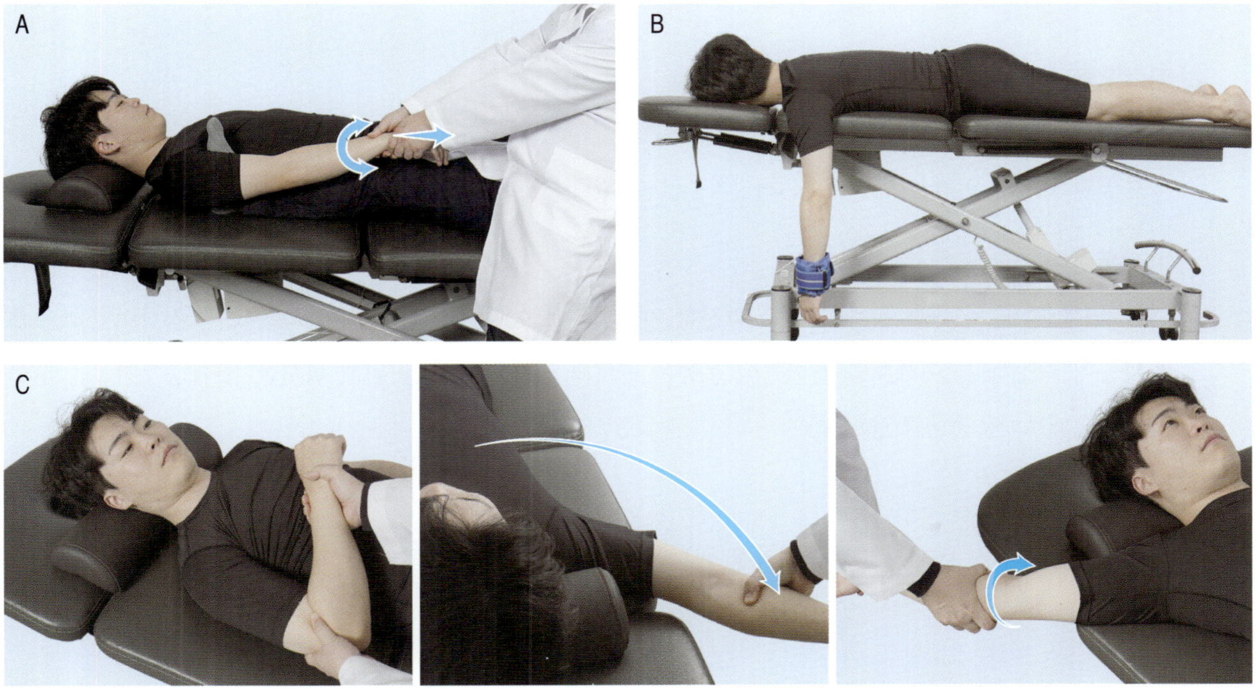

그림 2.13 어깨관절 탈구 도수맞춤 방법. A: 히포크라테스 방법, B: 스팀슨 방법, C: 밀치 방법

② 운동치료

3주까지 팔걸이 고정을 사용한다. 손목과 손의 운동 및 유착 예방을 위한 팔꿉관절 굽힘과 폄의 관절운동범위 운동을 실시한다. 돌림근띠와 위팔두갈래근에 대한 등척성 수축을 적용한다. 어깨올림동작을 피하고 어깨가슴관절 운동프로그램과 고정자전거와 같은 다리 유산소운동을 시작한다.

③ 정형물리치료

낮은 I등급의 관절가동술을 함께 적용한다.

(2) 중간보호기

① 물리적인자치료

통증이 있을 경우에는 초음파치료, 경피신경전기자극치료, 간섭파치료 등을 적용한다.

② 운동치료

팔걸이를 제거하고 3~8주 정도 완전한 능동 관절운동범위 회복을 목표로 운동을 실시한다. 제한된 관절범위 내에서 치료사의 힘을 통한 저항을 사용하여 어깨 가슴우리 움직임을 유도한다. 통증이 없는 범위 내에서 오목위팔관절의 안쪽돌림 및 가쪽돌림을 실시한다. 고정물 제거 후 어깨세모근 및 돌림띠 근력강화 운동을 통해 안정성을 키운다. 코드만 진자운동을 실시한다.

③ 정형물리치료

관절가동술을 오목위팔관절, 빗장봉우리관절, 복장빗장관절, 어깨가슴관절에 적용한다.

(3) 최소보호기

① 물리적인자치료

운동치료 전에 이완을 위한 열치료를 적용할 수 있다.

② 운동치료

8~12주 정도 치료 후 통증이 없고 완전한 가동범위로 90% 정도의 근력이 회복되면, 직장이나 스포츠 활동이 가능하다. 어깨뼈와 돌림근띠 운동은 근력과 지구력 증진을 위해 실시한다. 체중부하운동과 플라이오메트릭운동을 적용한다.

③ 정형물리치료

일상생활활동 시 어깨보호벨트 착용을 권장한다.

2.5 봉우리빗장관절 탈구

1. 임상개요

봉우리빗장관절(acromioclavicular joint)은 빗장뼈 가쪽끝, 어깨봉우리 사이에 위치한 안쪽 위쪽 방향으로 향해 있는 평면윤활관절로 10%를 제외한 대부분의 사람이 봉우리빗장관절면의 불완전 원반 형태로 인해 쉽게 손상이 발생한다. 원인은 봉우리빗장관절에 직접적으로 외상이 가해지거나 팔을 편 상태로 넘어지는 경우 및 과도한 운동에 의한 반복되는 스트레스로 인해 발생한다.

2. 분류

Rockwood는 봉우리빗장관절의 손상을 6가지로 분류하였다(그림 2.14).

유형		상태
I형	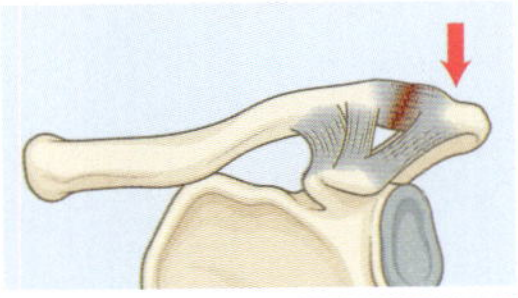	봉우리빗장관절 관절주머니 인대 삠
II형	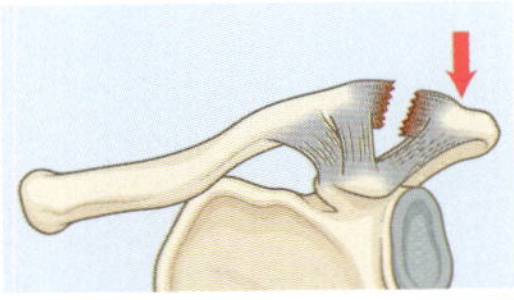	봉우리빗장관절 관절주머니 인대 완전 파열, 부리빗장인대 삠
III형	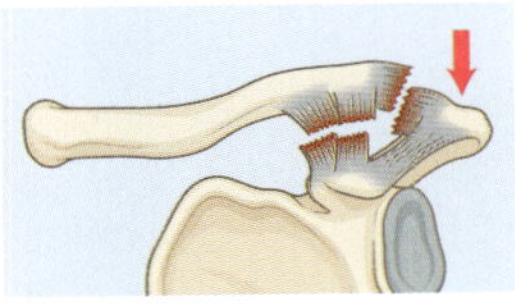	봉우리빗장관절 관절주머니 인대 및 부리빗장인대 완전파열, 빗장뼈 위방향 전위로 인한 관절의 불안정성
IV형	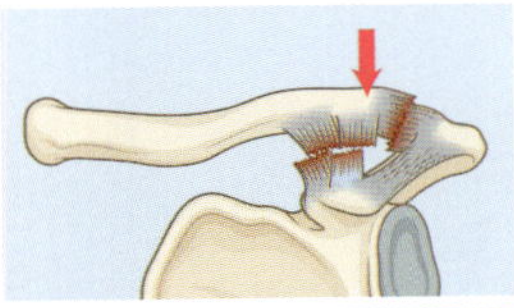	III형 손상에 더해 등세모근을 관통한 빗장뼈 먼쪽 끝의 뒤쪽 탈구
V형	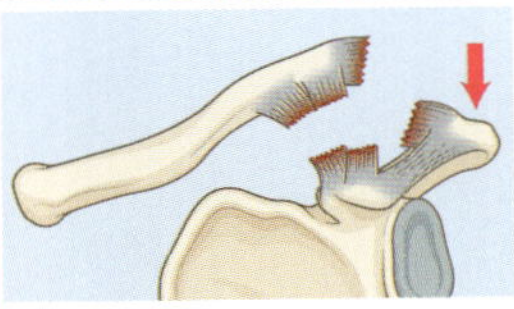	봉우리빗장관절, 부리빗장인대 손상, 물렁조직의 심한 손상, 어깨세모근, 등세모근막의 완전 파열, 빗장뼈와 어깨뼈 사이 뚜렷한 전위 동반 손상
VI형	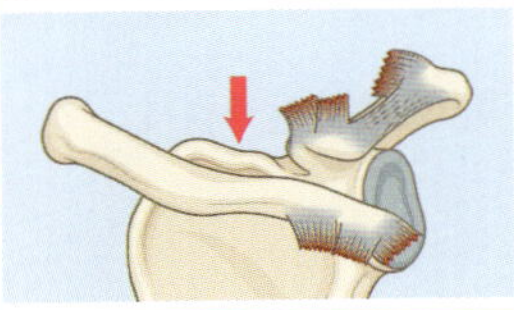	봉우리빗장관절 관절주머니 인대, 부리빗장인대 완전파열, 빗장뼈 먼쪽 끝이 어깨봉우리 밑이나 부리돌기 밑으로 전위, 매우 드문 손상

그림 2.14 봉우리빗장관절의 손상 분류

3. 발생기전

봉우리빗장관절 분리로도 불리는 봉우리빗장관절 탈구는 스포츠 활동으로 인한 손상으로 많이 발생하는데, 어깨가 땅에 부딪치면서 오목위팔관절 모음 상태로 외력이 직접 어깨봉우리 밑쪽으로 가해져 어깨뼈가 빗장뼈 아래방향으로 전위되어 발생한다. 또한 팔을 뻗으며 앞으로 넘어질 때, 어깨뼈가 빗장뼈 뒤쪽 방향으로 전위되어 일어난다.

4. 임상증상

무거운 물건을 들면 통증이 심해지고 변형이 생겨 이로 인한 기능장애가 발생한다. 어깨에 부종이 발생하거나 특히 피아노건반징후가 나타난다. 팔을 90도 올리는 동작이나 능동 · 수동 수평모음 시 통증이 나타나며, II형 손상 시 빗장뼈 상방 이동이 일어나는 계단형성(step off) 기형이 관찰된다. 퇴행성 변화가 발생하지만, 대부분 예후가 좋은 편이다.

5. 진단

1) 의학적 진단

수직면 방사선촬영을 통해 진단할 수 있다.

2) 물리치료진단

임상증상인 어깨봉우리 통증이나 봉우리빗장관절 변형 유무를 관찰하여 진단하는데, II형 손상에서 빗장뼈가 위쪽으로 올라가는 계단형성 기형이나 봉우리빗장관절과 관련된 연부조직과 어깨복합체의 세 관절에 이차적으로 손상이 나타나는지를 평가한다. 또한 피아노건반징후는 먼쪽 빗장뼈에 압력을 주어 누르면 들어가고, 압력을 제거하면 올라오는 현상이 나타나는 것을 말한다. 이를 통해 부리빗장인대(coracoclavicular ligament) 찢어짐, 봉우리빗장관절 불안정성을 확인할 수 있고, 이를 활용하여 피아노건반징후검사를 수행할 수 있다(그림 2.15).

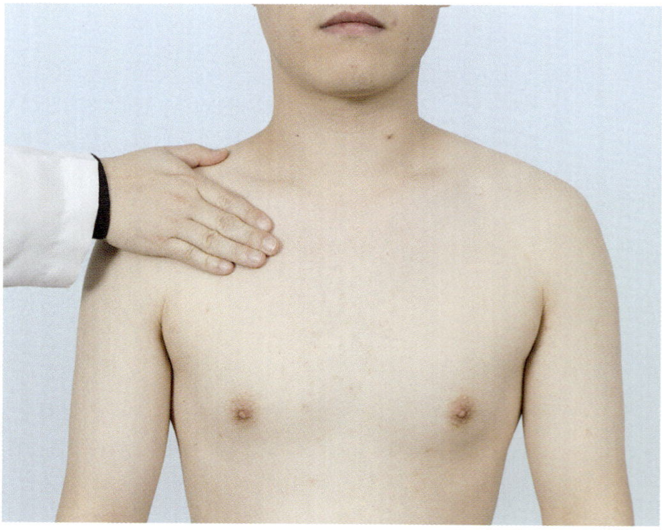

그림 2.15 피아노건반징후검사

6. 중재

1) 의학적 중재

뼈의 벌어진 간격이 5~10mm 정도면 비수술적 치료를 실시(I, II형)하고, 그 이상은 수술로 도수맞춤과 인대 복원술을 실시하여 6주간 고정한다.

2) 물리치료 중재

(1) 최대보호기

① 물리적인자치료

냉치료를 48~72시간 동안 적용한다.

② 운동치료

손가락이나 손목, 팔꿉관절의 능동운동을 실시한다. 2~3일 후에 진자운동을 실시할 수 있고, 어깨세모근과 등세모근의 등척성 운동을 실시한다.

③ 정형물리치료

I형의 경우 5~7일간, II형의 경우 1~2주간, III형의 경우 1~4주간 일반적으로 어깨 슬링을 착용하지만, 증상에 따라 달라진다.

(2) 중간보호기

① 물리적인자치료

필요시 냉치료나 전기치료를 적용한다.

② 운동치료

I형과 II형의 경우, 증상이 나타나지 않는 범위에서 점진적인 관절운동범위 운동을 실시한다. I형의 경우, 관절운동범위 및 근력이 거의 정상일 때 스포츠활동이 가능하다. 그러나 완전 관절운동범위에서 통증이 없을 때나 2~3주 정도 관절에 압통이 없을 때까지는 무거운 물건이나 스트레스 및 접촉 운동은 금기이다. II형의 경우, 6주 정도 무거운 물건 들기, 밀기, 당기기 및 접촉 운동은 피해야 한다. III형의 경우, 부드러운 관절운동범위 운동을 병행하여 2~3주간 완전 관절운동범위를 확보하고 관절을 보호하며 6~12주 내로 활동이 가능하도록 치료한다. 어깨주위 근력을 강화하고 어깨의 안정화를 위한 체중지지 운동을 실시한다.

③ 정형물리치료

오목위팔관절의 제한이 있을 경우에 관절가동술을 적용하며, 봉우리빗장관절의 과운동성이 있을 시에는 금기이다.

(3) 최소보호기

① 물리적인자치료

필요시 냉치료나 전기치료를 적용한다.

② 운동치료

스포츠 특이적 운동과 부상 예방 및 자세 교육을 실시한다.

③ 정형물리치료

과격한 운동 시 보호대를 사용한다(그림 2.16).

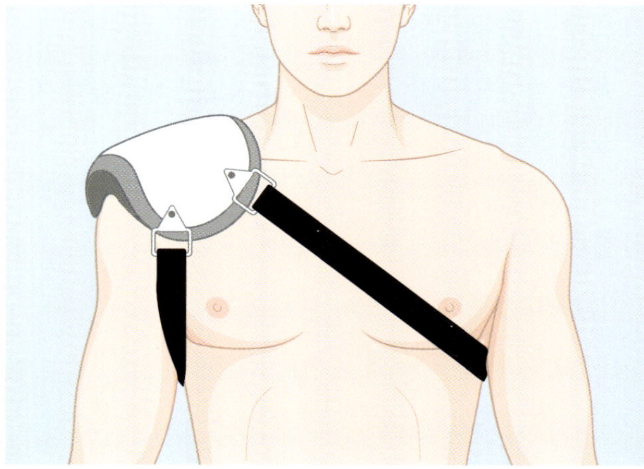

그림 2.16 봉우리빗장관절 보호대

2.6 목말밑관절 탈구

1. 임상개요

목말밑관절 탈구는 목말밑관절(subtalar joint)과 목말발배관절(talonavicular joint)의 동시 탈구를 말한다. 목말발배관절의 단독 탈구는 드문 탈구이다. 원인으로는 주로 높은 곳에서 떨어지거나 교통사고, 스키, 스노우보드와 같은 스포츠 활동 시 심한 충격이 가해져서 발생한다.

2. 병태생리

젊은 청년이나 중년 남성에게서 호발한다.

3. 분류

안쪽 목말밑관절 탈구와 가쪽 목말밑관절 탈구로 나눌 수 있다. 앞쪽과 뒤쪽 목말밑관절 탈구도 있으나 흔하지는 않다. 안쪽 목말밑관절 탈구는 목발뼈보다 발과 뒤꿈치가 안쪽으로 이동한 것이고, 가쪽 목말밑관절 탈구는 목말뼈에 비해 뒤꿈치와 발이 가쪽으로 이동한 것이다.

4. 발생기전

안쪽 목말밑관절 탈구는 발목 안쪽번짐에 힘이 가해져 발생하며, 탈구 시 곤봉발 변형이 된다. 75% 정도로 가장 흔하며, 그중 44% 정도는 골절을 동반한다. 가쪽 목말밑관절 탈구는 17~26% 정도이며, 가쪽번짐에 힘이 가해져 발생한다.

5. 임상증상

서거나 걸을 때 심한 통증이 발생하며, 체중지지가 불가능하다. 발목의 변형과 목말뼈머리(head of talus)가 도드라지게 튀어 나오고, 목말발배관절과 안쪽 목말밑관절을 만지면 통증을 호소한다. 손상 부위에 부기와 멍이 있을 수 있고, 합병증으로 외상 후 관절염과 뻣뻣함 등이 나타난다.

6. 진단

1) 의학적 진단

안쪽 목말밑관절 탈구는 앞 · 뒤쪽 방사선검사 시 발뒤꿈치뼈가 안쪽으로 전위되는 것과 가쪽 방사선검사 시 목말뼈머리가 발배뼈(navicular bone)보다 위에 위치하는 것을 관찰할 수 있다. 가쪽 목말밑관절 탈구는 가쪽 방사선촬영 시 목말뼈머리가 발배뼈보다 아래에 위치하는 것을 확인할 수 있다.

2) 물리치료진단

안쪽 목말밑관절 탈구는 안쪽번짐 상태로 고정된 곤봉발 변형으로 진단한다.

7. 중재

1) 의학적 중재

맞춤을 통해 치료가 가능하지만, 수술이 필요할 경우도 있다.

2) 물리치료 중재

(1) 최대보호기

① 물리적인자치료

수반되는 손상 여부에 따라 3~8주까지 고정을 실시한다. 부종과 염증 조절을 위한 냉치료를 15분간 매일 3~5회 정도 실시한다.

② 운동치료

물리치료는 맞춤 3~4일 후 비체중지지운동이 가능할 경우 실시한다. 부종을 감소시키고 관절운동범위를 유지하기 위한 등척성 운동을 실시한다. 2~3주간은 부종과 통증을 조절하기 위해 보행과 서기를 제한할 수 있다.

③ 정형물리치료

곤봉발 변형이 있는 안쪽 목말밑관절 탈구의 경우 가쪽번짐 미끄러짐을 적용할 수 있다.

(2) 중간보호기

① 물리적인자치료

부종, 운동성 및 치유속도 증진을 위한 다양한 연부조직 치료기법을 적용한다.

② 운동치료

3주부터 능동 관절운동범위 운동을 실시하며, 이후 비체중지지운동에서 부분적 체중지지 등장성 운동전환을 시행한다. 5주까지 완전 체중지지가 가능하도록 치료한다. 체중지지 훈련 시 안쪽번짐과 가쪽번짐을 제한하되 발등굽힘과 발바닥굽힘을 허용한 발목보조기를 착용한다. 수술 후 4~6주간 목발을 이용한 보행훈련을 실시한다. 6~8주에는 정상적인 보행훈련과 체중지지 훈련 및 완전 관절운동범위 운동을 실시한다.

③ 정형물리치료

환자가 참을 수 있는 범위 내에서 I~II등급의 관절가동술을 적용한다.

(3) 최소보호기

① 물리적인자치료

필요시 냉치료와 전기자극치료를 실시한다.

② 운동치료

8~12주에는 기능적 체중지지훈련 강도를 증가시켜 활동을 적용하고, 보조기 없이 발목의 역동적 조절 및 안정성을 확보하기 위한 훈련을 적용한다. 12주까지 완전 관절운동범위를 확보한다. 근력과 균형, 협응력 및 기능적 훈련을 통해 일상생활과 스포츠활동에 복귀하도록 한다.

③ 정형물리치료

발목의 뒤쪽 미끄러짐과 앞쪽 미끄러짐을 위한 관절가동술을 적용한다.

2.7 무릎뼈 탈구

1. 임상개요

무릎뼈 및 무릎뼈 위치를 조정하는 안쪽 무릎 넙다리인대(medial patellofemoral ligament)가 손상되어 무릎뼈가 수직 고랑을 벗어나는 것을 말한다(그림 2.17). 원인으로는 넙다리뼈에 있는 도르래고랑 깊이가 정상에 비해 얕거나 무릎뼈 이동 통로가 기형일 경우, 안쪽넓은근의 근약화와 같은 불균형이 있을 경우, 무릎뼈에 직접 외상이 가해질 경우, Q각이 정상보다 큰 경우, 무릎관절의 인대삠이 있을 경우에 쉽게 탈구된다.

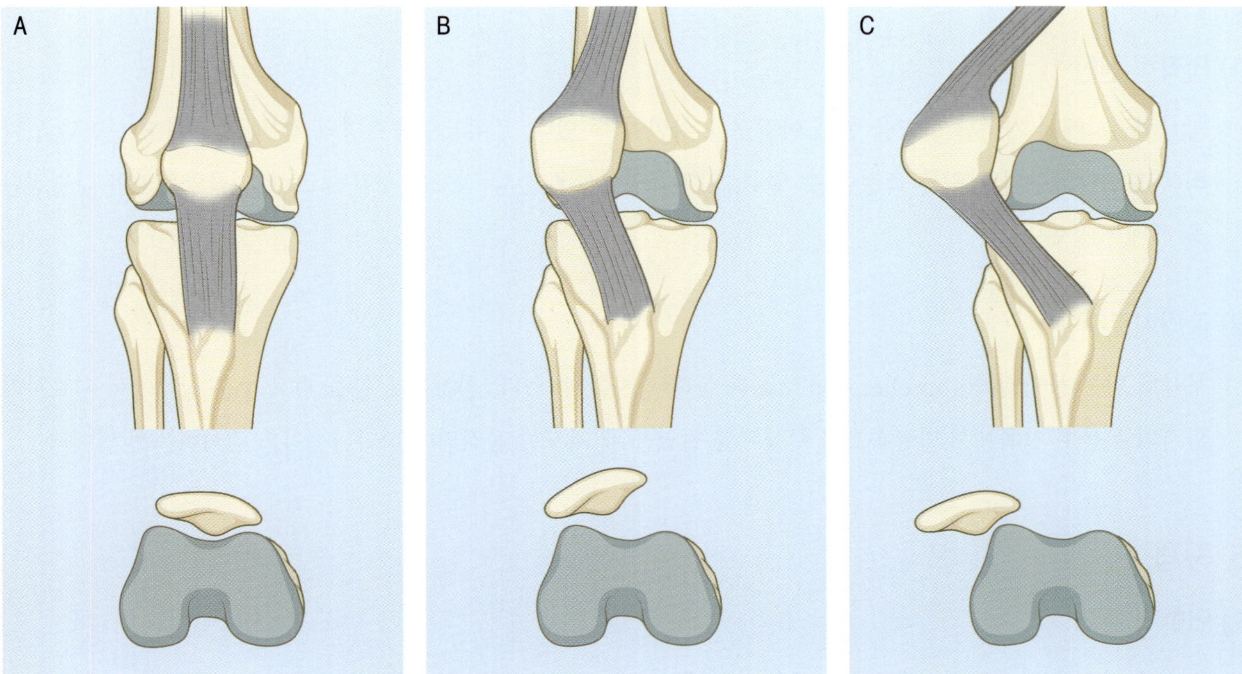

그림 2.17 무릎뼈 탈구. A: 정상, B: 아탈구, C: 탈구

2. 병태생리

무릎뼈 탈구는 가쪽 방향으로 쉽게 일어나는데, 주로 가쪽넓은근에 비해 안쪽넓은근이 약화되어 있을 때 나타난다. 정상일 경우 넙다리네갈래근 수축 시 무릎뼈가 위바깥쪽으로 움직이지만, 탈구에서는 그렇지 않다. 또한 Q각이 크면 가쪽방향으로 탈구를 일으키고, 작을 경우에는 안쪽으로 발생한다.

3. 발생기전

무릎에 외력이 가해지거나 충돌, 낙상 및 발과 정강뼈가 고정된 상태에서 넙다리뼈의 안쪽돌림을 동반한 다리 돌림이 있는 잘못된 스텝을 디딜 경우에 발생한다.

4. 임상증상

통증 및 보행 시 휘청거림, 무릎뼈 안쪽 통증, 삐걱거리는 소리와 같은 마찰음이 발생한다. 무릎뼈의 과운동성으로 인해 체중지지 문제를 일으킨다.

5. 진단

1) 의학적 진단

방사선검사에서 가쪽면 촬영을 통해 아탈구를 확인할 수 있다. 컴퓨터단층촬영의 경우, 정강뼈 거친면과 넙다리뼈 도르래고랑의 거리를 측정할 수 있다. 자기공명영상은 손상 정도를 구분하고, 뼈연골골절과의 감별진단을 위해 사용한다.

2) 물리치료진단

무릎뼈 탈구 불안검사(apprehension test)를 통해 평가할 수 있다. 환자가 무릎을 펴고 누운 상태에서 치료사가 환자의 무릎뼈 안쪽에서 바깥쪽으로 무릎뼈를 밀었을 때 과도한 움직임이 나타나는지를 검사하는 방법이다.

6. 중재

1) 의학적 중재

수술이 필요한 경우, 관절내시경을 이용하여 지지띠를 수술하거나 인대복원과 정강뼈 거친면 이동을 통해 무릎뼈를 맞춘다.

2) 물리치료 중재

(1) 최대보호기

① 물리적인자치료

휴식(48시간) 및 통증 완화를 위한 냉치료를 매일 3회 15분간 적용한다. 간섭파치료는 통증이나 부종이 있을 경우 적용하고, 압박 및 부종 감소를 위한 올림을 시행한다. 신경근전기자극치료를 통한 넙다리네갈래근에 재교육을 적용하면 삼출물 관리에도 효과적이다.

② 운동치료

탈구의 경우, 2~6주간 고정이 필요하다. 근불균형으로 인한 경우 약한 근육을 강화시키고, 초기부터 넙다리네갈래근의 근고정운동(muscle setting exercise)을 실시하고, 넙다리뒤근의 뻗침운동을 적용한다.

③ 정형물리치료

무릎고정보조기를 채운 상태로 참을 수 있는 범위 내에서 체중지지를 실시한다. 넙다리네갈래근 조절이 잘 될 경우, 무릎뼈보조기(lateral patellar stabilizing brace)로 교체한다.

(2) 중간보호기

① 물리적인자치료

냉치료 및 간섭파치료와 신경근전기자극치료를 지속적으로 적용한다.

② 운동치료

무릎의 완전 폄 가동범위 확보를 위한 부드러운 뻗침운동을 실시한다. 근력강화운동의 경우, 무릎 굽힘 중간에서 폄 끝범위까지 레그프레스(leg press)와 같은 기능적 닫힌사슬 운동을 적용하여 운동한다. 또한 근력강화나 기능적 활동 시, 역동적인 밖굽이(valgus) 동작은 피해야 한다.

③ 정형물리치료

가쪽지지띠가 짧아진 경우, 필요하면 무릎뼈 가동운동을 적용한다. 단 바깥쪽으로의 미끄러짐은 실시하지 않는다. 보조기의 경우 먼거리를 걸을 때만 사용할 수 있다.

(3) 최소보호기

① 물리적인자치료

심한 운동을 한 경우에 통증이나 부기가 있을 때 냉치료를 적용할 수 있다.

② 운동치료

일상생활이나 스포츠활동으로의 복귀가 6~8주 정도 소요되므로 넙다리네갈래근, 넙다리뒤근, 엉덩관절 모음근, 아랫배근, 종아리근의 근력강화운동 및 지구력 훈련을 실시한다. 닫힌사슬운동을 적용하고, 넙다리네갈래근과 넙다리뒤근의 뻗침운동을 실시한다. 또한 무릎의 안정성을 증가시키는 고유수용성감각 증진 운동을 역동적 균형훈련과 함께 적용한다.

③ 정형물리치료

12주까지 스포츠활동이나 과격한 움직임 시에만 무릎안정보조기를 착용한다.

2.8 엉덩관절 탈구

1. 임상개요

엉덩관절은 깊은 절구 안에 넙다리뼈머리가 깊게 위치하고, 강한 근육과 인대가 있어 매우 안정적인 관절로 탈구가 흔하지는 않지만, 소아에서는 선천적으로 자주 볼 수 있다. 주로 자동차사고, 추락사고, 스포츠손상, 산업재해 등과 같은 외력에 의해 발생한다.

2. 병태생리

관절을 지나는 큰 에너지가 엉덩관절의 내부에 작용하여 관절테두리, 관절주머니, 엉덩관절인대, 근육, 뼈 및 해부학적 구조를 허용하는 범위를 넘어서면 탈구가 발생하게 된다.

3. 분류

1) 엉덩관절 뒤쪽 탈구

엉덩관절 뒤쪽 탈구는 엉덩관절 탈구에서 대략 85~90%를 차지한다. 손상 분류(Thompson과 Epstein 방법)에 대한 내용은 그림 2.18을 참조한다.

2) 엉덩관절 앞쪽 탈구

엉덩관절 탈구의 10~15%를 차지하는 드문 탈구이다. 손상 시 엉덩관절 폄이 있으면 앞위쪽 탈구, 엉덩관절 굽힘이 있으면 앞아래쪽 탈구가 발생한다. 뒤쪽 탈구와 달리 다리길이의 차이는 없다.

4. 발생기전

엉덩관절 뒤쪽 탈구는 자동차사고 시 앞무릎에 충격이 가해질 때 많이 발생하지만, 요즘은 엉덩관절전치환술 환자에게서도 자주 나타난다. 엉덩관절 굽힘이나 모음이 크면 단순 탈구, 벌림의 경우 뒤쪽과 뒤위쪽 골절이 동반될 수 있다. 엉덩관절 앞쪽탈구는 교통사고, 낙상, 쪼그려 앉은 자세에서 엉덩관절의 벌림, 가쪽돌림 시 뒤쪽에서 외력이 가해졌을 때 손상이 발생된다.

5. 임상증상

일반적으로 심한 통증이 발생하는데, 이는 탈구 시 근육과 힘줄의 손상 때문이다. 부종과 엉덩관절의 감소된 관절

유형		상태
I형	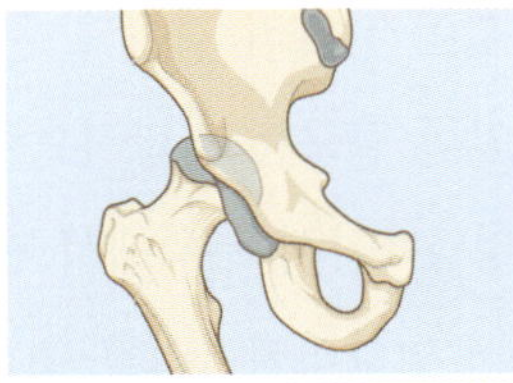	골절은 없으며 단순탈구나 골절편이 미세한 골절
II형	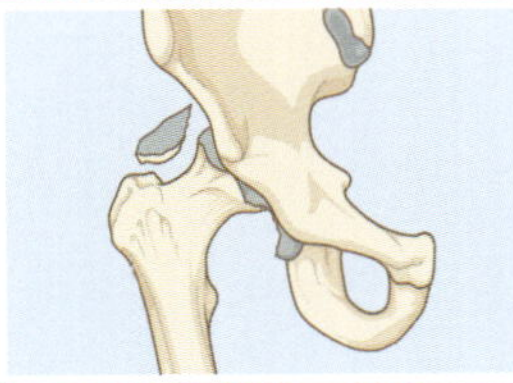	절구테두리 뒤쪽 큰 골절편 동반 탈구
III형	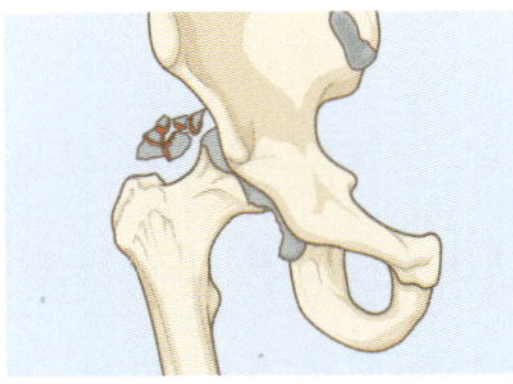	절구테두리 뒤쪽 분쇄골절
IV형	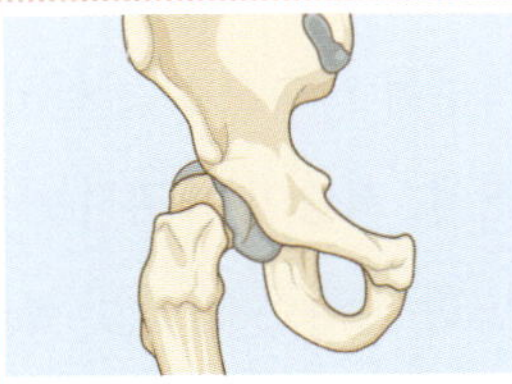	절구테두리, 절구 골절 동반 탈구
V형	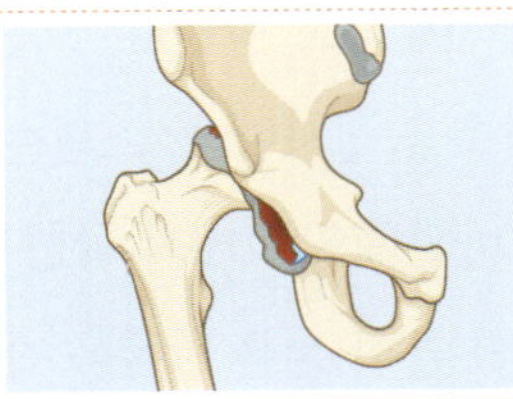	넙다리뼈머리 골절 동반 탈구

그림 2.18 엉덩관절 탈구의 분류

운동범위와 보행 불가 등이 나타난다. 변형의 경우, 엉덩관절 뒤쪽 탈구 시 다리가 짧아지며, 모음과 안쪽돌림이 관찰되는 반면, 앞쪽 탈구의 경우에는 벌림 및 가쪽돌림되어 있으나 단축은 명확하지 않다.

6. 진단

1) 의학적 진단

엉덩관절 뒤쪽 탈구는 방사선촬영을 통해 진단하는데, 동반골절 확인을 위해 골반 빗가쪽면(oblique lateral view) 촬영을 실시한다. 컴퓨터단층촬영은 관절면 손상이나 끼임 골절편 여부 및 골절편 전위 파악에 도움을 준다. 엉덩관절 앞쪽 탈구는 앞뒤쪽 및 옆면 방사선촬영을 통해 진단할 수 있다.

2) 물리치료진단

엉덩관절 뒤쪽 탈구는 엉덩관절 굽힘, 모음, 안쪽돌림을 취하며 짧아진 다리 길이 같은 임상증상을 확인하고 앨리스검사와 피스톤검사 같은 특수검사를 실시한다. 엉덩관절 앞쪽 탈구는 일반적으로 탈구된 다리의 벌림과 가쪽돌림 양상이 나타난다. 앞위쪽은 폄, 가쪽돌림되고 위앞엉덩뼈가시 부위에서 넙다리뼈머리를 촉진할 수 있다. 앞밑쪽은 벌림, 가쪽돌림, 굽힘이 나타나며 샅굴부위에서 넙다리뼈머리를 촉진하는 것을 통해 진단한다.

7. 중재

1) 의학적 중재

엉덩관절 뒤쪽 탈구는 최대한 빠른 맞춤을 위해서 앨리스, 비글로우, 스팀슨맞춤을 실시한다(그림 2.19). 맞춤 후 벌림, 폄 상태로 2주간 피부 당김 혹은 뼈 당김을 시행한다. 앨리스맞춤은 바로누운자세에서 실시하며, 한 사람은 위앞엉덩뼈가시부를 눌러 골반을 고정시키고, 다른 사람은 엉덩관절을 모음, 안쪽돌림, 굽힘 90도로 유지하며, 무릎 90도 굽힘 상태로 무릎 오목 아래쪽에 양손을 위치하여 장축으로 천천히 세게 당긴다. 그와 동시에 넙다리뼈 모음과 안쪽돌림을 유지하며 실시하는 것이 중요한데, 저항이 느껴지는 경우 좀 더 모음, 안쪽돌림하며 당긴다. 비글로우맞춤은 바로누운 자세에서 실시하는데, 한 사람은 골반을 눌러 고정하고 다른 사람은 한 손으로는 발목, 다른 손으로는 팔꿈치 아래를 환자 무릎 아래에 대고 당긴다. 모음, 안쪽 돌림된 넙다리뼈를 90도 이상 굽히고, 이때 엉덩관절벌림, 가쪽돌림, 폄하며 맞춤을 실시한다. 스팀슨맞춤은 엎드린 자세에서 실시하며 한 사람은 탈구된 엉덩관절 아래 다리 위치를 침상 바깥쪽으로 내려 굽힘시키고, 반대쪽은 펴서 골반을 고정시킨다. 다른 사람은 무릎 뒤쪽에 한 손을 고정하고, 다른 한 손은 발목을 잡아 아래쪽으로 밀면서 맞춤한다. 가장 힘이 덜 드는 방법이지만 엎드리지 못하는 환자는 적용이 불가하다.

엉덩관절 앞쪽 탈구 도수맞춤에는 스팀슨, 역앨리스, 역비글로우 등이 있다. 도수맞춤이 불가능하거나 불안정성이 있을 경우에는 넙다리뼈머리와 절구 골절이 동반되고, 도수맞춤 후 관절공간 내에서 뼛조각이 있을 경우에는 수술이 필요하다.

2) 물리치료 중재

(1) 최대보호기

① 물리적인자치료

경피신경전기자극치료나 은침전기자극치료를 적용하여 통증과 근경련을 완화시킨다. 맞춤이나 수술 후 붓거나 염증이 있을 경우에는 냉치료를 적용하되 감염에 주의해야 한다.

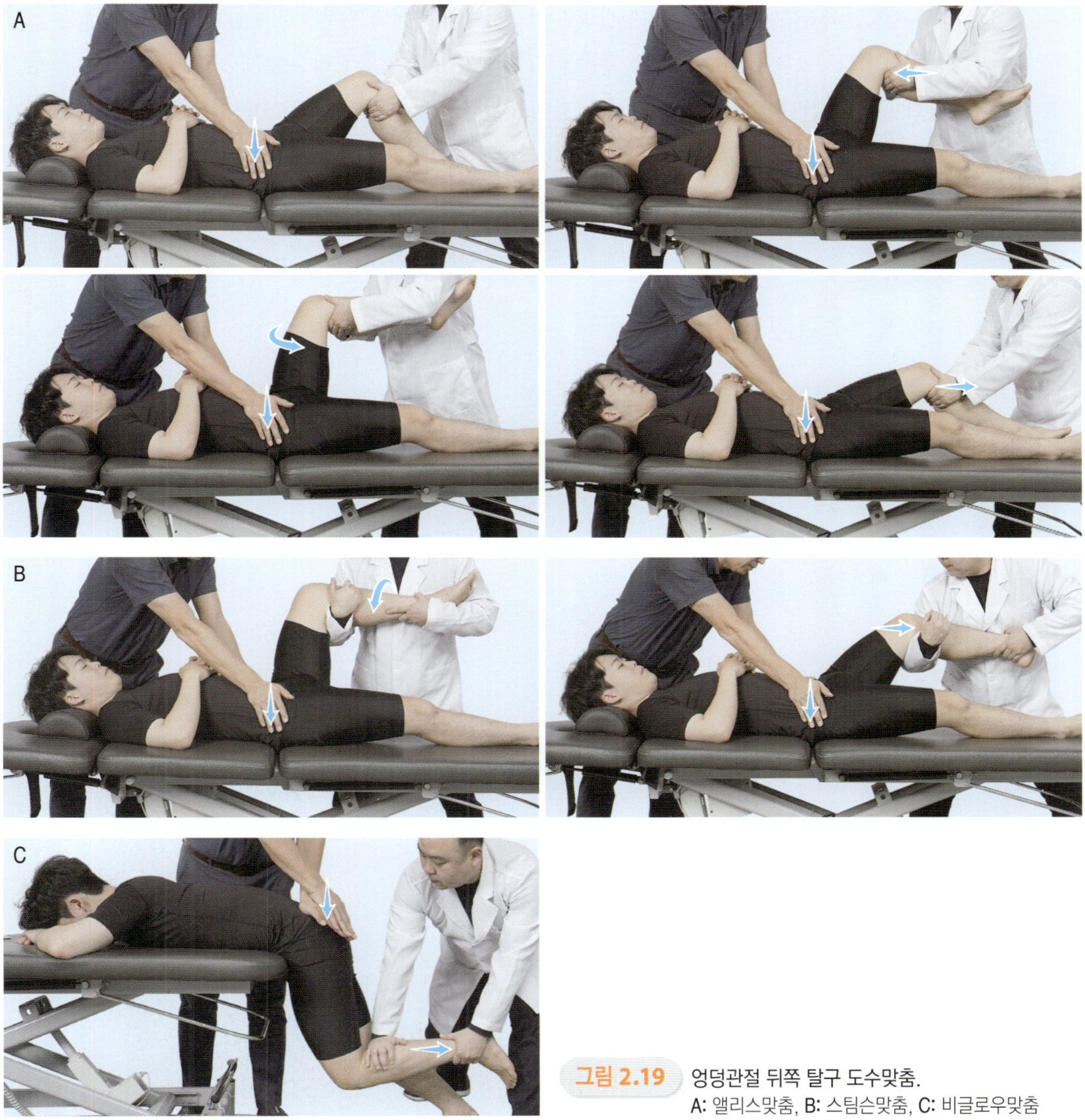

그림 2.19 엉덩관절 뒤쪽 탈구 도수맞춤.
A: 앨리스맞춤, B: 스팀슨맞춤, C: 비글로우맞춤

② 운동치료

엉덩관절 뒤쪽 탈구 시 엉덩관절의 능동 관절운동은 실시하되 모음운동을 실시해서는 안 된다. 왜냐하면 모음운동 시 인대손상 및 탈구가 재발할 수 있기 때문이다. 체중부하가 가능하다면 부분체중지지 훈련을 시행하고, 진자운동을 굽힘, 폄, 벌림 순서대로 적용하여 유지에 초점을 둔다. 이때 모음은 점진적으로 주의하며 적용한다.

엉덩관절 앞쪽 탈구는 맞춤 후 엉덩관절의 안정성이 확보되면 피부당김 등을 실시하여 고정한다. 근위축 예방 및 근재교육을 위한 등척성 운동을 시작하며, 2주 후 점진적 부분체중지지를 실시한다. 상지 근력강화 운동을 실시한다. 수술을 실시한 경우 엉덩관절의 돌림과 굽힘 75도 이상은 4주간 금기이다. 엉덩관절 굽힘은 4~6주간 90도 이상 실시하지 않는다.

(2) 중간보호기

① 물리적인자치료

통증이 있을 경우, 전기치료를 적용한다.

② 운동치료

엉덩관절의 안정성과 통증이 감소되면 체중부하를 참을 수 있을 만큼 점진적으로 실시한다. 점진적 저항운동은 엉덩관절 몸쪽부위를 중점적으로 실시하되 통증이 없는 상태에서 실시해야 한다. 골반의 적절한 안정성을 확보하고 일상생활에서 통증이 없도록 닫힌사슬운동을 실시한다. 엉덩관절 벌림 강화에 초점을 두고 치료한다.

(3) 최소보호기

① 물리적인자치료

운동 후 통증이나 부기가 있을 경우, 냉치료를 적용한다.

② 운동치료

엉덩관절의 관절운동범위를 최대화하고 끝범위까지 통증 없이 점진적으로 늘려간다. 근력이 적절할 경우 스포츠활동이나 직장생활에 초점을 맞추어 과제지향적 치료를 실시한다.

연습문제

[1~2] 다음의 사례를 읽고 아래 각 문항에 대해 가장 적절한 답을 하나씩 고르시오.

17세 고등학교 축구선수인 이OO 씨는 헤딩 후 상대선수와 부딪쳐 바닥에 넘어져 오른쪽 어깨를 부딪쳤다. 이후 통증을 느껴 구급차를 타고 병원에 내원하게 되었다. 검진 결과, 돌출된 봉우리뼈가 관찰되었고 어깨는 편평하게 보였다. 위팔뼈머리가 돌출되어 보였고 팔은 약간 벌림되었으며, 팔꿉관절은 굽힘되어 있었다. 환자는 오른쪽 아래팔이 안쪽돌림된 상태이며, 다른 손으로 지탱하고 있었다.

1. 위 사례 환자의 주된 문제는 무엇인가?

① 가슴안 탈구
② 빗장밑 탈구
③ 부리밑 탈구
④ 관절오목밑 탈구
⑤ 어깨관절 뒤쪽 탈구

정답 ③

해설 가장 흔하게 볼 수 있는 탈구 형태로, 위팔뼈머리가 앞아래 쪽에 위치하며 가쪽돌림되어 있다. 손상은 어깨벌림, 폄, 가쪽돌림에 의해서 발생하며 탈구된 관절 주위 심한통증, 이를 보상하기 위한 보호반응이 나타나 움직임이 제한된다. 또한 위팔뼈가 앞쪽아래방향으로 전위되어 아래팔이 벌림 자세, 어깨봉우리가 튀어나옴, 어깨세모근이 편평하게 보인다.

2. 위 사례 환자의 도수맞춤 후 적용해야 할 운동방법은 무엇인가?

① 어깨 등척성 운동
② 어깨 등속성 운동
③ 어깨 신장운동 운동
④ 어깨 저항운동 운동
⑤ 어깨 플라이오메트릭 운동

정답 ①

해설 도수맞춤 후 운동은 최대보호기에 맞춰 적용한다. 3주까지 팔걸이 고정을 하고 돌림띠와 위팔두갈래근 등척성 수축을 적용한다.

[3~4] 다음의 사례를 읽고 아래 각 문항에 대해 가장 적절한 답을 하나씩 고르시오.

20세 대학교 1학년인 최○○ 씨는 운전미숙으로 인해 주행 중 전봇대를 부딪치는 사고를 당하였다. 에어백은 터졌으나 안전벨트를 착용하지 않아 양쪽다리가 앞쪽에 끼이는 중상을 당하였다. 병원에 내원하여 검사한 결과, 골절은 없었으나 오른쪽 엉덩관절의 뒤쪽 탈구가 관찰되었다.

3. 위 사례 환자에게서 관찰할 수 있는 주요 임상증상은 무엇인가?

① 왼쪽 다리의 짧아짐
② 오른쪽 다리의 길어짐
③ 엉덩관절의 모음과 안쪽돌림
④ 엉덩관절의 벌림과 가쪽돌림
⑤ 엉덩관절의 모음과 가쪽돌림

정답 ③
해설 엉덩관절 뒤쪽 탈구의 경우 다리가 짧아지며, 엉덩관절의 모음과 안쪽돌림이 관찰된다.

4. 위 사례환자의 도수맞춤 시 가장 힘이 덜 들지만 엎드리지 못하는 환자에게는 적용이 불가능한 맞춤방법은 무엇인가?

① 앨리스맞춤
② 스팀슨맞춤
③ 바로우맞춤
④ 오토라니맞춤
⑤ 비글로우맞춤

정답 ②
해설 스팀슨맞춤은 엎드린 자세에서 한 사람은 탈구된 엉덩관절 아래 다리 위치를 침상바깥쪽으로 내려 굽힘시키고 반대쪽은 펴서 골반을 고정시킨다. 다른 한 사람은 무릎 뒤쪽에 한 손을 고정하고, 다른 한 손은 발목을 잡아 아래쪽으로 밀면서 맞춤하는 방법으로 가장 힘이 덜 드는 방법이지만 엎드리지 못하는 환자는 적용이 불가하다.

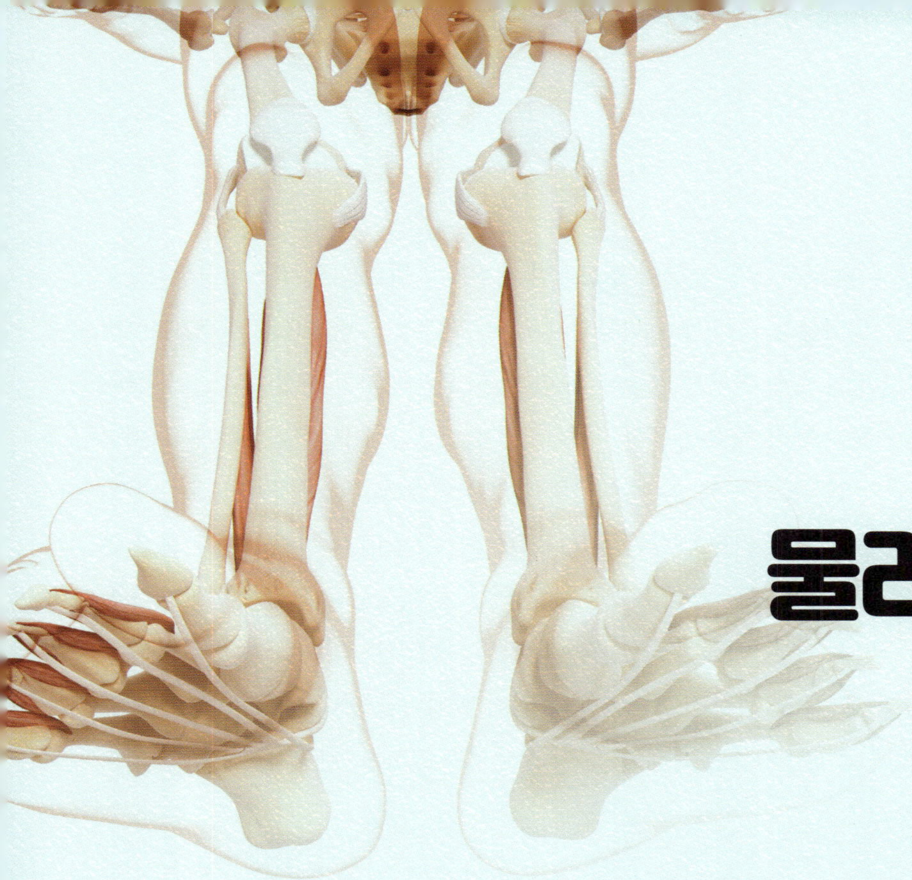

Chapter 3

기형 물리치료 중재

학습목표

1. 기형의 정의에 대해 설명할 수 있다.
2. 기형의 진단에 대해 설명할 수 있다.
3. 팔기형의 종류와 물리치료 중재에 대해 설명할 수 있다.
4. 다리기형의 종류와 물리치료 중재에 대해 설명할 수 있다.
5. 척추기형의 종류와 물리치료 중재에 대해 설명할 수 있다.

주요용어

선천성 위쪽어깨뼈 Sprengel's deformity

뒤퓌트랑구축 Dupuytren's contracture

선천성 엉덩관절 탈구 Congenital dislocation of the hip

안굽이 엉덩관절 Coxa vara

밖굽이무릎 Genu valgum

안굽이무릎 Genu varum

선천성 안쪽발꿈치들린휜발 Congenital talipes equinovarus

편평발 Talipes planus

엄지발가락가쪽휨 Hallux valgus

선천성 기운목 Congenital torticollis

기형은 유전자 이상 또는 인체의 개체 발생 중 구조나 모양 등이 정상적인 해부학적 범위를 벗어나 비정상적으로 분화되어 구조적으로 결함이 있는 상태를 의미한다. 기형에는 다양한 유형이 있으며, 일반적으로 태생기로부터 출생 사이에 발생하는 일부 또는 전체적인 장기 형성 장애를 말한다. 또한 어떤 기관의 과잉 형성이나 결여, 불완전 형성, 위치 이상 등으로 나누어진다. 기형의 내적 원인은 유전, 약물 오남용, 호르몬 이상, 영양 과다, 바이러스, 방사선 조사, 산소 결핍 등이 있다. 외적 원인으로는 발생과정에서의 파열 등이 있고 환경적 원인으로는 온도 등의 물리적 상태와 호르몬이나 화학약품 등이 있다. 기형은 심한 정도나 결손의 정도에 따라 1도, 2도, 3도로 분류할 수 있다. 1도 기형은 뼈의 변화는 없고 환자 스스로 변형을 교정할 수 있는 단계로 근육 장력에 변화가 초래된 정도이다. 2도 기형은 물렁조직(근육, 인대, 힘줄 등)에 뚜렷한 구축이 있고, 뼈에 약간의 변화가 있는 상태로 환자 스스로 변형을 교정하지 못하는 상태이다. 3도 기형은 뼈의 변화가 심하게 일어난 상태로 물리치료에 의해 교정되지 않으며, 주로 외과적 처치를 통해 교정이 가능한 상태이다. 이 장에서는 팔기형, 다리기형 그리고 척추기형에 초점을 맞추어 설명하고자 한다.

3.1 선천성 위쪽 어깨뼈

1. 임상개요

선천성 위쪽 어깨뼈(congenital sprengel's shoulder)는 어깨뼈가 가슴우리에 대해 정상 위치보다 2.5~10cm 정도 위쪽으로 전위되어 위치하는 기형을 말한다(그림 3.1). 현재 확실한 발생 원인은 불분명하지만, 일반적으로 자궁 내 태아가 한정된 위치로 인해 한쪽 또는 양쪽의 어깨뼈가 하강하지 못해 발생하는 경우이다. 가끔은 유전적 요인으로 인해 발생하기도 한다.

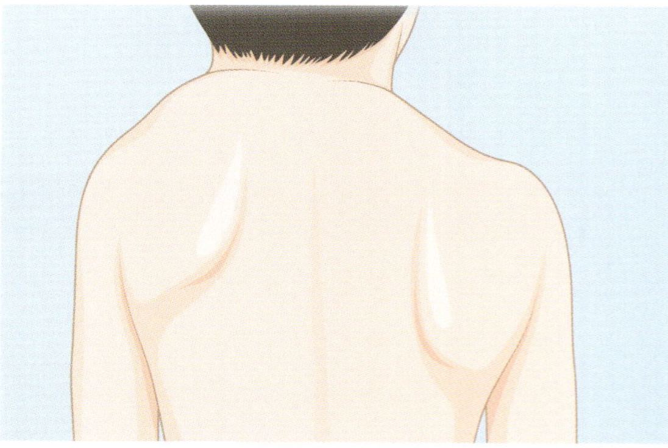

그림 3.1 선천성 위쪽 어깨뼈

2. 병태생리

양쪽 어깨뼈의 높이가 비대칭이 되고, 어깨뼈의 아래각(inferior angle)이 아래쪽으로 돌림된다. 어깨뼈는 발육저하로 인해 크기가 작고 수직축 길이가 짧지만, 상대적으로 가로축 길이는 길다. 환측 목뼈 주변의 근육길이가 짧고 주행방향이 바뀌어 있다. 심한 경우 목뼈와 어깨뼈 사이에 뼈, 연골, 섬유테가 서로 연결된 경우도 있다. 하나 또는 여러 개의 목뼈에서 가시돌기(spinous process), 척추뼈고리(vertebral arch) 또는 가로돌기(transverse process)가 어깨뼈와 연결될 수 있는데, 이와 같은 경우를 어깨척추뼈라고 한다.

3. 분류

Cavendish는 4가지 등급으로 분류하였다. 1등급은 매우 약한 기형으로 옷을 입었을 때는 거의 관찰되지 않는다. 2등급은 기형은 경미하지만, 어깨뼈 안쪽 모서리 위부분이 볼록하여 융기를 형성한다. 3등급은 환측 어깨뼈에 눈으로 보이는 융기가 2~5cm인 중등도의 기형이 관찰된다. 4등급은 목에 띠가 동반되며, 환측 어깨뼈의 높이가 5cm 이상인 심한 기형이 관찰된다.

4. 임상증상

남성보다 여성에서 발생률이 3~4배 정도 높으며, 오른쪽보다 왼쪽에서 호발한다. 편측 기형시 척추 부위에서는 목 부위의 기운목(torticollis) 또는 등뼈의 척추옆굽음증을 동반한다. 이때 곡선의 볼록면(convex)은 환측 어깨뼈가 올라간 쪽으로 향하고, 양측성 기형은 아래목뼈(low cervical)와 위등뼈(upper thoracic)가 돌출되며, 목이 짧게 보인다. 어깨뼈의 위각은 변형에 의해 돌출되기도 하고 척추에 가깝게 위치하기도 한다.

어깨가슴 관절의 움직임 제한으로 오목위팔관절의 벌림운동이 심하게 감소되지만, 오목위팔관절은 정상적 구조이므로 회전운동 장애는 없다. 주로 어깨세모근이 침범되고 마름근, 어깨올림근, 앞톱니근 등에도 발육부전이 나타난다. 또한 비정상적으로 짧은 물갈퀴 모양의 손가락이 신체의 한쪽편에 나타나는 특징이 있다. 어깨뼈의 위치 교정을 위한 뻗침운동 시, 팔신경얼기(brachial plexus)의 뻗침으로 인한 신경손상 위험성이 있다.

5. 진단

1) 의학적 진단

(1) 방사선검사

일반적으로 방사선검사와 컴퓨터단층촬영검사에서 척추를 기준으로 하여 환측 어깨뼈의 위치를 측정하고 정상 쪽과 비교하여 진단한다(그림 3.2). 다른 유전적 질병에서도 기형이 발생할 수 있으므로 유전자 분석이 필요할 수도 있다.

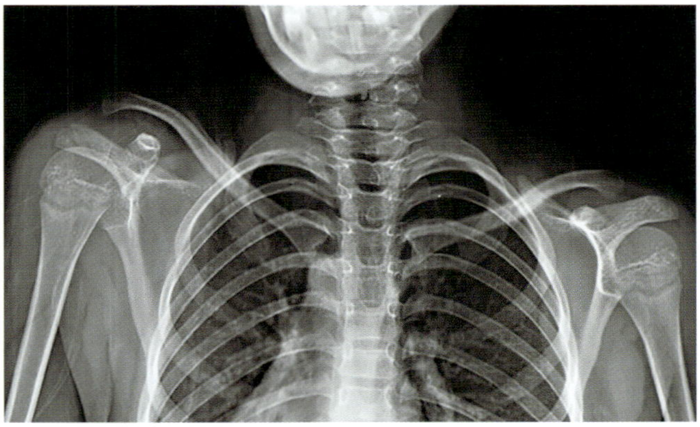

그림 3.2 선천성 위쪽 어깨뼈의 방사선 사진

2) 물리치료진단

(1) 관절운동범위 검사

관절운동범위 검사에서 정상 쪽은 자연스러운 벌림이 가능하지만, 환측은 몸통과 어깨뼈의 운동장애로 인해 벌림운동 제한이 나타난다. 시진을 통해 선천성 위쪽 어깨뼈가 정상 쪽보다 2~10cm 위쪽에 위치하는 것을 확인할 수 있다.

6. 중재

1) 의학적 중재

오목위팔관절의 움직임 제한이 심하거나 변형이 심한 경우에는 수술을 고려해야 하는데, 일반적으로 3~7세에 수술을 시행하는 것이 효과적이다. 수술은 어깨뼈의 안쪽 모서리를 절개하는 방법을 적용한다. 변형이 심하거나 8세 이후 수술 시에는 팔신경얼기 마비를 주의해야 한다.

2) 물리치료 중재

(1) 최대보호기

① 물리적인자치료

오목위팔관절과 어깨가슴관절의 물렁조직 이완, 통증 완화 및 순환 증진을 목적으로 온열치료를 적용하며, 수중치료로 온욕조(warm bath)나 소용돌이욕 등을 적용한다. 날개어깨뼈 증상을 감소시키기 위해 어깨뼈 고정보조기(scapular fixation orthosis)를 사용한다(그림 3.3).

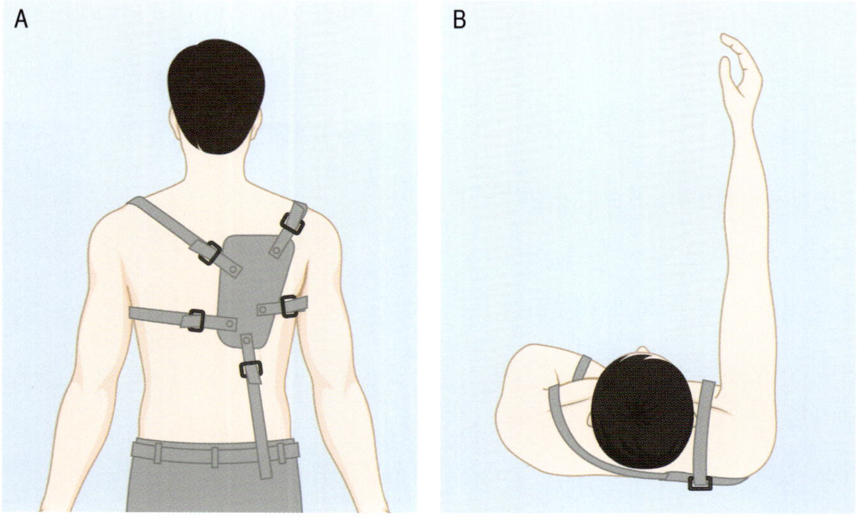

그림 3.3 어깨뼈 고정보조기. A: 후면, B: 상면

② 운동치료

오목위팔관절과 어깨가슴관절 결합조직의 운동성과 탄력성을 유지하고 구축을 방지하기 위해 수동 및 능동관절운동범위 운동을 적용한다.

③ 정형물리치료

오목위팔관절과 어깨가슴관절 주변의 근막이완을 위한 근막이완술이나 물렁조직가동술을 적용한다.

(2) 최소보호기

① 물리적인자치료

온열치료를 적용하여 오목위팔관절과 어깨가슴관절의 물렁조직을 이완시키고 통증을 완화시킨다. 오목위팔관절과 어깨가슴관절, 오목위팔관절의 벌림운동 근재교육을 위하여 전기근육자극치료(electrical muscle stimulation, EMS)와 통증 감소를 위해 경피신경전기자극치료(transcutaneous electrical nerve stimulation, TENS)를 적용한다. 수중치료로 온욕조(warm bath)나 소용돌이욕(whirlpool bath) 등을 적용한다.

② 운동치료

관절운동범위 운동을 적용하여 오목위팔관절과 어깨가슴관절의 운동성을 증진시킨다. 합병증으로 척추옆굽음증이나 기운목 등이 나타날 경우, 이에 대한 치료를 병행한다. 아픈 쪽의 어깨세모근, 마름근, 어깨올림근, 앞톱니근의 근력을 강화하기 위해 저항운동을 적용한다. 어깨세모근, 마름근, 어깨올림근의 이완을 위해 뻗침운동을 적용하여 오목위팔관절의 벌림을 향상시킨다.

③ 정형물리치료

근막이완술과 물렁조직가동술을 적용하여 오목위팔관절과 어깨가슴관절의 근막을 이완시키고, 어깨가슴관절과 오목위팔관절의 벌림을 증가시키기 위해 관절가동술을 적용한다. 또한 기운목 및 척추옆굽음증을 교정하기 위해 척추관절가동술을 적용한다. 수술 후에는 고유감각신경근육촉진(proprioceptive neuromuscular facilitation, PNF)의 어깨뼈 패턴과 같은 어깨의 움직임 증진 및 안정성에 필요한 근재교육을 적용한다.

3) 예방 및 가정관리

기형에 따른 이차적인 변형인 척추옆굽음증이나 기운목이 발생하지 않도록 어깨부위 정렬 및 자세교육을 실시한다. 또한 짧아진 근육과 벌림에 대한 자가운동 교육이 필요하다.

3.2 뒤퓌트랑구축

1. 임상개요

뒤퓌트랑구축(Dupuytren's Contracture)은 손바닥 피부밑의 손바닥근막에 섬유모세포 증식이 일어나 비정상적으로 두꺼워지는 것을 말한다. 더 진행되면 결절과 두꺼운 띠가 생기면서 몸쪽 손가락뼈사이관절의 손바닥근막에 굽힘 구축을 발생시키는 기형으로 만성적이고 꾸준히 진행되는 섬유종증의 일종이다(그림 3.4). 드물게 발에서 발생하기도 한다. 정확한 발병 원인은 아직 밝혀지지 않았지만, 가족력과 같은 유전적 성향을 보이기도 한다. 특히, 45세 이후의 남성에서 자주 발생한다. HIV 감염, 당뇨, 간질환, 흡연, 알코올중독, 영양 결핍 환자에게 호발하고 증상이 더 심한 경향이 있다. 손바닥에 무리한 압력이 가해지거나 손을 많이 사용하는 직업을 가진 사람들에게 발병 확률이 높다.

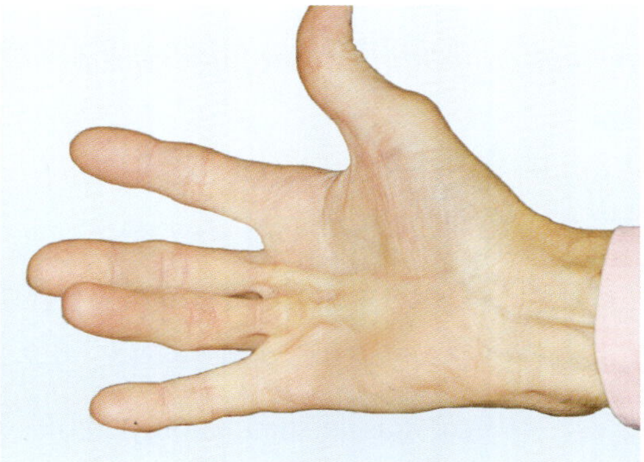

그림 3.4 뒤퓌트랑구축

2. 병태생리

구축은 손가락 기저부의 손바닥에서 시작하여 증식기에는 피부 아래 결절이 손허리손가락관절의 손바닥 앞쪽에 나타난다(그림 3.5). 퇴화기에는 앞쪽 힘줄띠를 따라 줄이 나타나면서 손가락에 굽힘 구축이 발생하고, 염증반응

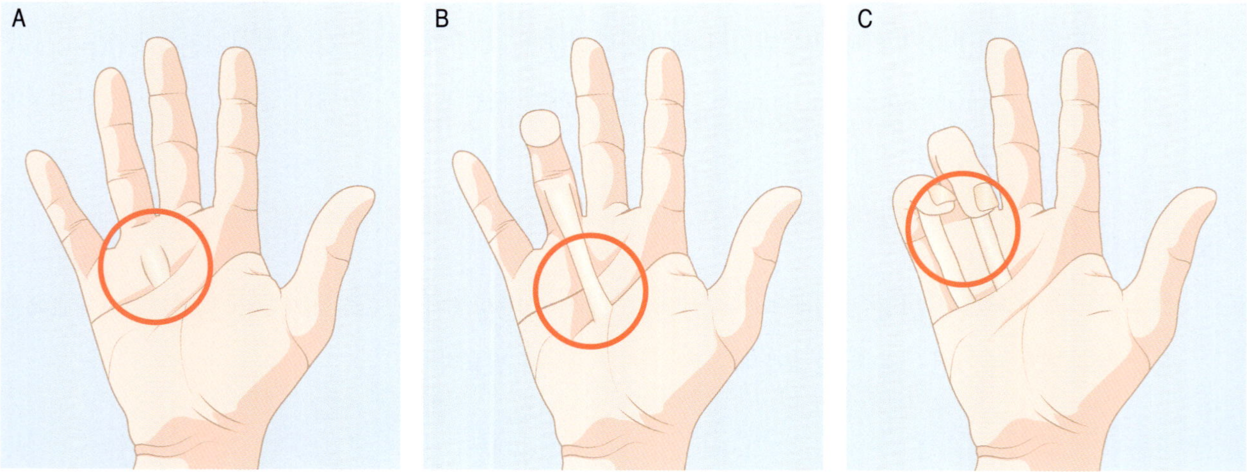

그림 3.5 뒤퓌트랑구축의 진행. A: 결절과 함몰이 나타난 손바닥, B: 밧줄 모양의 줄이 나타난 손바닥, C: 손바닥 쪽으로 구부러진 손가락

이 만성으로 진행되면서 손바닥근막이 비후되고 결절이 생긴다. 이 결절이 손가락을 손바닥 쪽으로 끌어당기는 원인으로 작용한다.

3. 임상증상

젊은층보다 중년층 또는 노년층의 남성에서 그리고 유색인종보다는 백인종에서 많이 발생한다. 주로 4~5번째 손가락에서 호발하고 보통 양측성으로 나타난다. 통증은 경미한 편으로, 간혹 결절 부위에 압통이 발생하지만 심하지는 않다. 대사성 질병, 통풍 및 류마티스관절염 환자에서 나타나는 모습과 비슷하지만, 병의 진행속도와 침범 정도는 환자에 따라 다르게 니타난다.

4. 진단

1) 의학적 진단

검사를 통해 질병을 진단할 수 있는 방법은 없으므로, 외과 또는 정형외과 의사에 의한 촉진과 시진을 통해 임상적 진단이 이루어진다.

2) 물리치료진단

(1) 휴애스톤 테이블탑검사

휴애스톤 테이블탑검사(Hueston tabletop test)는 뒤퓌트랑구축 진단에 사용할 수 있다. 환자는 손바닥을 아래 방향으로 향하게 하고 테이블 위에 올려 놓는다(그림 3.6). 이때 손가락을 테이블 윗면에 평평하게 놓을 수 없다면 양성이다.

(2) 관절운동범위 검사

관절운동범위 검사에서 굽힘 구축으로 인하여 손가락 폄운동의 제한이 나타나고, 손바닥의 손가락 기저부에서 결절이 촉진될 수 있다.

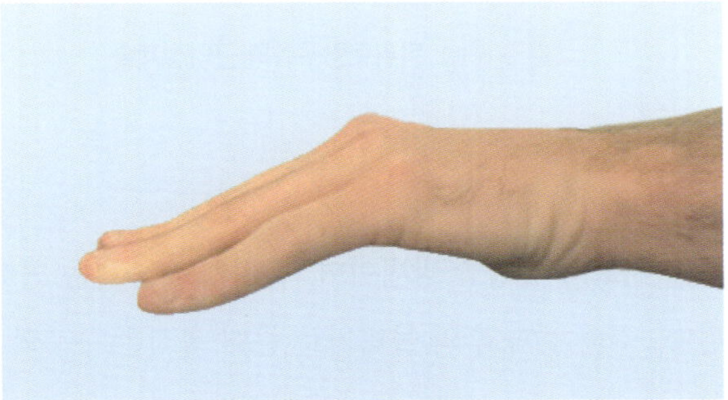

그림 3.6 휴애스톤 테이블탑검사

5. 중재

1) 의학적 중재

구축이 진행되기 전에는 결절 부위에 코르티코스테로이드를 주사하여 압통을 감소시킬 수 있지만, 질환의 진행을 지연시키지는 못한다(그림 3.7). 굽힘 구축이 진행된 경우에는 비후된 손바닥의 근막 또는 건막을 절제하거나 제거 후 부목을 이용하여 손가락 폄 상태를 유지한다. 수술방법으로는 피부 아래 근막절제술, 부분 또는 전체 근막절제술, Z-성형술 또는 V-Y 성형술이 있다(그림 3.8).

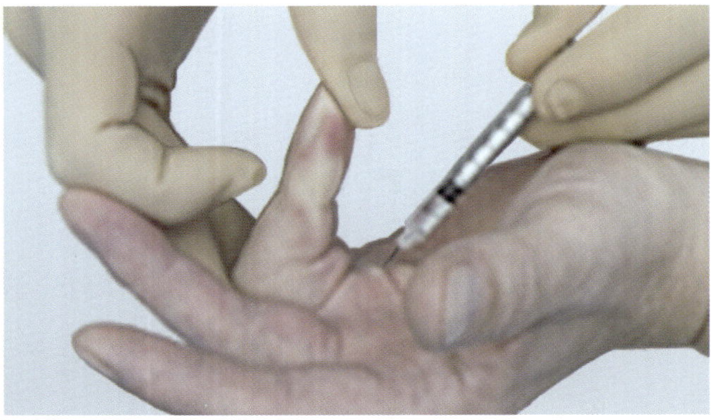

그림 3.7 코르티코스테로이드 주사

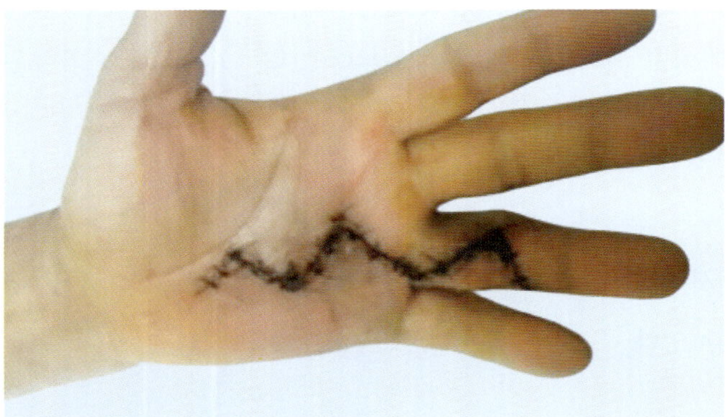

그림 3.8 뒤퓌트랑구축의 근막절제술

2) 물리치료 중재

구축이 확실한 경우에는 수술적 치료가 유일한 방법이며, 물리치료 중재는 변형이 심하지 않은 초기에 진행속도를 완화시키기 위해 시행된다. 수술 전과 후의 물리치료 중재 목적은 구축의 진행 방지 및 변형 교정 그리고 재발을 예방하는 것이다.

(1) 최대보호기

① 물리적인자치료

물렁조직 이완과 통증 완화 및 순환 증진을 목적으로 온열치료를 적용한다. 파라핀욕은 관절을 부드럽게 만들어 운동이 효과적으로 일어날 수 있게 한다. 또한 순환 증진을 위하여 수치료와 광선치료를 적용한다.

② 운동치료

뒤퓌트랑구축 초기에는 손허리손가락관절의 앞부위에서 굽힘이 나타나고, 이후에는 몸쪽손가락뼈사이관절의 굽힘 구축이 진행되면서 손가락의 굽힘 구축이 심화된다. 구축이 심하지 않은 최대보호기에는 수동적 폄운동과 뻗침운동이 효과적이므로 몸쪽손가락뼈사이관절 굽힘근인 얕은손가락굽힘근과 벌레근에 대한 뻗침운동을 적용한다.

③ 정형물리치료

손바닥널힘줄과 손바닥근막의 이완을 위한 근막이완술이나 물렁조직가동술을 적용한다.

(2) 최소보호기

① 물리적인자치료

온열치료, 수치료, 광선치료를 적용하여 물렁조직 이완 및 통증을 완화시키며, 초음파치료는 심부 열치료와 함께 마사지 효과가 있어 유착된 조직을 깨뜨리는데 효과적이다.

② 운동치료

관절운동범위 증진을 목적으로 수동적 폄운동과 뻗침운동을 적용한다. 손허리손가락관절과 몸쪽손가락뼈사이관절에서 굽힘 구축을 일으키는 질병의 특성상 이와 반대되는 작용을 하는 근육의 근력강화운동이 중요하다. 그러므로 손가락폄근, 집게손가락폄근, 새끼손가락폄근에 저항운동을 적용한다. 수술 후에는 같은 부위 또는 다른 부위에서의 재발을 예방하기 위해 지속적인 수동 및 능동관절운동범위운동을 적용하여 손의 기능을 유지한다.

③ 정형물리치료

근막이완술과 물렁조직가동술을 적용하여 손바닥의 근막을 이완시킨다. 손허리손가락관절과 몸쪽손가락뼈사이관절의 폄 움직임 증가를 위해 손등 방향으로 관절 미끄러짐 또는 치료면에 수직인 방향으로 관절 떼어당김과 같은 관절가동술을 적용한다. 손바닥널힘줄의 유착을 방지하거나 깨트리기 위해서 가로방향 문지르기를 적용한다.

3) 예방 및 가정관리

손을 많이 사용하는 일을 피하고 구축에 따른 이차적인 변형이 일어나지 않는 자세교육과 관리가 필요하다. 자가운동에 대한 교육 또한 중요하다.

3.3 선천성 노-자뼈결합

1. 임상개요

선천성 노-자뼈결합(congenital radioulnar synostosis)은 선천적으로 노뼈와 자뼈의 몸쪽부위 뼈가 결합된 상태로서 아래팔이 엎침된 상태의 기형이다(그림 3.9). 현재까지 정확한 발생 원인은 불분명하지만, 특정 염색체 이상 또는 발생 과정에서 길이 성장(종적 분절)이 정지된 것으로 생각된다.

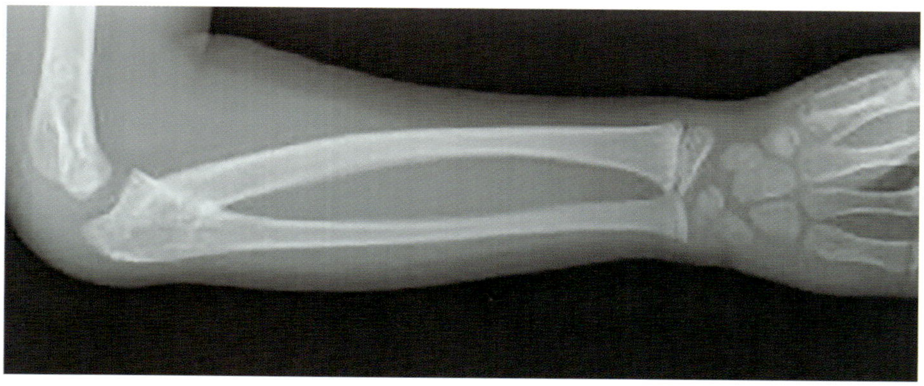

그림 3.9 선천성 노-자뼈결합

2. 분류

기형의 정도에 따라 3가지 형태로 분류된다. 제1형은 가장 심한 기형으로 노뼈 몸쪽부위가 자뼈와 유합되어 노뼈머리가 방사선검사에서 나타나지 않는 기형이다. 제2형은 노-자뼈가 몸쪽에서 1/3 정도 결합된 상태이며, 제3형은 가장 경미한 상태로 노-자뼈 간의 뼈성 결합이 아닌 뼈사이인대가 섬유성 유착된 상태이다.

3. 임상증상

기형은 약 60% 정도로 양측성이 많고 성별에 따른 차이는 없다. 통증은 보통 십대가 될 때까지는 나타나지 않으며, 가벼운 선천성 노-자뼈결합은 취학 연령까지 발견되지 않을 수도 있다. 아래팔이 엎침된 상태로 고정되어 엎침과 뒤침 운동이 제한된다.

4. 진단

1) 의학적 진단

(1) 방사선검사

일반적으로 방사선검사와 컴퓨터단층촬영검사를 통해 뼈의 기본 구조를 평가하고 진단한다. 검사를 통해 노-자뼈의 몸쪽부위가 결합된 기형 부분을 관찰할 수 있다.

2) 물리치료진단

(1) 관절운동범위 검사

관절운동범위 검사에서 아래팔의 엎침과 뒤침 운동이 제한된다.

5. 중재

1) 의학적 중재

회전뼈자름술을 통하여 노-자뼈의 분리수술을 시행한다(그림 3.10).

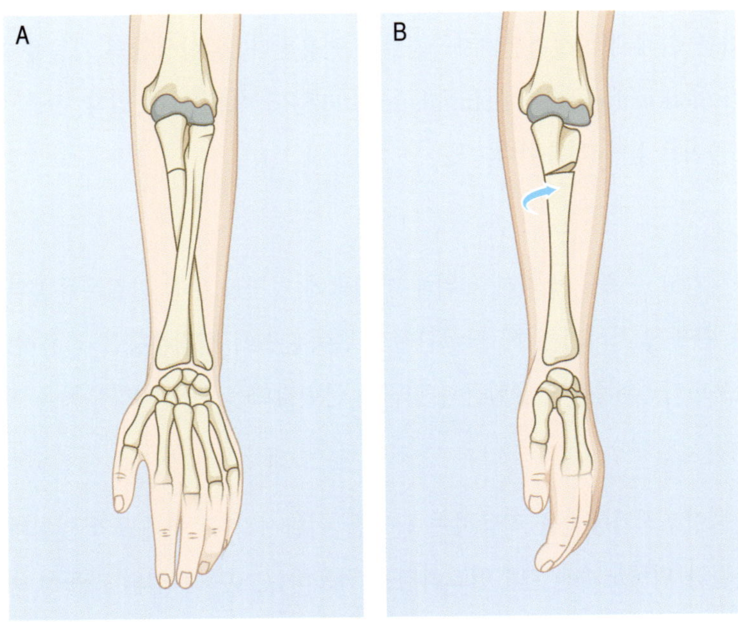

그림 3.10 회전뼈자름술. A: 아래팔뼈를 자른다. B: 회전시켜서 핀으로 고정한다.

2) 물리치료 중재

(1) 최대보호기

① 물리적인자치료

물렁조직 이완 및 통증 완화와 순환 증진을 목적으로 온열치료를 적용한다. 통증 완화를 위해 경피신경전기자극치료를 적용하고, 아픈 쪽 아래팔 부위에 온욕조나 소용돌이욕을 적용한다. 수술 후 최대보호기에는 노뼈쪽 휨을 방지하기 위해 보조기를 사용한다.

② 운동치료

관절과 결합조직의 운동성 및 근육의 탄력성을 유지하고 구축을 방지하기 위해 관절운동범위 운동을 적용한다. 관절운동범위 운동은 순환을 보조하고 통증을 감소시키며 치유과정을 촉진할 수 있다. 관절운동범위를 증가시키기 위해 아래팔의 엎침과 뒤침 운동을 적용한다. 수술 후 최대보호기에는 가동성을 위한 수동 및 능동보조운동을 적용한다.

③ 정형물리치료

근막이완을 위해 근막이완술이나 물렁조직가동술을 적용한다.

(2) 최소보호기

① 물리적인자치료

온열치료와 마사지를 적용하여 물렁조직을 이완시키고 통증 완화 및 순환을 증진시킨다. 약화된 근육의 긴장도를 증가시키기 위해 신경근전기자극치료(neuromuscular electrical stimulation, NMES)를 적용하고 통증 완화를 위해 경피신경전기자극치료를 적용한다. 일상생활의 기능을 향상시키기 위해 기능적 전기자극치료(functional electrical stimulation, FES)도 적용할 수 있다. 또한 아픈 쪽 아래팔 부위에 온욕조나 소용돌이욕 등을 적용한다.

② 운동치료

운동성을 증가시키고 구축을 방지하기 위해 아래팔에 엎침과 뒤침 관절운동범위 운동을 적용한다. 아래팔부의 노뼈쪽 휨을 방지하기 위해 팔꿉관절과 손목관절에 뻗침운동을 적용하고, 엎침과 뒤침에 대한 뻗침운동도 적용한다. 손목관절 굽힘근과 폄근의 근력강화를 위해 저항운동을 적용한다.

③ 정형물리치료

근막이완술과 물렁조직가동술을 적용하여 근막을 이완시킨다. 아래팔의 엎침과 뒤침을 증가시키기 위한 몸쪽노자관절과 먼쪽노자관절의 미끄러짐을 적용하고, 손목관절의 가동성 증진을 위한 관절 미끄러짐 또는 치료면에서 수직인 방향으로 떼어당김과 같은 관절가동술을 적용한다.

3) 예방 및 가정관리

기형에 따른 이차적인 변형이 일어나지 않도록 아래팔 부위의 사용 방법과 교육이 필요하다. 특히, 아래팔부위의 엎침과 뒤침 운동에 대한 자가운동 교육이 중요하다.

3.4 선천성 노뼈결손증

1. 임상개요

선천성 노뼈결손증(congenital absence of radius, congenital clubhand)은 아래팔이 짧고 손이 노뼈 쪽으로 치우침되는 기형으로 선천적인 노뼈의 저형성에서 완전 결손까지의 다양한 형태로 나타난다(그림 3.11). 정확한 발생 원인은 불분명하며, 염색체 이상과 태생기의 외배엽이나 중배엽의 손상으로 추정되는데, 임신 중 약물에 의한 부작용으로 발생할 가능성도 있다. 3만 명 중 1명 미만의 신생아에게 발생하므로 흔하지 않다. 선천성 노뼈결손증과 관련된 증후군에는 혈소판감소증, 판코니빈혈(Fanconi anemia), 홀트-오람증후군(Holt-Oram syndrome), 오키히로증후군(Okihiro syndrome), 나거증후군(Nager syndrome) 등이 있다. 따라서 이러한 상태의 신생아는 혈액 및 유전자 등의 철저한 검사가 필요하다.

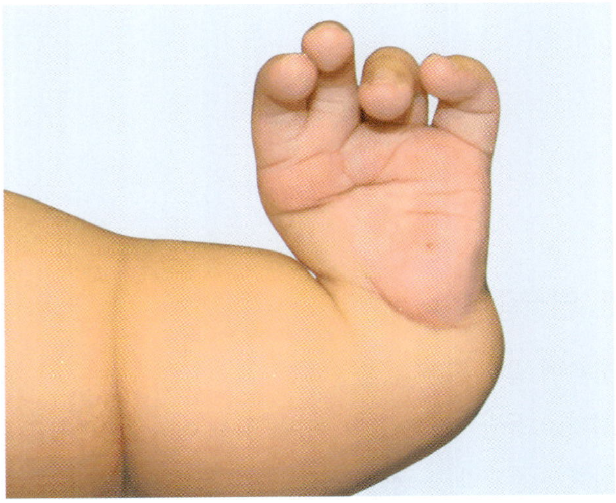

그림 3.11 선천성 노뼈결손증

2. 분류

기형의 정도에 따라 4가지 형태로 구분된다. 1형은 손을 정상적으로 움직일 수 있고 노뼈 먼쪽의 부분 결손이나 엄지손가락이 덜 발달되어 있는 가장 경미한 상태이다. 2형은 손목이 노뼈 쪽으로 치우쳐져 있고, 엄지손가락이 덜 발달되어 있다. 3형은 노뼈의 대부분이 결손되어 있고, 손과 자뼈가 노뼈 쪽으로 치우쳐져 있다. 엄지손가락은 덜 발달되거나 결손되어 있다. 4형은 가장 심하며 흔한 형태로 노뼈가 완전 결손되고 아래팔이 짧다. 엄지가 덜 발달되었거나 결손되어 있으며, 다른 손가락도 차이가 날 수 있다(그림 3.12).

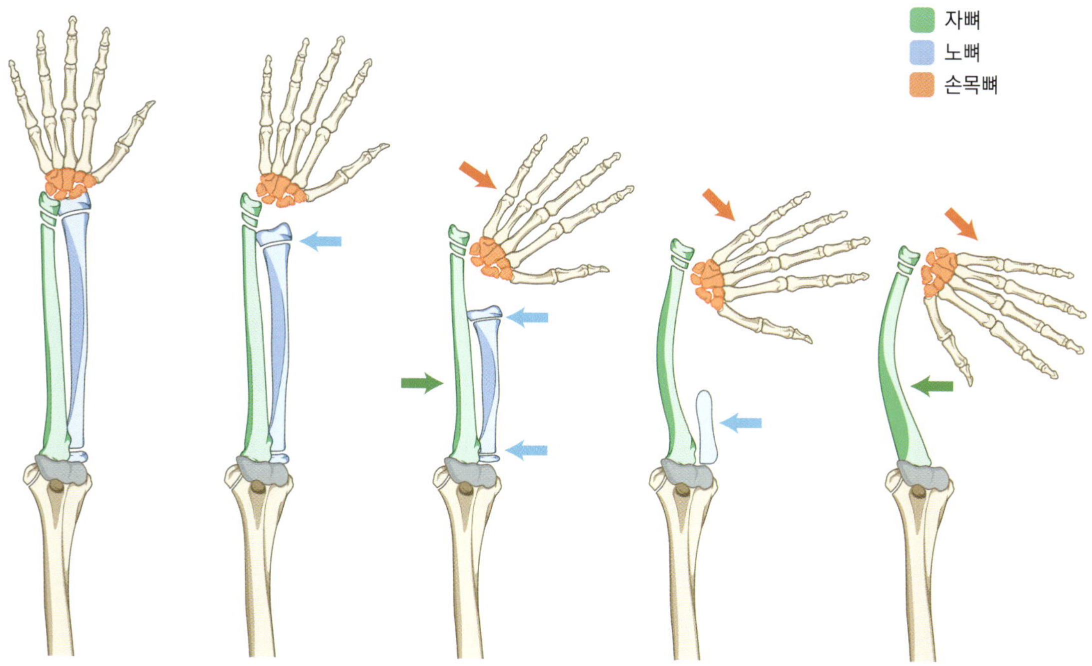

그림 3.12 선천성 노뼈결손증의 분류

3. 임상증상

한쪽에 발생 시 오른쪽에 호발하며, 양쪽 또는 심한 경우 머리얼굴부위 결손이나 척추기형과 심장기형 또는 혈액질환을 동반하기도 한다. 이런 경우 손목관절에서는 손배뼈, 큰마름뼈, 첫 번째 손허리뼈, 첫 번째 손가락 등이 함께 결손된다. 노동맥과 노신경이 팔꿉관절 부분에서 결손되기도 한다.

4. 진단

1) 의학적 진단

(1) 초음파검사

선천성 노뼈결손증은 간혹 출산 전 초음파검사에서 발견되기도 하며, 출산 후 치료할 수 있다.

(2) 방사선검사

일반적인 방사선검사로 아픈 쪽의 결손된 뼈의 모양을 관찰할 수 있다(그림 3.13).

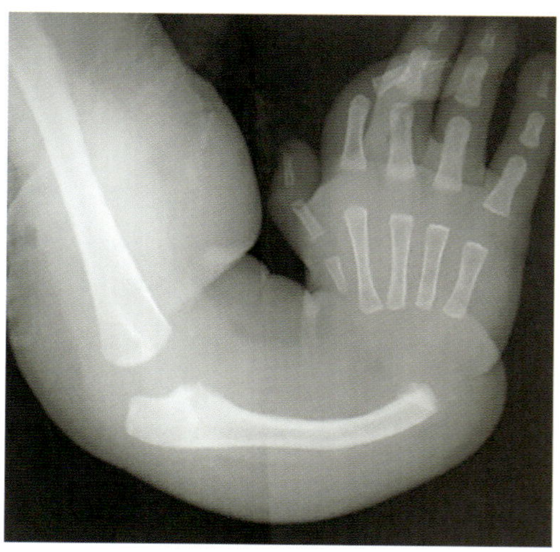

그림 3.13 선천성 노뼈결손증의 방사선검사

2) 물리치료진단

(1) 관절운동범위 검사

노뼈의 결손으로 인한 아래팔의 단축으로 관절운동범위 검사에서 엎침과 뒤침운동의 제한이 나타난다. 또한 관찰에 의한 외견상 소견이 나타나고, 일반적으로 노뼈의 결손에 의한 자뼈의 휨이 노뼈 쪽으로 발생한다.

5. 중재

1) 의학적 중재

초기 수술은 기형을 교정하고 손목의 정상적인 정렬을 달성하는 것을 목적으로 한다. 기형이 심한 환자의 경우, 수술적 치료가 일찍 수행된다. 1형은 먼쪽 노뼈 끝부분의 뼈자름술을 통해 노뼈를 연장한다. 2형, 3형, 4형은 노뼈 쪽으로 치우친 손과 손목뼈를 자뼈 쪽으로 이동하여 안정화시키는 수술을 시행한다. 이 수술 후에는 외부고정장치를 사용하여 3개월 동안 교정된 자세를 유지한다.

2) 물리치료 중재

(1) 최대보호기

① 물리적인자치료

온열치료를 적용하여 물렁조직의 이완과 통증을 완화시키고, 수중운동을 적용하여 움직임을 증가시킨다. 부목 또는 보조기 사용은 수술 후 노뼈 쪽으로 휨을 방지하기 위해 사용한다.

② 운동치료

관절운동은 아래팔부위 결합조직의 운동성을 유지하고 구축을 방지하며, 근육의 탄력성을 유지하기 위해 시행된다. 아래팔부위, 팔꿉관절, 손목관절의 물렁조직 구축 및 예방을 위해 능동관절운동범위 운동을 적용하며, 아래팔부위의 엎침과 뒤침 운동에 대한 능동관절운동범위 운동을 적용한다.

③ 정형물리치료

팔꿉관절과 손목관절 주변의 근막이완을 위해 근막이완술이나 물렁조직가동술을 적용한다.

(2) 최소보호기

① 물리적인자치료

아래팔부위의 물렁조직 이완 및 통증 완화와 순환 증진을 목적으로 온열치료를 적용한다. 아픈 쪽 아래팔부위에 온욕조나 소용돌이욕 등을 적용한다. 소용돌이욕을 통해 아래팔부위, 팔꿉관절 및 손목관절의 움직임 증가를 위한 수중운동을 적용할 수 있다.

② 운동치료

관절운동범위 운동을 적용하여 팔꿉관절과 손목관절의 구축을 예방한다. 뻗침운동은 팔꿉관절과 손목관절에 적용하여 아래팔부위의 노뼈쪽 휨을 방지해야 한다. 특히 아래팔부위의 엎침과 뒤침 운동에 대한 뻗침운동을 적용해야 한다. 근력강화운동은 손목관절의 굽힘과 폄 근육 및 노-자뼈 방향으로 적용한다.

③ 정형물리치료

근막이완술과 물렁조직가동술을 적용하여 팔꿉관절과 손목관절 주변의 근막을 이완시킨다. 팔꿉관절, 몸쪽노자관절, 먼쪽노자관절, 손목관절의 가동성 증진을 위한 관절운동범위 운동을 적용한다.

3) 예방 및 가정관리

기형에 따른 이차적인 변형이 일어나지 않도록 아래팔부위의 사용방법 교육과 관리가 필요하다. 또한 노뼈 쪽으로 휨 방지를 위한 자가운동 교육도 필요하다.

3.5 선천성 엉덩관절 탈구

1. 임상개요

선천성 엉덩관절 탈구(congenital dislocation of the hip)는 한쪽 또는 양쪽의 넙다리뼈머리가 출생 시에 골반절구로부터 선천적으로 부분적 또는 전체적인 탈구나 아탈구를 일으키는 상태이다(그림 3.14). 또한 선천성 엉덩관절 탈구는 탈구 정도에 따른 여러 상황을 표현하기에는 부적합하여 좀 더 넓은 의미를 갖는 발달성 엉덩관절 이형성증이라고 병명이 개정되었으며, 정상 위치로 맞춤이 되지 않는 경우에만 발달성 탈구란 명칭을 사용한다. 출생 시 외관상으로 잘 나타나지 않기 때문에 조기진단이 어렵고 흔히 걷기 시작할 때 발견된다. 결국 성인이 되어서도 통증이 심한 장애를 주는 퇴행성 관절질환을 유발하게 된다. 방치하면 심각한 장애가 초래되지만, 치료를 잘하면 정상적인 엉덩관절을 만들 수 있으므로 조기 발견이 중요하다.

유전적 요인과 환경적 요인 등 복합적으로 작용하는 다요인성 질병으로 정확한 원인은 아직 알 수 없다. 유전적 요인으로 관절막 이완, 가족력, 인종 및 성별의 차이 등이 있다. 또한 신생아 출생 시 골반을 넓혀 주기 위해 호르몬이 분비되어 인대를 이완시키는데, 이 호르몬으로 인하여 신생아의 엉덩관절 인대가 느슨해질 수 있다는 내분비설이 있다. 환경적 요인으로는 태내에서 자세가 과굽힘되어 있다가 출산 후, 폄 및 모음 위치로 성장하는 습관이 있는 사회에서 발병률이 높다.

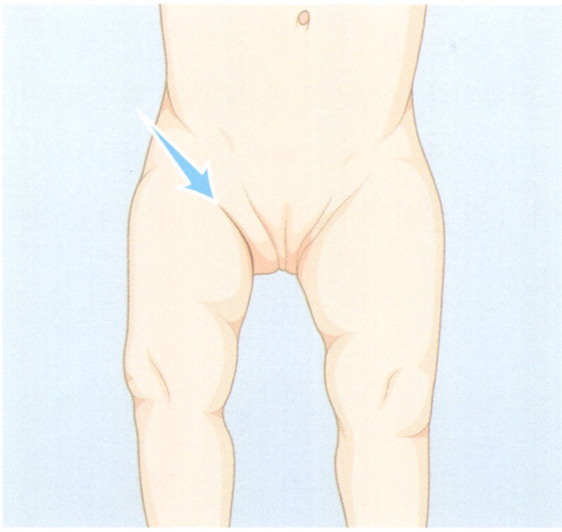

그림 3.14 선천성 엉덩관절 탈구

2. 병태생리

선천성 엉덩관절 탈구 환자는 정상 절구보다 작은 삼각형 모양의 절구를 나타낸다. 그리고 넙다리뼈머리가 엉덩뼈에 많은 압박을 주어 새로운 절구를 만든다. 새로운 절구는 넙다리뼈머리를 수용할 만큼 깊지 못하기 때문에 엉덩관절 변위의 원인이 된다. 선천성 엉덩관절 탈구의 변위 방향은 넙다리뼈머리가 보통 엉덩뼈의 뒷면에 대해 뒤쪽과 위쪽(backward and upward) 방향으로 변위되며, 앞쪽으로 변위되는 경우는 거의 없다(그림 3.15). 양쪽 엉덩관절이 불완전 탈구되면, 허리앞굽음증 증가와 함께 샅굴부위와 엉덩이가 넓어진다.

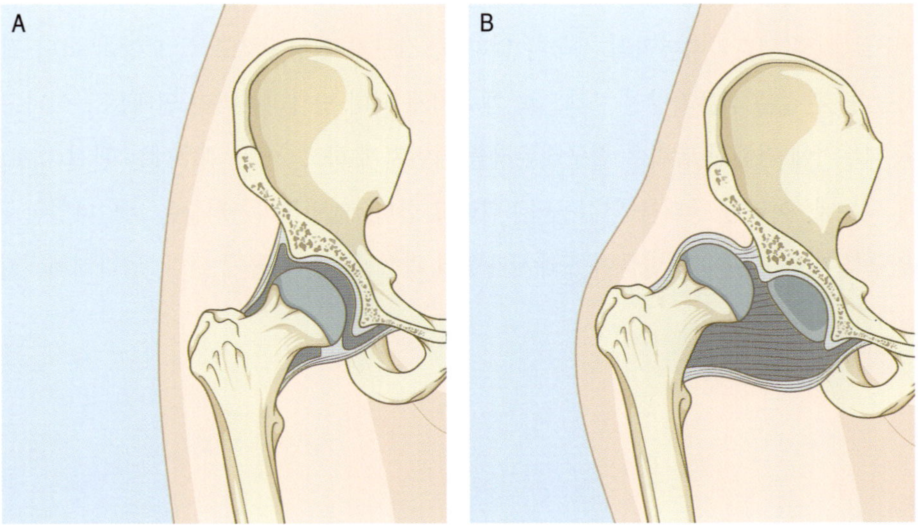

그림 3.15 선천성 엉덩관절 탈구의 변위. A: 정상 엉덩관절, B: 발달성 엉덩관절 이형성증

3. 분류

방사선검사에 의해 3가지 유형으로 분류된다. A형은 엉덩관절에서 넙다리뼈머리의 저형성 및 아탈구에도 불구하고 원래 절구에 위치한다. B형은 엉덩관절에서 넙다리뼈머리가 관절을 이루는 거짓 절구의 아래쪽 측면이 실제 절구의 위쪽 가장자리에서 시작한다. C형은 엉덩관절에서 거짓 절구와 관절을 이루는 넙다리뼈머리가 뚜렷하게 위쪽과 뒤쪽으로 이동된다(그림 3.16).

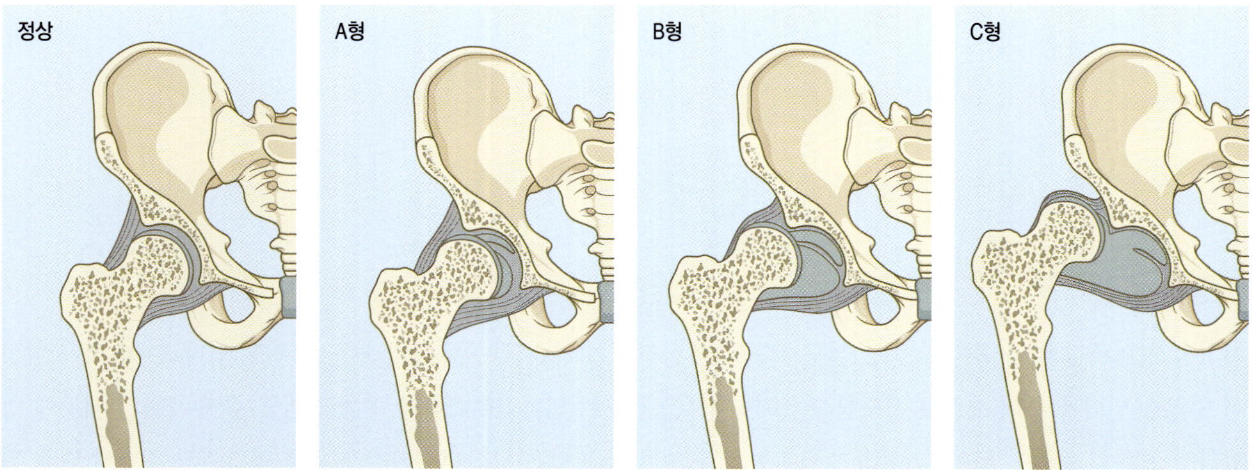

그림 3.16 선천성 엉덩관절 탈구의 분류

4. 임상증상

엉덩관절 주위의 근육 중에서 엉덩관절 굽힘근과 엉덩관절 모음근이 정상적인 길이로 유지되지 않기 때문에 구축이 일어난다. 탈구로 인해 넙다리뼈머리의 자극이 없다면, 절구가 편평해지고 컵 모양이 아닌 접시 모양이 되는 이형성증이 일어난다. 관절은 섬유지방성 조직으로 채워지게 되며 넙다리뼈머리 인대는 늘어나고 길어져서 너덜너덜해진다. 절구테두리에 가해진 압력은 절구테두리를 넓어지게 하고, 어떤 경우에는 관절 내로 접히게 하여 맞춤이 불가능하게 되는데, 이러한 상태를 역절구테두리라고 한다. 엉덩허리근힘줄은 너덜너덜한 관절주머니를 압박하고 절구의 입구를 더욱 좁아지게 만들어 모래시계형의 관절공간을 만들게 된다. 넙다리뼈머리는 골반에 마찰하면서 편평해진다.

5. 진단

1) 의학적 진단

(1) 방사선검사

전형적인 선천성 탈구를 발견하기 위한 신생아의 방사선학적 검사는 특징적인 병리적 변화가 아직 발생하지 않았기 때문에 정확하지는 않다. 생후 4~6개월 이후에 일반 방사선검사에서 탈구된 엉덩관절을 관찰할 수 있다.

(2) 초음파검사

생후 4~6개월 이전에는 초음파검사가 가장 정확한 검사 방법이다(그림 3.17). 초음파검사는 관절의 탈구 여부, 탈구 정도, 절구 이형성 정도 등의 유용한 정보를 얻을 수 있다. 따라서 조기 진단 및 신생아 선별검사로 사용되며, 보장구 등을 이용한 치료 경과를 지속적으로 관찰하는데 많이 사용된다.

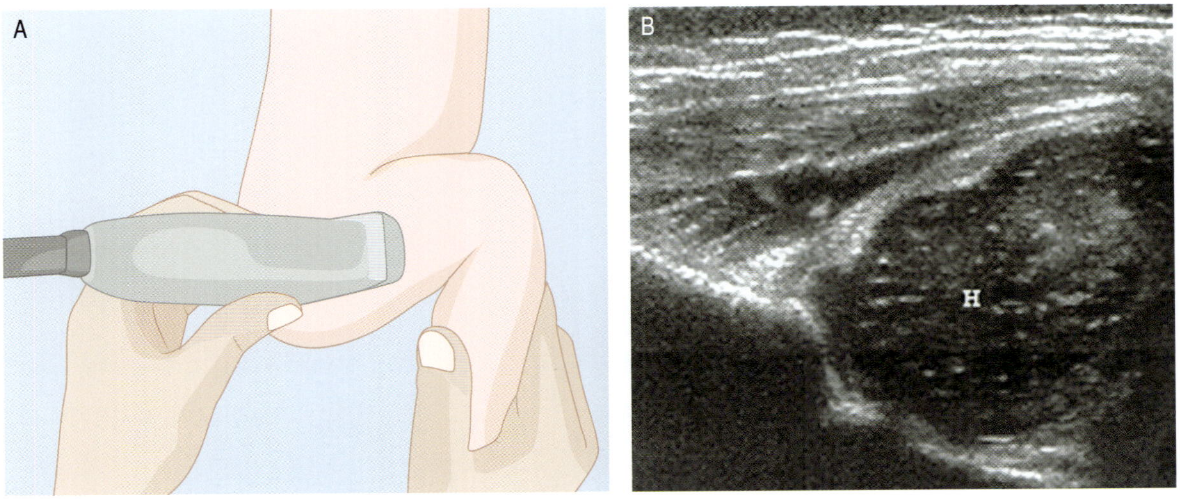

그림 3.17 초음파검사. A: 검사 자세, B: 초음파 사진

2) 물리치료진단

(1) 발로우검사

발로우검사(Barlow test)는 탈구를 유도하여 탈구성 엉덩관절을 검사하는 방법으로 생후 6개월까지 많이 이용되는데, 역오토라니 검사라고도 한다(그림 3.18). 유아를 바로 눕힌 자세에서 엉덩관절 가운데 혹은 약간 벌림시킨 상태에서 90도 굽힘시키고 무릎관절을 완전히 굽힘시킨다. 그런 다음, 검사자의 가운데 손가락을 큰돌기 위에 위치시키고, 엄지손가락은 넙다리 안쪽 작은돌기 위에 위치하게 하여 유아의 다리를 쥐고 다른 손으로는 골반을 고정한다. 이 자세에서 넙다리뼈를 약간 모음시키면서 지면에 평행한 방향인 가쪽으로 넙다리뼈를 밀어 탈구를 유발한다. 이때 탈구가 유발되면, 엉덩관절의 불안정 또는 엉덩관절 이형성증이 있음을 의미한다. 검사가 끝나면 엉덩관절을 약간 벌림시켜 맞춤을 실시한다.

(2) 오토라니검사

오토라니검사(Ortolani test)는 탈구된 넙다리뼈머리를 절구 내에 맞춤시키는 검사 방법이다(그림 3.19).

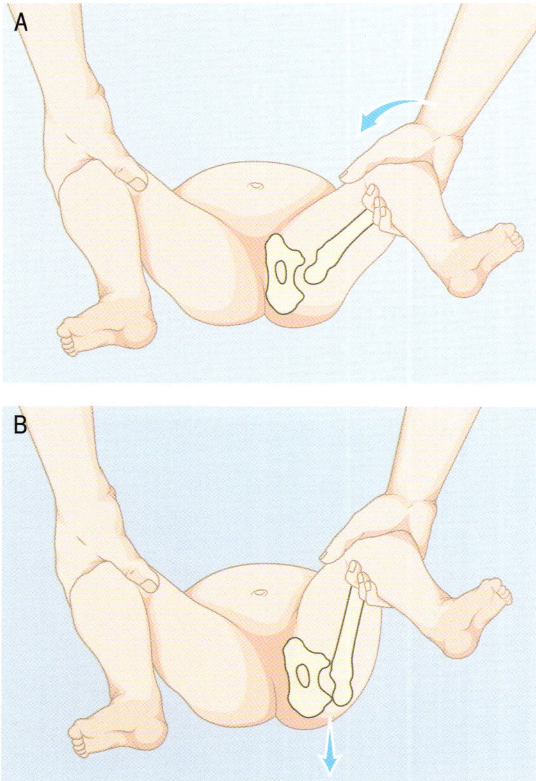

그림 3.18 발로우검사. A: 시작 자세, B: 끝 자세

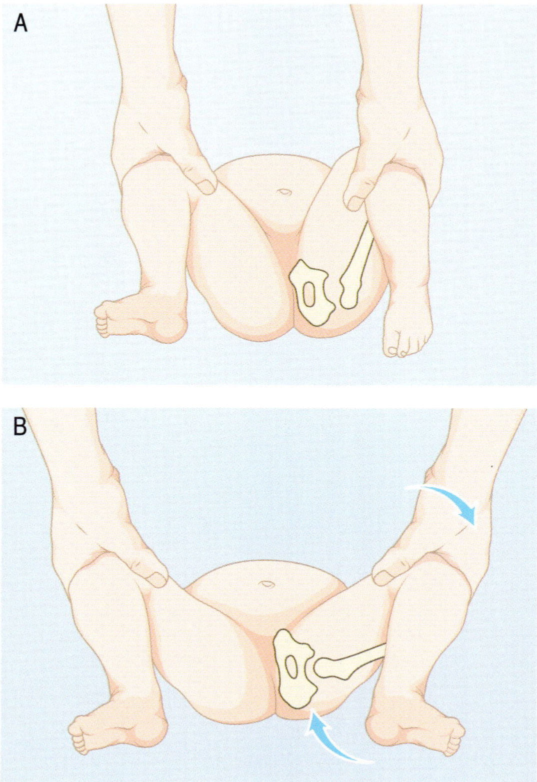

그림 3.19 오토라니검사. A: 시작 자세, B: 끝 자세

유아를 바로눕힌자세에서 검사를 받는 엉덩관절을 90도 굽힘시키고, 무릎관절은 완전 굽힘시킨 후에 검사자의 가운데 손가락은 큰돌기 부위에 그리고 엄지손가락은 무릎관절을 감싸면서 작은돌기 부위에 놓는다. 다른 손은 반대쪽 골반을 잡고 고정시킨다. 이 자세에서 큰돌기 부위를 안쪽으로 밀어 올리면서 다리는 벌림 시킨다. 이때 맞춤되는 느낌이 손끝에서 촉진되면, 이를 오토라니징후라고 하고 엉덩관절의 탈구 또는 불안전 탈구라고 진단한다.

(3) 피스톤징후검사

피스톤징후검사(piston sign test)는 망원경검사(telescoping test), 뒤퓌트랑검사(dupuytren's test), 축당김검사(axial distraction test)라고도 하는데, 엉덩관절의 불완전 탈구를 검사하는 방법이다(그림 3.20). 바로눕힌자세에서 유아의 엉덩관절이 90도 굽힘된 상태일 때, 검사자는 한 손으로 넙다리뼈 바로 위의 골반을 고정하고, 다른 손으로 넙다리뼈 아래부위와 정강뼈를 감싸 쥔다. 이 자세에서 넙다리뼈와 정강뼈를 잡은 손으로 넙다리뼈를 위아래로 천천히 움직인다. 이때 정상 엉덩관절보다 많은 움직임이 나타나면 엉덩관절의 불완전 탈구 또는 불안정이 있다고 진단한다.

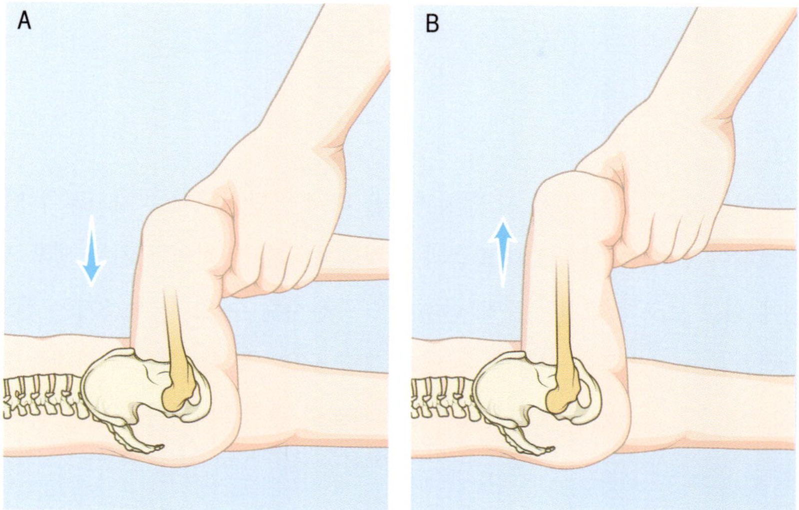

그림 3.20 피스톤징후검사. A: 시작 자세, B: 끝 자세

(4) 앨리스검사

앨리스검사(Allis test)는 갈레아찌검사(Galeazzi test), 무릎높이검사(knee skyline test)라고도 하며, 엉덩관절 탈구나 다리 길이의 차이를 검사하는 방법이다(그림 3.21). 바로눕힌자세에서 유아의 양쪽 발과 무릎을 모은 후, 무릎관절을 90도 굽힘하고 엉덩관절을 45도 굽힘시킨다. 이 자세에서 시진을 통하여 발에서 무릎뼈까지의 길이와 양쪽 정강뼈의 높이가 일치하는지 확인하고, 옆쪽에서 넙다리뼈의 길이가 일치하는지 확인한다. 이때 양쪽 무릎의 높이가 서로 다르거나 한쪽 넙다리뼈가 반대쪽 넙다리뼈보다 앞으로 돌출되어 있을 경우, 엉덩관절 탈구를 의심할 수 있다.

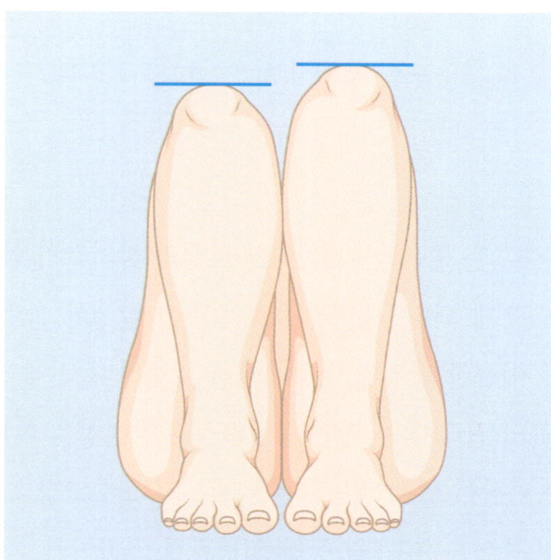

그림 3.21 앨리스검사

6. 중재

1) 의학적 중재

(1) 생후 6개월 이전

엉덩관절 탈구가 확인되면, 초기 치료 시 엉덩관절을 다시 골반절구에 위치시켜야 되며, 느슨한 엉덩관절의 안정성을 확보해야 한다. 엉덩관절의 맞춤과 안정화를 위한 최적의 시기는 생후 3개월이다. 관절의 맞춤은 비교적 쉽게 되고 보조기 고정을 통해 안정성을 증진시킬 수 있다. 보조기는 본로젠(Von Rosen), 파브릭 하네스(Pavlik harness) 등을 사용할 수 있다(그림 3.22). 특히, 파브릭 하네스 보조기가 가장 일반적으로 사용된다. 보조기를 3~4개월간 착용하면 엉덩관절의 관절주머니가 단단하게 되어 더 이상의 탈구를 방지할 수 있다.

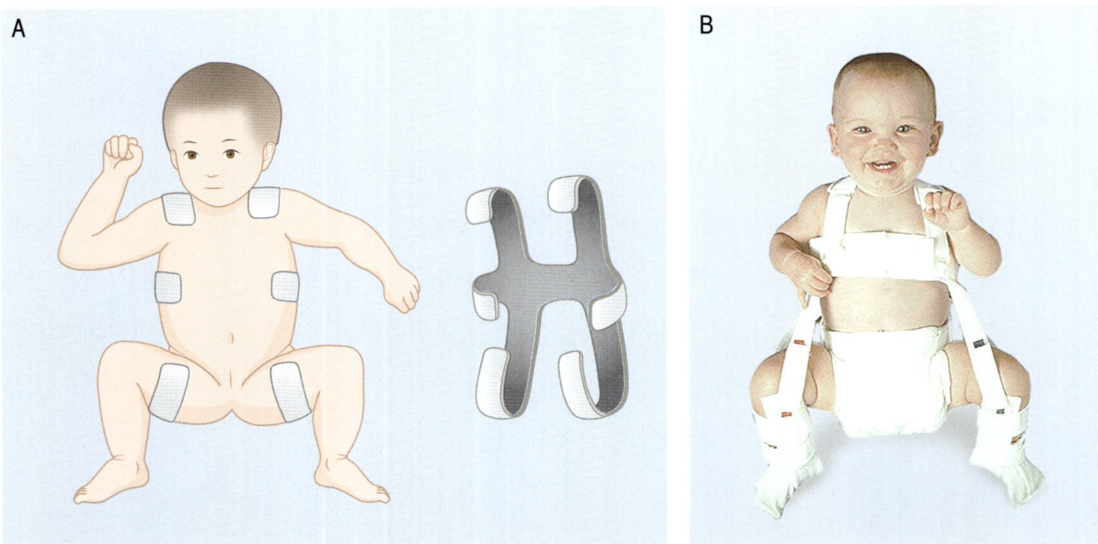

그림 3.22 보조기의 유형. A: 본로젠 보조기, B: 파브릭 하네스 보조기

(2) 생후 6~18개월

이 기간에 탈구가 발견되면 예후는 좋은 편이나, 맞춤과정과 장기간의 안정화로 인해 치료 시간이 더 걸린다. 또한 이차적인 합병증이 오게 되면, 엉덩관절 주위에서 발생한 물렁조직 구축에 대한 치료가 필요하다. 지속적이고 낮은 부하를 이용한 당김이 엉덩관절을 맞춤하기 전에 모음근의 구축을 감소시키기 위해 적용된다. 물렁조직 구조물들의 관리가 안 되면 엉덩관절의 안정성을 회복하기가 힘들다. 물렁조직 구축에 대한 성공적인 처치 후 기능 이상이 있는 엉덩관절은 반드시 도수교정 혹은 외과적 맞춤이 필요하다. 성공적으로 맞춤이 되면, 환자는 최소 6~18개월 동안 엉덩관절 스파이커 석고붕대(hip spica cast)를 해야 한다(그림 3.23).

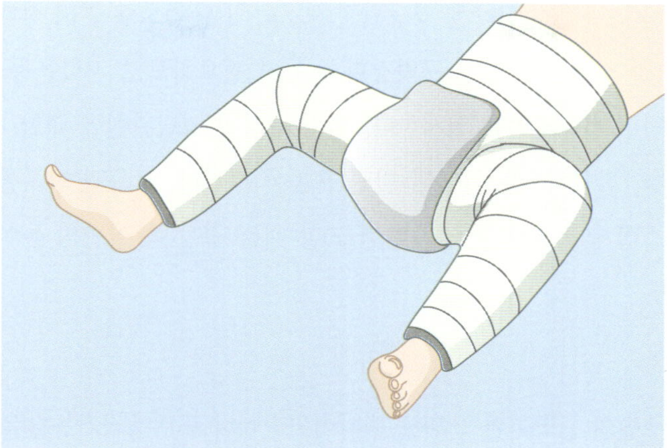

그림 3.23 엉덩관절 스파이커 석고붕대

(3) 생후 18개월 이후

선천적으로 탈구된 엉덩관절이 생후 18개월까지 확인되지 않으면, 이미 엉덩관절의 발육성 이영양증의 심한 이차적 합병증이 발생했을 가능성이 높다. 이 시기의 경우, 이차적인 합병증을 성공적으로 치료할 수 있는 비율은 낮아진다. 구축이 온 관절은 당김 시 저항이 강하지만 단축된 근육, 힘줄, 물렁조직 등에 수술을 한 경우에는 저항이 약하다. 폐쇄 맞춤의 결과는 좋지 않으며, 제대로 발달되지 않은 절구는 넙다리뼈머리가 자리를 잡을 수 없다. 엉덩관절의 형태와 통합성을 재형성하기 위해 여러 번의 수술이 필요할 수도 있다. 치료한 엉덩관절의 통합성을 유지하는 것을 돕기 위해 수술 후에는 나선형 붕대나 부목으로 고정한다.

2) 물리치료 중재

(1) 최대보호기

이 시기의 물리치료 중재는 최소화된다. 보조기 또는 석고붕대 고정을 통해 관절의 안정성을 증진시킨다.

(2) 최소보호기

① 물리적인자 치료

엉덩관절 주변에 물렁조직 이완 및 통증 완화와 순환 증진을 목적으로 온열치료를 적용한다. 가벼운 마사지는 혈액순환을 증진시키고 피부감각을 자극하는 효과가 있고, 좀 더 강한 마사지는 근육의 고유수용성 감각을 자극하여 근육의 수축감각을 증진시켜 간접적인 근육 수축을 유도한다.

② 운동치료

단축된 근육에 대한 뻗침운동과 엉덩관절 벌림근에 대한 근력강화운동을 적용한다. 넙다리빗근, 넙다리곧은근, 넙다리뒤근, 엉덩관절 모음근, 두덩정강근, 넙다리근막긴장근은 흔히 단축이 일어나므로 뻗침운동을 적용한다. 엉덩관절 벌림근은 엉덩관절 모음근의 단축으로 인해 상대적으로 약화가 자주 일어난다. 따라서 엉덩관절 벌림근에 대한 근력강화 운동이 필요하므로 저항운동을 적용한다. 엉덩관절 벌림근의 근력이 확보되면 걸음훈련을 실시한다. 먼저 침범된 엉덩관절에 대한 체중지지훈련을 실시하여 지지능력을 갖게 한다. 점차적으로 굽힘과 벌림 운동을 시킨다. 모음과 안쪽돌림 운동은 재탈구의 위험성이 있으므로 조심스럽게 적용한다. 걸음훈련을 할 때는 정상 쪽 골반의 높이가 일정하게 유지되도록 주의한다.

③ 정형물리치료

엉덩관절과 골반 주변의 근막이완을 위해 근막이완술이나 물렁조직가동술을 적용한다.

4) 예방 및 가정관리

걸음이 불가능한 연령층의 아이는 다리를 무리하게 늘리는 뻗침운동은 피한다. 걸음이 가능한 연령층의 아이는 정상적으로 걸음을 할 수 있도록 걸음훈련을 실시한다. 또한 먼저 침범된 엉덩관절에 대한 체중지지훈련을 실시하고 점차적으로 굽힘과 벌림의 순서로 운동을 실시한다. 모음과 안쪽돌림 운동은 재탈구의 위험성이 없어진 후에 실시한다.

3.6 안굽이엉덩관절

1. 임상개요

안굽이엉덩관절(coxa vara)은 발달성 안굽이엉덩관절(developmental coxa vara)이라고도 한다. 넙다리뼈목과 몸체각(neck shaft angle)이 120도 미만으로 감소하고, 넙다리뼈목 부위에 심각한 뼈되기 결손이 발생하여 환측 다리의 단축을 초래하는 기형이다(그림 3.24). 정확한 발생 원인은 밝혀지지 않았으나, 넙다리뼈목의 안쪽부분에서의 연골속뼈되기(endochondral ossification)의 결함, 태아기 때 자궁 내에서 엉덩관절의 높은 압력으로 인한 변형, 넙다리뼈의 연골과 뼈몸통끝의 성숙 결함 그리고 골절과 같은 손상으로 추정되고 있다. 다른 원인으로는 대사성 뼈 질환[예: 파제트병(Paget's disease)]과 골수염 등이 있다.

2. 병태생리

안굽이엉덩관절 환자는 넙다리뼈목과 몸체각이 120도 이하로 감소되고 비정상 쪽 다리가 짧아진다. 엉덩관절 벌

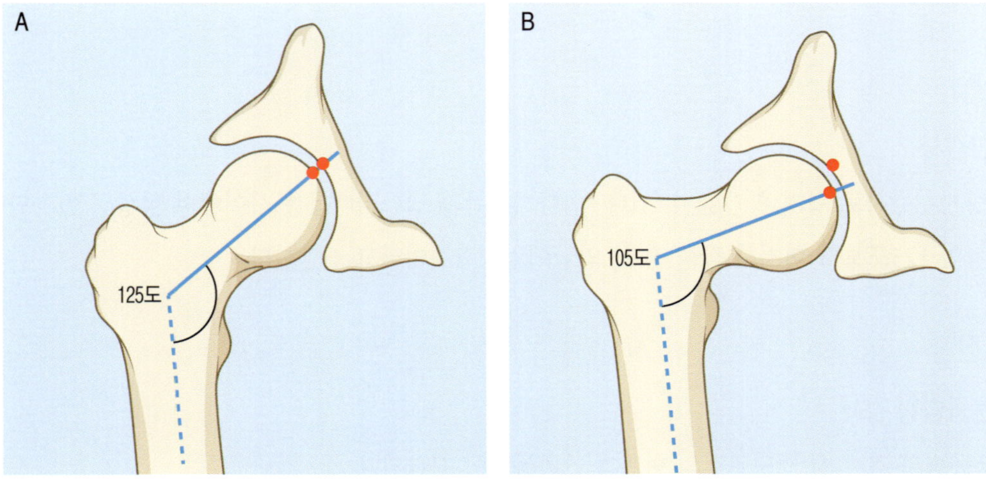

그림 3.24 **안굽이엉덩관절.** A: 정상, B: 안굽이엉덩관절

림근의 약화나 위축 또는 뻗침이 일어나고 엉덩관절 모음근은 단축된다. 또는 넙다리뼈목 부위 아래의 뼈형성 결손으로 인해 삼각형 모양의 뼛조각이 나타나기도 한다.

3. 분류

안굽이엉덩관절은 선천성과 후천성으로 분류할 수 있다. 선천성 안굽이엉덩관절인 경우, 넙다리뼈목 부위의 성장 결손과 엉덩관절의 혈액순환장애 등으로 인해 나타날 수 있다. 후천성 안굽이엉덩관절은 넙다리뼈몸통 부위의 약한 뼈끝판이 성장과정에서 외력에 의해 변형될 수 있고, 넙다리뼈목 부위 골절 후 부정유합 또는 무거운 짐을 운반하는 직업군의 사람, 골반과 엉덩관절의 뼈 결핵질환 감염, 파제트병, 골수염 등으로 나타날 수 있다.

4. 임상증상

성별에 따른 발생 빈도에는 차이가 없고, 1/3 정도가 양쪽에 나타난다. 뼈의 구조적 특성으로 넙다리뼈목과 몸체각이 정상 각도보다 감소한다. 엉덩관절의 벌림과 안쪽돌림 운동에 심한 제한이 있고, 넙다리뼈머리의 뼈끝판이 수직방향으로 전위되어 성장할 수 있으며, 넙다리뼈 큰돌기가 몸 앞쪽으로 전위된다. 양쪽에 발생할 시 허리척주 앞굽음이 증가하고, 편측성일 경우에는 허리척주옆굽음이 발생한다. 또한 이차적으로 넙다리뼈머리 및 목의 변형으로 앞방향경사(anteversion)의 변화가 나타날 수 있다. 아픈 쪽 다리의 단축으로 엉덩관절 벌림근의 약화 또는 위축 그리고 모음근의 단축이 나타난다. 한쪽에 나타날 경우 절름발이걸음(limping gait) 및 트렌델렌버그걸음(Trendelenburg gait)이 나타나고, 양쪽에 나타날 경우에는 오리걸음(waddling gait)의 비정상 보행이 나타난다.

5. 진단

1) 의학적 진단

(1) 방사선검사

일반 방사선검사로 쉽게 확인할 수 있다. 넙다리뼈목과 넙다리뼈몸통 사이에서 형성된 이마면에서의 각도가 정상인 125도보다 현저히 작을 경우, 안굽이엉덩관절이라고 진단한다.

2) 물리치료진단

(1) 관절운동범위 검사

관절운동범위 검사 시 엉덩관절의 벌림과 안쪽돌림이 제한된다.

(2) 다리 길이 검사

정상 쪽 다리와 아픈 쪽 다리 길이를 측정한 후, 비교한다.

6. 중재

1) 의학적 중재

넙다리뼈목과 몸체의 각이 90도 이하이며 보행에서 파행을 보이고, 힐젠레이너 선(Hilgenreiner's line)과 몸쪽 넙다리뼈 뼈끝판이 이루는 각이 45도 이상일 때 교정수술을 시행한다. 몸쪽 넙다리부위에 밖굽이뼈자름술(valgus osteotomy) 후 내고정 또는 모음근 절단술을 시행한다(그림 3.25).

2) 물리치료 중재

(1) 최대보호기

① 물리적인자치료

온열치료와 전기치료를 적용하여 통증을 완화시킨다. 수술 후 침상안정이나 당김치료가 끝나고 보행훈련을 하는데, 환자의 다리에 체중이 부하되지 않는 캘리퍼(caliper)나 플라스터(plaster)를 12~18개월 정도 착용하게 한다(그림 3.26).

② 운동치료

일반적으로 안굽이엉덩관절에서는 엉덩관절 바깥돌림 제한, 엉덩관절 굽힘근과 모음근의 단축 등이 나타난다. 따라서 엉덩관절 바깥돌림, 폄, 벌림의 수동 혹은 능동관절운동범위 운동을 적용한다.

③ 정형물리치료

엉덩관절과 골반 주변의 근막이완을 위한 근막이완술이나 물렁조직가동술을 적용한다.

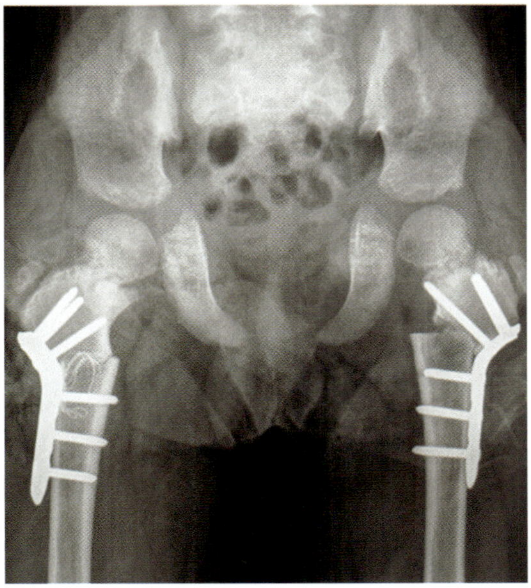

그림 3.25 밖굽이뼈자름술

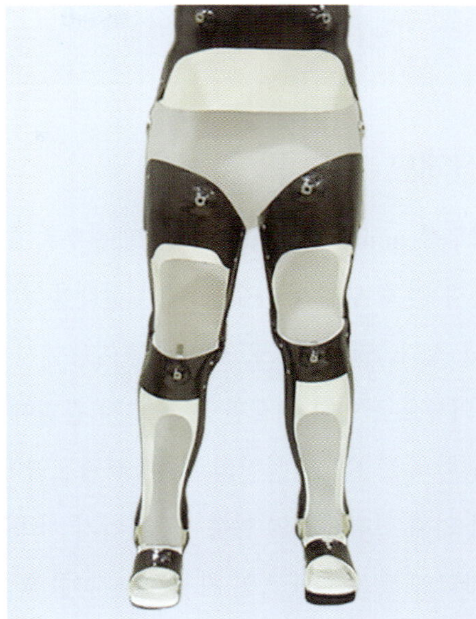

그림 3.26 캘리퍼

(2) 최소보호기

① 물리적인자치료

안굽이 변형으로 인한 신체 정렬 변화로 허리부위 혹은 무릎관절 등의 통증 유발 시 통증완화 목적으로 온열치료와 전기치료를 적용한다.

② 운동치료

엉덩관절 가쪽돌림, 폄, 벌림 시 수동 혹은 능동관절운동범위 운동을 적용하며, 단축된 엉덩관절 모음근에는 뻗침운동을 적용한다. 엉덩관절 모음근의 단축으로 인해 엉덩관절 벌림근의 근력이 약화된다. 따라서 엉덩관절 벌림근의 근력을 강화시키기 위해 저항운동을 적용한다.

③ 정형물리치료

근막이완술과 물렁조직가동술을 적용하여 골반과 엉덩관절 주변의 근막을 이완시킨다. 엉덩관절 벌림과 안쪽돌림의 제한된 관절운동범위를 증가시키기 위해 엉덩관절 미끄러짐과 당김 등의 관절가동술을 적용한다.

3) 예방 및 가정관리

한쪽 안굽이엉덩관절인 경우, 이차적으로 엉덩관절과 무릎관절에 관절염이 발생하지 않도록 체중부하 방법과 엉덩관절 사용방법에 대한 교육이 필요하다. 특히, 짧아진 다리의 경우 신발 높이를 높여서 양쪽의 체중부하가 같아지도록 유도한다. 단축된 다리 때문에 척추옆굽음증이 발생되지 않도록 신체의 정렬과 체중부하 및 균형에 대한 교육과 관리가 필요하다.

3.7 밖굽이무릎

1. 임상개요

밖굽이무릎(genu valgum)은 무릎관절부위에서 무릎이 과도하게 안쪽방향으로 휜 상태나 정강뼈와 종아리뼈의 아래다리 먼쪽 부위가 가쪽을 향한 상태를 말한다. 넙다리뼈와 정강뼈의 해부학적 축의 각도가 정상인 170~175도 보다 작다. 일반적으로 3~5세의 아동에서 생리적 밖굽이무릎이 잘 나타나고, 이후 7세 이후 자연적으로 교정된다. 외상으로 인한 뼈끝판의 손상 및 감염에 의한 경우 또는 영양결핍(비타민 D)에 의한 구루병(rickets)으로 인해 발생할 수도 있다. 성인의 경우, 뼈관절염이나 류마티스관절염의 후유증으로 인해 발생하기도 한다. 골절 또는 병인에 의해 넙다리뼈의 안쪽관절융기가 가쪽관절융기보다 조기 성장일 때 발생할 수 있다. 또한 앉을 때 무릎 안쪽이 바닥에 닿는 습관적인 자세(W-자세; W-position)를 반복할 경우에 발생할 수도 있다(그림 3.27).

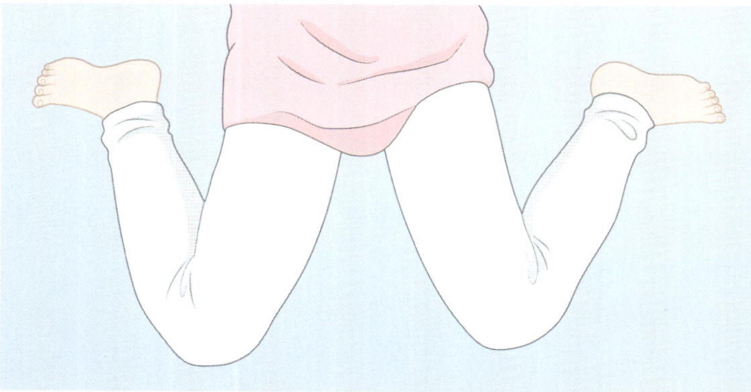

그림 3.27 W-자세

2. 병태생리

넙다리뼈 안쪽관절융기에 비후와 길이 증가가 나타나며, 무릎관절의 가쪽인대는 단축되고 안쪽인대는 뻗침된다. 무릎관절 안쪽에 닿는 근육(반막근, 반힘줄근, 넙다리빗근, 안쪽넓은근)은 뻗침되고, 가쪽에 닿는 근육(넙다리두갈래근, 엉덩-정강띠)은 단축된다. 넙다리두갈래근의 단축으로 정강뼈는 가쪽돌림되며, 보상작용으로 발은 안쪽돌림된다. 넙다리네갈래근의 작용기전 축이 바깥쪽으로 이동되어 무릎뼈의 가쪽 아탈구가 유발되기도 한다.

3. 임상증상

기형의 발생은 주로 양쪽으로 발생하고, 이차적으로 안굽이엉덩관절과 편평발, 척추변형이 동반될 수 있다. 무릎을 모으고 서 있을 때, X자 모양이 되어 양쪽 무릎관절은 가까워지고 발의 간격은 멀어진다(그림 3.28). 기형은

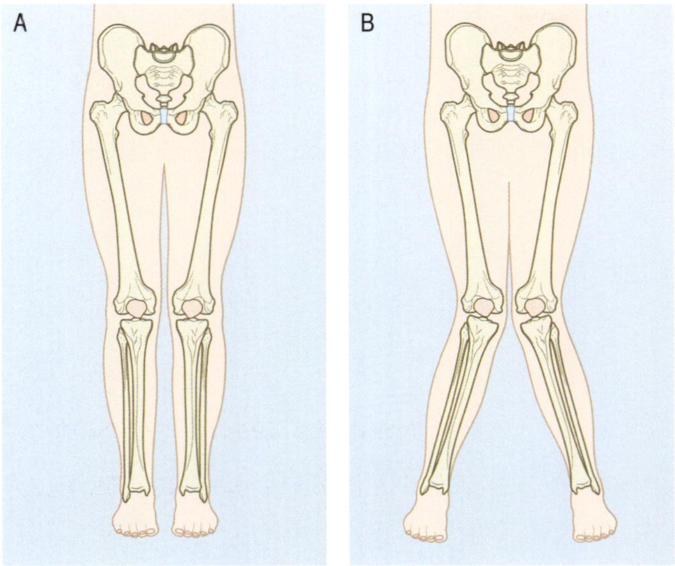

그림 3.28 밖굽이무릎의 특징. A: 정상 무릎, B: 밖굽이무릎

환자가 선자세를 취했을 때 체중부하로 인해 더욱 심하게 나타난다.

4. 진단

1) 의학적 진단

(1) 방사선검사

일반 방사선 사진에서 양다리 무릎관절 중심에서 넙다리뼈와 정강뼈의 해부학적 축이 만나는 각도를 측정한다(그림 3.29). 정상 각도는 평균 170~175도이며, 165도보다 작을 때를 밖굽이무릎이라고 진단한다.

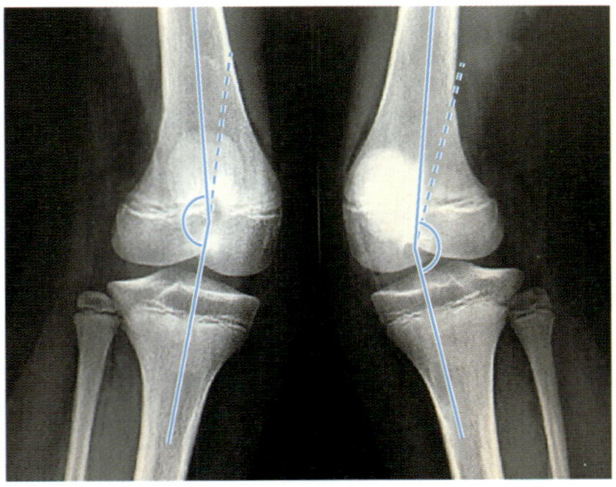

그림 3.29 밖굽이무릎의 방사선 사진

2) 물리치료진단

(1) 양쪽 복사뼈간 거리 측정

바로 선 자세에서 무릎을 완전히 펴시킨 후, 발목관절의 안쪽복사뼈 사이의 거리를 측정한다. 이 길이를 발목관절 양쪽 복사뼈 간 거리라고 한다. 1등급은 2.5cm 이하, 2등급은 2.5~5cm, 3등급은 5~7.5cm, 4등급은 7.5cm 이상으로 구분한다.

5. 중재

1) 의학적 중재

뼈끝판유합술(epiphyseal stapling), 뼈자름술(osteotomy), 뼈골절술(osteoclasis)을 시행한다(그림 3.30).

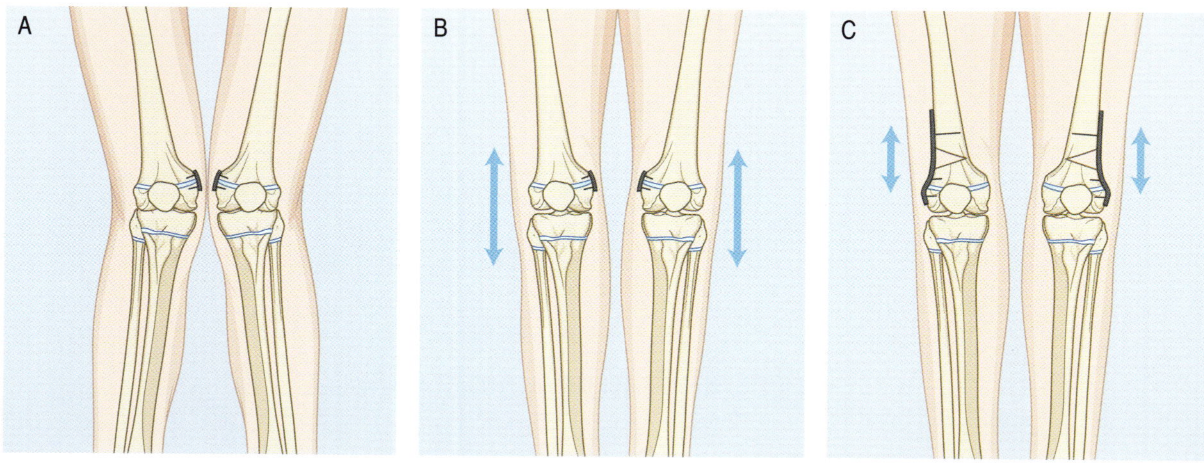

그림 3.30 밖굽이무릎의 수술. A: 밖굽이무릎, B: 뼈끝판유합술, C: 뼈자름술

2) 물리치료 중재

(1) 최대보호기

① 물리적인자치료

온열치료와 전기치료를 적용하여 순환을 증가시키고 통증을 완화시킨다. 무릎의 안쪽 휨을 방지하고자 안쪽 발 활의 높이를 높이기 위해 신발의 안쪽을 높여주거나, 짧은다리보조기의 안쪽 지지대에 패드를 부착하기도 한다.

② 운동치료

무릎관절 가쪽의 운동성 증진을 위한 수동 및 능동관절운동범위 운동을 적용한다.

③ 정형물리치료

무릎관절 주변의 근막이완을 위한 근막이완술이나 물렁조직가동술을 적용한다.

(2) 최소보호기

① 물리적인자치료

무릎관절에 온열치료를 적용하여 순환을 증가시키고 통증을 완화시킨다. 밖굽이무릎 변형으로 신체 정렬이 변화되어 무릎관절에 통증이 유발될 때, 통증완화 목적으로 전기치료를 적용한다. 다리의 가쪽부위에 마사지를 적용하여 단축된 물렁조직을 이완시킨다.

② 운동치료

관절운동범위 운동을 적용하여 무릎관절 가쪽의 운동성을 증진시키며 단축된 물렁조직 및 엉덩정강인대, 넙다리두갈래근, 가쪽인대 등에 수동뻗침운동을 적용한다. 무릎관절 안쪽에 닿는 근육(반막근, 반힘줄근, 넙다리빗근, 안쪽넓은근)의 근력강화를 위해 저항운동을 적용한다.

③ 정형물리치료

근막이완술과 물렁조직가동술을 적용하여 무릎관절 주변의 근막을 이완시키며 안굽이무릎을 유도하기 위해 관절가쪽 벌림(lateral gap) 관절가동술을 적용한다.

3) 예방 및 가정관리

밖굽이무릎은 체중부하가 관절 안쪽에 집중되므로 안쪽 융기에 관절염이 발생하지 않도록 하는 교육이 필요하다. 다리 안쪽이 바닥에 닿는 W-자세로 앉지 말고, 양반자세로 앉도록 하여 무릎관절 가쪽의 벌림을 유도하도록 한다.

3.8 안굽이무릎

1. 임상개요

안굽이무릎(genu varum)은 무릎관절에서 가쪽 방향의 활(bow) 모양으로 휜 상태를 말한다(그림 3.31). 따라서 아래다리의 정강뼈와 종아리뼈의 먼쪽 부위가 안쪽으로 향한 상태를 말하며, 넙다리뼈와 정강뼈의 해부학적 축의 각도가 180도 이상이다. 정강뼈나 넙다리뼈의 단독 혹은 양쪽 모두에서 변형이 나타날 수 있으며, 안짱다리(bandy legged)라고도 한다.

생후 2년 이상 이러한 변형이 지속되면 안굽이무릎을 의심할 수 있다. 최근에는 비만 유아에게도 나타나고 있다. 영양결핍(비타민 D)에서 오는 구루병이나, 정강뼈의 위 안쪽부의 성장 장애로 인해 나타나는 정강뼈 안쪽번짐(blount) 질환에 의해 발생할 수 있다. 또한 외상이나 감염으로 인한 정강뼈와 넙다리뼈의 안쪽부 뼈끝판의 성장 장애에 의해 발생할 수도 있다. 성인에서는 변형성 뼈염(osteitis deformans), 뼈연화증(osteomalacia), 골절 등에 의해서 발생할 수 있고, 소아의 경우에는 양반다리 앉는 자세(tailor sitting position)에 의해 발생할 수도 있다(그림 3.32).

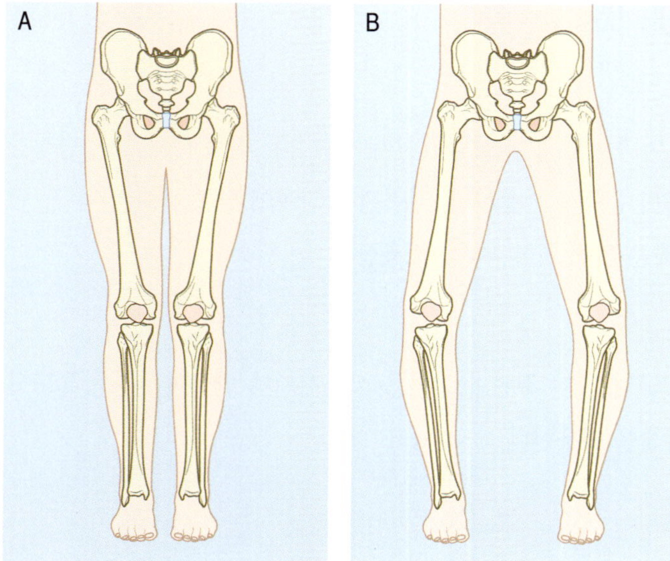

그림 3.31 안굽이무릎. A: 정상 무릎, B: 안굽이무릎

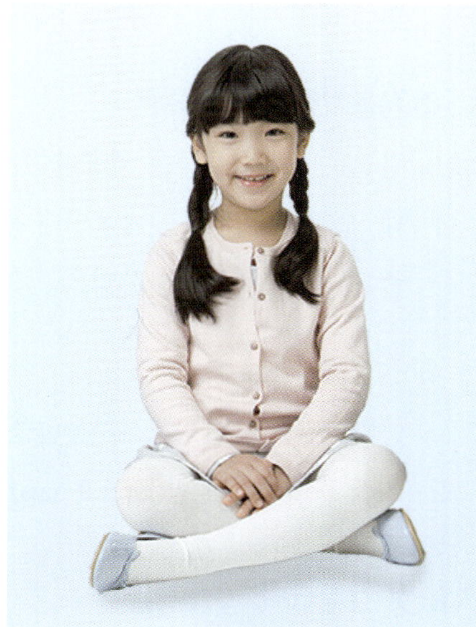

그림 3.32 양반다리 앉는 자세

2. 병태생리

넙다리뼈 가쪽융기가 비대해지고 길이가 증가되며, 무릎 가쪽인대는 뻗침되고 안쪽인대는 단축된다. 또한 무릎안쪽에 닿는 근육(반박근, 반힘줄근, 넙다리빗근, 안쪽넓은근, 두덩정강근)은 단축되며, 무릎가쪽에 닿는 근육(넙다리두갈래근, 엉덩정강근막띠)은 뻗침된다. 무릎 안쪽근육의 단축으로 정강뼈는 안쪽돌림되고, 정강뼈 먼쪽은 안쪽비틀림(internal torsion)된다.

3. 임상증상

일반적으로 1세 미만의 유아에게서 생리적 안굽이무릎이 발견된다. 이후 정강뼈의 먼쪽 부위가 안쪽으로 비틀린 안쪽비틀림(internal torsion) 변형이 동반된다. 양발을 많이 벌리고 걷고, 발가락이 안쪽으로 향하는 안쪽발가락걸음(in-toeing gait)을 한다. 또한 걸음 시 체중이 가쪽으로 쏠리는 오리걸음으로 걷는다. 양발을 모으고 서면 양쪽 무릎 사이가 벌어지며, 무릎관절의 안쪽부위에서는 비정상적 압박과 가쪽부위에서는 비정상적 장력 증가가 나타나 관절 손상이 발생할 수 있다.

4. 진단

1) 의학적 진단

(1) 방사선검사

일반 방사선검사로 양다리 무릎관절 중앙에서 넙다리뼈와 정강뼈의 해부학적 축의 각도를 측정한다(그림

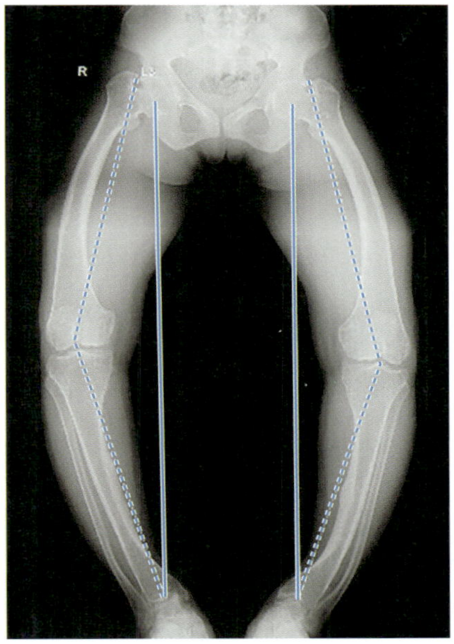

그림 3.33 안굽이무릎의 방사선 사진

3.33). 정상 각도는 평균 170~175도이며, 180도 이상일 때를 안굽이무릎이라고 진단한다.

2) 물리치료진단

발목의 안쪽복사뼈를 밀착시킨 후, 바로선자세에서 양쪽 무릎관절 사이의 벌어지는 정도를 측정한다. 1등급은 2.5cm 이하, 2등급은 2.5~5cm, 3등급은 5cm 이상으로 구분한다.

5. 중재

1) 의학적 중재

안굽이무릎의 각도가 정상 각도보다 큰 2등급과 3등급의 경우 3~5세 이후 뼈끝판유합술, 뼈자름술, 뼈골절술을 시행한다(그림 3.34).

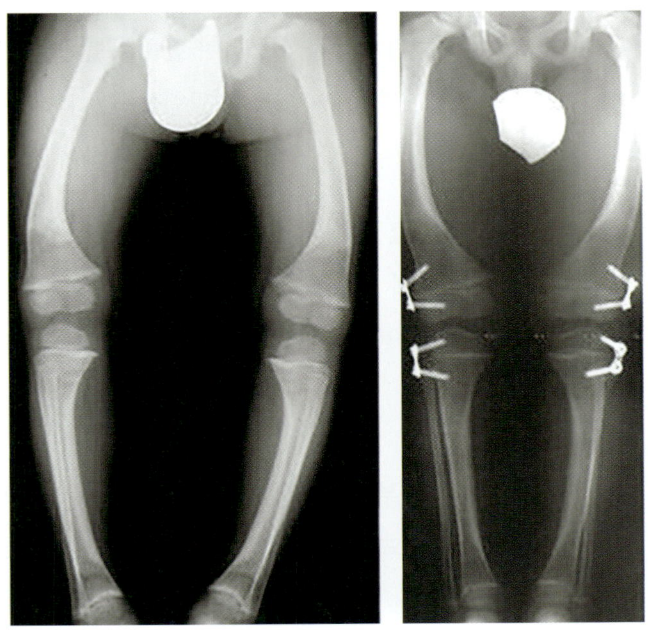

그림 3.34 뼈끝판유합술

2) 물리치료 중재

(1) 최대보호기

① 물리적인자치료

온열치료와 전기치료를 적용하여 순환을 증가시키고 통증을 완화시킨다. 무릎관절의 가쪽 휨을 방지하고자 가쪽 발 활의 높이를 높이기 위해 신발의 가쪽을 높여주거나, 무릎 가쪽방향으로 스트랩을 놓고 안쪽 지지대 쪽으로 묶어 교정한다.

② 운동치료

무릎관절 안쪽의 운동성 증진을 위해 수동 및 능동관절운동범위 운동을 적용한다.

③ 정형물리치료

무릎관절 주변의 근막이완을 위해 근막이완술이나 물렁조직가동술을 적용한다.

(2) 최소보호기

① 물리적인자치료

무릎관절에 온열치료를 적용하여 순환 증가 및 통증을 완화시키고, 무릎관절의 통증을 완화시키기 위해 경피신경전기자극치료 또는 간섭파치료(interference current therapy, ICT) 등의 전기치료를 적용한다. 안굽이무릎 변형으로 단축되어진 다리의 안쪽부위에 마사지를 시행하여 안쪽부위의 물렁조직을 이완시킨다.

② 운동치료

관절운동범위 운동을 적용하여 안쪽 무릎관절의 운동성을 증진시킨다. 무릎관절 안쪽 부위의 신장을 위해 물렁조직과 근육(반막근, 반힘줄근, 넙다리빗근, 안쪽넓은근, 두덩정강근)에 수동 뻗침운동을 적용한다. 넙다리두갈래근의 근력강화를 위하여 저항운동을 적용한다.

③ 정형물리치료

근막이완술과 물렁조직가동술을 적용하여 무릎관절 주변의 근막을 이완시키며, 밖굽이무릎 유도를 위한 관절안쪽 벌림(medial gap) 관절가동술을 적용한다.

3) 예방 및 가정관리

안굽이무릎은 체중부하가 관절 가쪽에 집중되므로 가쪽융기에 관절염이 발생되지 않도록 하는 교육이 필요하다. 평상 시 양반다리자세로 앉지 않고, W-자세로 앉도록 하여 무릎관절 안쪽의 벌림을 유도한다.

3.9 선천성 안쪽발꿈치들린휜발

1. 임상개요

발의 기본적인 변형으로는 안쪽굽음(varus), 바깥굽음(valgus), 꿈치들린휜발(equinus), 발끝들린휜발(talipes calcaneus)의 4가지가 있다. 일반적으로 관찰되는 발 기형은 꿈치들린휜발과 안쪽번짐(inversion)이 결합된 선천성 안쪽발꿈치들린휜발(congenital talipes equino-varus)이다. 선천성 안쪽발꿈치들린휜발은 앞발부위의 모음과 발 뒷부분의 안쪽번짐 그리고 발목관절의 발바닥쪽 굽힘이 심하게 일어난 기형이다(그림 3.35). 전체적으로 발이 안쪽으로 휜 상태로 보인다. 현재까지 정확한 발생 원인은 밝혀지지 않았으나, 자궁 내의 기계적 요인, 발뼈 연골의 발생장애, 신경 및 근육성 요인 또는 유전자 결손 및 유전설이 있다.

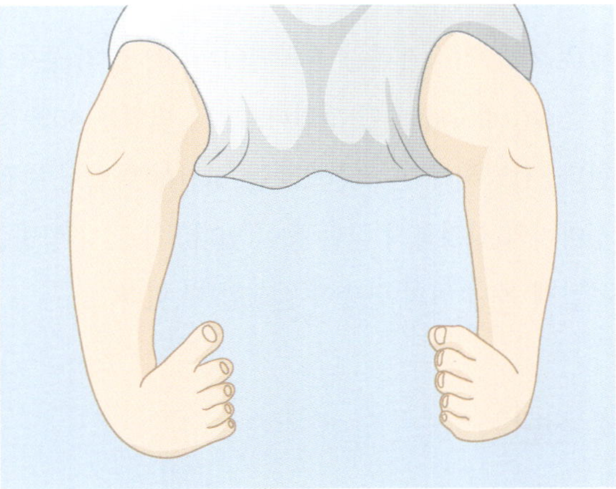

그림 3.35 선천성 안쪽발꿈치들린휜발

2. 병태생리

뼈대계통의 변화가 가장 심한 뼈는 목말뼈로서 머리부위와 목부위가 목말뼈 몸체에 대하여 심하게 안쪽 및 발바닥부로 편향되고, 목말발배관절(talonavicular joint)이 아탈구된 상태이다. 또한 목말발배관절과 발꿈치입방관절(calcaneocuboid joint)은 발바닥 및 안쪽으로 편향된다. 따라서 발꿈치뼈는 작아지고 발은 전체적으로 뒤침(supination) 상태 및 안쪽 방향으로 위쪽 경사를 이루며, 발배뼈의 안쪽전위 및 입방뼈와 등쪽 쐐기뼈는 모음 상태가 된다.

꿈치들린휜발로 인한 뒤쪽의 물렁조직에서는 아킬레스힘줄, 관절의 뒤쪽관절막, 뒤쪽목말종아리인대(posterior talofibular ligament), 발꿈치종아리인대(calcaneuofibular ligament)의 구축이 발생하고 안쪽물렁조직에서는 세모인대(deltoid ligament), 목말발배 관절막에서 구축이 발생한다. 또한 목말밑관절의 목말발꿈치사이인대(talocalcaneal interosseous ligament) 또는 발등 가쪽의 두갈래인대(bifurcate ligament) 등도 구축이 발생하게 된다.

근육계통에서는 뒤정강근(tibialis posterior muscle), 긴엄지발가락굽힘근(flexor hallucis longus muscle), 긴발가락굽힘근(flexor digitorum longus muscle) 등의 구축이 발생한다. 장딴지근(gastrocnemius muscle)은 무용성 위축이 오며, 안쪽 가장자리의 근육(앞정강근과 뒤정강근)은 단축되고, 반대쪽 가쪽 가장자리의 근육(종아리근)은 신장된다. 발 근육에서는 엄지벌림근(abductor hallucis muscle), 발바닥네모근(quadratus plantae muscle), 발바닥근막(plantar fascia) 등이 구축되어 오목발(cavus) 변형이 동반된다.

3. 임상증상

발의 가쪽 가장자리는 볼록면이 되고, 발의 등쪽으로 체중부하 보행이 된다. 따라서 발 등쪽의 피부는 비후되고 굳은살(callosities)이 생긴다. 발의 변형은 50% 정도가 양쪽에 발현되며, 남성이 여성보다 두 배 정도 높게 호발한다. 감별해야 될 질환으로는 선천성 다발성 관절구축증, 수막척수류, 척수종양, 소아마비, 진행성 근위축증, 뇌성마비와 신경학적 질환 등이 있다. 치료 시 합병증으로 목말뼈의 무혈성 괴사로 인한 목말뼈 몸체의 편평화 또는 목말뼈 목 부위의 단축이 발생할 수 있다.

4. 진단

1) 의학적 진단

(1) 방사선검사

선천성 안쪽발꿈치들린휜발의 방사선검사 소견에서 중요한 각도는 앞뒤면 목말발꿈치(anteroposterior talocalcaneal) 각도와 발등굽힘 목말발꿈치(dorsiflexion talocalcaneal) 각도이다. 앞뒤면 목말발꿈치 각도는 목말뼈의 세로축과 발꿈치뼈의 세로축이 이루는 각으로써 카이트각(kite angle)이라고도 하고, 정상 범위는 30~55도이다(그림 3.36). 발등굽힘 목말발꿈치각은 수동적으로 힘을 가한 상태에서 발목을 발등굽힘하여 촬영한 측면사진에서 목말뼈와 발꿈치뼈 사이의 각도로써 정상범위는 25~30도이다. 선천성 안쪽발꿈치들린휜발은 앞뒤면 목말발꿈치각과 발등굽힘 목말발꿈치각이 정상보다 작다.

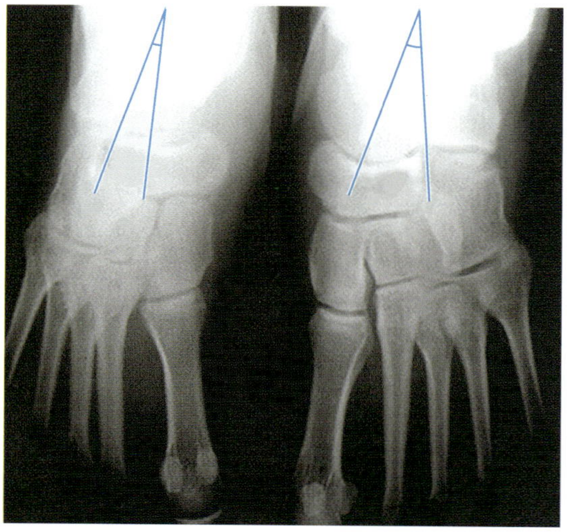

그림 3.36 카이트각

2) 물리치료진단

발의 변형을 시진으로 쉽게 관찰할 수 있으며, 다리의 정렬상태와 비틀림(torsion) 정도를 확인한다. 또한 발목관절과 발의 변형 정도를 측정 및 관찰해야 한다.

5. 중재

1) 의학적 중재

초기에는 부목이나 테이프 또는 석고 등을 이용한 비수술적 방법을 시행한다. 테이핑에 의한 교정방법 순서로는 첫째 앞발부의 모음, 둘째 뒷발부의 안쪽굽음(varus), 셋째 발목관절의 꿈치들린휜발을 교정한다. 비수술적 치료의 효과가 없을 경우, 6세 이전에는 물렁조직 유리술, 6~12세 사이에는 힘줄 이식 및 뼈조직 수술 등을 시행한다. 대표적으로 10세 이상의 소아나 성인에게는 삼중관절고정술(triple arthrodesis)을 시행할 수 있다(그림 3.37).

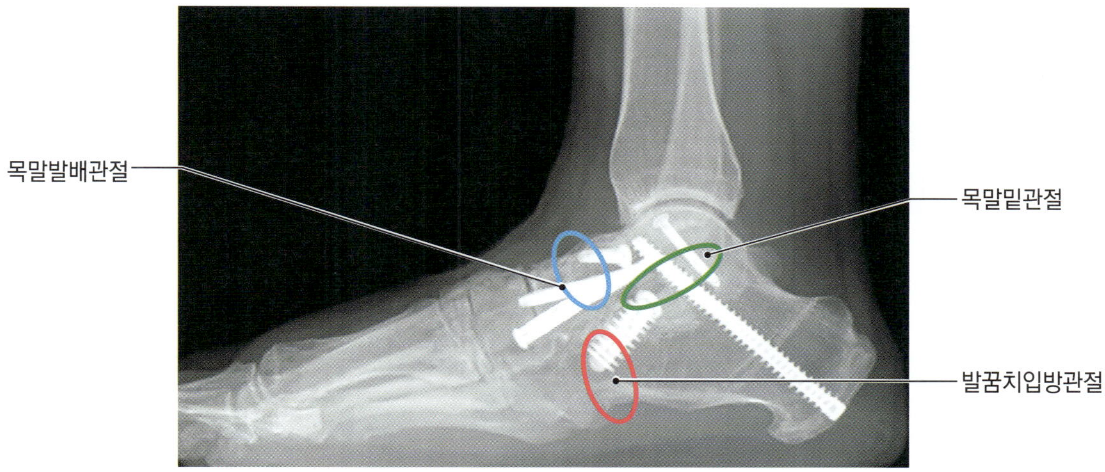

그림 3.37 삼중관절고정술

2) 물리치료 중재

(1) 최대보호기

① 물리적인자치료

온열치료를 적용하여 순환을 증가시키고 전기치료를 적용하여 통증을 감소시킨다. 보조기는 주로 데니스브라운 보조기(Denis-Browne splint)를 착용한다(그림 3.38). 데니스브라운 보조기의 형태는 구두 안쪽은 직선이며, 바닥의 구두창은 가쪽이 0.5~1cm 높고 가쪽에 T-밴드가 부착되어진 안쪽번짐 방지 구두가 부착되어 있다. 데니스브라운 보조기는 엉덩관절의 안쪽돌림 또는 가쪽돌림의 정도를 조절하기도 한다.

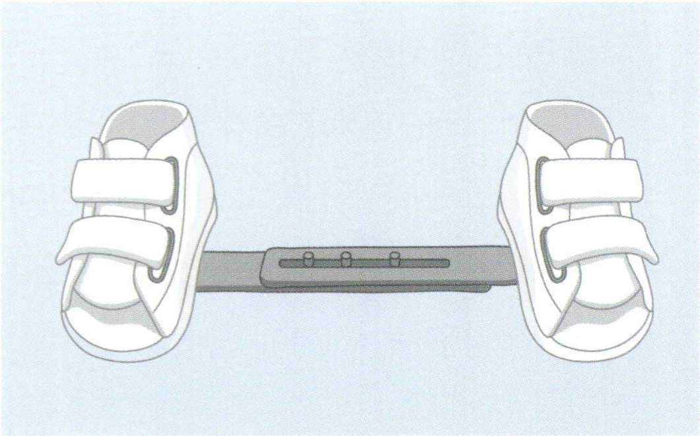

그림 3.38 데니스브라운 보조기

② 운동치료

발목관절 발등굽힘의 운동성 증진을 위한 수동 및 능동관절운동범위 운동을 적용하고, 발의 엎침 및 목말밑관절에서 바깥굽음을 증진하기 위한 수동 및 능동관절운동범위 운동을 적용한다.

③ 정형물리치료

발목관절과 발 주변의 근막이완을 위한 근막이완술이나 물렁조직가동술을 적용한다.

(2) 최소보호기

① 물리적인자치료

발에 온열치료를 적용하여 다리의 순환을 증진시키며 통증 완화의 목적으로 경피신경전기자극치료 혹은 간섭파치료 등의 치료를 적용한다. 발목관절과 발의 변형으로 단축된 아래다리의 물렁조직에 마사지를 시행하여 물렁조직을 이완시킨다. 특히 발등 쪽의 체중부하면은 마사지를 통해 물렁조직의 굳은살을 방지해야 한다.

② 운동치료

관절운동범위 운동을 적용하여 발목관절의 발등굽힘과 목말밑관절에서 가쪽번짐을 증진시킨다. 앞발부의 모음으로 인해 엄지발가락의 먼쪽 바닥면에 닿는 긴엄지굽힘근과 발가락의 먼쪽 바닥면에 닿는 긴발가락굽힘근이 단축되므로, 이들 근육에 대한 뻗침운동을 적용한다. 뻗침운동에 의해 정상적으로 회복된 근육의 길이를 유지하기 위해 단축된 근육의 대항근인 긴엄지발가락폄근, 긴발가락폄근, 짧은발가락폄근에 근력강화를 위해 저항운동을 적용한다. 뒤발부에 안쪽번짐 변형이 되면 발배뼈, 제1~2 쐐기뼈, 입방뼈, 제2~3 발허리뼈 바닥부에 부착하는 뒤정강근이 단축되므로 뻗침운동을 적용한다. 뒤발부 안쪽번짐 변형으로 뻗침되고 약화된 긴종아리근과 짧은종아리근에 근력강화를 위한 저항운동을 적용한다. 발목 관절부의 발바닥 굽힘 변형은 장딴지근과 가자미근의 단축을 유발하므로 뻗침운동을 적용한다. 발목관절부의 발바닥 굽힘 변형으로 약화된 앞정강근에 근력강화를 위한 저항운동을 적용한다.

③ 정형물리치료

근막이완술과 물렁조직가동술을 적용하여 발목관절의 근막을 이완시킨다. 발목관절의 발등굽힘, 목말밑관절의 바깥굽음, 쇼파트관절(Chopart joint)과 리스프랑관절(Lisfranc joint)의 벌림 가동성을 증가시키기 위하여 관절가동술을 적용한다. 이외에도 발의 부수적 관절 모두를 관절가동술을 적용하여 발의 가동성을 증가시켜야 한다.

3) 예방 및 가정관리

짧아진 물렁조직의 신장 혹은 테이핑 등을 발에 적용하여 관리한다. 때로는 아킬레스힘줄의 신장이 필요할 수 있다. 최소 2세까지는 자는 동안 플라스틱 보조기를 착용한다.

3.10 편평발

1. 임상개요

편평발(talipes planus, flat foot)은 발바닥의 안쪽세로활(longitudinal arch)의 높이가 감소되어 발바닥이 편평해지는 변형을 말한다(그림 3.39). 정확한 원인은 밝혀지지 않았으나, 선천적 유전성과 발뒤꿈치 바깥굽음(valgus), 목말밑(subtalar) 관절의 아탈구, 발목뼈(tarsal bone) 관절의 바깥굽음 등 인체의 정렬 불량에 의한 후천적인 발의 구조적 변화에 의해서도 발생한다.

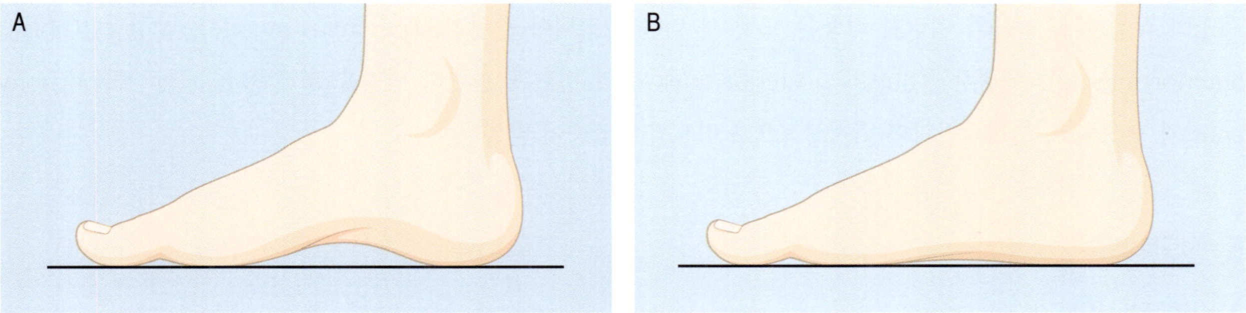

그림 3.39 A: 정상발, B: 편평발

2. 병태생리

편평발의 물렁조직 변화로는 스프링인대(spring ligament), 긴발바닥인대(long plantar ligament), 긴엄지굽힘근(flexor hallucis longus), 긴발가락굽힘근(floxr digitorum longus)의 이완이 나타난다(그림 3.40). 뼈대계의 변화로는 중간발목뼈관절(midtarsal joint)이 안쪽에서 벌어질 수 있다. 물렁조직의 이완이나 뼈의 변화에 의해 발의 안쪽세로활이 편평해진다.

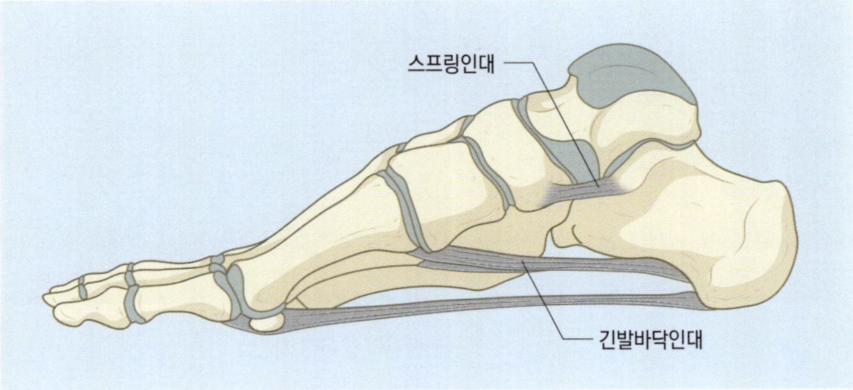

그림 3.40 스프링인대

3. 분류

편평발은 유연성(flexible) 편평발과 강직성(rigid) 편평발로 구분할 수 있다. 유연성 편평발은 체중부하 시 평편해지고 비체중부하 시 활이 나타나지만, 강직성 편평발은 체중부하 유무와 관계없이 세로활 형성이 없는 경우이다. 강직성 편평발은 선천성 기형인 선천성 수직목말뼈와 발목뼈의 결합에 의해 자주 발생한다. 또는 발뒤부위의 외상성 탈구 및 골절 시 후유증으로 인해 강직성 편평발이 될 가능성이 있다.

4. 임상증상

편평발은 체중이 비정상적으로 분산되므로 인대에 의해 지지되지 못한 장력을 대신하기 위해 발의 내재근이나 외재근이 작용한다. 근육의 이러한 작용은 보행 시 더욱 증가되어 종아리근(peroneus muscle), 앞정강근(tibialis anterior muscle), 뒤정강근(tibialis posterior muscle)의 경련과 관절의 변형을 초래한다. 또한 뼈돌기(bony spur)가 형성되고, 발바닥근막이 비정상적으로 비후되며 염증이 발생한다.

5. 진단

1) 의학적 진단

(1) 방사선검사

발의 방사선촬영을 통해 발 안쪽세로활 높이를 측정한다(그림 3.41). 세로활의 정상 높이는 2~3cm 정도이므로, 이보다 낮으면 편평발로 진단한다.

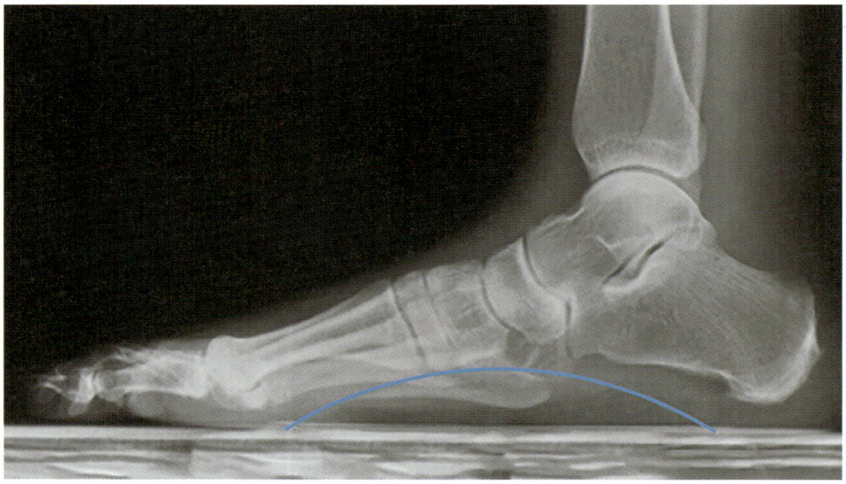

그림 3.41 편평발의 방사선 사진

2) 물리치료진단

(1) 페이스선검사

페이스선은 양쪽 발에 체중을 균등하게 분포하고 바로 선자세에서 안쪽복사의 돌출 부위와 첫 번째 발허리발가락관절을 이은 선을 말한다(그림 3.42). 편평발을 평가하기 위해 처음에는 체중지지 없이 발배뼈거친면과 페이스선과의 거리를 측정한다. 이어서 체중을 지지하고 바로 선 자세에서 다시한번 발배뼈거친면과 페이스선과의 거리를 측정하여 차이를 비교한다. 1도는 발배뼈거친면이 1/3 이하로 쳐지고, 2도는 바닥에서 2/3 정도 쳐지며, 3도는 발배뼈거친면이 바닥에 닿거나 가깝다.

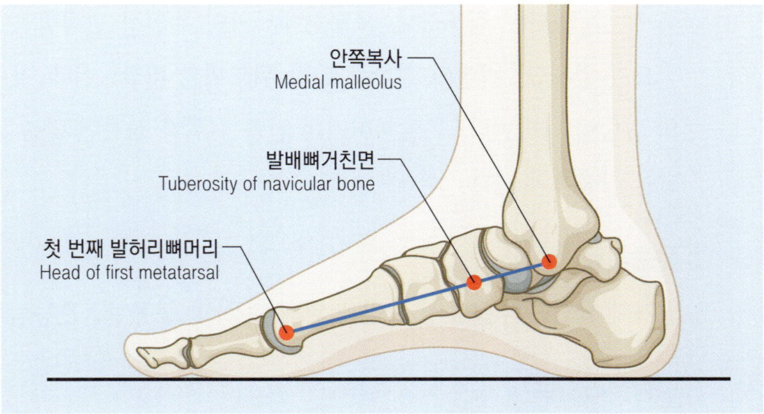

그림 3.42 페이스선검사

6. 중재

1) 의학적 중재

보존적 치료에 효과가 없고 일상생활에 심각한 장애가 있는 경우에는 세로활재건술인 밀러수술(miller operation) 또는 발꿈치뼈뼈자름술을 통한 세로활의 재건술을 시행한다. 목말발배관절(talonavicular joint)의 침강을 막기 위한 뒤정강근힘줄의 전방이동 부착술을 시행하기도 하고, 변형이 심각한 위치에는 목말밑관절고정술(subtalar arthrodesis)과 목말발배관절고정술(talonavicular arthrodesis) 등을 시행하기도 한다(그림 3.43). 특히 12세 이후에는 삼중관절고정술을 실시할 수 있는데, 삼중관절은 목말밑관절 또는 목말발꿈치관절, 목말발배관절, 발꿈치입방관절을 통칭하는 관절이다.

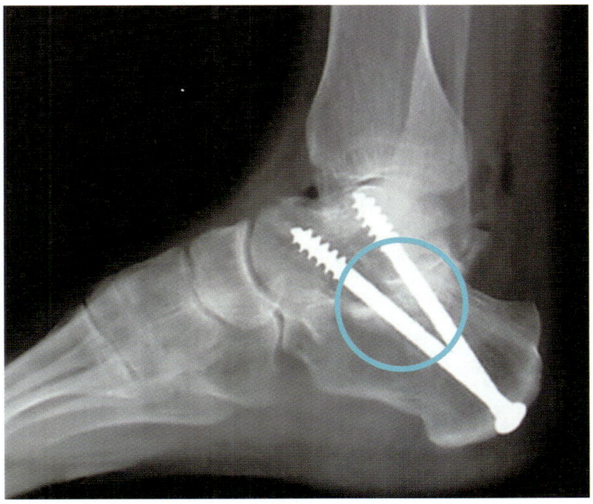

그림 3.43 목말밑관절고정술

2) 물리치료 중재

(1) 최대보호기

① 물리적인자치료

발의 순환 증가와 통증 감소를 목적으로 온열치료와 전기치료를 적용하며, 발배뼈패드(navicular pad)를 부착한 구두를 착용하면 도움이 될 수 있다(그림 3.44). 보통 3세까지의 유연성 편평발은 치료할 필요가 없지만, 변형이 심할수록 발 뒤부위의 바깥굽음과 발 앞부위의 벌림이 나타난다. 목말뼈머리의 안쪽 전위가 심하면 맞춤 교정 신발을 착용해야 한다.

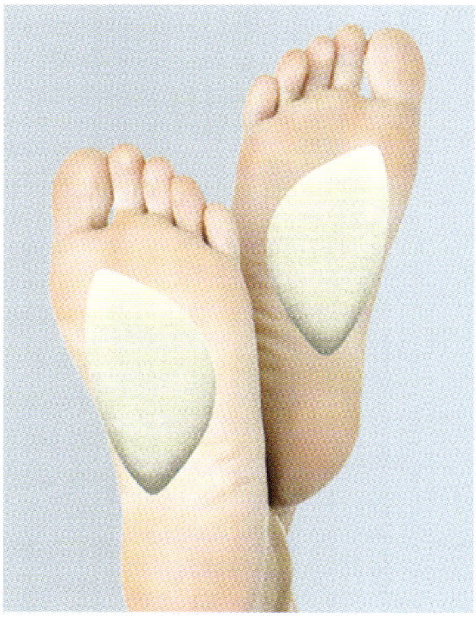

그림 3.44 발배뼈패드

② 운동치료

발가락 굽힘근의 운동성 증진을 위해 수동 및 능동관절운동범위 운동을 적용한다.

③ 정형물리치료

발목관절과 발 주변의 근막이완을 위한 근막이완술이나 물렁조직가동술을 적용한다.

(2) 최소보호기

① 물리적인자치료

발에 온열치료를 적용하여 순환을 증가시키고 통증을 완화시킨다. 발바닥 활의 높이 감소로 발목관절과 발바닥면에 통증 유발 시 완화의 목적으로 경피신경전기자극치료 등의 전기치료를 적용한다. 편평발 변형으로 이완된 발바닥의 물렁조직에 마사지를 시행하여 통증을 감소시킨다.

② 운동치료

관절운동범위 운동을 적용하며, 발목관절의 안쪽에 위치한 앞정강근과 뒤정강근의 근력강화를 위하여 저항운동을 적용한다. 또한 발바닥에 있는 굽힘근육의 근력강화를 위해 작은발 운동(short foot exercise)을 적용한다(그림 3.45).

③ 정형물리치료

근막이완술과 물렁조직가동술을 적용하여 발의 근막을 이완시키고, 안쪽세로활의 높이 증진을 위한 중간발 부위에 관절가동술을 적용한다.

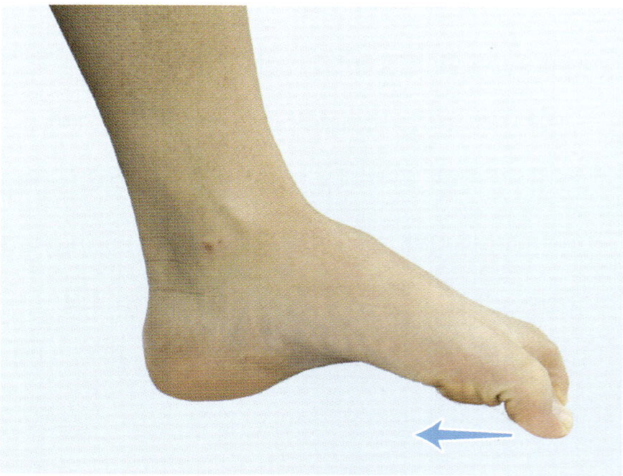

그림 3.45 작은발 운동

3) 예방 및 가정관리

편평발의 장시간 보행은 발바닥 통증을 유발할 수 있으므로 장시간 보행 및 장시간 쪼그려 앉는 자세를 피하도록 교육시킨다. 구두 속에 깔창 등의 보조장구를 넣어 일정기간 착용한다.

3.11 오목발

1. 임상개요

오목발(talipes cavus)이란 편평발과 반대되는 변형으로 발 뒤쪽부분(hindfoot)에 대해 발 앞쪽부분(forefoot)이 꿈치들린휜발변형(equinus deformity)을 일으켜 세로활이 비정상적으로 높아진 것을 말한다(그림 3.46). 정확한 원인은 밝혀지지 않았지만 소아마비, 뇌성마비, 근위축, 종아리근위축증, 척수종양, 류마티스관절염 등과 같은 질환에서 자주 나타난다.

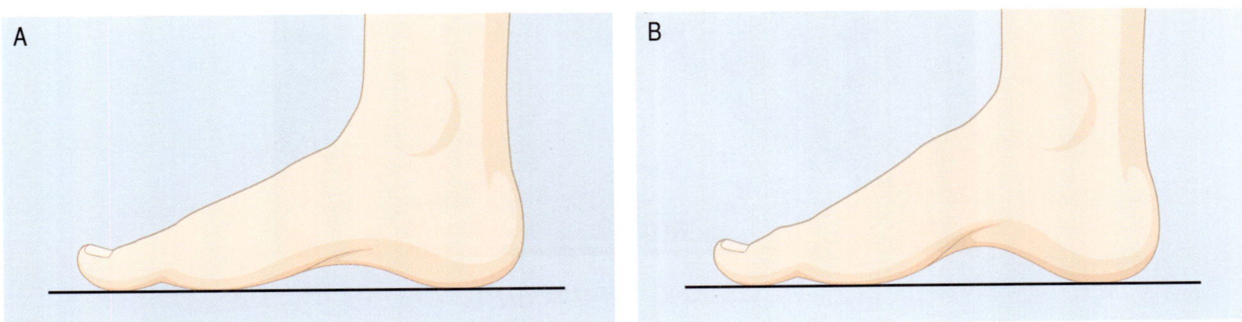

그림 3.46 A: 정상발, B: 오목발

2. 병태생리

오목발에서는 발 앞쪽부위가 꿈치들린휜발로 변형되기 때문에 이를 보상하기 위해 갈퀴발변형이 나타나는 경향이 있다(그림 3.47). 오목발이 지속되면, 이차적으로 발바닥널힘줄(plantar aponeurosis)과 아킬레스힘줄의 단축이 나타난다.

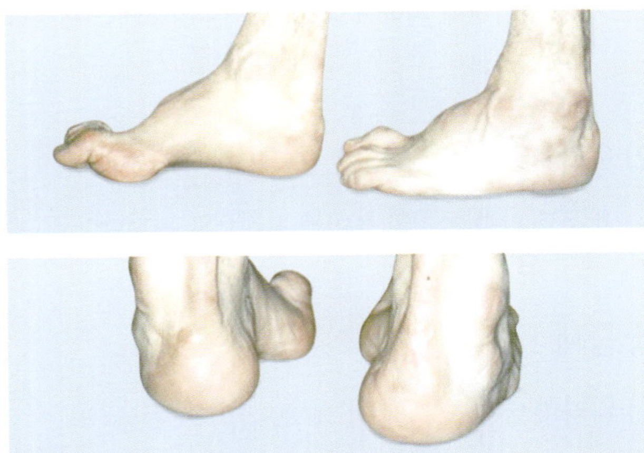

그림 3.47 오목발에 동반된 갈퀴발변형

3. 임상증상

오목발에서는 발등이 높고 발자국상 아치가 높게 나타난다. 발가락의 힘줄이 비정상적으로 단축되므로 충격 흡수가 잘 되지 않는다.

4. 진단

1) 의학적 진단

(1) 방사선검사

체중부하된 똑바로 선 자세에서 방사선검사를 통해 발의 아치가 얼마나 높은가를 검사한다. 가장 중요한 것은 뒤꿈치뼈 경사각(calcaneal pitch)이 정상 범위인 20~30도보다 각도가 얼마나 큰지를 측정하는 것이다(그림 3.48).

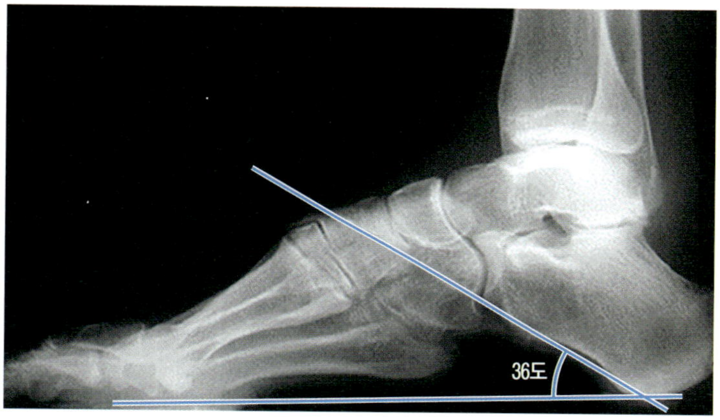

그림 3.48 뒤꿈치뼈 경사각

(2) 근전도검사와 신경전도검사

신경질환에 의하여 오목발이 된 경우에는 신경마비 여부를 파악하기 위하여 근전도검사와 신경전도검사를 실시한다.

2) 물리치료진단

발등과 안쪽 아치의 높이를 시진으로 관찰한다.

5. 중재

1) 의학적 중재

변형이 심한 경우에는 구축된 물렁조직을 절단하는 수술을 시행하거나, 발꿈치뼈자름술과 발허리뼈자름술 등을 시행한다.

2) 물리치료 중재

(1) 최대보호기

① 물리적인자치료

발의 순환을 증가시키기 위해 온열치료를 적용하며 통증 감소를 위해 전기치료를 적용한다. 발허리뼈패드(metatarsal pad)나 발허리뼈막대(metatarsal bar)를 적용한다(그림 3.49).

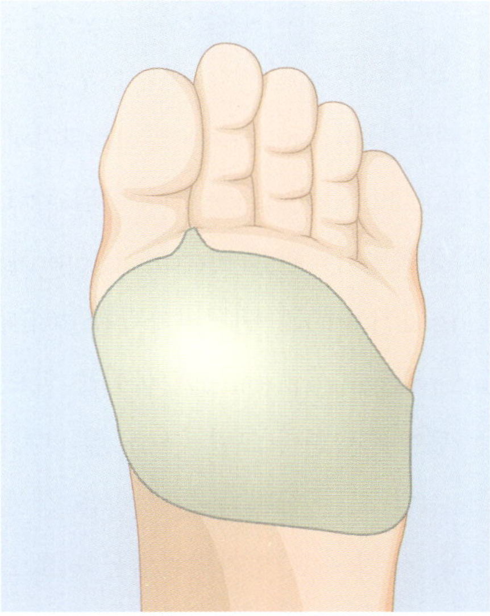

그림 3.49 발허리뼈패드

② 운동치료

발바닥널힘줄(plantar aponeurosis)과 아킬레스힘줄이 단축되지 않도록 발목관절과 발가락관절에 수동 및 능동 관절가동범위 운동을 적용한다.

③ 정형물리치료

발목관절과 발가락관절 주변의 근막이완을 위한 근막이완술이나 물렁조직가동술을 적용한다.

(2) 최소보호기

① 물리적인자치료

발에 온열치료를 적용하여 다리와 발의 순환을 증가시키고 통증을 완화시킨다. 발바닥 활의 높이 증가로 발목관절과 발바닥면에 유발되는 통증 완화를 목적으로 경피신경전기자극치료 등의 전기치료를 적용한다.

② 운동치료

관절운동범위 운동을 적용하여 발목관절과 발가락관절의 운동성을 증진시킨다. 발바닥에 있는 엄지벌림근, 엄지모음근, 짧은엄지굽힘근, 짧은발가락굽힘근, 발바닥네모근, 벌레근 등의 내재근에 수동뻗침 운동을 적용하여 길이를 늘려준다.

③ 정형물리치료

구축된 세로활 부위와 발바닥널힘줄(plantar aponeurosis)에 근막이완술이나 물렁조직가동술을 적용한다.

3) 예방 및 가정관리

발 앞부위에 압력이 가해지지 않도록 적절한 넓이의 편한 신발을 착용한다.

3.12 갈퀴발가락

1. 임상개요

갈퀴발가락(claw toe)은 발허리발가락관절(metatarsophalangeal joint)의 과다폄 및 몸쪽발가락관절(proximal interphalangeal joint)과 먼쪽발가락관절(distal interphalangeal joint)에 굽힘을 일으키는 변형을 말한다(그림 3.50). 잘 맞지 않는 신발 또는 굽이 높은 신발을 장시간 착용 시 또는 긴발가락굽힘근육(flexor digitorum longus muscle)의 과도한 긴장 시 발생한다. 뇌성마비나 소아마비와 같은 신경근육질환 및 류마티스관절염과 당뇨에 의해 이차적으로 발생하기도 한다.

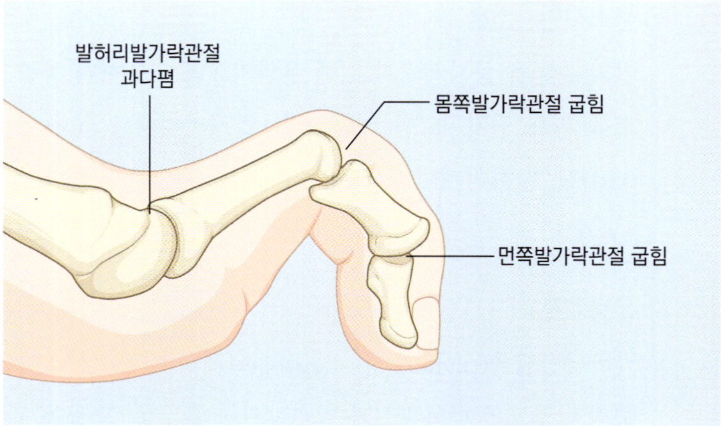

그림 3.50 갈퀴발가락

2. 병태생리

발의 굽힘 내재근의 약화와 휜발(cavus foot)에 의한 변형이 나타난다. 몸쪽발가락은 과다폄되고, 중간발가락과 먼쪽발가락은 굽힘 상태로 관련 관절의 인대에서 구축이 발생한다.

3. 분류

갈퀴발가락과 비슷한 발가락 변형으로 말렛발가락과 망치발가락이 있다(그림 3.51). 말렛발가락은 먼쪽 발가락뼈사이관절이 비정상적으로 굽힘되는 변형이며, 엄지발가락가쪽휨이 심해지면 엄지발가락이 둘째발가락 밑으로 들어가 고정됨으로써 발생한다. 망치발가락은 엄지발가락을 제외한 4개의 발가락에서 몸쪽발가락뼈사이관절이 비정상적으로 굽힘된 변형이다. 망치발가락의 굽힘변형이 심해지면, 발허리발가락관절이 과다폄되고 먼쪽발가락뼈사이관절이 굽힘 또는 폄으로 변형된다.

4. 임상증상

변형으로 인한 비정상적인 피부압박에 의해 몸쪽발가락관절의 등쪽에 굳은살(callosities)과 단단한 티눈(hard corn)이 발생한다. 또한 발허리발가락관절의 아탈구 현상이 나타날 수 있다.

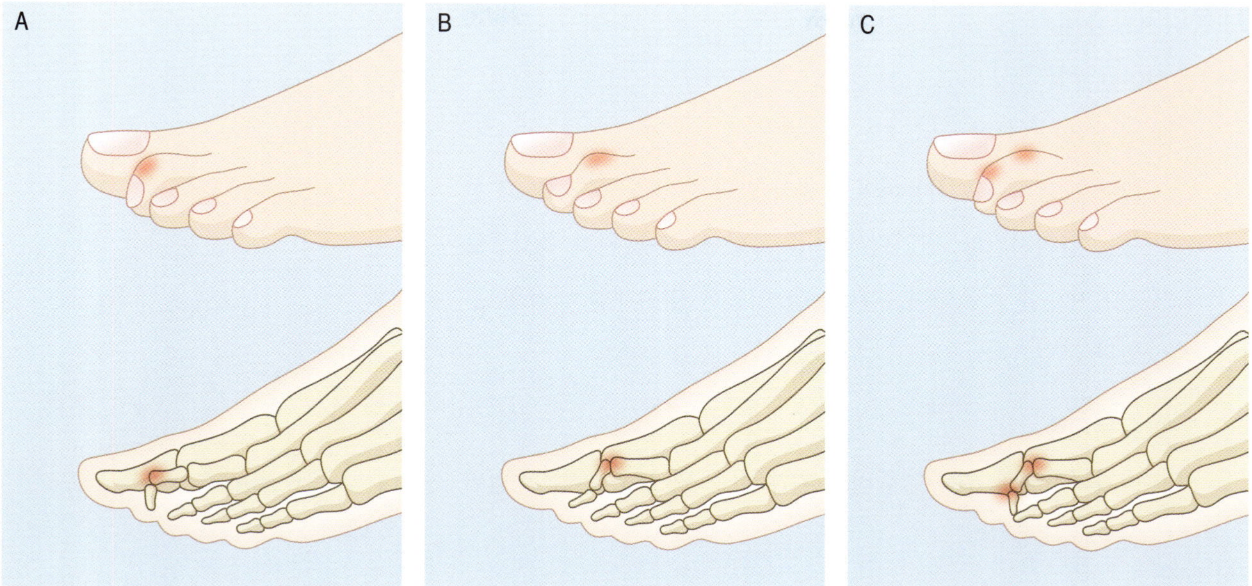

그림 3.51 발가락 변형의 비교. A: 말렛발가락, B: 망치발가락, C: 갈퀴발가락

5. 진단

1) 의학적 진단

(1) 방사선검사

방사선검사를 통해 발허리발가락관절과 발가락관절을 관찰 및 측정한다(그림 3.52).

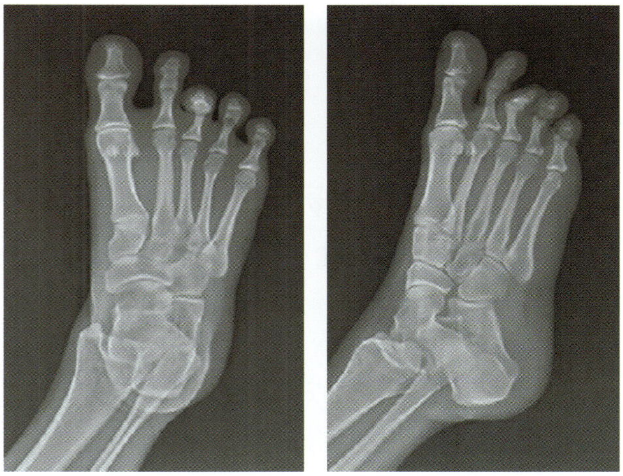

그림 3.52 갈퀴발가락의 방사선 사진

2) 물리치료진단

(1) 관절운동범위 검사

관절운동범위 검사에서 발가락 굽힘근의 단축으로 인해 발가락 폄운동의 제한이 나타나고 팽팽함이 느껴진다. 또한 몸쪽발가락뼈사이관절 등쪽 부분에서 굳은살을 촉지할 수 있다.

6. 중재

1) 의학적 중재

수술적 방법으로 긴발가락굽힘힘줄의 이동술, 몸쪽발가락 뼈머리의 뼈자름술, 긴발가락폄힘줄 자름술 등을 실시한다.

2) 물리치료중재

(1) 최대보호기

① 물리적인자치료

발에 온열치료를 적용하여 다리와 발의 순환을 증가시키고 통증을 완화시킨다. 발가락에 통증 유발 시 통증 완화 목적으로 전기치료를 적용하며, 실리콘을 이용한 지지대를 사용할 수 있다(그림 3.53).

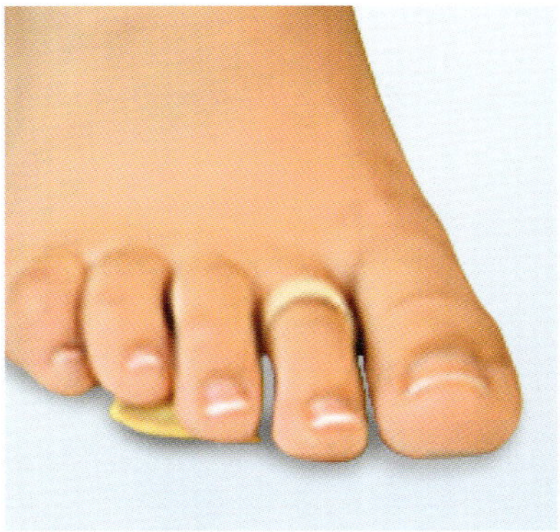

그림 3.53 실리콘 지지대

② 운동치료

발가락관절의 운동성 증진을 위해 수동 및 능동관절운동범위 운동을 적용한다.

③ 정형물리치료

발가락관절과 발 주변의 근막이완을 위한 근막이완술이나 물렁조직가동술을 적용한다.

(2) 최소보호기

① 물리적인자치료

순환 증진을 목적으로 발에 온열치료를 적용하며, 전기치료를 적용하여 통증을 감소시킨다. 등쪽의 발가락사이관절 또는 발바닥쪽의 발허리발가락관절에 굳은살 방지와 발가락 굽힘근 이완을 위한 마사지를 적용한다.

② 운동치료

관절운동범위 운동을 적용하여 발가락의 운동성을 증진시키며, 발가락의 폄근 및 힘줄의 근력강화를 목적으로 폄 작은발 운동을 적용한다. 발가락의 긴발가락굽힘근육에 뻗침운동을 적용한다.

③ 정형물리치료

근막이완술과 물렁조직가동술을 적용하여 발가락의 근막을 이완시키고, 발가락 관절가동성을 높이기 위한 관절가동술을 적용한다.

3) 예방 및 가정관리

굽이 낮은 신발 또는 편한 운동화를 착용하여 발가락 변형의 진행을 예방한다.

3.13 엄지발가락가쪽휨

1. 임상개요

엄지발가락가쪽휨(hallux valgus)은 첫번째 발허리뼈가 안쪽으로 전위되고, 첫번째 발가락은 바깥쪽으로 전위를 일으키는 변형이다(그림 3.54). 이 같은 엄지발가락가쪽휨에 의해 두번째 발가락은 망치발가락(hammer toe) 변형과 첫번째 발가락 안쪽에 굳은살이 나타난다.

엄지발가락가쪽휨은 대부분 여성에게 호발한다. 환자의 70% 정도가 비정상적인 해부학적 구조를 가지고 있는 가족력이 있으며, 일반적으로는 외적 요인과 내적 요인으로 구분한다. 외적 요인으로는 높은 구두 굽, 발가락부위가 좁은 신발 등이 있고 내적 요인으로는 유전적 원인이 있는 청소년, 침범부위의 인대 이완, 발허리뼈머리의 볼록화 형성, 편평발, 류마티스관절염, 뇌성마비 등이 있다(그림 3.55).

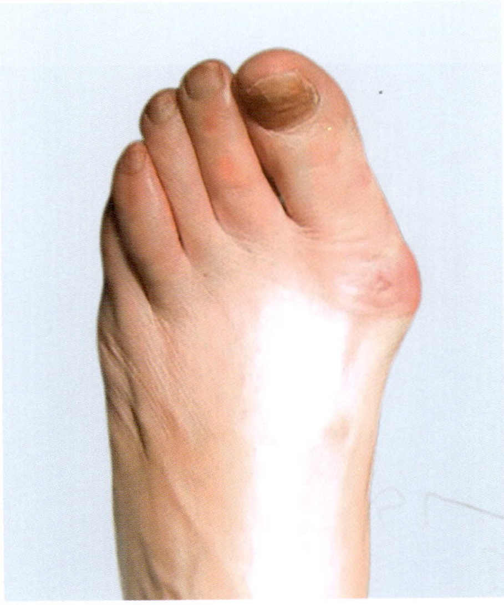

그림 3.54 엄지발가락가쪽휨

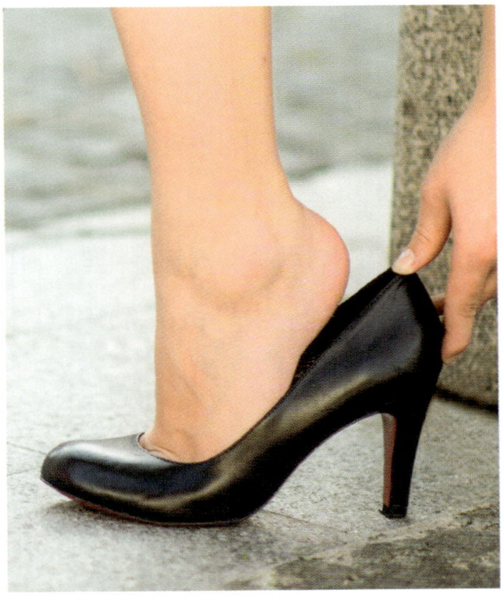

그림 3.55 높고 발가락부위가 좁은 구두

2. 병태생리

엄지발가락가쪽휨이 발생되면 근육의 불균형이 일어나 근육의 힘줄이 뼈를 당기는 방향을 비정상적으로 바꾼다. 또한 안쪽에 위치한 종자뼈와 함께 엄지발가락이 가쪽으로 이동된다. 이러한 이동은 엄지발가락을 둘째발가락에 밀착시키면서 변형을 증가시킨다. 긴엄지굽힘근과 긴엄지폄근의 힘줄이 가쪽으로 이동되어 엄지발가락의 첫 번째 발허리발가락관절을 더욱 가쪽으로 꺾이게 하면서 변형이 심해지게 된다.

3. 분류

발생 시기에 따라 성인기 혹은 유전성 청소년기로 구분할 수 있다.

4. 임상증상

첫 번째 발허리발가락관절의 안쪽관절주머니는 신장되고 얇아지며, 가쪽관절주머니는 짧아지고 두꺼워진다. 쑤시는 듯한 통증과 화끈거리는 감각 혹은 무감각 등이 나타날 수 있다. 발가락의 안쪽 융기에 의해 신발을 신기가 어려우며, 70% 이상이 발허리발가락관절에 통증을 호소한다. 60% 정도에서 미용상 발의 외형이 좋지 않으며, 40% 정도는 둘째 발허리뼈 아래에서 통증이 유발되기도 하고, 발가락신경의 의 압박 원인이 되기도 한다.

5. 진단

1) 의학적 진단

(1) 방사선검사

일반 방사선검사로 엄지발가락가쪽휨의 진단이 가능하다(그림 3.56). 정상인의 첫 번째 발허리발가락관절의 가쪽 휨의 각도는 약 15도 미만이다. 엄지발가락가쪽휨의 정도에 따라 약한 정도는 15~20도, 중간 정도는 20~40도, 심한 정도는 40도 이상이다.

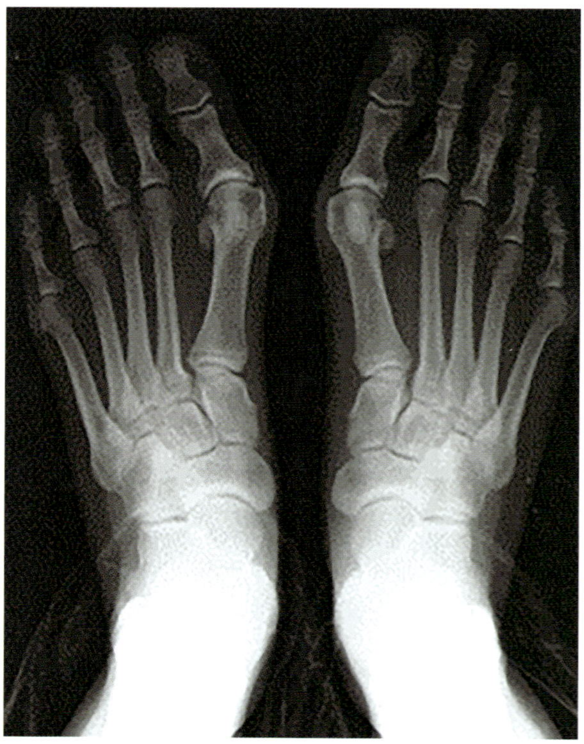

그림 3.56 엄지발가락가쪽휨 방사선 사진

2) 물리치료진단

발의 외형 관찰로 엄지발가락가쪽휨을 확인할 수 있고, 힘을 가하면 엄지발가락의 엎침현상이 나타난다. 엄지발가락의 발허리발가락관절과 첫 번째 발목발허리관절의 관절운동범위 검사를 실시한다. 또한 편평발, 중간발 부위와 뒷발 부위 상태를 관찰하고 피부의 각질, 굳은살, 사마귀, 발가락사이 신경종, 작은 건막류, 망치발가락, 갈퀴발가락 등을 관찰한다.

6. 중재

1) 의학적 중재

경증일 경우, 보존적 요법인 경구 복용제로 비스테로이드항염증제(non-steroidal anti-inflammatory drugs, NSAIDs)를 복용하여 통증과 염증을 완화시킨다. 중증일 경우, 첫 번째 발허리뼈 뼈자름술이나 첫번째 발허리발가락관절 고정술 등을 시행한다(그림 3.57).

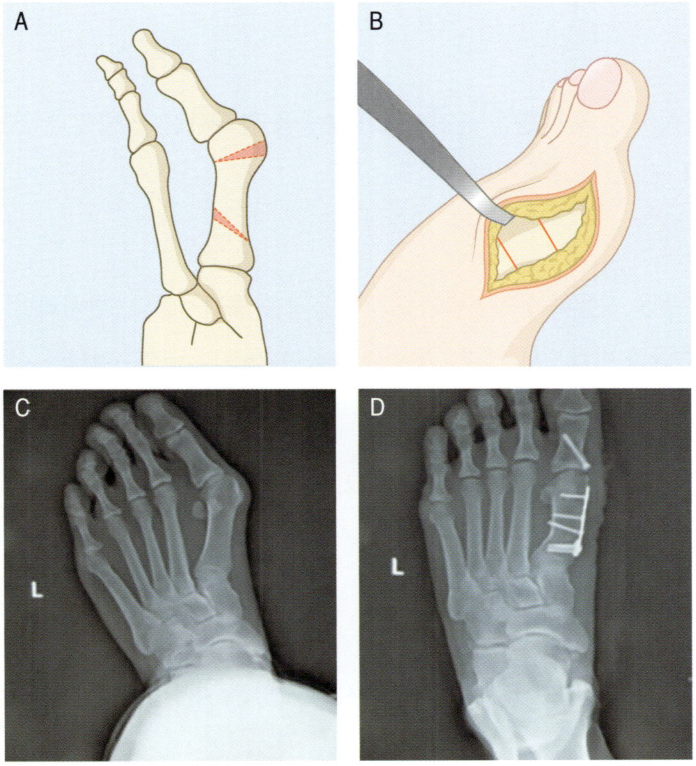

그림 3.57 **첫번째 발허리뼈 뼈자름술과 발허리발가락관절 고정술.** A: 이중 발허리뼈 뼈절개술, B: 수술 중 몸쪽 및 먼쪽 뼈절개선, C: 수술 전 앞-뒤 방사선 사진, D: 수술 후 앞-뒤 체중부하 방사선 사진

2) 물리치료 중재

(1) 최대보호기

① 물리적인자치료

발의 순환 증가와 통증 감소를 위해 온열치료를 적용하고, 염증 완화가 목적이라면 냉치료를 적용한다. 엄지발가락에 지지대 혹은 패드를 사용하여 통증을 완화시키고 가쪽휨의 진행을 예방한다(그림 3.58).

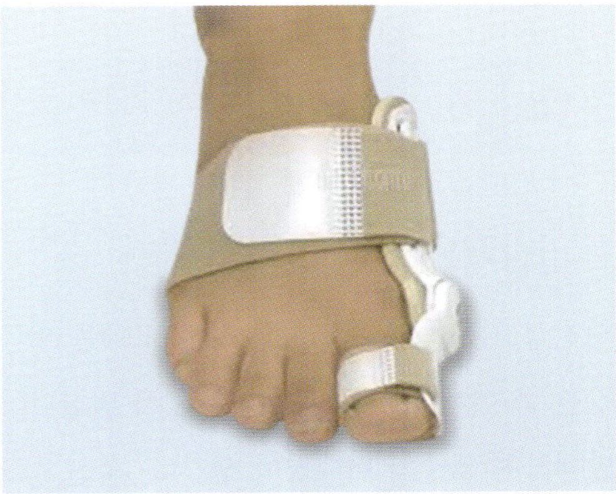

그림 3.58 엄지발가락의 가쪽휨을 방지하는 지지대

② 운동치료

물속에서 발가락 능동관절운동범위 운동을 적용하여 발의 긴장을 완화시키고 이완을 유도할 수 있다. 발허리발가락을 고정하고 엄지발가락 안쪽 방향으로 수동 및 능동관절운동범위 운동을 적용한다.

③ 정형물리치료

엄지발가락 주변의 근막이완을 위한 근막이완술이나 물렁조직가동술을 적용한다.

(2) 최소보호기

① 물리적인자치료

온열치료를 적용하여 발의 순환을 증진시키고 통증을 완화시킨다. 발열과 염증완화를 목적으로 얼음주머니를 사용하여 냉치료를 적용한다.

② 운동치료

관절운동범위 운동을 적용하여 엄지발가락의 운동성을 증진시킨다. 발허리발가락을 고정하고 엄지발가락의 몸쪽발가락 안쪽 방향으로 뻗침운동을 적용하여 가쪽의 관절주머니를 신장시킨다.

③ 정형물리치료

근막이완술과 물렁조직가동술을 적용하여 엄지발가락 주변의 근막을 이완시키고, 관절가동성을 위한 관절운동범위 운동을 적용한다.

3) 예방 및 가정관리

앞부분이 좁거나 꽉 조이는 신발을 신지 않는다. 장시간 서있는 자세로 인한 통증이 나타나지 않도록 무리한 보행이나 활동을 피한다.

3.14 선천성 기운목

1. 임상개요

선천성 기운목(congenital torticollis)은 머리가 환측의 어깨로 기울고 목이 회전하면서 얼굴과 턱이 반대쪽인 건강한 쪽 어깨 방향으로 치우친 것을 말한다(그림 3.59). 대부분 목빗근(sternocleidomastoid muscle)의 구축으로 발생하며 얼굴의 비대칭이 생긴다. 출산 중 근육의 외상으로 인하여 혈종이 형성되고, 이후 근육의 조직 내에 섬유띠(band)를 형성하는 경우에 발생한다. 목의 물렁조직이 출산 중 국소적 압박으로 인하여 허혈 상태 또는 근육에 오는 혈관이 갑자기 응고되어 근육에 종괴를 형성하여 근육의 변성을 일으켜 발생하기도 한다. 또한 목뼈 자체의 이상, 신경의 이상, 심리적 이상, 물렁조직의 외상, 목뼈의 림프절 염증 등으로 인해 나타나기도 한다.

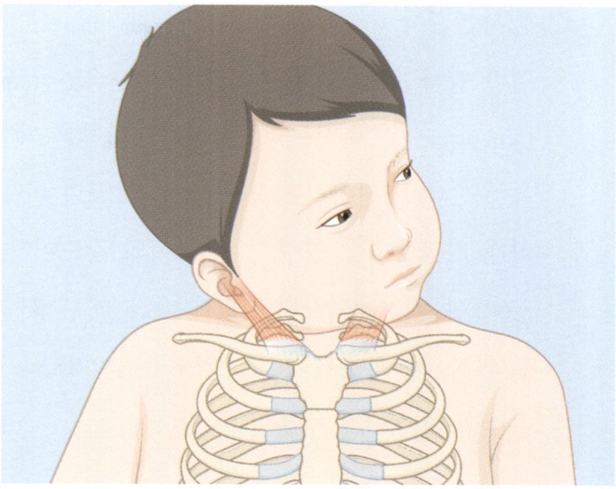

그림 3.59 선천성 기운목

2. 병태생리

초기의 신생아기에 목빗근에서 섬유화 조직이 촉진되며, 2~3년 후 구축과 변형이 형성된다. 짧아진 쪽의 목빗근에서 섬유성 종양(tumor)이 만져진다.

3. 분류

선천성 기운목은 원인과 증상에 따라 분류할 수 있다. 종양군(sternomastoid tumor group)은 목빗근의 긴장과 함께 종양을 촉진할 수 있다. 근성 기운목군(muscular torticollis group)은 목빗근에 종양이 없이 근육의 두께와 긴장만 증가된 상태이다. 자세성 기운목군(postural torticollis group)은 목빗근에서 종양이 만져지지도 않고 근육의 긴장도 증가되지 않았으나 선천성 기운목의 임상적 특징을 나타내는 상태이다.

4. 임상증상

주로 여아보다 남아에서 호발하고, 초산인 경우에 발생 빈도가 높다. 근육이 짧아진 쪽으로 머리가 기울고 턱은 반대쪽으로 회전되므로 정면을 똑바로 보기가 어렵다. 특히 목을 아픈 쪽으로 돌리거나 반대쪽으로 가쪽굽힘 시 심한 가동범위 제한이 나타난다. 목빗근이 짧아진 쪽의 얼굴발달 지연으로 인해 심할 경우에 비대칭 얼굴이 되며, 얼굴이 옆으로 기울어져 사시(strabismus)가 올 수도 있다.

5. 진단

1) 의학적 진단

(1) 초음파검사

초음파검사는 기운목의 진단과 추적관찰에 있어 비침습적인 방법으로 실시간 정보를 제공해주기 때문에 유용하다. 초음파검사에서 목빗근의 부기를 관찰할 수 있다.

(2) 방사선검사

일반 방사선검사로 목뼈아래턱각(cervico-mandibular angle)을 측정한다. 목뼈아래턱각은 제7목뼈 몸통의 위 가장자리를 연결한 선과 양측 아래턱의 아래 가장자리를 연결한 선 사이의 각도이다(그림 3.60). 목뼈아래턱각의 정도에 따라 '매우 좋음'은 5도 이하, '좋음'은 6~10도, '양호'는 11~15도, '불량'은 15도 이상으로 구분할 수 있다.

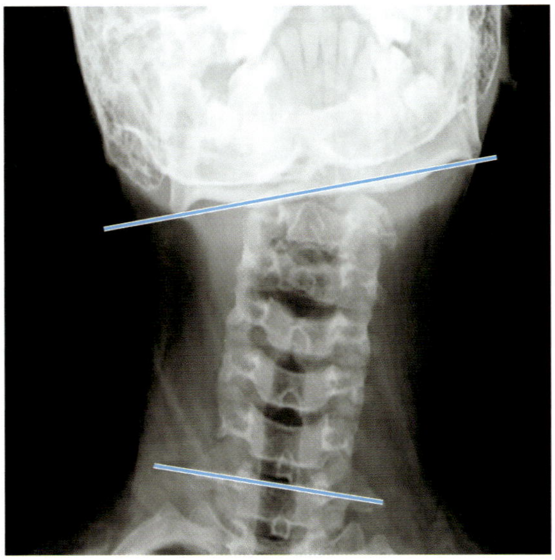

그림 3.60 목뼈아래턱각

2) 물리치료진단

(1) 관절운동범위 검사

목의 관절운동범위 검사를 실시하고, 머리 기울임 여부를 검사한다. 얼굴과 머리뼈의 비대칭과 어깨뼈의 올림 유무를 검사한다.

(2) 기운목 종합 평가표

기운목 종합 평가표는 돌림 제한(rotation restriction), 가쪽굽힘 제한(lateral bending restriction), 머리얼굴부위 비대칭(craniofacial asymmetry), 잔여밴드(residual band), 머리 기울기(head tilt), 부모의 주관적 평가(subjective assessment by parents)의 항목으로 구성되어 있고, 각 항목마다 0점에서 3점으로 평가한다(표 3-1). 만점은 18점이며 '우수'는 16~18점, '양호'는 12~15점, '보통'은 6~11점, '불량'은 5점 이하로 해석한다.

표 3-1 기운목 종합 평가표

평가항목	점수			
	0점	1점	2점	3점
돌림 제한	15도 초과	11~15도	6~10도	5도 이하
가쪽굽힘 제한	1도 초과	11~15도	6~10도	5도 이하
머리얼굴부위 비대칭	고도	중증도	경도	없음
잔여밴드	빗장뼈쪽, 복장뼈쪽	가쪽, 빗장뼈쪽	가쪽	없음
머리 기울기	고도	중증도	경도	없음
부모의 주관적 평가	불량	보통	양호	우수

6. 중재

1) 의학적 중재

1세 이후까지 방치되었거나 물리치료의 효과가 없는 경우에는 수술적 방법을 고려하며, 1~4세 사이에 시행한다. 복장뼈 및 빗장뼈 이는곳에서 근인대 절단술을 시행한다. 심한 경우, 꼭지돌기부위를 늘려주는 수술을 하고, 목빗근에 Z-성형술을 시행하기도 한다.

2) 물리치료 중재

(1) 최대보호기

① 물리적인자치료

아픈 쪽 목 부위에 온열치료를 적용하여 목빗근의 부기와 물렁조직을 이완시킨다. 보조기로는 목의 균형이 맞도록 부드러운 정형외과적 목보조기(soft orthopedic collar)를 사용한다(그림 3.61).

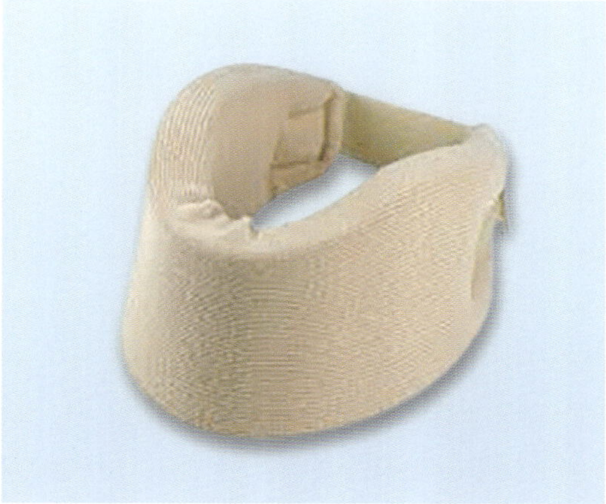

그림 3.61 부드러운 정형외과적 목보조기

② 운동치료

목 부위 건강한 쪽으로 가쪽굽힘과 아픈 쪽 방향으로 돌림운동 등의 수동 및 능동관절운동범위 운동을 적용한다.

③ 정형물리치료

목 근육과 위등세모근에 근막이완을 위한 근막이완술이나 물렁조직가동술을 적용한다.

(2) 최소보호기

① 물리적인자치료

목빗근을 이완시키기 위해 온열치료를 적용하며, 아픈 쪽의 목 부위에 심부마찰마사지를 적용하여 목빗근의 부기를 감소시킨다.

② 운동치료

관절운동범위 운동을 적용하며 건강한 쪽으로의 가쪽굽힘과 아픈 쪽 방향으로의 돌림운동 및 목 부위의 앞쪽굽힘 등의 수동뻗침운동을 적용한다.

③ 정형물리치료

근막이완술과 물렁조직가동술을 적용하여 목 근육과 위등세모근의 근막을 이완시킨다. 목 부위의 관절가동성과 물렁조직의 이완을 위한 도수당김 및 관절가동술을 적용한다.

3) 예방 및 가정관리

선천성 기운목이 일상생활에 미치는 영향을 조절하고, 동기부여를 위해 환자와 보호자의 교육이 필요하다. 관절의 변형을 예방하기 위한 유연성 운동과 근육의 균형적인 발달을 위한 근력강화운동을 교육한다. 수면 시 얼굴이 한쪽으로 향하는 엎드린 자세는 가급적 피하도록 한다.

연습문제

[1~2] 다음의 사례를 읽고 아래 각 문항에 대해 가장 적절한 답을 하나씩 고르시오.

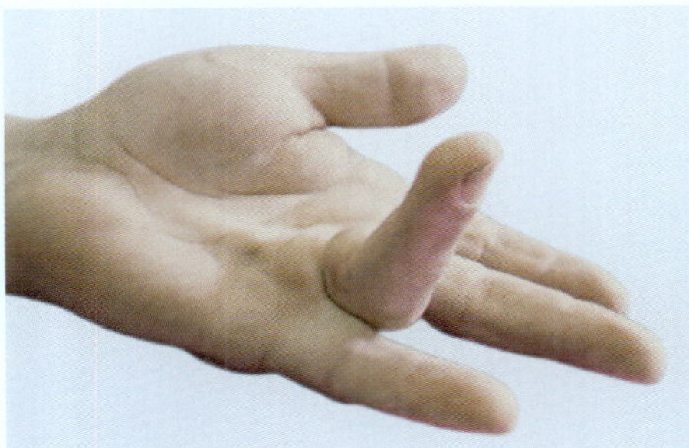

68세의 남성 박○○ 씨는 지난 3년간 진행된 손의 경직과 기형으로 내원하였다. 양손에 문제가 다 있으나 왼손 새끼손가락이 가장 심하다. 아버지도 손에 같은 문제가 있었다. 검사 결과, 양손의 손가락에 결절이 있었고 손바닥의 피부가 비후되어 있었다. 왼쪽 네 번째 손가락의 손허리손가락관절은 40도로 굽힘 상태로 고정되었고 몸쪽손가락사이관절은 15도로 고정되었다. 발적, 긴장, 부기 등은 없었다.

1. 위 사례 속 환자의 질환과 관련이 있는 해부학적 구조물은?

① 손가락폄근
② 얕은손가락굽힘근
③ 손바닥근막
④ 엄지모음근
⑤ 새끼벌림근

정답 ③

해설 뒤퓌트랑구축은 손가락 굽힘 구축으로 네 번째, 다섯 번째 손가락에서 흔히 발생한다. 손바닥근막의 섬유모세포 증식이 일어나 두꺼워지고 더 진행되면 결절과 두꺼운 띠가 생긴다.

2. 박○○ 씨에게 다음과 같은 보조기를 처방하고자 한다. 이 보조기의 목적으로 옳은 것은?

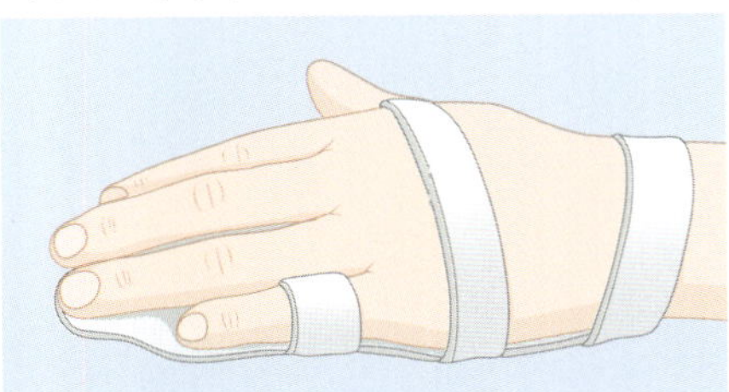

① 체중지지
② 근력강화
③ 통증부위 보호
④ 아탈구 방지
⑤ 변형의 예방

정답 ⑤

해설 뒤퓌트랑구축의 외과적 수술 후 손허리손가락관절과 몸쪽손가락뼈사이관절 변형의 교정 또는 예방을 위해 보조기를 착용한다.

[3~4] 다음의 사례를 읽고 아래 각 문항에 대해 가장 적절한 답을 하나씩 고르시오.

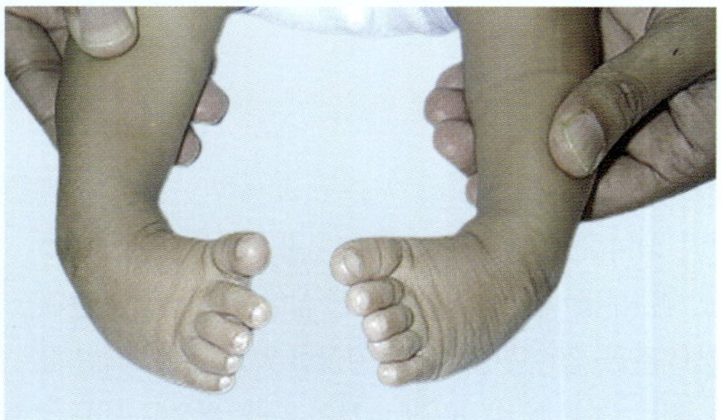

5주된 남아가 발의 기형으로 내원하였다. 발이 안쪽으로 휘어져 있어 검사자가 바로 펴려고 하자 움직임이 제한되었다.

3. 위 사례의 환자에게 처방하는 도수교정으로 적절한 것은?

① 발앞부위의 굽힘 교정

② 발앞부위의 벌림 교정

③ 발뒤부위의 가쪽번짐 교정

④ 발뒤부위의 안쪽번짐 교정

⑤ 발목관절 발등굽힘 교정

정답 ④

해설 선천성 안쪽발꿈치들린휜발은 발 앞부위의 모음과 발뒤부위의 안쪽번짐 그리고 발목관절의 발바닥쪽 굽힘이 심하게 일어난 기형이다. 따라서 발앞부위의 모음, 발뒤부위의 안쪽번짐 및 발목관절의 발바닥 굽힘을 교정한다.

4. 위 사례의 질환에 적합한 보조기는?

① 데니스브라운 보조기

② 본로젠 보조기

③ 파브릭 하네스 보조기

④ 긴다리 보조기

⑤ 프레제카 보조기

정답 ①

해설 데니스브라운 보조기는 발앞부위 벌림, 발뒤부위 가쪽번짐 및 발목관절을 발등굽힘시키는 보조기로써 안쪽발꿈치들린휜발에 적용된다.

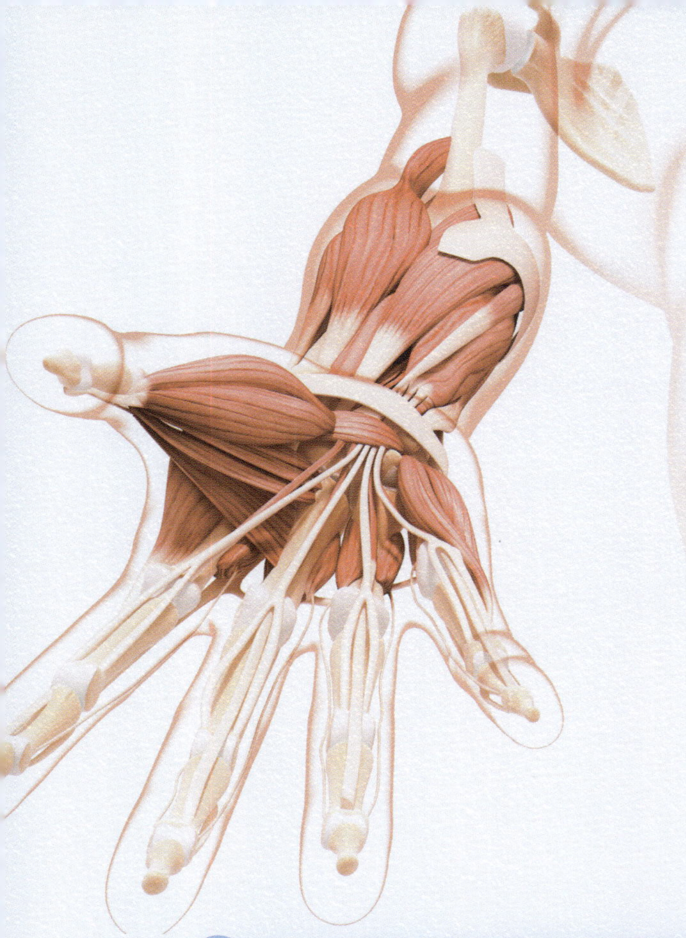

Chapter 4

관절질환 물리치료 중재

학습목표

1. 관절질환의 종류에 대해 설명할 수 있다.
2. 뼈관절염의 정의, 병태생리, 원인에 대해 설명할 수 있다.
3. 뼈관절염의 의학적 중재, 물리치료 중재에 대해 설명할 수 있다.
4. 류마티스관절염의 정의, 병태생리, 원인에 대해 설명할 수 있다.
5. 류마티스관절염의 의학적 중재, 물리치료 중재에 대해 설명할 수 있다.
6. 통풍관절염의 정의, 원인, 중재에 대해 설명할 수 있다.

주요용어

관절염 Arthritis
뼈관절염 Osteoarthritis
관절연골 Articular cartilage
뼈곁돌기 뼈돌기 Osteophyte, spur
안굽이무릎변형 Genu varum deformity
류마티스관절염 Rheumatic arthritis
윤활막 Synovial membrane
판누스 Pannus
아침강직 Morning stiffness
류마티스인자 Rheumatoid facter
통풍관절염 Gouty arthritis
헤베르덴결절 Heberden's nodes
부샤르결절 Bouchard's nodes
백조목변형 Swan-neck deformity
단추구멍변형 Boutonniere deformity
엄지손가락의 Z-변형 Gamekeepers thumb

관절염(arthritis)은 모든 관절에 생길 수 있는 관절의 염증성 질환으로 관절의 정상적인 조직이 손상되어 관절의 통증과 기능 손실로 인해 나타나는 질환이다. 물리치료사가 접하게 되는 가장 흔한 형태는 뼈관절염(osteoarthritis), 류마티스관절염(rheumatic arthritis) 그리고 통풍관절염(gouty arthritis)이다.

관절염의 정확한 원인은 아직 밝혀지지 않았지만, 개인적 · 유전적 · 환경적 요인의 복합적인 작용으로 인해 관절면의 손상을 유발하고 통증과 염증으로 인해 해당관절의 관절기능 상실을 가져올 수 있다.

염증의 정도에 따라 고염증성 관절염(high-inflammatory arthritis)과 저염증성 관절염(low-inflammatory arthritis)으로 분류할 수 있다. 고염증성 관절염 중 가장 흔한 질환은 류마티스관절염이며, 저염증성 관절염 중 가장 흔한 질환은 뼈관절염이다. 이 장에서는 뼈관절염과 류마티스관절염에 초점을 맞추어 설명할 예정이다.

4.1 뼈관절염

1. 임상개요

뼈관절염(osteoarthritis)은 비염증성, 진행성 질환으로 국소적인 관절에 점진적인 관절연골 소실 및 그와 관련된 이차적인 변화와 증상을 동반하는 퇴행성 질환이다. 예전에는 노화 현상의 일부로 생각되었으나, 최근에는 단순 노화현상과는 다른 관절연골의 변화를 보이는 질환으로 관절구조, 유전적 요인, 물리적인 힘, 세포 내 변화, 생물학적 요인 등이 관여하는 질환으로 여겨지고 있다.

뼈관절염은 60세 이상에서 남자의 약 9.6%, 여자의 18%에서 나타나고 있을 정도로 매우 흔한 질환으로 주로 체중부하관절에 의해 발병하는데, 다리에서는 무릎관절과 엉덩관절, 척추에서는 허리뼈와 목뼈에 호발한다. 팔에서는 어깨관절, 먼쪽손가락뼈사이관절 등에 발생하기도 한다.

2. 병태생리

뼈관절염의 주된 병리학적 특징은 연골의 파괴와 소실이다. 연골의 파괴는 관절에 대한 하중 전달이 변화하면서 발생되는데, 이것이 관절 내의 생화학적 반응으로 이어지게 되고, 이후 연골세포, 연골기질, 연골밑뼈의 파괴와 합성의 균형에 변화를 주게 된다(그림 4.1).

뼈관절염의 초기 소견은 연골표면이 갈라져 털이 거칠게 난 것 같은 원섬유의 형성과 분열이다. 이것은 프로테오글라이칸(proteoglycan) 성분의 감소 때문이다. 퇴행이 계속 진행되면 표면의 불규칙성은 갈라진 틈(cleft)을 형성하고, 관절면의 대부분이 거칠거칠해지고 불규칙해지며 더 깊은 곳까지 진행되면 틈새(fissure)를 형성하여

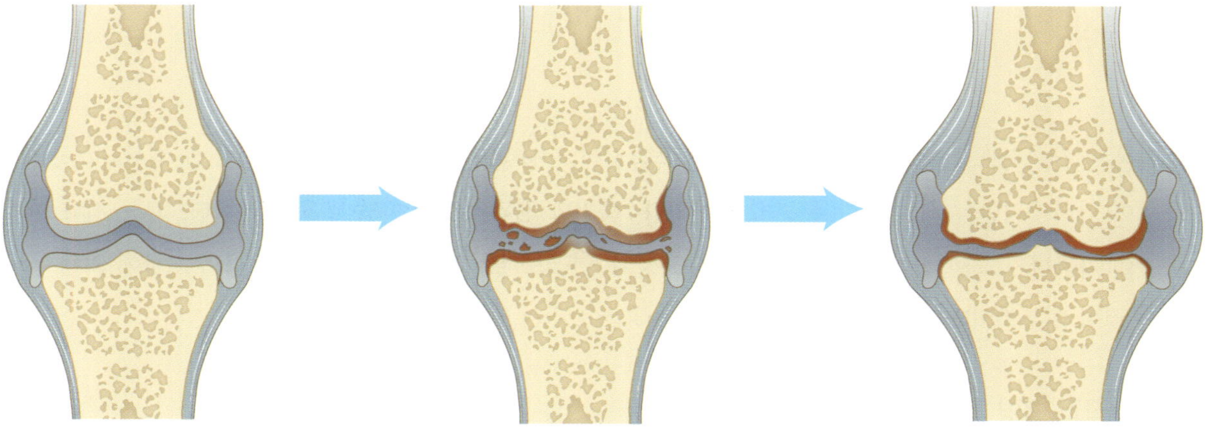

그림 4.1 뼈관절염 진행 단계. A: 관절연골 표면의 마모를 동반한 초기 퇴행성 변화, B: 연골의 심화된 결손, 음푹 패임, 균열, 관절변연부의 뼈에서 비후된 변화, C: 연골이 거의 파괴되고 좁아진 관절강, 변연에서 굴곡 형성, 관절주머니의 섬유화

결국에는 연골밑뼈까지 다다르게 된다. 틈새가 깊어지면 연골의 두께는 얇아지고 연골층의 두께도 감소하게 되어 결국에는 뼈가 노출되게 된다.

뼈관절염의 활액막 염증 반응은 류마티스관절염과 달리, 대부분 손상 받은 연골이나 뼈의 주변에서 일어난다. 뼈에서의 변화는 뼈의 소실, 뼈돌기(spur)의 형성과 연골밑뼈의 재형성이 특징적이다. 뼈의 소실은 연골 이화작용에 관여하는 효소에 의해서 이루어지며, 뼈돌기의 형성과 연골밑뼈의 재형성은 동화작용에 관여하는 효소에 의해서 일어나게 된다.

3. 분류

뼈관절염은 특별한 기질적인 원인이 없는 일차성(primary) 혹은 특발성(idiopathic)과 원인이 확실하게 증명되는 이차성(secondary) 혹은 속발성(succesive)으로 분류된다.

1) 일차성(특발성) 뼈관절염

일차성 뼈관절염은 확실한 원인과 손상기전 없이 나이, 성별, 비만, 나쁜 자세, 유전적 요소, 관절연골의 영양 공급 불량 및 윤활작용 결합 등의 내적요인이 작용하여 발병하는 것으로 보고 있으며, 주로 체중부하와 압력을 받는 엉덩관절, 무릎관절, 허리관절 등에 자주 발생한다.

2) 이차성(속발성) 뼈관절염

이차성 뼈관절염은 관절 내골절, 연골이나 인대 손상과 같은 외상, 엉덩관절의 아탈구와 같은 탈구, 무릎관절의 안굽이와 밖굽이 같은 변형, 말단거대증과 당뇨병 등의 내분비기능이상, 통풍과 조직 흑변증 등의 대사성 질환과 같은 확실한 원인에 의해서 발병하는 뼈관절염이다.

4. 임상증상

1) 통증

초기에는 간헐적으로 통증이 나타나고, 관절의 잠김이나 불안감을 호소하기도 한다. 또한 활동 시 국소적인 통증이 나타나지만 휴식 시에는 통증이 완화된다. 하지만 뼈관절염이 어느 정도 진행되면, 휴식 시나 야간에 통증이 나타나기도 한다. 뼈관절염의 통증은 관절 내 연골보다는 활액막이나 인대 등의 구조물에 의해서 나타나는 것이 대부분이다.

2) 관절강직과 변형

아침강직(morning stiffness)은 류마티스관절염과 달리 대개 30분 이내로 지속되며, 춥거나 습한 기후 등에 영향을 받는다. 관절 강직이 지속되면 관절내 종창이 나타나게 되고, 관절운동 제한이 심해져 뼈성 강직까지 진행된다. 또한 뼈성 강직이 진행되면서 관절기형이 발생하는데, 안굽이무릎(bow leg) 혹은 안굽음(varus)변형이 대표적이다. 손가락관절의 변형으로는 먼쪽뼈사이관절의 헤베르덴결절(Heberden's nodes)과 몸쪽뼈사이관절의 부샤르결절(Bouchard's nodes)이 있다(그림 4.2).

환자는 운동 시 쉽게 피로감을 느끼며, 환자가 느낄 수 있는 염발음이 발생하기도 한다. 가장 흔하게 침범하는 큰 관절은 무릎관절이며, 작은 관절로는 손가락 먼쪽뼈사이관절, 몸쪽뼈사이관절 그리고 엄지손가락의 손목손허리관절이다.

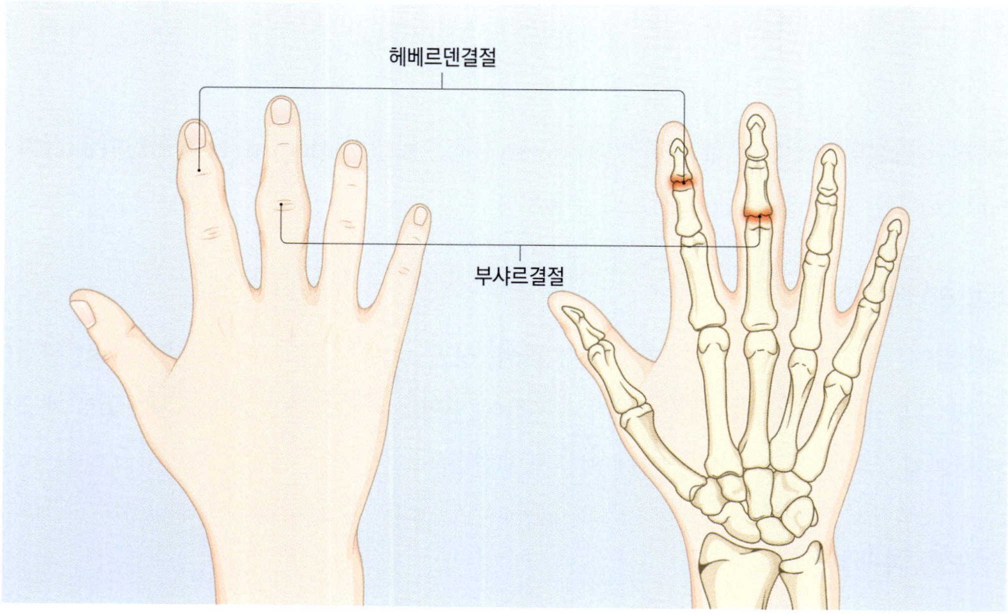

그림 4.2 헤베르덴결절과 부샤르결절

5. 진단

1) 의학적 진단

(1) 방사선검사

뼈관절염 진단에 가장 많이 사용되고 있는 검사는 단순방사선으로 관절염의 진단뿐 아니라, 병의 진행을 평가할 수 있는 가장 중요한 도구이다. 방사선검사상 관절 간격의 감소, 관절부위의 뼈돌기(spur) 형성, 관절연골 소실 등의 이상 소견은 뼈관절염 진행 단계의 평가 지표가 되며, 뼈관절염이 지속적으로 진행되면 관절면의 가장 자리에 뼈돌기가 형성되고 관절면이 불규칙해진다(표 4-1).

표 4-1 뼈관절염의 분류체계

등급	0	I	II	III	IV
분류	정상(normal)	의심(doutful)	경증(mild)	중등증(moderate)	중증(severe)
방사선 소견	별다른 골관절염 소견을 보이지 않음	관절강 협착 의심, 뼈돌기형성 가능성 있음	관절강 협착 가능성 보임, 확실한 뼈돌기형성	확실한 관절강 협착, 중등도의 여러 뼈돌기 형성, 연골하 경화가 약간 있음, 뼈끝 변형의 가능성을 보임	현저한 관절강의 협착, 큰 뼈돌기 형성, 연골하 경화 심함, 뼈끝의 변형이 확실함

(2) 자기공명영상

자기공명영상(MRI)은 연골 소실의 정도를 좀 더 정확하게 평가해야 할 때 시행되며 관절연골, 반달연골, 윤활막, 인대와 같은 관절 내의 다양한 조직을 볼 수 있다. 이는 뼈관절염과 감별해야 할 다른 통증의 원인을 진단할 때 사용되기도 한다.

(3) 기타 의학적 검사

뼈관절염의 진단은 방사선학적 검사만으로 진단해서는 안 된다. 방사선학적 변화는 질환이 어느 정도 진행된 경우에 나타나기 때문에 이학적 검사, 방사선학적 검사, 관절경 등을 종합하여 이루어져야 한다. 또한 임상증상인 통증(pain), 관절강직(joint stiffness), 결절(node)의 유무를 통하여 진단할 수 있다(표 4-2).

뼈관절염은 류마티스관절염과 자세하게 비교해야하며, 급성기와 만성기에 따라 연골석회화증(chondrocalcinosis), 뼈끝형성이상(epiphyseal dysplasia), 신경병관절병증(charcot's joint)과도 감별하여 진단해야 한다.

2) 물리치료진단

관절운동범위 검사에서는 관절운동범위 제한이 나타날 수 있으며, 관절 주변에서 뼈돌기가 만져질 수도 있다.

표 4-2 뼈관절염과 류마티스관절염의 비교

분류	뼈관절염	류마티스관절염
정의	· 노화, 스포츠 손상 등에 의해 뼈를 둘러싸고 있는 연골이 닳아 없어지거나 찢어지는 질환	· 몸의 면역체계가 이상을 일으켜 발생하는 만성염증성전신질환
호발연령	· 45세 이상, 75세 이상의 노인 80%에서 발생	· 주로 30~40대, 여자:남자 비율이 3:1 정도
원인	· 노화, 가족력, 사고, 비만 등	· 자가면역질환, 가족력 등
부위	· 주로 무릎관절, 어깨관절, 엉덩관절, 손가락 끝마디 등	· 손가락사이관절과 손목, 발의 작은 관절 등
대칭성	· 한쪽 관절에 비대칭적	· 양쪽 같은 관절에 대칭적
증상	· 관절통증, 뼈의 돌출, 심하면 "O"자형 다리	· 피로감, 관절강직과 통증, 체중감소, 미열, 안구건조, 입마름, 폐렴, 심막염 등
통증양상	· 관절을 사용할수록 통증 악화, 휴식을 취하면 완화	· 주로 아침에 일어났을 때 관절이 뻣뻣하게 굳으면서 통증 발생
진단	· 신체검사, 방사선검사	· 증상 진찰, 혈액검사, 방사선검사
치료	· 체중조절, 자세교정, 근육강화운동, 물리치료, 약물치료, 수술	· 주로 항류마티스약물치료

통증은 진행 정도에 따라 달라지지만, 초기에는 간헐적으로 통증이 나타나며 뼈관절염이 진행된 경우에는 휴식 시나 야간뿐만 아니라 관절운동 시에도 통증이 발생한다. 변형은 뼈관절염이 많이 진행된 경우에 관찰되며 손가락에서는 헤베르덴결절과 부샤르결절이 관찰된다. 근력검사에서는 관절 주변의 근력이 약화되는 소견을 보이며, 침범된 부위에 따라 일상생활활동 제한이 나타난다. 특수검사로는 무릎관절의 삼출액을 평가하는 들날쭉변이검사(fluctuation test)와 만입검사(indentation test)가 있다.

6. 중재

지금의 현대의학으로는 뼈관절염의 진행을 완전히 정지시키거나 복원시킬 수 있는 방법은 없는 상태이다. 뼈관절염의 치료 목적은 통증을 경감시켜 주고, 관절의 기능을 유지시키며 변형을 방지하는데 있다고 볼 수 있다.

1) 의학적 중재

(1) 약물치료

아세트아미노펜(acetaminophen)과 같은 비마약성 진통제의 사용을 우선 권장하고 있다. 비선택적 비스테로이드항염증제(non-steroidal anti-inflammatory drugs, NSAIDs)는 통증과 기능장애 치료 시 단순 진통제보다는 효과적이지만, 위장관계 및 심혈관계 합병증의 발생 확률을 높일 수 있다. 또한 선택적 COX-2억제제는 비선택적 비스테로이드항염증제보다는 위장관계 합병증은 적을 수 있으나, 부종이나 신부전의 위험은 높은 편이다. 관절내 직접 주사하는 약물요법으로는 스테로이드 제재와 히알루론산(hyaluronic acid) 주사요법이 사용되고 있다. 스테로이드 제제는 주입 후 수 시간 또는 수일 이내에 통증과 부기를 소실시키고, 관절 범위를 호전시키며, 수주 또는 수개월 동안 효과가 지속될 수 있다. 하지만 습관적으로 사용할 경우, 뼈관절염의 변성을 촉진시킬 수 있다. 히알루론산은 N-아세틸글루코사민(N-acetyl glucosamine)과 글루쿠론산(glucuronic acid)으로 이루어진 고분자 다당으로 활액과 관절연골의 기질을 구성하기 때문에 뼈관절염의 증상 완화와 기능 향상에 도움이 되는 것으로 알려져 있다.

(2) 수술적 치료

약물 치료에 효과가 없고 퇴행성 변화의 정도가 심한 경우, 수술적 치료를 시행하게 된다. 수술 방법에는 개방하거나 관절경(arthroscopy)을 이용하여 세척(lavage) 및 유리체(loose body)의 제거, 활막절제술(synovectomy), 뼈돌기제거술(spur excision)을 시행할 수 있다. 뼈관절염이 진행되어 일상생활에 지장이 있을 정도로 심한 경우, 관절성형술인 인공 관절전치환술이 가장 효과적이다.

2) 물리치료 중재

환자에게 질병의 상태를 충분히 설명하고 관절에 부담을 덜어 줄 수 있는 생활방식의 변화, 운동, 활동량의 조절, 체중 감량 등을 교육하는 것이 중요하다. 특히, 뼈관절이 엉덩관절이나 무릎관절에 있는 비만 환자의 경우, 적절한 체중 감량은 가장 중요한 치료 요소가 될 수 있다.

(1) 최대보호기

① 물리적인자치료

증상 초기 관절부종이 나타나면 통증 감소와 부종 감소를 위하여 냉치료와 고빈도 저강도 경피신경전기자극치료(transutaneous electrical nerve stimulation, TENS)를 실시한다. 부종이 없어지면 온열치료를 실시하는데, 이때 깊은열치료(deep heat therapy)보다는 얕은열치료(superficial heat therapy)로 열을 줄 수 있는 적외선이나 온습포 적용이 효과적이다. 경피신경전기자극치료, 간섭파치료(interference current therapy, ICT), 은침전기자극치료(silver spike point, SSP)와 같은 전기치료를 적용하여 통증 완화, 혈액순환 증진, 근육연축을 감소시킨다.

② 운동치료

초기 통증은 대개 침범된 관절에 대한 스트레스와 과도한 활동 시 일어나기 때문에 휴식이 가장 중요하다. 뼈관절염이 엉덩관절과 무릎관절에 있다면, 운동치료 전 체중감량에 신경을 써야한다. 무릎관절염의 경우, 과체중 환자가 5% 정도만 체중을 감량해도 중등도 이상의 기능 향상이 있다는 보고가 있다. 걷기와 같은 유산소운동은 통증이 심하지 않은 환자에게 적용 시, 관절에 부담을 주지 않으면서 전신을 최적의 상태로 유지해 주는 좋은 운동이라 할 수 있다. 통증이 있는 경우는 걷는 시간을 처음에는 15분 정도로 하여 천천히 걷고 점차적으로 시간을 늘리도록 한다(그림 4.3). 관절가동범위의 유지와 구축을 방

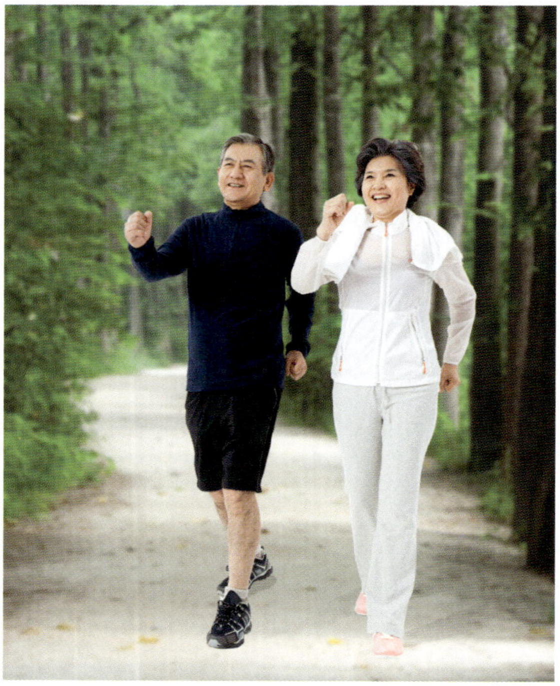

그림 4.3 걷기 운동

지하기 위해 통증이 나타나지 않는 범위에서 하루 1~2회 정도 부드럽게 수동운동(passive exercise)을 실시하면 좋다. 근력을 유지하기 위한 등척성 운동은 통증이 없는 범위에서 실시한다.

(2) 최소보호기

① 물리적인자치료

통증 완화와 근육 이완을 위해 온열치료를 실시하는데, 운동치료 전에 적용하면 효과적이다. 온습포는 20분간 환부에 습열을 적용하고, 손이나 발 같은 곳은 파라핀욕(paraffin bath)을 이용하여 치료한다. 초음파치료와 심부투열치료는 관절부위에 열을 투여하여 통증과 관절강직(ankylosis)을 경감시킨다. 전기치료는 최대보호기와 같이 경피신경전기자극치료, 간섭파치료, 은침전기자극치료를 통증 완화와 혈액순환 증진을 목적으로 사용한다. 적외선이나 국소자외선을 이용한 치료도 가능하다.

② 운동치료

관절의 운동성 유지와 근력 유지 및 강화를 목적으로 하는 운동치료를 실시하게 된다. 뼈관절염의 주 호발부위인 무릎관절은 굽힘 구축(flexion contracture)이 주로 발생하므로 구축 감소와 폄 증진 및 유지를 위하여 관절운동범위 운동인 능동운동과 능동보조운동을 실시하며, 필요에 따라 뻗침운동을 실시한다. 저항운동은 근력 유지 및 증진을 목적으로 적용되며 점진적으로 실시한다. 또한 너무 강한 저항운동은 통증을 유발하기 때문에 피하는 것이 좋다. 환자의 상태에 따라 관절 구축과 변형이 심한 경우, 등척성 운동인 넙다리네갈래근수축운동(quadriceps setting exercise, Q-set)이 효과적이다(그림 4.4). 모래주머니나 탄력밴드를 이용하는 등장성 운동은 먼저 열린사슬운동을 실시하고, 환자의 상태에 따라 닫힌사슬운동을 적용한다. 물의 부력(buoyancy)을 이용한 수중운동치료는 뼈관절염 환자의 재손상 위험을 최소화할 수 있고, 근력 및 통증 개선에 매우 유용한 운동치료이다(그림 4.5).

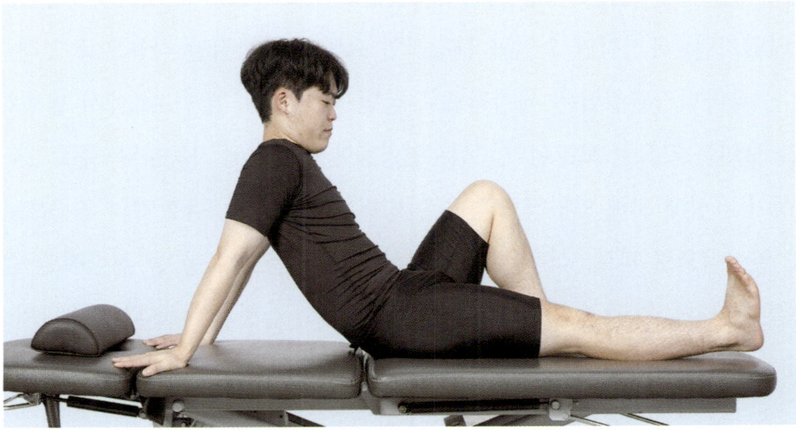

그림 4.4 넙다리네갈래근의 등척성 운동

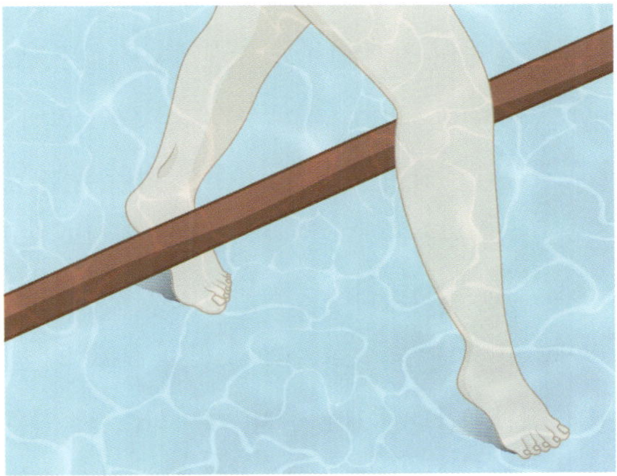

그림 4.5 수중운동

3) 예방 및 가정 관리

뼈관절염 환자의 예방과 관리는 중재만큼이나 중요하다. 먼저 환자의 상태와 병태를 환자와 보호자에게 충분이 설명하고, 관절을 보호할 수 있는 일상생활활동에 대한 교육을 해야 한다. 환자에 대한 기능평가를 바탕으로 체중 감소와 유지를 위한 영양 교육과 인지 행동치료 및 저열량 식사에 대한 적절한 교육을 실시해야 한다. 필요에 따라서 치료기구나 보조장구 등의 사용도 고려해야 한다.

4.2 류마티스관절염

1. 임상개요

류마티스관절염(rheumatic arthritis)은 만성 염증성 질환으로 관절 내 윤활막에 대칭적인 다발성 염증을 발생시켜 관절 손상과 신체장애를 초래하는 전신성 자가면역질환(autoimmune disease)이다. 류마티스관절염의 원인은 아직 밝혀지지는 않았지만, 유전적인 요인과 환경적인 요인의 복합적인 작용으로 인해 발생하는 면역조절기전 이상으로 추정된다. 류마티스관절염은 세계적으로 성인 인구의 약 0.5~1%에서 발병하며, 우리나라에서는 1.1~2.2%의 유병률을 보이는 것으로 보고된다. 모든 연령층에서 발병이 가능하나, 주로 25~55세 사이에서 발병빈도가 증가하고, 여성이 남성에 비해 3배 정도 높은 발병빈도를 보인다. 윤활막의 염증으로 모든 관절에서 손상이 나타날 수 있으며, 일반적으로 피로, 식욕부진, 전신쇠약, 가벼운 근육통 등 전신적인 증상을 동반한다. 또한 상당수의 류마티스관절염 환자들은 관절 외 피부, 안구, 호흡기계, 심혈관계 등 다른 기관의 조직손상을 보인다.

2. 병태생리

류마티스관절염의 주된 병리학적인 특징은 활액막의 염증과 증식, 국소 뼈 및 연골의 침식이다. 류마티스관절염은 류마티스인자와 면역글로불린 사이의 상호작용으로 말초순환에서 활액관절로 증가된 백혈구의 침윤을 포함한다. 초기에 T세포로 이루어진 백혈구의 침윤이 활액막 바로 아래에 존재하며, 인터루킨-1(interleukin-1, IL-1)과 종양괴사인자-알파(tumorneucrosis factor-alpha, TNF-α)를 포함한 사이토카인(cytokines)이 활액막의 염증과 활액 분비를 자극한다. 또한 활액막의 염증이 관절연골부위를 따라 파누스(pannus; 관절 주위 조직을 용해시키는 파괴적인 육아조직)를 형성하고, 비후된 활액막은 관절연골의 침식과 연골밑판(subchodral plate)의 파괴로 관절의 변형을 일으킨다. 초기에는 활액의 과다형성으로 관절의 뻣뻣함(stiffness)이 나타나고, 점차적인 활액의 섬유소화로 인해 관절강직이 발생하며, 관절 주위의 염증 물질과 뼈파괴세포(osteoclast) 등의 활성으로 인해 뼈엉성증(osteoporosis)이 발생한다. 뼈관절염과 비교했을 때, 류마티스관절염은 관절연골 파괴에 대한 파누스의 범위가 넓고 심한 공격성을 보인다. 또한 진행된 뼈관절염에서의 활액막 염증은 관절연골 파괴의 결과로 발생하지만, 류마티스관절염의 활액막 염증은 관절연골 파괴의 원인이 된다(그림 4.6).

3. 임상증상

류마티스관절염은 임상적 특징에 따라 전구증상, 관절증상, 관절 외 증상으로 구분할 수 있다.

1) 전구증상

류마티스관절염 환자의 60~70%는 발병 전 피로(fatigue), 식욕부진(anorexia), 전신쇠약(systemic weak-

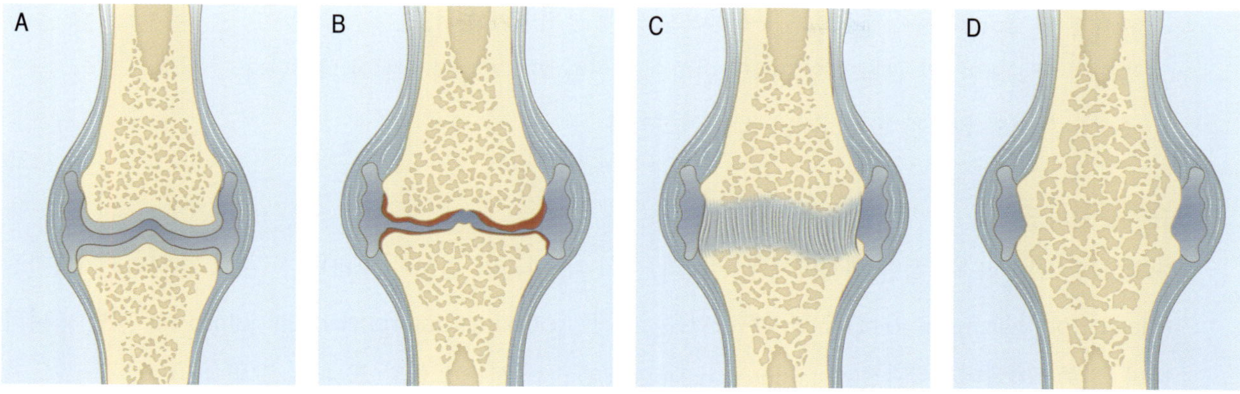

그림 4.6 류마티스관절염의 진행 단계. A: 활막 및 염증초기, B: 파누스가 연골을 파괴, C: 섬유성 강직, D: 뼈성강직

ness) 등의 증상을 수주에서 수개월 동안 경험한 후 본격적인 관절통을 느끼게 된다. 이러한 증상은 염증 정도와 관련이 있으며, 전구증상만으로는 류마티스관절염이라 확진하기 어렵다.

2) 관절증상

주로 작은 관절인 손가락(fingers), 손목(wrist), 발가락(toes) 등에 대칭적으로 침범되기 시작하여 점차 팔꿉관절(elbow joint), 어깨관절(shoulder joint), 발목관절(ankle joint), 무릎관절(knee joint) 등의 큰 관절로 진행된다(그림 4.7).

(1) 주된 증상

① 아침강직은 아침에 일어난 후, 관절이 뻣뻣해져서 움직이기 힘든 현상이 30분 이상 지속되는 것을 말하는데, 주로 손가락에서 많이 발생한다.

② 염증으로 관절 내 부종, 압통, 후끈거림, 통증이 나타난다.

③ 삼출액과 관절 주위 팽창으로 팽윤이 형성되고, 부기의 섬유화와 관절강직으로 운동범위 제한이 발생한다.

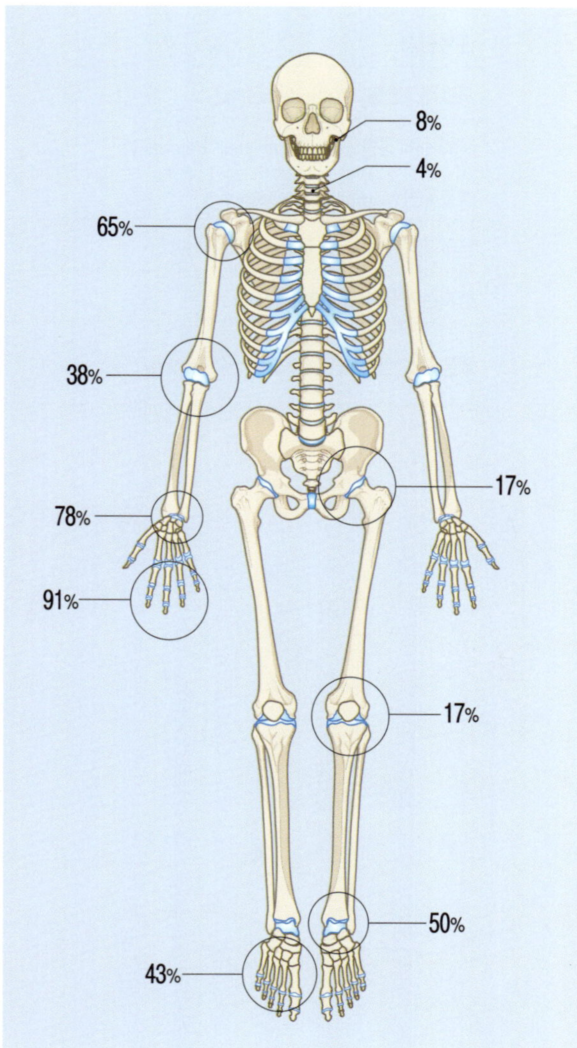

그림 4.7 류마티스관절염의 호발부위

④ 움직일 때 통증이 더 심해지므로 무사용으로 인해 근위축이 온다.

⑤ 질병이 악화되면, 각 관절의 영구적인 변형으로 인한 관절기능의 소실이 나타난다.

⑥ 증상은 악화와 완화를 반복하지만 점차 악화된다.

(2) 손목관절과 손

거의 모든 류마티스관절염 환자에게서 손목과 손의 뼈 파괴와 변형이 나타난다. 주로 손허리손가락관절(metacarpophalangeal joint)과 몸쪽뼈사이손가락관절(proximal interphalangeal joint)에서 병변이 나타나며, 먼쪽손가락뼈사이관절(distal interphalangeal joint)에서는 드물다(표 4-3, 그림 4.8).

표 4-3 류마티스관절염에서 나타나는 손목과 손의 주요 변형

손목변형	굽힘, 자쪽 치우침, 아탈구
지그재그변형(zigzag deformity)	손목관절의 노쪽 치우침과 손가락의 자쪽 치우침
자쪽 치우침변형(ulnar deviation deformity)	손허리손가락관절의 자쪽 치우침과 굽힘
백조목변형(swan-neck deformity)	몸쪽뼈사이손가락관절의 과다폄과 먼쪽손가락뼈사이관절의 굽힘
단추구멍변형(boutonniere deformity)	몸쪽뼈사이손가락관절의 굽힘과 먼쪽손가락뼈사이관절의 과다폄
엄지손가락의 Z-변형(Z-deformity)	엄지손허리손가락관절의 굽힘과 손가락뼈사이관절의 폄
뮤틸란스변형(mutilans deformity, opera glass hand)	손허리손가락관절, 몸쪽뼈사이손가락관절, 노손목과 노자관절에서의 길이 단축과 변형

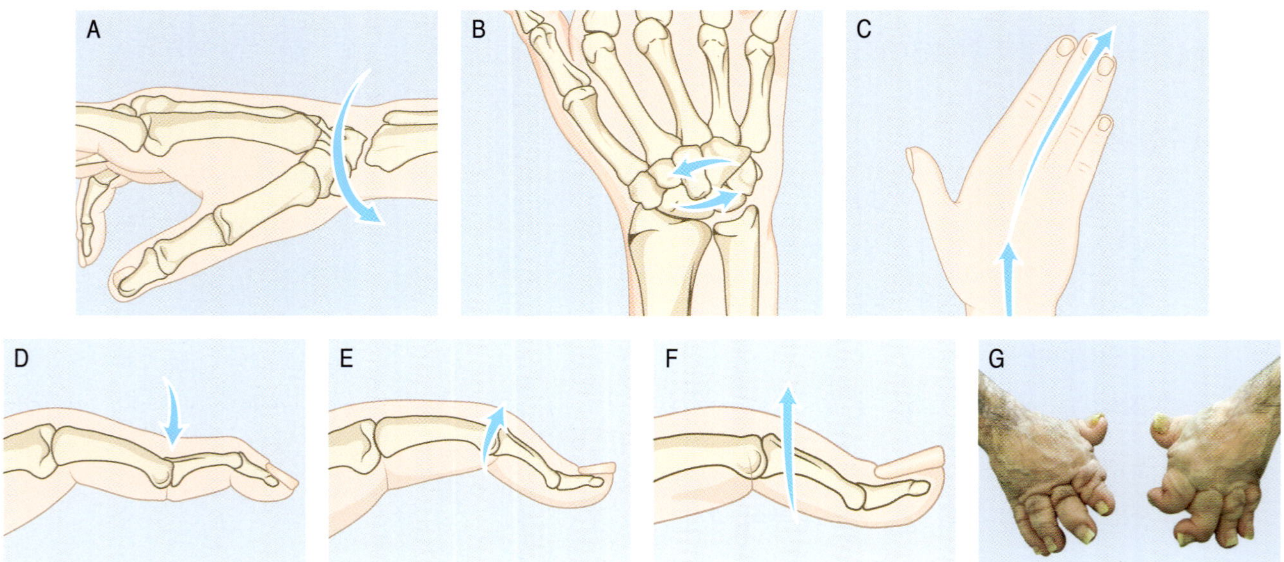

그림 4.8 류마티스관절염에서 나타나는 손목과 손의 주요변형. A: 손목관절 아탈구, B: 지그재그변형, C: 자쪽 치우침변형, D: 백조목변형, E: 단추구멍변형, F: 엄지손가락의 Z-변형, G: 뮤틸란스변형

(3) 팔꿉관절

팔꿉관절은 관절이 표면에 위치하므로 염증 초기에 관찰이 가능하다. 팔꿉관절이 침범되면 팔꿉관절의 굽힘과 아래팔(forearm)의 엎침(pronation) 변형이 나타난다.

(4) 오목위팔관절

류마티스관절염의 오목위팔관절(glenohumeral joint) 침범은 활액막, 활액주머니, 돌림근띠에 염증을 유발하고, 어깨관절의 모음(adduction)과 안쪽돌림(internal rotation)의 변형으로 운동제한이 나타나면서 환자는 무의식적으로 어깨를 사용하지 않게 되어 조기에 유착성 관절낭염(frozen shoulder)이 발생할 수 있다.

(5) 발목관절과 발

발(foot)과 발목관절(ankle joint)의 침범은 발허리발가락관절(metatarsophalangeal joint), 목말발배관절(talonavicular joint) 그리고 발목관절 순으로 활액막염을 발생시킨다. 발과 발목에서 염증으로 인해 발생할 수 있는 변형은 발허리뼈(metatarsal bone) 머리 부분의 아탈구, 발허리발가락관절의 콕업(cock-up) 변형, 발목관절의 안쪽말발(equinovarus) 변형, 발가락의 가쪽 치우침(lateral deviation), 갈퀴발가락(claw toe) 변형, 엄지 발가락의 가쪽휨(hallux valgus), 발가락의 과도한 겹침, 목말발배관절의 발의 엎침(pronation)과 가쪽번짐(eversion), 발바닥세로활(longitudinal arch)의 평평함 등이다.

(6) 무릎관절

무릎관절(knee joint)의 침범에서는 무릎의 삼출액과 활막의 비후로 다리오금(popliteal fossa)에서 베이커낭종(Baker's cyst)이 촉진될 수 있으며, 무릎관절의 굽힘과 밖굽이무릎(genu valgum) 변형이 유발된다.

(7) 엉덩관절

엉덩관절(hip joint)의 침범은 보통 초기에 증상이 없고 관절이 깊이 위치하여 조기 발견이 어렵다. 통증은 보통 샅굴부위(inguinal area)와 넓적다리(thigh)로 나타나지만 무릎안쪽이나 엉덩이, 아래쪽 허리에서도 나타날 수 있다. 엉덩관절의 굽힘과 가쪽돌림을 취하면 통증이 감소된다.

(8) 목뼈

목뼈(cervical vertebra)의 류마티스관절염은 등뼈나 허리뼈에 비해 흔한 편이다. 초기 증상으로는 통증과 뻣뻣함으로 목의 운동제한이 발생하기도 한다. 1번 목뼈(C1)의 가로인대(transverse process)는 2번 목뼈 치아돌기(odontoid process)를 고정하는데, 이곳의 염증은 인대의 느슨함이나 인대 파열을 유발하며 이로 인해 1번 목뼈와 2번 목뼈 사이의 불안정이나 아탈구가 발생하게 되면 척수병증(myelopathy)으로 이어질 수 있다.

3) 관절 외 증상

(1) 피부

일반적인 피부 소견으로 류마티스결절(rheumatoid nodule)이 있다. 류마티스결절은 작은 주머니 형태로 활액주머니에서 피부 아래 힘줄을 따라 형성되며, 주로 아킬레스건, 엉치 부분, 손가락의 굽힘쪽면(flexor surface), 아래팔의 폄쪽면(extensor surface), 발허리발가락관절(metatarsophalangeal joint) 등에서 발생한다.

(2) 안구증상

쇠그렌증후군(Sjogren's syndrome)은 류마티스관절염 환자에서 나타나는 눈과 입의 건조증상이며, 환자의 10~15%에서 발생한다. 건조각막결막염(keratoconjuntivitis sicca)은 쇠그렌증후군과 관련된다.

(3) 호흡기계증상

흔한 호흡기계 침범으로는 반지모뿔(cricoarytenoid)관절에 발생한 류마티스관절염을 들 수 있는데, 후두부 통증, 발성장애(dysphonia), 삼킴 시 통증 등이 발생한다. 또한 일부 환자에게서 류마티스가슴막염(rheumatic pleuritis), 사이질폐질환(interstitial lung disease) 등이 발생할 수 있다.

(4) 심혈관계증상

류마티스관절염과 관련한 심혈관계 증상으로 심장막염(pericarditis), 심근염(myocarditis), 판막병변(valvulopathy), 대동맥염(aortitis), 부정맥(arrhythmia), 심근경색(myocardial infarction), 말초혈관염(peripheral vasculitis), 말초신경염(peripheral neuritis) 등이 발생할 수 있다.

(5) 기타 증상

류마티스관절염 환자는 면역력 저하로 인해 쉽게 세균에 감염될 수 있으며, 염증과 통증으로 인한 운동부족, 스테로이드 등의 약물치료와 같은 다양한 원인으로 인해 뼈엉성증이 발생할 수 있다.

4. 진단

1) 의학적 진단

(1) 방사선검사

초기 류마티스관절염은 단순 방사선검사 시 정상 소견을 보이지만, 일부에서는 부종이나 관절 주위 뼈감소증 소견을 나타내기도 한다. 병이 진행됨에 따라 뼈침식(bony erosion), 대칭적인 관절 간격의 감소, 뼈성강직(bony ankylosis), 관절 주위 뼈들의 뼈엉성증 그리고 관절 주위부 낭종 등의 방사선적 특징을 보인다. 진단 장비의 발전으로 고해상도 초음파나 자기공명영상을 이용한 조기진단이 가능해졌고, 질병 초기의 적극적인 치료로 치료 결과도 개선되고 있다.

(2) 혈액검사

질환이 진행됨에 따라 적혈구침강속도(erythrocyte sedimentation rate, ESR), 백혈구(leucocyte), 혈소판(blood plate), 혈청(serum)이 증가한다. 혈액 내 C-반응단백질(C-reactive protein, CRP)은 염증 시에 상승함으로 질환의 진행을 평가하는 데 좋은 지표가 된다. 또한 류마티스관절염 환자의 70%에서 류마티스 인자 중 면역글로불린 M(immunoglobulin M, IgM)이 양성(positive)으로 관찰된다.

(3) 진단기준

류마티스관절염 진단기준은 2010년 미국 류마티스학회(American College of Rheumatology, ACR)와 유럽 류마티스학회(European league Against Rheumatism Executive Committee, EULAR)가 공동으로 새로운 류마티스관절염 진단 기준을 제시하였다. 새로운 진단 기준은 1987년 미국 류마티스학회가 제정한 기준을 수정하여 질병의 초기 양상에 초점을 맞춘 것으로 조기진단에 유용하다.

① 진단 대상

다음의 증상을 보이는 환자를 대상으로 한다.

- 최소 한 관절 이상에서 임상적 활막염(부종) 소견
- 다른 질병으로는 잘 설명되지 않는 활막염 소견

② 진단 기준

관절의 침범, 혈액검사, 급성기 반응, 증상기간 등의 4가지 평가 항목으로 구성되고, 총 10점 중 6점 이상이면 류마티스관절염으로 진단한다. 평가 점수가 6점 미만의 경우 확실한 류마티스관절염으로 진단되지는 않지만, 시간의 경과에 따른 재평가 후 진단 기준이 충족되어 류마티스관절염으로 진단될 수 있다(표 4-4).

2) 물리치료 검사

- 관절운동범위 검사에서는 관절운동범위 제한이 나타날 수 있다.
- 항상 통증이 있으며, 촉진 시 압통과 열감이 느껴지고 류마티스결절이 관찰된다.
- 많이 진행된 경우, 류마티스결절과 함께 관절에 변형을 보인다.
- 근력검사에서는 관절 주변의 근력이 약화되는 소견을 보인다.
- 침범된 부위에 따라 일상생활활동에 제한을 보인다.
- 특수검사로는 삼출액을 평가하는 들날쭉변이검사와 만입검사가 있다.

표 4-4 2010년 미국 류마티스학회와 유럽 류마티스학회의 새로운 분류기준

평가 항목	세부항목	점수
관절침범	큰 관절 1개	0
	큰 관절 2~10개	1
	작은 관절 1~3개(큰 관절 침범 또는 침범없음)	2
	작은 관절 4~10개(큰 관절 침범 또는 침범 없음)	3
	10개 이상 관절(작은 관절 최소 1개 이상 포함)	5
혈액검사 (최소 한 가지 이상 검사 요함)	류마티스인자 및 항시트룰린단백항체 모두 음성	0
	류마티스인자 약양성 또는 항시트룰린단백항체 모두 음성	2
	류마티스인자 강양성 또는 항시트룰린단백항체 모두 음성	3
급성기 반응 (최소 한 가지 이상 검사 요함)	정상 C-반응단백질 및 정상 적혈구침강속도	0
	비정상 C-반응단백질 및 비정상 적혈구침강속도	1
증상지속기간	6주 이하	0
	6주 이상	1

- 큰 관절: 오목위팔관절, 팔꿉관절, 엉덩관절, 무릎관절, 발목관절
- 작은 관절: 손목관절과 손과 발을 잇는 작은 관절
- 항시트룰린단백항체(anti-citrullinated protein antibody, ACPA)
- 강양성: 정상 상한치의 3배 초과
- C-반응단백질(C-reactive protein, CRP)
- 적혈구침강속도(erythrocyte sedimentation rate, ESR)
- 류마티스인자(rheumatoid factor, RF)

6. 중재

류마티스관절염의 치료 목적은 염증을 조절하여 질병의 진행을 늦추고, 통증을 완화하여 관절의 기능 소실과 변형을 최소화하는 것이다. 관절이 손상되기 전 조기에 적절한 치료가 필요하며 의학적 중재, 휴식, 물리치료 중재 등을 적용한다.

1) 의학적 중재

(1) 약물치료

류마티스관절염 치료를 위한 약물은 관절의 통증과 부종을 조절하고 관절 손상을 최소화하며 예후를 호전시킬 목적으로 사용한다. 비스테로이드항염증제는 가장 일반적으로 사용되는 약물로 통증과 염증을 경감시키는데 효과가 있지만, 관절 손상이 진행되는 것을 막을 수는 없고 위장관출혈이 나타날 수도 있다. 코티코스테로이드는 비스테로이드 항염증제로 조절되지 않을 경우 사용되며 강력한 소염진통 효과가 있는 반면, 장기 복용 시 쿠싱증후군(Cushing syndrome)이나 뼈엉성증을 유발할 수 있다. 류마티스관절염의 진행을 완화시켜주는 항류마티즘 약물(disease-modifying antirheumatic drug, DMARD)로는 금(gold)

제제, 항말라리아제(hydroxychloroquine), 설파살라진(sulfasalazine), 메소트렉세이트(methotrexate), 생물학적 제제(anti-TNF-α antibody agent) 등이 있다. 항류마티즘 약물을 사용해도 환자들이 만성통증과 활막염을 경험할 수 있으므로 필요시에는 비스테로이드성 소염진통제 또는 코르티코스테로이드와 함께 사용하기도 한다.

(2) 수술적 치료

수술적 치료는 심한 관절 변형과 파괴로 인해 일상생활에 지장이 있는 환자를 대상으로 통증 완화, 관절 파괴 등의 변형 진행 예방과 관절기능 향상 등으로 일상생활을 가능하도록 하기 위해 사용되며, 활액막제거술(synovectomy), 관절절개술(arthrotomy), 관절성형술(arthroplasty), 관절고정술(arthrodesis) 등이 있다.

2) 물리치료 중재

류마티스관절염 환자에 대한 물리치료 중재는 통증과 염증 완화, 관절강직 감소, 관절의 기능 유지 또는 증진, 유연성과 운동성 증진, 심혈관계 기능 유지 또는 증진 등을 위해 사용된다. 환자 상태를 고려한 적절한 운동과 휴식을 적용하며 질병의 예방과 관리를 위한 가정과 지역사회에서의 환자교육프로그램이 필요하다.

(1) 최대보호기

① 물리적인자치료

냉치료는 한번에 15~20분 정도 4시간마다 적용하며, 최대보호기의 염증 반응이 소실되는 최대 72시간까지 사용하며, 염증 감소를 위해 트롤라민살리실산염과 하이드로코르티손 이온 도입법을 실시한다. 또한 통증완화를 위해 경피신경전기자극치료, 자외선치료, 은침전기자극치료 등이 사용된다.

② 운동치료

염증과 통증이 극심한 환자는 체중부하를 금기시키고 딱딱한 침대에서 침상 안정을 취하게 한다. 관절보조기를 사용한 고정은 염증과 통증완화에 효과적이며, 관절의 안정성을 제공하고 기능적 자세 유지에 도움이 된다. 최대보호기의 운동치료는 관절강직과 관절운동범위 유지를 위해 이완수동운동과 능동보조운동을 실시하고, 뼈나 관절에 스트레스가 주어지지 않게 한다. 관절염증과 삼출액이 있을 때는 간헐적 등척성 운동을 실시하고, 부종과 통증이 조절되면 서서히 능동운동을 적용한다. 근위축 방지를 위해 통증이 없는 자세에서 등척성 운동을 실시한다.

(2) 최소보호기의 중재

① 물리적인자치료

파라핀욕은 관절강직을 완화시키고 관절의 유연성을 증진시키기 위해 많이 이용되며, 온습포, 미온수, 하버드탱크, 적외선 등의 표면 열 치료와 초음파, 단파투열, 극초단파투열 등의 심부 열치료를 적용할 수 있다. 또한 경피신경전기자극치료, 자외선치료, 은침전기자극치료 및 저전위레이저치료 등이 사용된다.

② 운동치료

근력유지 및 향상, 지구력 증진, 운동범위 증진을 목적으로 하며 통증이 유발되지 않는 범위 내에서 능동보조 또는 능동운동으로 실시하며 최대보호기보다 운동의 빈도와 강도를 점진적으로 증가시킨다. 또한 온열 적용 후 뻗침운동을 적용하여 기능적 관절운동범위를 유지하고, 등척성 운동과 저강도의 등장성 운동을 실시한다. 지구력운동은 심장근육의 활동을 증가시키기 위해 사용되며, 수중운동은 능동보조운동, 능동운동, 저항운동이 모두 가능하고, 중력의 영향을 제거하여 관절에 주어지는 충격을 완화시켜 주므로 류마티스관절염 환자에게 자주 처방되는 운동이다.

3) 예방 및 가정 관리

류마티스관절염 환자의 손상된 관절 보호를 위한 체중 관리, 긴장 감소, 관절의 기능적 자세 유지, 보조도구 사용, 에너지 보존 기술 등을 지도하고 환자의 심리적 안정을 유도하고 생활환경과 작업환경을 개선시켜 나간다. 환자의 상태를 고려한 가정운동프로그램을 처방하여 근력, 지구력, 관절운동범위 유지 및 증진과 기능훈련을 통해 일상생활능력을 향상시킨다.

4.3 통풍

1. 임상개요

통풍관절염(gouty arthritis)은 대사성 질환으로 단백질의 일종인 퓨린이 많은 음식물을 섭취할 경우, 대사과정에서 혈중 요산량의 증가로 고요산혈증(hyperuricemia>6.8mg/dL)이 나타나고, 이때 소변으로 빠져 나가지 못한 요산 나트륨의 결정이 관절 주위 및 물렁조직에 침착되어 관절에 극심한 통증과 급성 염증성 관절염을 일으키게 되는 질환이다.

통풍(gout)은 관절에 염증을 일으키고 콩팥과 심혈관계에도 장애를 일으킬 수 있기 때문에 내과적 치료가 반드시 필요한 질환이다.

2. 병태생리

요산은 퓨린 분해 과정의 최종 산물이며, 퓨린의 생성과 파괴는 모든 조직에서 일어날 수 있지만 요산은 간, 소장과 같은 잰틴산화효소(xanthine oxidase)를 포함하는 조직에서만 생성되며, 정상적으로 소변과 장으로 배설된다. 체내 요산의 양은 생성되는 양과 배설되는 양의 차이에 의해 결정된다고 볼 수 있다. 요산은 인대, 활액막, 피하에도 축적될 수 있는데, 인대에 축적될 경우 인대파열, 피하에 축적될 경우 압박에 의한 피부괴사가 일어날 수 있다.

급성 통풍 발작의 약 90%는 대개 1개의 관절에서 시작되며, 약 50% 정도에서 엄지발가락의 발허리발가락관절에서부터 시작된다. 주로 엄지발가락, 발목관절, 발 및 발등관절, 무릎관절에서 많이 나타나며 발뒤꿈치, 팔꿈치, 손목관절과 손가락, 귀 등에서도 호발한다. 만성화되면 류마티스관절염과 구분하기 어려우며 통증과 관절 변형을 초래하므로 치료가 어려워진다(그림 4.9).

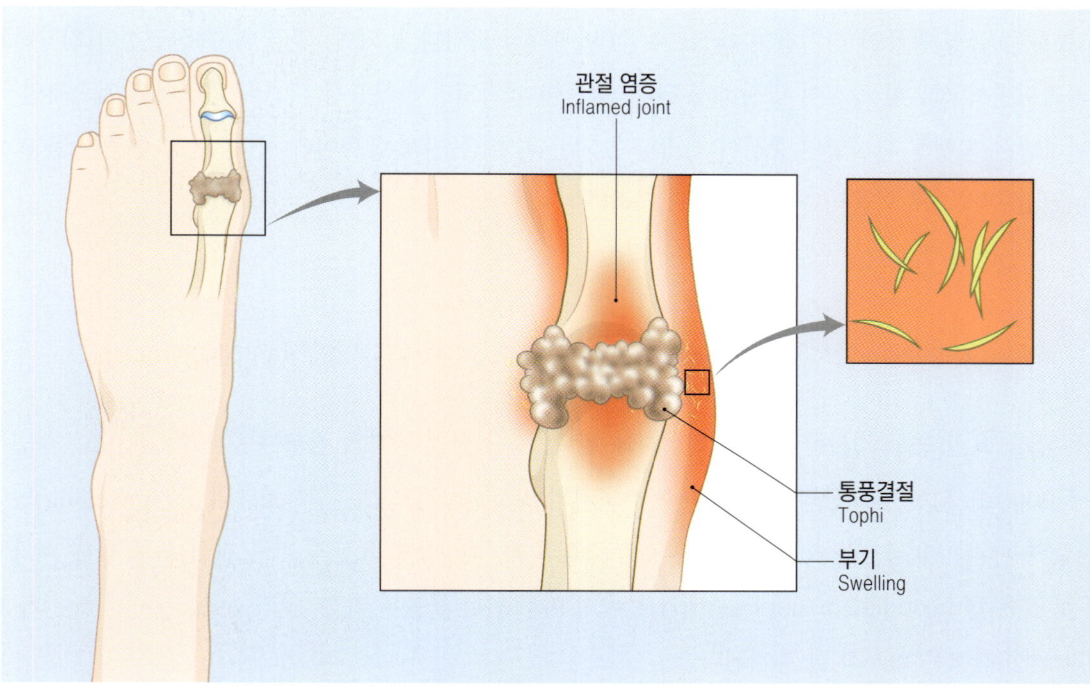

그림 4.9 통풍관절염

3. 분류

1) 원발성 통풍

원발성 통풍(primary gout)은 특발성 통풍이라고도 하며, 그 원인을 알 수 없는 통풍으로 일반적으로 그냥 통풍이라고 명명된다. 40대에 호발하며 여성보다는 남성에서의 발병률이 3~5배 정도 높다.

2) 속발성 통풍

속발성 통풍(secondary gout)은 골수가 증식하는 질환인 백혈병(leukemia), 진성적혈구증가증(polycythemia vera), 다발성 골수종(multiple myeloma) 등에서 핵산의 파괴량이 증가하거나, 콩팥기능 저하로 요산의 배설이 감소하여, 혈중 요산 수치가 증가하면서 통풍관절염과 비슷한 증세가 나타나는 경우를 말한다.

4. 임상증상

통풍은 급성 통풍과 만성 통풍으로 구분하며, 각각 다른 증세를 보인다. 급성 통풍은 침범된 관절에서 극심한 발작성 통증을 호소하며 90% 정도는 한 관절에서 시작되고 발열, 오한, 부기, 통증 등의 증세를 보인다. 주로 엄지발가락의 발허리발가락관절에서 발생하며 발목, 발등, 무릎 등에서도 발생한다. 초기 발작은 3~7일 이내 호전되는 경향이 있고, 대부분의 환자는 다음 발작이 있을 때까지 후유증은 없다. 통증은 심한 발작성 격통이며, 야간에 더 심해진다. 백혈구과다증이 수일 또는 수 주간 계속되기도 한다.

만성 통풍은 급성 통풍이 장기간(수개월~수년) 반복해서 나타나게 되면, 관절 내 요산결정이 침착하게 되어 관절이 파괴되면서 섬유성 강직이 발생하게 된다. 발작이 계속되면서 무증상 기간이 짧아지고 지속적인 경한 통증으로 변하면서 퇴행성 관절염의 증상이 나타나게 되는데, 이를 만성 통풍이라 한다. 만성 통풍은 혈중 요산 수치가 11mg/dL 이상으로 약물이나 식품으로 조절하기는 어렵다.

5. 진단

1) 의학적 검사

통풍은 혈중 요산 농도 검사를 통하여 진단하게 된다. 정상 성인 남자의 경우는 3.4~7.0mg/dL, 성인 여성은 2.4~6.0mg/dL 범위가 요산의 정상수치이다. 초기의 방사선소견으로는 연부조직의 부기(swelling)만 관찰되며 관절의 파괴는 없다. 만성 통풍의 경우 연부조직의 부기와 함께 요산의 미란(침식)으로 인해 뼈가 떨어져 나간 것 같은 병소(punched-out lesion)가 보이며 이로 인한 돌출된 가장자리(overhanging edge)가 보인다. 하지만 관절 간격은 비교적 잘 유지된다.

6. 중재

1) 의학적 중재

(1) 약물치료

약물은 콜치신(colchicine)과 인도메타신(indomethacin, 소염진통제)가 가장 보편적으로 사용된다. 이전에는 인도메타신이 가장 추천되었으나, 비스테로이드항염증제의 종류에 관계없이 비슷한 효과를 보이는 것으로 알려져 있다. 통증 발작 사이(intercritical gout)에는 약물 치료로서 콜치신, 요산요 배설제, 요산생성 억제제 등이 사용될 수 있다. 만성 통풍의 약물치료는 통증 발작 사이 치료와 동일하다.

(2) 수술적 치료

만성 통풍의 경우, 뼈와 관절의 파괴를 막고 변형을 방지하기 위하여 통풍결절을 함유한 조직제거술을 시행할 수 있다. 관절이 파괴되었다면 관절 안정화를 위하여 관절고정술을 시행하거나, 절제 관절성형술을 시행한다.

2) 물리치료 중재

(1) 물리적인자치료

급성 통풍의 경우, 통증 감소를 위하여 통증부위에 냉치료를 실시하고, 안정을 위하여 부목으로 1~2일간 고정하는 것이 좋다.

통증 경감을 위하여 경피신경전기자극치료, 간섭파치료 등과 같은 전기치료를 적용한다. 침착된 요산을 용해시키기 위해 리튬(lithium)이온을 이용한 이온도입치료를 실시한다.

(2) 운동치료

급성 통풍의 경우, 관절에 변형이 올 수 있으므로 안정이 절대적이다. 변형을 방지하기 위하여 부목이나 석고붕대를 하기도 한다. 통증과 부기가 감소되면 가벼운 통증범위 내에서 관절운동범위 운동을 실시한다. 보행시 절름 걸음을 예방하기 위하여 저항운동을 통하여 근력을 강화한다.

3) 예방 및 가정 관리

통풍에 대한 원인은 아직 밝혀져 있지 않으므로 적절한 식이요법이나 운동을 통하여 체중을 조절하는 것이 중요하다. 퓨린 함량이 높은 음식(예: 멸치, 돼지고기, 양고기, 소고기, 간 등)은 가급적 피하고, 알코올 섭취를 제한하며 단백질이 적은 음식을 섭취하는 것이 중요하다. 특히 맥주는 통풍의 직접적인 원인으로 거론될 만큼 많은 양의 퓨린을 함유하고 있으므로 피하는 것이 좋다. 소변 배출량을 증가시키기 위하여 물을 많이 섭취하는 것도 중요하다.

연습문제

[1~2] 다음의 사례를 읽고 아래 각 문항에 대해 가장 적절한 답을 하나씩 고르시오.

- 나이: 26(여)
- 직업: 사무직
- 병력:
  - 5일 전부터 손목관절과 손가락관절에 부기와 통증
  - 손가락관절의 변경
  - 아침에 손가락이 뻣뻣한 느낌이 있음
- 검사 결과
  - 윤활막 비후 관찰
  - X-선 소견상 파누스(pannus) 관찰

1. 위의 사례에서 의심되는 질환은?

① 뼈관절염

② 골다공증

③ 통풍관절염

④ 강직성 척추염

⑤ 류마티스관절염

정답 ⑤

해설 파누스 형성과 손목관절과 손가락관절에 종창 및 아침에 손가락이 뻣뻣한 느낌을 나타나는 것은 류마티스관절염을 의미하는 것이다.

2. 위의 사례에서 운동치료 방법으로 옳은 것은?

① 능동운동

② 관절의 뻗침운동

③ 체중을 동반한 저항운동

④ Ⅲ등급 이상의 관절가동술

⑤ 강한 힘을 사용한 도수교정운동

정답 ①

해설 위의 사례는 류마티스관절염 중 최대보호기(5일 전부터 통증, 파누스 형성)를 설명하고 있다.

3. 다음에서 설명하는 질환은?

- 무릎관절 주변으로 통증과 부종이 나타남
- 휴식 시에 통증이 완화됨
- 헤베르덴결절과 부샤르결절이 관찰됨

① 뼈관절염
② 골다공증
③ 통풍관절염
④ 강직성 척추염
⑤ 류마티스관절염

정답 ①
해설 헤베르덴결절과 부샤르결절이 관찰되는 질환은 뼈관절염이다.

4. 대사장애 질환으로 주로 엄지발가락에 발생하며, 혈중 요산이 증가하여 발생하는 질환은?

① 뼈관절염
② 골다공증
③ 통풍관절염
④ 강직성 척추염
⑤ 류마티스관절염

정답 ③
해설 통풍관절염은 퓨린의 대사장애로 인해 혈중 요산이 증가하여 요산 결정체가 관절과 연부조직에 침착하여 염증을 유발하는 대사성 질환으로 주로 엄지발가락과 발목관절에서 발생한다.

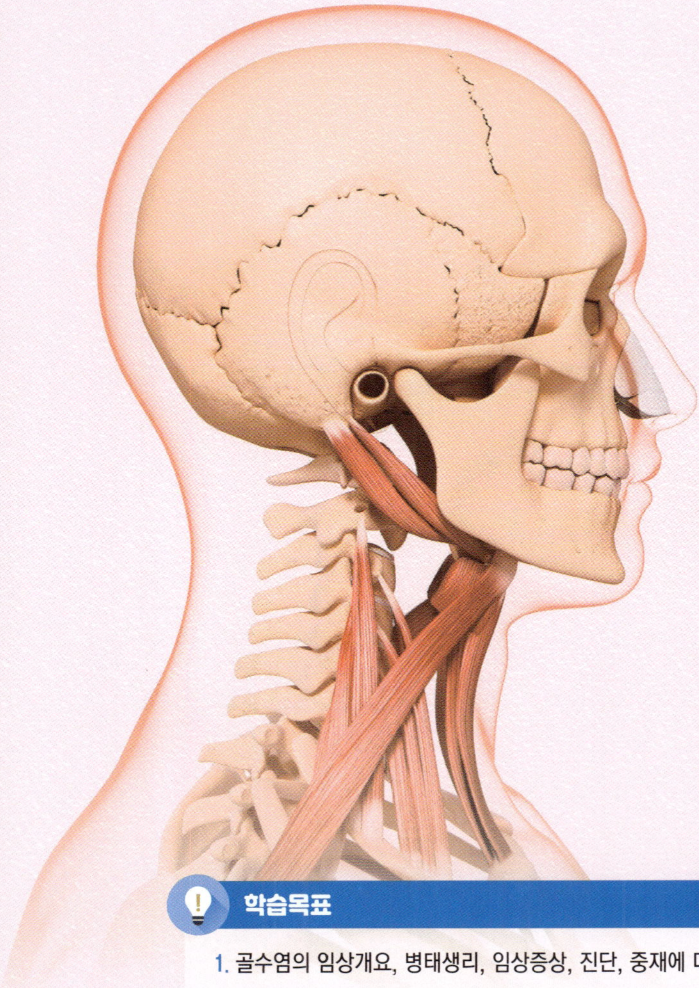

Chapter 5

뼈질환 물리치료 중재

학습목표

1. 골수염의 임상개요, 병태생리, 임상증상, 진단, 중재에 대해 설명할 수 있다.
2. 포트병의 임상개요, 병태생리, 임상증상, 진단, 중재에 대해 설명할 수 있다.
3. 파제트병의 임상개요, 병태생리, 임상증상, 진단, 중재에 대해 설명할 수 있다.
4. 뼈엉성증의 임상개요, 병태생리, 임상증상, 진단, 중재에 대해 설명할 수 있다.
5. 레그-칼베-페르테스병의 임상개요, 병태생리, 임상증상, 진단, 중재에 대해 설명할 수 있다.
6. 넙다리뼈머리 뼈끝분리증의 임상개요, 병태생리, 임상증상, 진단, 중재에 대해 설명할 수 있다.

주요용어

골수염 Osteomyelitis

포트병 Pott's disease

파제트병 Paget's disease

뼈엉성증 Osteoporosis

레그-칼베-페르테스병 Legg-Calvé-Perthes disease, LCPD

넙다리뼈머리 뼈끝분리증 Slipped capital femoral epiphysis

뼈질환은 감염성 뼈질환과 대사성 뼈질환으로 분류할 수 있다. 감염성 뼈질환은 뼈와 뼈주위조직의 감염으로 인한 염증성 질환으로 골수염과 포트병이 있으며, 대사성 뼈질환은 다양한 장애를 야기하는 뼈의 기형을 유발하는 질환으로 파제트병과 뼈엉성증이 있다. 기타 뼈질환으로 넙다리뼈머리의 혈액공급이 차단되어 괴사가 발생하는 질환으로 레그-칼베-페르테스병이 있다. 이 장에서는 다양한 뼈질환의 임상개요, 임상증상과 중재방법 등에 대해 알아보고자 한다.

5.1 감염성 뼈질환

5.1.1 골수염

1. 임상개요

골수염(osteomyelitis)은 황색포도상구균(*Staphylococcus aureus*) 감염에 의해 가장 흔하게 발생하는 뼈와 골수의 염증이다. 감염은 뼈의 한 부분에 국한되거나 골수, 피질, 뼈막 및 주변 물렁조직과 같은 여러 영역을 침범할 수 있다.

일반적으로 골수염은 혈행성 또는 외상성으로 인해 발생한다. 혈행성 골수염은 흔히 16세 미만의 소아에서 박테리아의 혈행성 전파로 인해 가장 많이 발생하고, 넙다리뼈나 위팔뼈와 같은 긴 뼈의 뼈몸통끝(metaphysis)이

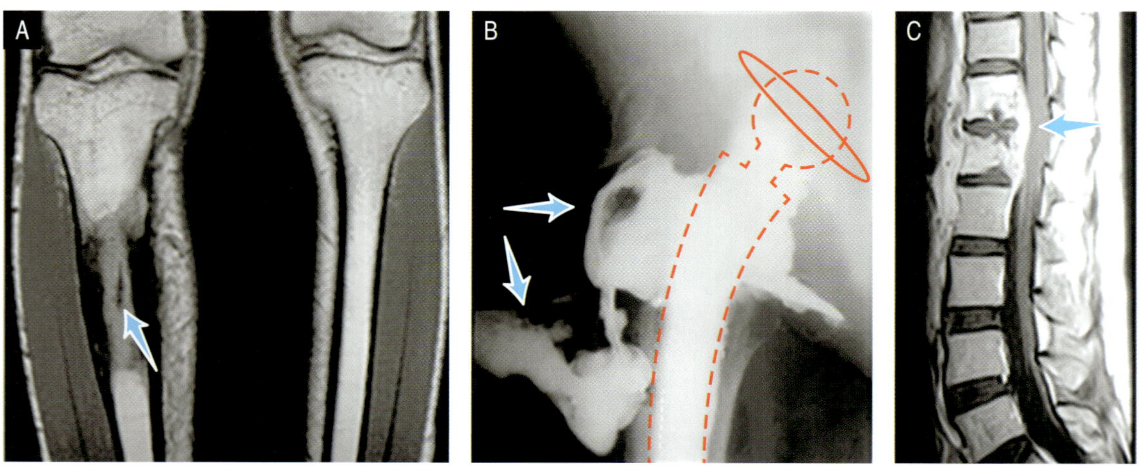

그림 5.1 A: 만성 골수염, B: 감염된 전체 엉덩관절 인공삽입물, C: 척추 골수염

출처: Lew D.P. & Waldvogel F.A.(2004). Osteomyelitis, *Lancet*, *364*(9431), 369-79.

감염된다. 외상 후 골수염은 골절, 뼈 수술 또는 관절 교체 후에 발생하는 것으로, 피부의 보호 장벽이 파괴되어 오염된 박테리아가 상처로 들어가 뼈 조직을 침범하는 것이다. 모든 연령에서 발생할 수 있으며, 모든 뼈를 침범할 수 있다.

골수염의 감염을 치료하고 장기적인 합병증을 최소화하기 위해 충분한 기간의 항생제 치료가 필요하고, 만성 골수염의 경우에는 외과적으로 죽은조직제거술(debridement)을 시행하기도 한다(그림 5.1).

2. 병태생리

대부분 혈행성으로 체내에 들어온 세균이 혈액을 통하여 뼈까지 전파되어 발병하지만, 외상이나 수술 상처에 의해 직접 감염되거나 주위 조직에서 발생한 감염 확산에 의하여 발생할 수도 있다. 혈행성 골수염은 거의 한 종의 세균감염에 의한 것으로 대부분이 포도상구균이다. 그 외 혈장응고효소 음성 포도상구균(Coagulase-negative *staphylococci*), 호기성 그람 음성균(Aerobic gram negative bacteria), 펩토사슬알균(*Peptostreptococcus*) 종들도 검출된다. 외상 후 골수염의 원인균은 사고 당시, 수술 당시 또는 수술 후 얼마 되지 않은 시점에서 뼈 표면에 직접적으로 닿게 되는 균들이 원인이 되며, 대개 다균성 감염이다. 가장 흔히 동정되는 균은 포도상구균과 그람양성 호기성/혐기성 간균(bacilli)이며, 장내구균(*Enterococci*), 진균(fungi), 비정형 미코박테리아(atypical *mycobacteria*) 등의 균주가 동정된다(표 5-1).

표 5-1 골수염을 유발하는 원인균과 임상적 연관성

원인균	임상적 연관성
황색포도상구균	골수염의 주된 원인균으로 작용
응고효소음성 포도상구균 또는 프로피오니박테리움	이물 관련 감염
장내세균과, 녹농균, 칸디다 종	흔한 병원성 감염
사슬알균, 혐기성 박테리아	물린 상처, 당뇨병성 발 병변, 욕창과 관련
살모넬라 종, 폐렴사슬알균	낫적혈구병
바르토넬라 헨셀라에(*Bartonella henselae*), 바르토넬라 퀸타나(*Bartonella quintana*)	사람면역결핍바이러스 감염
파스튜렐라 멀토시다(*Pasteurella multocida*), 아이케넬라 코로덴스(*Eikenella corrodens*)	사람이나 동물에게 물린 상처
아스퍼질러스 종(*Aspergillus* spp), 캔디다 알비칸스(*Candida albicans*), 미코박테리아 종(*Mycobacteria* spp)	면역저하환자
결핵균(*Mycobacterium tuberculosis*)	결핵을 일으키는 원인균
특정지역에서 발견되는 브루셀라균(*Brucella* spp), 콕시엘라부르네티(*Coxiella burnetii*), 진균(fungi)	병원균이 풍토병인 집단

3. 분류

1) 해부학적 유형

- 1단계: 해면뼈 골수염(medullary osteomyelitis)으로 초기 병변을 가진 혈행성 골수염과 유사하다.
- 2단계: 표재성 골수염(superficial osteomyelitis)으로 뼈의 감염은 뼈와 실질적으로 접촉하는 주변 물렁조직 감염에 의한 결과이므로 노출된 물렁조직 상처의 기저부에서 뼈 표면이 감염된 괴저성 조직을 관찰할 수 있다.
- 3단계: 국소적 골수염(localized osteomyelitis)으로 뼈의 안정성에는 문제가 없지만, 피질뼈 전체에 분리증이 진행되는 경우로 수술을 통해 제거할 수 있다.
- 4단계: 광범위한 골수염(diffuse osteomyelitis)으로 뼈의 안정성 손실이 있는 감염이며, 불유합이나 관절의 양쪽에 뼈 감염이 발생한 경우를 포함한다.

2) 생리학적 분류

- A 숙주: 생리적 · 대사적 · 면역적 특징에서 정상 소견을 가진 경우이다.
- B 숙주: 국소적 손상이나 전신적인 손상 혹은 둘 다 손상된 경우이다.
- C 숙주: 뼈 감염의 치료로 감염이 더 악화된 경우나 수술이 불가능한 경우를 말한다.

3) 발생 시기별 분류

- 급성 골수염: 손상 또는 감염 후 2주 이내에 걸쳐 진행되고, 매우 심한 통증과 압통이 나타난다.
- 아급성 골수염: 손상 또는 감염 후 1~2개월에 걸쳐 진행되며, 특별한 증상 없이 나타나기도 한다.
- 만성 골수염: 손상 또는 감염 후 2개월 이후 또는 몇 년에 걸쳐 진행되는 장기간 감염으로, 분리죽은뼈(sequestrum)와 누관(fistulous tracts)이 나타난다. 만성 골수염은 세 단계로 진행된다(그림 5.2).

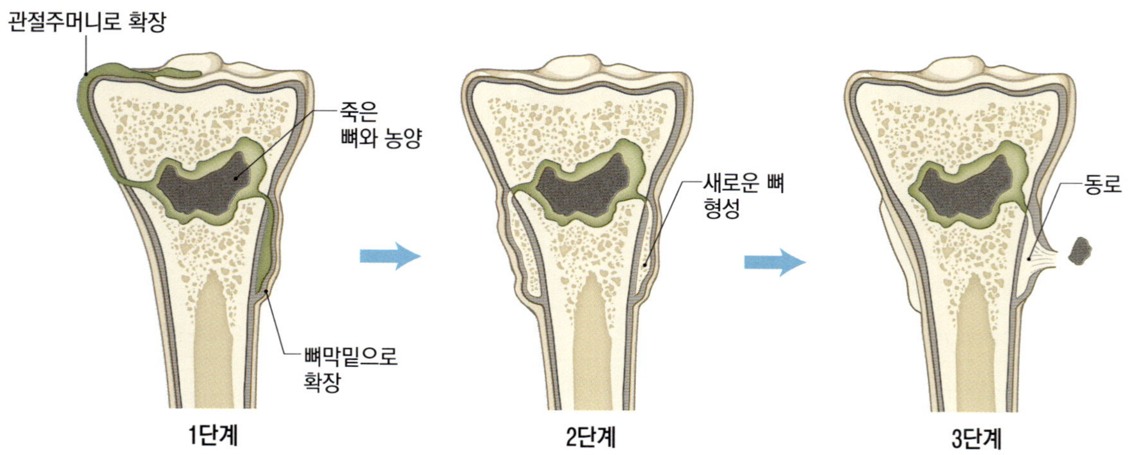

그림 5.2 만성 골수염의 단계

- 1단계: 죽은 뼈에서 관절주머니 쪽으로 골수 내 감염이 진행되면, 패혈성 관절염을 유발할 수 있고, 뼈막 밑으로의 감염 진행은 뼈막을 높아지게 한다.
- 2단계: 뼈막이 높아져 새로운 뼈가 형성된다.
- 3단계: 피질뼈에서의 죽은 뼈와 괴사 조직의 확장은 누공을 형성하고, 피부 표면으로 고름이 나오는 구멍이 형성된다.

4. 임상증상

1) 급성 골수염

갑자기 증상이 시작되고 감염된 부위에서 열감과 통증이 느껴지고, 피부발적과 부기가 생긴다. 발열이나 무기력감, 식욕부진 같은 전신 증상도 나타난다. 통증으로 팔이나 다리를 움직이지 못할 수도 있다. 혈액검사에서 적혈구침강속도(erythrocyte sedimentation rate, ESR), 백혈구 수치, C-반응단백질(C-reactive protein, CRP) 수치는 대개 증가한다.

2) 아급성 골수염

대부분의 증상이 잠행성이고 통증이 경미하며 발열과 같은 전신 증상이 거의 없이 발병한다.

3) 만성 골수염

증상이 천천히 진행되고, 흔히 국소적 뼈소실, 분리 죽은 뼈 형성, 뼈경화 등이 일어나는 것이 특징이다. 또한 감염이 생긴 부위에 만성 통증이 있거나, 뼈에서 피부까지 이어지는 구멍이 만들어지면서 배농이 생기기도 한다. 혈액검사에서 적혈구침강속도와 C-반응단백질 수치는 대개 상승하나, 백혈구 수치는 정상인 경우가 대부분이다.

5. 진단

1) 의학적 진단

(1) 혈액검사

적혈구침강속도, C-반응단백질 수치, 백혈구 수치를 통해 염증이나 감염을 확인할 수 있다.

(2) 방사선검사

골수염의 진단을 위해 필수적이며, 단순 방사선 사진은 뼈의 파괴되는 과정을 반영하며 적어도 감염이 발생한 뒤 2주 이후에 발견된다. 컴퓨터단층촬영은 괴사된 뼈와 주위 물렁조직 침범 정도를 판단하는데 유용하며, 자기공명영상은 가장 효과적인 검사로 골수염과 물렁조직 감염의 감별진단이 가능하다.

(3) 균배양검사

골수염을 확진하기 위해서는 감염된 뼈와 조직 일부를 직접 채취해서 원인균을 확인하는 균배양검사를 실시해야 한다.

6. 중재

1) 의학적 중재

급성 혈행성 골수염은 4~6주 동안의 적절한 항생제 치료가 효과적이다. 정확한 항생제 사용은 뼈조직의 균배양 검사를 실시한 결과에 따라 투여하는 것으로, 초기 치료시기에는 광범위 항생제의 비경구 투여가 이루어지며, 병원균이 밝혀진 뒤에는 가장 효과적인 항생제를 선택하게 된다. 만성 골수염은 유형에 따라 2~6주 동안의 비경구 항생제 투여와 함께 고름이 있으면 배농시키고, 감염된 뼈와 물렁조직은 외과적으로 죽은조직제거술을 병행한다. 내고정물이 있을 경우에는 감염을 악화시킬 수 있기 때문에 제거술을 실시한다.

추가적으로 비스테로이드항염증제(non-steroidal anti-inflammatory drugs, NSAIDs)는 통증과 염증 치료를 위해 복용한다. 또한 면역결핍환자는 그 원인을 반드시 치료해야 한다. 충분한 영양섭취와 금연, 약물중독치료, 당뇨 조절 등이 골수염 치료에 반드시 필요하기 때문에 영양상태, 내과적 · 혈관적 상태를 향상시키는 치료와 기저질환의 치료가 같이 이루어져야 한다.

2) 물리치료 중재

(1) 물리적인자치료

염증을 조절하기 위해 냉(ice)을 이용하여, 통증 조절을 위해 경피신경전기자극치료(transcutaneous electrical nerve stimulation, TENS)를 적용한다. 염증 반응과 살균 관리를 위해 아연의 이온도입법이나 250~260nm의 자외선조사를 실시한다. 열치료와 초음파치료를 통해 관절과 물렁조직의 유착을 방지하도록 한다. 수술한 경우, 상처가 완전히 치유되면 소용돌이욕(whirlpool bath)을 이용하는 것이 효과적이다.

(2) 운동치료

염증 반응과 통증으로 인한 관절 강직과 무용성 위축을 예방하기 위한 수동관절운동을 실시하여 관절 기능을 유지하도록 한다. 일상 복귀를 위해 관절 운동성 유지와 근력 및 지구력을 증가시킨다. 근력강화운동은 저강도부터 실시하여 점진적으로 적용하는데, 염증 반응이나 재발의 위험이 있는 경우에는 제한하도록 한다.

(3) 정형물리치료

관절의 섬유성 구축이나 유착을 위해 정형도수치료를 실시하여 관절 가동성을 증가시킨다.

5.1.2 포트병

1. 임상개요

포트병(Pott's disease)은 결핵균(*Mycobacterium tuberculosis*)에 의한 척추결핵(spinal tuberculosis)으로 알려져 있는 척추의 만성 염증성 질환이다(그림 5.3). 1779년 Percival Pott경이 척추뒤굽음 변형과 신경학적 결손을 임상적으로 나타내는 척추결핵 질환을 설명하였다. 전체 결핵 중 뼈 관절결핵은 약 2~3%를 차지하는데, 이 중 약 50%가 척추결핵이다. 주로 소아에서 많이 발생하였으나, 최근 소아기의 BCG 접종과 진단 기술의 발달로 감염 발생은 감소한 반면, 잠복균의 재활성화 및 이차감염으로 성인의 빈도는 증가하는 추세이다.

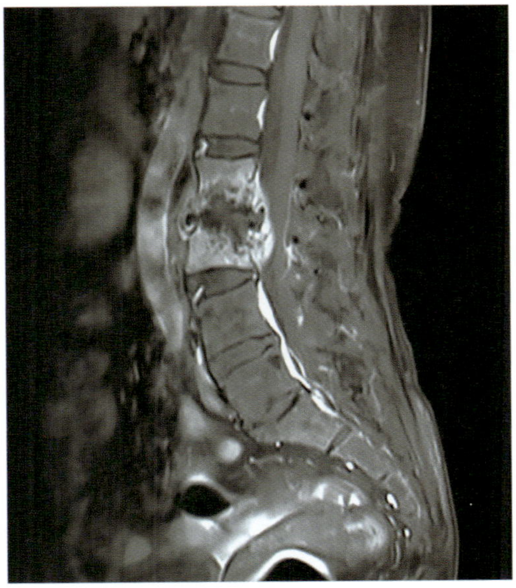

그림 5.3 포트병

출처: Viswanathan V.K. & Subramanian S.(2021). *Pott Disease*, StatPearls Publishing, Treasure Island (FL).

2. 병태생리

주된 원인균은 결핵균이며, 일반적으로 폐 또는 림프절 등 다른 장기의 결핵으로부터 결핵균이 혈류를 통해 이동하여 발생한다. 결핵에 대한 발생 요인으로는 감염된 환자의 장기간 노출, 면역결핍(사람면역결핍바이러스, 약물 남용), 과밀(overcrowding), 영양실조 및 낮은 사회경제적 상황이 포함된다.

3. 병리적 변화

척추결핵은 대부분 척추뼈몸통의 해면뼈에서 발생하고, 처음에는 결핵성 동맥내막염(endarteritis)의 형태로 시작한다. 침범 부위는 척추사이원반 주위성(peridiscal), 중심성, 전방, 후방으로 구분된다. 가장 흔한 척추사이원반 주위성 감염은 척추분절 혈관의 특성상 척추사이원반을 중심으로 상하 척추뼈몸통에 나타나며, 결과적으로 척추사이원반의 간격이 좁아진다. 중심성 감염은 척추뼈몸통 전체에 나타나므로 많은 추체의 변형을 보인다. 앞쪽 침범은 앞세로인대 밑에서 시작되어 뼈막을 들뜨게 하여 혈행 장애를 초래하고 괴사와 농양을 형성하지만, 뼈파괴의 양이 적어 변형은 적게 나타난다. 후방 결핵의 단독 감염은 드문편이다(그림 5.4).

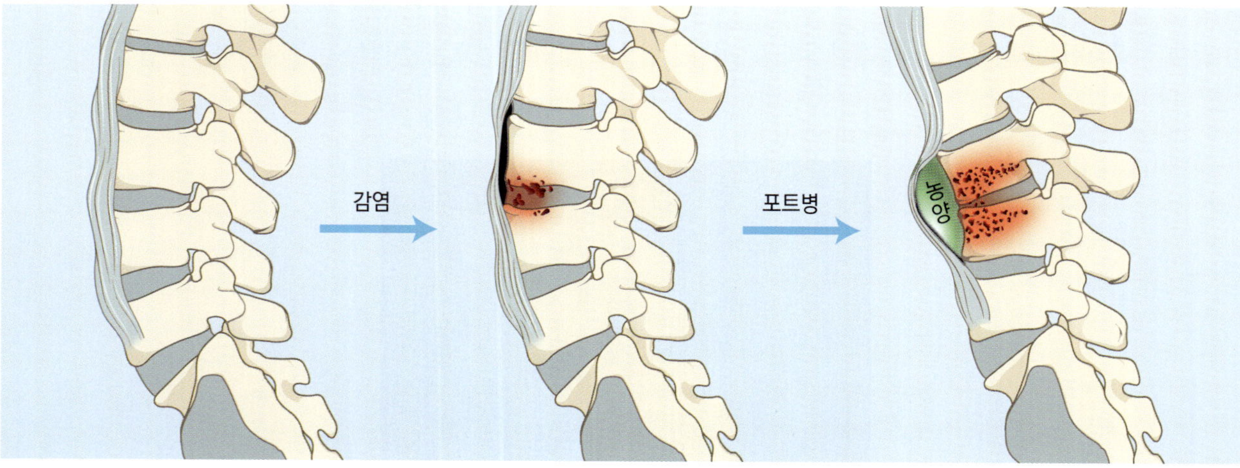

그림 5.4 척추결핵의 병리적 변화

4. 임상증상

척추결핵의 임상양상은 다양하며, 증상은 질병의 기간과 중증도, 병변 부위, 변형 및 신경학적 결손을 포함한 관련 합병증의 존재 여부에 따라 달라진다. 전형적으로 환자는 요통을 호소하고 병변 부위를 누르면 통증이 있으며, 통증과 근육의 긴장으로 척추 운동제한과 척추 강직 소견이 나타난다.

한냉 농양(cold abscess)은 척추의 다양한 부위에서 발생하는데, 특히 허리뼈 부위에서 허리근(psoas muscle)을 따라 농양이 형성될 수 있다. 또한 척추의 변형으로 등뼈 혹은 등허리뼈 부위에 척추뒤굽음 변형이 유발된다. 척추손상이 진행되면서 신경학적 손상이 유발될 수 있는데, 척수손상에 의한 포트 하반신 마비(Pott paraplegia)가 발생할 수 있다. 전신 증상으로는 식욕 부진, 체중 감소, 발열, 의욕 감퇴 및 피로 등이 나타난다.

5. 진단

1) 의학적 진단

(1) 혈액 검사

적혈구침강속도와 C-반응단백질 수치를 통해 염증이나 감염을 확인할 수 있다.

(2) 방사선검사

단순 방사선검사상 초기에는 척추뼈몸통의 음영 감소, 뼈끝판의 불규칙성, 척추사이원반 공간 협소, 척추 주위 물렁조직 음영 증가가 나타나고, 후기에는 척추뒤굽음 소견을 보인다. 컴퓨터단층촬영은 척추의 파괴 병변을 확인할 수 있으며, 진단을 위해 가장 유용하게 사용되는 자기공명영상은 농양의 위치와 크기, 척수의 손상 여부를 정확하게 확인할 수 있다.

(3) 균배양검사

결핵 진단의 표준으로 미코박테리움(*Mycobacterium*)을 배양한다. 하지만 진단을 위해 양성 배양에만 의존하는 것은 민감도를 낮출 수 있다.

6. 중재

치료의 목적은 결핵균을 없애고 척추의 안정성을 부여하고, 질병이 더 이상 진행되지 않도록 하는 것이다.

1) 의학적 중재

환자의 나이, 병의 진행 상태 및 전신 상태에 따라 보존적 치료나 수술적 치료를 선택할 수 있으며, 항결핵제 투여는 필수적이다. 소아나 뼈파괴가 적고 신경증상이 없는 경우에는 보존적 치료로 침상안정, 보조기의 사용 또는 항결핵제를 투여한다. 파괴가 심하거나 신경증상이 있는 경우에는 수술적 치료로 척추체 병소절제술 및 전방고정술, 척추 전후방고정술 등을 실시한다.

2) 물리치료 중재

(1) 물리적인자치료

요통 및 병변 부위에 통증이 나타나면, 전기치료를 이용하여 통증을 조절한다. 전신 증상으로 식욕 부진, 체중 감소, 발열, 의욕 감퇴 및 피로가 나타날 수 있으므로, 온열과 냉을 이용하여 신진대사를 증가시킨다. 척수 손상이 진행되어 사지마비가 발생되면, 온열치료에 의한 화상에 주의해야 한다.

(2) 운동치료

수동관절운동과 능동관절운동을 실시하여 통증과 근육 긴장으로 인한 척추 운동제한과 강직을 최소화한다. 또한 척추뒤굽음증과 같은 변형을 최소화하기 위해 자세를 교정하고, 척추 폄근을 강화할 수 있는 운동을 실시한다.

5.2 대사성 뼈질환

5.2.1 파제트병

1. 임상개요

파제트병(Paget's disease)은 1877년 James Paget에 의해 명명된 질환으로 변형뼈염(osteitis deformans)으로 알려진 대사성 국소 뼈 질환이다. 뼈파괴세포(osteoclast)에 의한 과도한 뼈 흡수 증가와 뼈모세포(osteoblast)에 의한 뼈 형성으로 뼈 전환의 증가가 보이며, 새롭게 형성된 뼈는 구조적으로 무질서하고 비대하여 역학적 힘이 감소되므로 뼈 변형과 골절에 매우 취약한 특징을 가진다. 파제트병은 모든 뼈에 영향을 줄 수 있지만, 가장 흔하게 영향을 받는 뼈는 골반, 척추, 넙다리뼈와 머리뼈이다. 파제트병 환자는 질환의 정도, 침범한 뼈 및 합병증 여부에 따라 다양한 증상이 나타나지만 약 70% 이상이 특별한 증상 없이 우연히 발견되는 경우가 많다. 유병률은 연령의 증가에 따라 발병률이 증가하며, 중년기 이후에서 호발한다.

2. 병태생리

파제트병의 발병 원인은 아직 명확하게 알려지지는 않았으나, SQSTM1(Sequestosome 1) 유전자의 돌연변이로 환자의 15~25%에서 가족 병력이 관찰되는 유전적 원인과 파라믹소바이러스(paramyxovirus) 등의 감염과 관련된 바이러스성 원인이 제시되고 있다.

파제트병은 뼈 교체가 현저하게 증가하고, 뼈파괴세포의 크기가 크며, 수적으로도 10~100배 많아진다. 뼈파괴세포의 핵이 3~5개인데 비해, 100개 정도로 많은 수의 핵을 가지고 있으며 뼈파괴세포가 과도하게 활성화된다. 이러한 뼈 교체의 증가는 뼈파괴세포의 활성화를 조절하는 분자 경로의 이상에 의해 유발되는 것으로 알려져 있다.

3. 병리적 변화

파제트병은 증상의 진행 상태에 따라 다음과 같은 3가지 단계로 분류된다.

1) 초기 뼈 용해 단계

현저한 뼈 흡수와 과혈관화(hypervascularization)가 나타난다.

2) 매우 활동적인 뼈 형성과 뼈 흡수 단계

정상적인 층판뼈(lamellar bone)가 무질서적인 무층뼈(woven bone)로 대치되고, 모자이크양식의 무층뼈는 구조적으로 열등하며 더욱 쉽게 뼈의 휘어짐이나 골절이 발생한다. 또한 섬유성 결합조직이 정상 골수를 대체한다.

3) 경화 단계

파제트병의 소진(burned-out) 단계로, 뼈의 흡수가 점진적으로 감소되어 단단하고 치밀하며, 혈관이 적은 모자이크 뼈로 진행된다.

4. 임상증상

대부분 특별한 증상 없이 방사선검사상 이상이나 혈액의 생화학검사에서 알칼리성 인산분해효소의 증가로 우연히 발견되는 경우가 많다. 가장 흔한 임상 증상인 뼈 통증은 하루 종일 또는 휴식 시에 존재하며, 특히 밤에 악화되는 특징이 있다. 그 외에 뼈의 비대, 변형, 골절, 신경학적 합병증이 나타날 수 있다. 비대해진 뼈는 주위 조직을 압박함으로써 이차적인 합병증을 유발할 수 있다. 또한 뼈의 변형으로 관절의 비정상적인 생체역학적 부하에 의한 이차성 뼈관절염이 흔히 발생된다.

가장 많이 침범되는 뼈대계 부위는 골반, 척추, 넙다리뼈와 머리뼈이다. 머리뼈에 침범된 경우 머리뼈가 비대해지고, 눈썹과 이마가 튀어나온 것처럼 보이며, 얼굴 윤곽 변형과 치아 손실이 나타난다. 비대해진 머리뼈가 달팽이신경을 손상시켜 청력 상실, 어지러움, 뇌신경마비를 야기할 수 있으며, 신경을 압박하여 두통을 유발할 수도 있다. 팔다리뼈에 침범된 경우, 뼈가 약해져 휘어지고 이로 인해 보행 장애가 나타나며, 흔히 넙다리뼈 골절이 발생한다. 척추에 침범된 경우에는 키가 줄어들거나 척추뒤굽음증 또는 척수신경의 압박을 초래하여 통증, 감각장애 또는 근력 약화를 유발할 수 있다. 그 외 골육종(osteosarcoma)과 심혈관계 합병증이 발생될 수도 있다.

5. 진단

1) 의학적 진단

(1) 방사선검사

일반적인 방사선소견으로 머리뼈와 팔다리의 전체 또는 부분적인 팽대나 팽창, 피질뼈(cortical bone)의 비후, 잔기둥뼈(trabecular bone) 음영, 특징적인 뼈 용해와 뼈 경화의 변화 등이 나타난다. 특히 머리뼈에서는 국한성 뼈엉성증(osteoporosis circumscripta, 'cotton wool')이 나타난다(그림 5.5). 뼈 스캔은 질병의 활성도와 침범부위를 결정하는데 유용하며, 악성 종양으로의 전환이 의심되는 부위는 컴퓨터단층촬영이나 자기공명영상을 통해 감별할 수 있다.

(2) 생화학적 검사

생화학적 지표는 진단 및 치료에 대한 반응을 평가하는데 유용하다. 특히 뼈 교체의 현저한 증가는 뼈 형

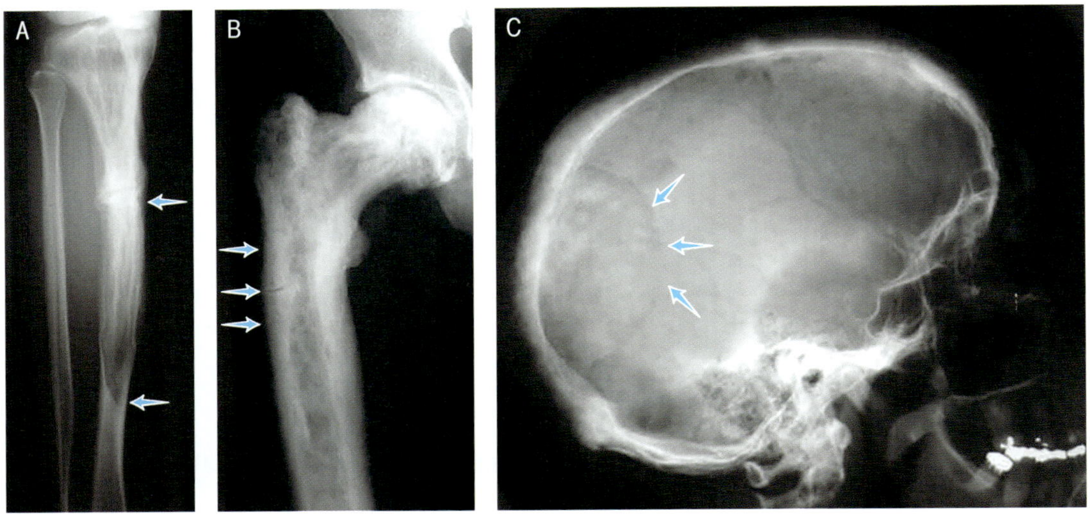

그림 5.5 파제트병 환자. A: 정강뼈, B: 넙다리뼈, C: 머리뼈

출처: Walsh J.P.(2004). Paget's disease of bone. *Med J Aust*; 181(5): 262-265.

성과 뼈 흡수표지자인 혈중 알카리성 인산분해효소(alkaline phosphatase)와 하이드록시프롤린(hydroxyproline)의 평행적인 동반 상승 소견을 나타낸다.

2) 물리치료진단

이마부위 돌출이 동반된 머리뼈 팽대와 팔다리 휘어짐에 대한 시진과 병변 부위의 촉진에 의한 온감과 압통을 확인한다. 또한 다리 변형에 의한 다리 길이 차이를 측정한다.

6. 중재

1) 의학적 중재

대부분의 환자는 증상이 없으므로 치료가 필요하지는 않다. 하지만 뼈 통증이 있거나 신경 압박, 뼈 변형 등과 같은 증상이 있는 경우는 병의 진행을 늦추고 합병증을 예방하기 위한 중재가 필요하다. 약물치료로 비스포스포네이트와 칼시토닌은 뼈 전환을 감소시켜 질병의 진행을 늦추기 위해 사용한다. 또한 아세트아미노펜, 아스피린, 비스테로이드항염증제와 같은 진통제는 뼈 통증을 감소시키는데 도움이 된다. 신경 압박 완화 및 골절이나 뼈관절염과 같은 합병증을 치료하기 위해서는 수술이 필요하다.

식이요법으로 뼈는 신속히 재형성되므로 식사를 통해 충분한 양의 칼슘 및 비타민 D를 섭취하여 저칼슘혈증을 예방한다.

2) 물리치료 중재

(1) 물리적인자치료

열적 인자를 이용하여 순환을 증진시키고, 통증이 있는 경우 전기치료를 실시한다. 신경 손상 발생 시 탈신경근 전기근육자극치료(electrical muscle stimulation, EMS)를 실시하여 근위축을 최소화한다. 수술 후 유착방지를 위하여 초음파와 소용돌이욕 치료가 효과적이다.

(2) 운동치료

고칼슘혈증을 예방하기 위해 가능한 경우, 과도한 침상 안정은 삼가하고 체중부하 활동을 하도록 한다. 한쪽 다리에 변형이 있거나 짧아진 경우에 발뒤꿈치 리프트, 보조기, 보행 보조도구가 보행에 도움이 된다. 또한 관절 변형을 예방하고 최소화하기 위하여 자세를 교정하고, 관절 주위 근육을 강화시키는 운동을 실시한다.

5.2.2 뼈엉성증

1. 임상개요

뼈엉성증(osteoporosis)은 세계보건기구(World Health Organization, WHO)에서 뼈질량(bony mass)의 감소와 미세구조 이상을 특징으로 하는 전신적인 뼈대계 질환이다. 결과적으로 뼈가 약해져서 부러지기 쉬운 상태가 되는 질환으로 정의하고 있다(그림 5.6). 뼈엉성증은 가벼운 외상으로 골절이 발생하기 쉬운 상태이므로 적절한 진단 및 치료를 통해 골절 발생을 예방하는 것이 중요하다.

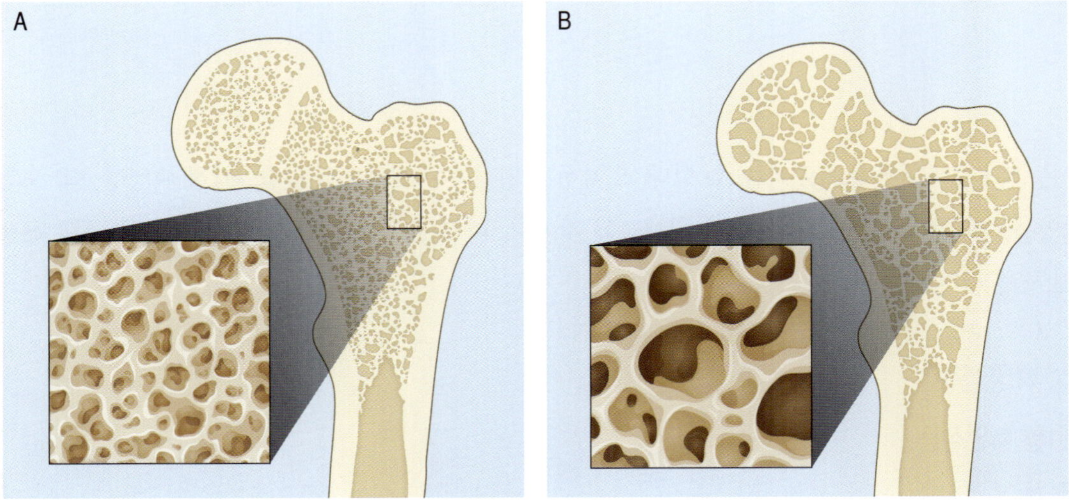

그림 5.6 A: 건강한 뼈, B: 뼈엉성증

2. 병태생리

뼈엉성증에 영향을 주는 대표적인 요인은 노화이다. 일반적으로 30세가 되면 뼈질량이 최고치를 이루었다가 이후 뼈조직의 무기질을 유지하는 뼈생성 및 흡수 과정이 느려지고, 50세를 경과하면 뼈흡수가 증가하면서 뼈조직이 매우 약해진다. 다른 요인으로는 여성의 폐경으로, 여성호르몬인 에스트로겐(estrogen) 결핍으로 뼈조직의 무기질이 급격하게 감소하게 된다. 또한 청 · 장년기에 낮게 형성된 최대 뼈질량도 뼈엉성증 발생의 위험요인이다. 뼈엉성증의 위험요인은 표 5-2와 같다.

표 5-2 뼈엉성증을 발생시키는 위험요인

유전적 요인	· 백인 또는 아시아인 · 어머니의 골절 병력	· 작은 체구 · 45세 이하의 조기 폐경
생활습관 및 영양	· 지속되는 이차 무월경 · 흡연 · 과도한 알코올 섭취	· 비활동성 · 지속된 활동 저하 · 저체중
질병	· 신경성 무식욕증 · 소화 흡수장애 · 부갑상선기능항진증 · 갑상선기능저하증 · 성선기능저하증 · 유즙 분비 종양 · 쿠싱병	· 뼈형성 부전증 · 류마티스관절염 · 만성폐쇄성폐질환 · 만성 신경장애 · 만성 신부전증 · 당뇨병 · 장기이식 후
약제	· 글루코코르티코이드 사용 · 갑상선호르몬의 과다 사용 · 항응고제	· 항암제 · 항전간제 · 인산 결합 제산제

3. 분류

뼈엉성증은 크게 2가지 유형으로 나눌 수 있다. 일차성 뼈엉성증은 폐경으로 인한 제1형 뼈엉성증과 노화로 인한 제2형 뼈엉성증과 같이 연령 증가에 따라 발생하는 것이며, 이차성 뼈엉성증은 질환이나 약물 등의 특정한 원인에 의해 발생하는 것이다.

1) 일차성 뼈엉성증

(1) 제1형 뼈엉성증

제1형 뼈엉성증(postmenopausal osteoporosis)은 폐경 후의 뼈엉성증으로 여성의 폐경기 이후에서 많이 발생하고, 일차성 뼈엉성증의 약 80% 정도를 차지하며 에스트로겐 결핍이 주된 원인으로 알려져 있다.

(2) 제2형 뼈엉성증

제2형 뼈엉성증(geriatric osteoporosis)은 노화성 뼈엉성증으로 70세 이후에 발생하고, 일차성 뼈엉성증의 약 20%를 차지하며 연령 증가에 의한 뼈소실로 인해 발생하게 된다.

2) 이차성 뼈엉성증

이차성 뼈엉성증은 특정 질병이나 수술, 약물복용 등에 의해 최대 뼈질량의 형성장애가 있거나 뼈소실이 증가되는 경우에 발생한다. 원인은 매우 많지만, 임상적으로 뚜렷한 특징이 없는 경우가 많다. 뼈엉성증을 유발할 수 있는 질환으로는 쿠싱병, 부갑상선기능항진증, 갑상선기능저하증, 성선기능저하증 및 높은 프롤락틴 수치와 당뇨병 등이 있으며 약물로는 프로게스테론, 코르티코스테로이드, 갑상선호르몬, 일부 화학요법 약물 및 항경련제가 있다.

4. 임상증상

뼈밀도(bone density) 손실은 매우 점진적으로 발생하므로, 뼈엉성증 골절이 발생하기 전까지는 증상이 나타나지 않는다. 뼈엉성증 골절은 뼈엉성증의 가장 심각한 임상 결과로 여성이 남성보다 발생률이 높으며, 연령의 증가에 따라 급격하게 증가한다. 엉덩관절, 척추, 손목관절, 위팔뼈부위의 골절이 호발하고 작은 외력에 의하여 발생한다는 것이 특징이다. 뼈엉성증 골절은 통증, 장애, 변형, 삶의 질 감소 등의 이차적인 합병증이 발생할 수 있다(그림 5.7).

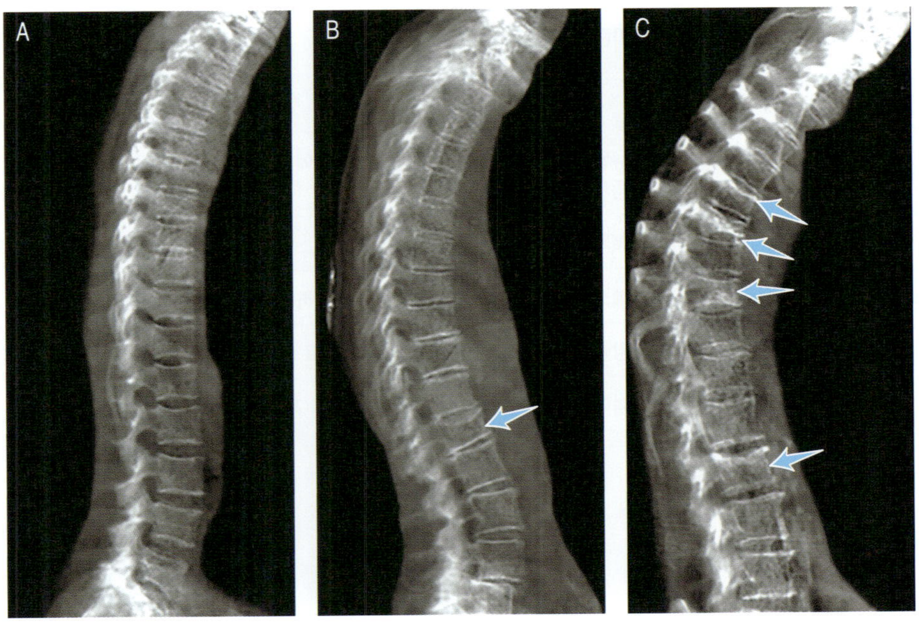

그림 5.7 A: 정상 척추, B: 하나의 척추에서 골절(L1), C: 여러 척추에서 골절(T7, T8, T10, L2)

출처: Compston J.E. et al.(2019). Osteoporosis. *Lancet*; 393: 364-376.

5. 진단

1) 의학적 진단

뼈엉성증 진단에 가장 유용한 기준으로 뼈밀도검사가 실시되고 있다. 뼈밀도 측정 결과는 T-값으로 판단할 수 있다. T-값은 건강한 성인의 뼈밀도 평균을 기준으로 하여 표준편차를 구한 값으로 골절에 대한 절대적인 위험도를 나타내기 위해 뼈질량이 가장 높은 젊은 연령층의 뼈밀도와 비교한 값이다. T-값이 낮을수록 뼈밀도가 낮음을 의미한다. 세계보건기구(WHO)에서는 뼈밀도검사 결과에 따른 뼈엉성증의 진단 기준을 다음과 같이 4가지로 구분하였다(표 5-3). 그 외 혈액검사로 칼슘, 비타민 D 및 호르몬 수치를 측정할 수 있다.

표 5-3 세계보건기구가 제시한 뼈엉성증의 진단 기준

정상	T-값 ≥ -1.0
뼈감소증	-1.0 > T-값 > -2.5
뼈엉성증	T-값 ≤ -2.5
심한 뼈엉성증	T-값 ≤ -2.5이면서 골절이 있는 경우

6. 중재

1) 의학적 중재

뼈엉성증 환자의 치료를 위해 사용되는 약물은 다음과 같다(표 5-4).

표 5-4 뼈엉성증 환자의 치료를 위해 사용되는 약물

약물	설명
부갑상선호르몬	유일한 뼈형성 촉진제로, 뼈흡수 억제제에 비하여 골량 증가가 우월하며 특히 척추의 뼈질량을 증가시킨다.
데노수맵	뼈파괴세포의 생성 및 활성화 생존을 감소시키게 되어 뼈흡수를 감소시키는 효과가 있다.
선택적 에스트로겐 수용체 조절제	에스트로겐 작용을 통해 뼈의 질을 개선하여 뼈강도를 증가시킨다.
비스포스포네이트	강력한 뼈흡수 억제제로 뼈엉성증의 치료 목적으로 가장 많이 처방되고 있는 약제이다.
칼시토닌	뼈파괴세포 수용체와 결합하여 뼈흡수를 저하시킨다.

2) 물리치료 중재

(1) 침상 안정

척추 골절로 인하여 급성 통증이 생기면 침상 안정을 실시한다. 3일 이상의 침상 안정은 오히려 뼈소실을

악화시킬 수 있다. 딱딱한 침상 위에 7cm 미만의 얇은 베개를 머리에 받치고, 약간 높은 베개를 무릎 밑에 받치고 바로누운자세로 안정하여 허리뼈의 부하를 줄여야 한다. 옆으로 누운자세에서는 옆구리 밑에 얇은 베개를 받쳐 허리부위의 삠이나 척추옆굽음증을 예방하도록 한다(그림 5.8).

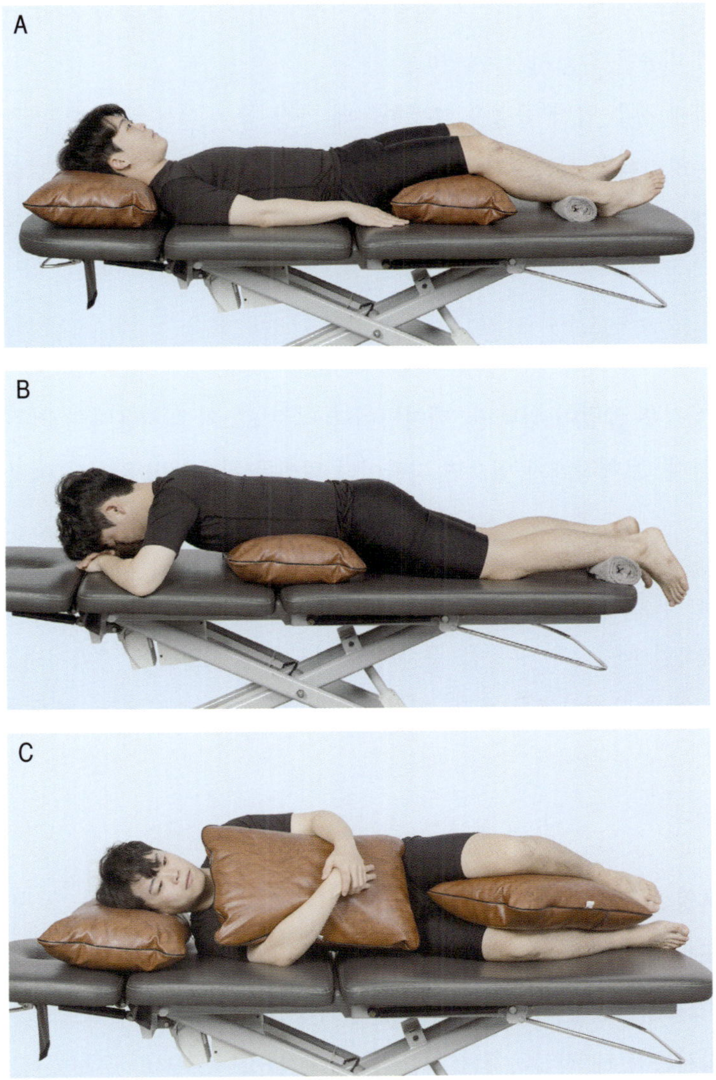

그림 5.8 뼈엉성증 환자의 침상 안정 자세. A: 바로누운자세, B: 엎드린 자세, C: 옆으로 누운자세

(2) 물리적인자치료

통증 감소를 위해 한냉치료, 온열치료, 전기치료를 적용하고, 비타민 D 합성을 위해 290~320nm의 UV-B 광선치료를 실시한다.

(3) 운동치료

뼈엉성증에서의 운동은 뼈밀도를 유지하고 낙상 위험을 낮추므로, 골절을 예방하고 골절 후 회복 기간도 단축시킬 수 있기 때문에 중요하다. 특히 체중부하, 근력강화, 민첩성 향상, 균형감각 증진을 위한 운동은 필수적이다. 유산소 운동을 하루에 30~60분 이상, 1주일에 3~5일 정도 실시해야 뼈의 구조를 유지 및 개선할 수 있다. 또한 노인에서 일정한 신체 활동을 지속하거나 운동을 통한 체력 단련으로 근육의 무게를 증가시키면 뼈소실의 비율을 감소시킬 수 있다.

폐경 후 여성에게 척추 압박 골절을 예방하는데 가장 좋은 운동은 척추 폄근의 근력강화 운동이다(그림 5.9). 하지만 등허리뼈를 심하게 굽힘시키는 운동은 절대 금지해야 한다(그림 5.10). 뼈엉성증 환자의 운동은 효율성보다는 안전성을 먼저 고려해야 하고, 운동 전에 충분한 준비운동과 정리운동을 실시해야 한다.

(4) 보조기 적용

뼈엉성증으로 인한 척추 골절이 있다면, 테이핑이나 척추보조기를 사용하여 척추를 보호하고 척추굽음 변형을 예방하도록 한다. 보행장애가 있으면 지팡이나 워커를 사용하여 낙상을 예방하도록 한다.

(5) 예방을 위한 운동

청소년기부터 최대 뼈질량을 증가시키기 위해 다양한 종류의 고강도 체중부하 운동을 규칙적으로 실시한다. 중년에는 체계적인 체중부하 운동을 꾸준하게 실시하여 뼈질량을 증가시키고 유지하도록 한다. 폐경 이후에는 척추 폄자세를 유지하도록 하고, 뻗침운동과 균형감각 증진운동, 전신적인 근력강화운동 등을 생활화한다.

3) 예방 및 관리

칼슘과 비타민 D는 뼈엉성증의 예방과 치료에 필수적이다. 충분한 칼슘 섭취는 뼈밀도를 증가시키고, 골절의 빈도를 감소시킨다. 또한 비타민 D는 장에서의 칼슘 흡수에 필요할 뿐만 아니라 뼈와 근육 기능, 신체 균형 유지에 중요한 역할을 하므로 적절한 비타민 D의 보충은 낙상 위험을 낮추고, 그로 인한 골절을 예방할 수 있다. 칼슘과 비타민 D는 식사를 통해 적절하게 섭취할 수 있다. 칼슘이 풍부한 음식으로는 유제품(우유, 요구르트 등), 특정 채소(브로콜리 등) 및 견과류(아몬드 등)가 있다. 비타민 D가 포함된 음식은 비타민 D 강화우유, 난황, 기름진 생선, 간 등이 있다. 식사만으로 권장량을 섭취할 수 없다면 보충제를 복용해야 한다. 특히 봄에서 가을까지 낮 시간에 20~40분 정도의 햇볕에 사지의 신체를 노출하면 피부에 홍반을 심하게 일으키지 않고 골절 예방에 충분한 비타민 D를 얻는 것이 가능하다.

또한 흡연은 장에서의 칼슘 섭취를 감소시키고, 칼슘대사에 영향을 주는 호르몬의 농도를 변화시켜 뼈밀도를 감소시키므로 금연을 권장한다. 과도한 음주는 뼈 건강에 해롭고 낙상 위험을 증가시키므로 적정량 이하의 섭취를 권장한다.

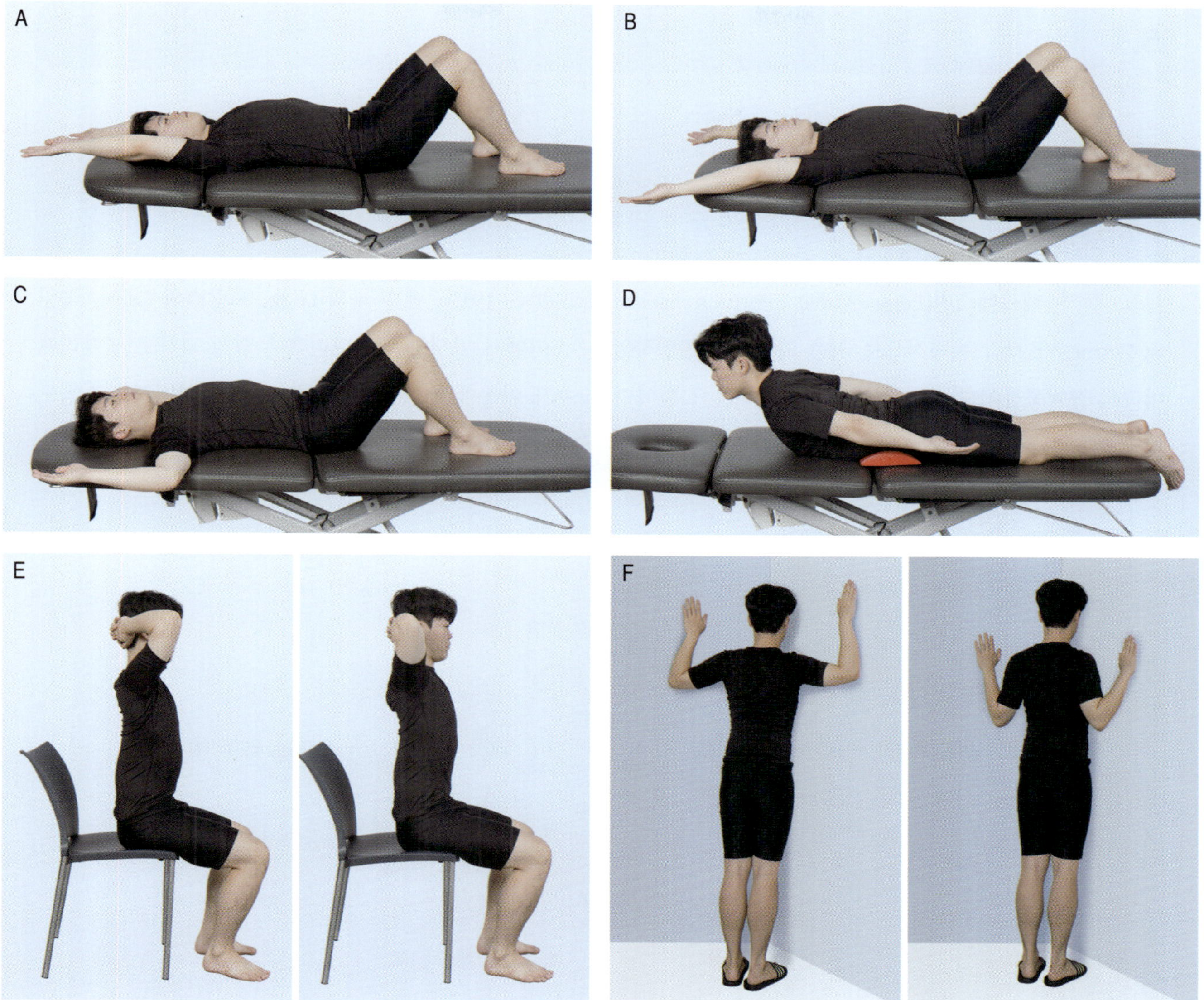

그림 5.9 등뼈의 폄을 향상시키기 위한 운동. A, B, C: 바로누운자세, D: 엎드린 자세, E: 앉은 자세, F: 선 자세

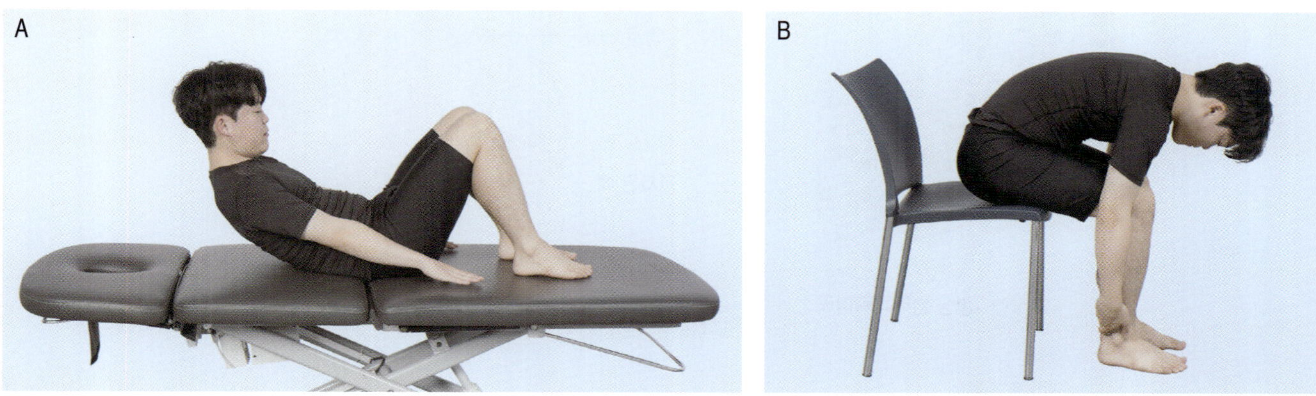

그림 5.10 등허리뼈를 심하게 굽힘시키는 자세. A: 바로누운자세, B: 앉은 자세

5.3 기타 뼈질환

5.3.1 레그-칼베-페르테스병

1. 임상개요

레그-칼베-페르테스병(Legg-Calvé-Perthes disease, LCPD)은 1910년에 미국의 Legg, 프랑스의 Calvé, 독일의 Perthes가 각각 독립적으로 처음 기술하여 명명하였다. 소아에서 발생하는 넙다리뼈 무혈성 괴사로 넙다리뼈 머리의 혈액공급이 차단되어 괴사가 발생하는 질환이다. 4~8세 아동에서 호발하고, 여아보다 남아에서 5배 정도 더 많이 발생한다(그림 5.11).

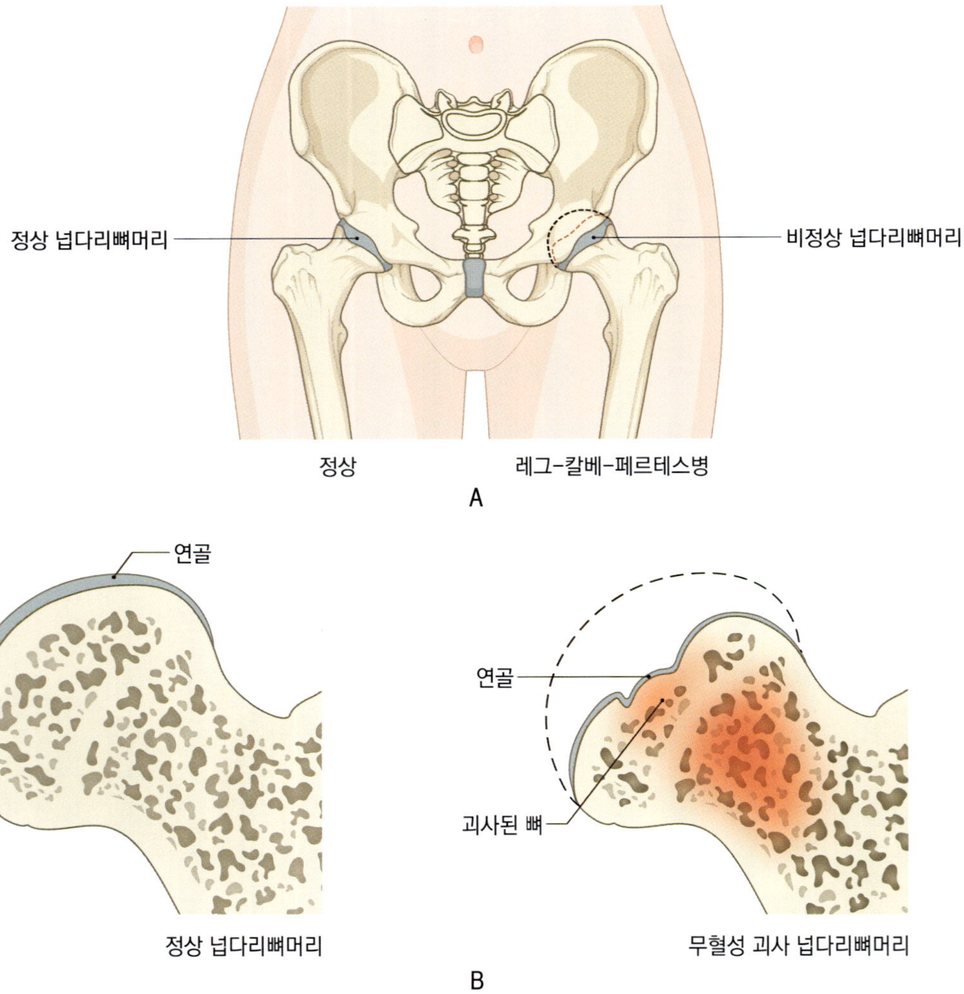

그림 5.11 레그-칼베-페르테스병의 손상된 넙다리뼈머리. A: 엉덩관절, B: 넙다리뼈머리

2. 병태생리

아직 확실한 원인은 알려져 있지 않지만, 미세외상(microtrauma), 환경적 요인, 태아 상태(prenatal condition), 유전적 요인, 혈액 응고이상 등의 다양한 가설이 제기되고 있다.

3. 병리적 변화

레그-칼베-페르테스병의 병리적인 초기 변화는 넙다리뼈머리가 무혈성 괴사되고 약해진 뼈는 분절화되는 것이다. 이후 넙다리뼈머리로 가는 혈류가 회복되면서 재형성이 이루어진다(표 5-5).

표 5-5 레그-칼베-페르테스병의 진행단계

단계	내용
성장 중지기	내연골 뼈형성이 멈춘 최초의 넙다리뼈머리의 허혈 직후에 시작된다. 이 단계는 임상적으로 평온하며 무증상이다.
연골밑 골절기	진정한 레그-칼베-페르테스병이 시작된다. 연령에 따라 차이가 있으며, 3~6개월에 해당된다.
재흡수기	분절화기 또는 괴사기라고도 부르며 연골밑 골절 이하의 괴사된 뼈가 점차 불규칙하게 흡수된다. 이 단계는 12~17개월 후에 완료된다.
재뼈되기	연골밑 영역에서 불규칙적으로 시작되며 중심부로 진행한다. 결국 신생뼈의 영역은 합쳐지며, 뼈끝은 진행성으로 정상 강도를 갖는다. 재뼈되기는 6~24개월 정도 걸린다.
치유 후기	남은 변형의 존재 여부에 관계없이 넙다리뼈머리 뼈끝의 뼈되기 완결을 의미한다.

4. 분류

레그-칼베-페르테스병은 뼈끝 흡수가 최대일 때, 넙다리뼈머리의 방사선검사 소견을 근거로 Salter-Thompson과 Catteral로 분류된다. 최근에는 Herring의 가쪽 기둥(lateral pillar) 분류가 예후를 판단하는데 보편적으로 사용된다. Herring 분류는 균열화(fragmentation)의 방사선 사진에서 가쪽 넙다리뼈머리 높이의 침범 정도를 기준으로 3가지 그룹으로 나뉜다. A는 정상적인 가쪽 기둥, B는 가쪽 기둥 높이의 50% 이상 보존, C는 가쪽 기둥 높이의 50% 이하가 보존되는 것으로, C로 갈수록 예후가 나빠진다(그림 5.12).

5. 임상증상

엉덩관절의 통증과 절뚝거림 보행이 흔한 증상이다. 통증은 넙다리앞안쪽, 무릎관절, 살굴부위에서 나타나며 엉덩관절을 움직이거나 보행 시 악화되는 경향이 있다. 증상이 계속되면, 관절의 움직임이 제한되고 넙다리근육에서 무용성 위축이 발생한다.

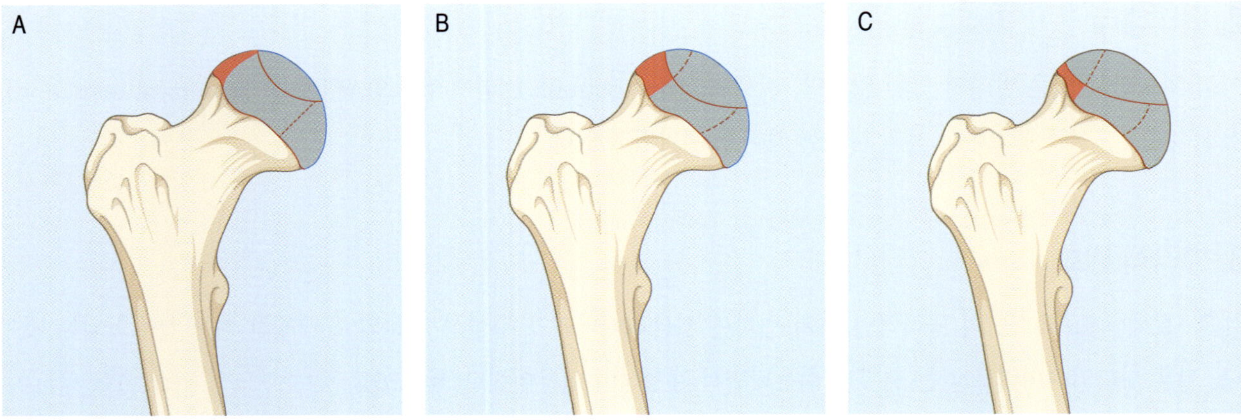

그림 5.12 Herring의 분류. A: 정상 높이, B: 가쪽 기둥 > 원래 높이의 50%, C: 가쪽 기둥 ≤ 원래 높이의 50%

6. 진단

1) 의학적 진단

단순 방사선검사로 진단이 가능하고 방사선상 넙다리뼈머리의 뼈되기중심이 정상측에 비해 작고, 관절 간격이 증가되어 있다. 또한 질병이 진행됨에 따라 괴사부위의 음영이 증가하고 균열화가 관찰된다. 자기공명영상은 조기 진단을 위해 사용되고, 뼈 스캔은 감별 진단을 위해 실시된다.

2) 물리치료진단

(1) 페트릭검사Patrick test

레그-칼베-페르테스병은 넙다리뼈머리의 괴사로 엉덩관절의 관절운동범위가 제한된다. 특히 안쪽돌림과 벌림의 제한이 심하다. 페트릭검사에서 양성 반응을 보이는데, 침범된 엉덩관절을 굽힘, 벌림, 가쪽돌림

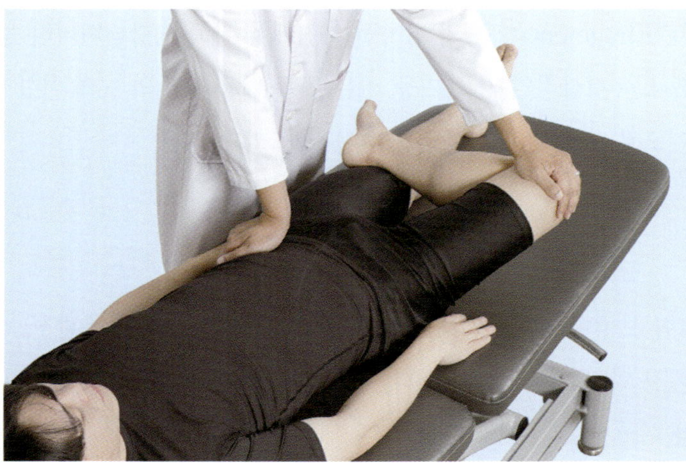

그림 5.13 페트릭검사

시 손상쪽 다리가 정상쪽 다리 높이 정도까지 내려가지 않거나 통증이 발생한다(그림 5.13).

(2) 보행검사

침범된 엉덩관절의 통증으로 인한 통증성 절뚝거림보행(antalgic limping gait)이나 트렌델렌버그보행(trendelenburg gait) 여부를 확인한다.

7. 중재

치료의 목표는 엉덩관절의 운동범위를 회복하고, 넙다리뼈머리를 볼기뼈 절구 안에 잘 위치시키도록 하여 넙다리뼈머리가 재형성될 때, 이전과 같이 원형을 이루도록 하고, 넙다리뼈머리의 변형으로 엉덩관절의 조기 퇴행성 관절염을 예방하는 것이다. 대부분의 환자들은 특별한 치료 없이 주기적인 X-선검사를 실시하여 경과를 관찰하면 된다. 6세 이전의 소아는 넙다리뼈머리의 재형성 가능성이 높으므로 예후가 좋은 편이나, 발병 연령이 높을수록 넙다리뼈머리의 재생 능력이 감소하므로 예후가 좋지 않은 편이다.

1) 의학적 중재

엉덩관절의 염증으로 인해 통증이 발생할 경우, 이부프로펜(ibuprofen)과 같은 항염증제를 사용한 약물치료를 적용한다.

수술적 치료는 연령이 많거나, 침범의 범위가 넓은 경우에 적용한다. 가장 일반적인 수술 방법은 뼈자름술로, 넙다리뼈머리가 절구 내에 꼭 맞도록 뼈를 절단하고 재배치한다(그림 5.14). 성인에서 뼈관절염이 발생했을 경우, 엉덩관절 전치환술을 시행한다.

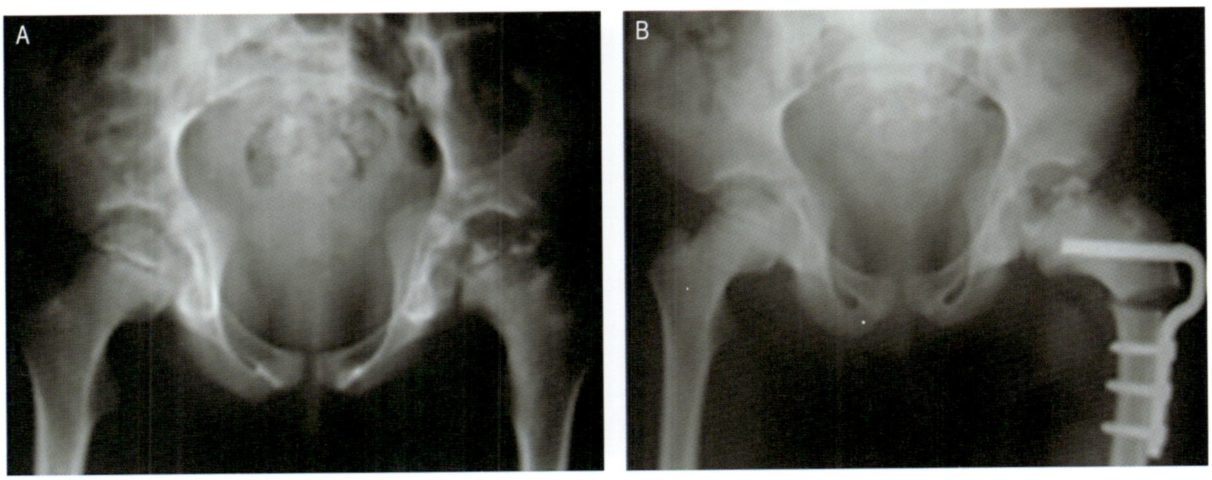

그림 5.14 A: Herring 분류 B그룹의 9세 남자의 방사선 사진, B: 넙다리뼈 뼈자름술

출처: J. Leroux et al.(2018). Legg-Calvé-Perthes disease, *Orthopaedics & Traumatology: Surgery & Research*; 104, S107-S112.

2) 물리치료 중재

(1) 물리적인자치료

통증 제거를 위해 온열 및 냉치료와 전기치료를 적용하며, 관절 유착을 방지하기 위해 초음파치료를 적용한다.

(2) 운동치료

엉덩관절운동범위 제한이 발생할 수 있기 때문에 운동범위를 완전히 회복하기 위한 운동치료를 실시한다. 특히 엉덩관절 벌림과 안쪽돌림에 초점을 맞추도록 한다. 체중부하를 위한 부분 체중부하운동을 실시하고 완전한 운동범위 회복 후에 완전 체중부하운동을 실시한다.

(3) 보조기

넙다리뼈머리가 절구 내 정상 위치에서 유지될 수 있도록 석고고정 또는 보조기를 사용한다(그림 5.15).

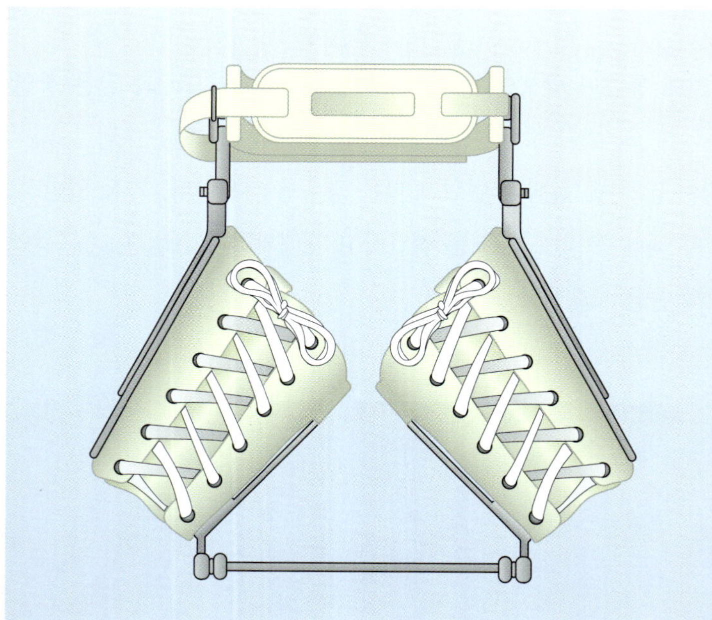

그림 5.15 Atlanta Scottish Rite 벌림 보조기

출처: Hardesty et al.(2011). The Role of Bracing in Legg-Calve-Perthes Disease, *Journal of Pediatric Orthopaedics*; 31(p) S178-S181.

5.3.2 넙다리뼈머리 뼈끝분리증

1. 임상개요

넙다리뼈머리 뼈끝분리증(slipped capital femoral epiphysis)은 소아 및 청소년에서 흔한 엉덩관절 장애로, 몸쪽 넙다리뼈의 뼈끝판(epiphyseal plate)이 분리되고, 넙다리뼈목에 비하여 넙다리뼈머리가 전위를 일으키는 질환이다(그림 5.16). 8~15세 사이의 남아에서 호발하며, 주요 위험요소는 비만이다.

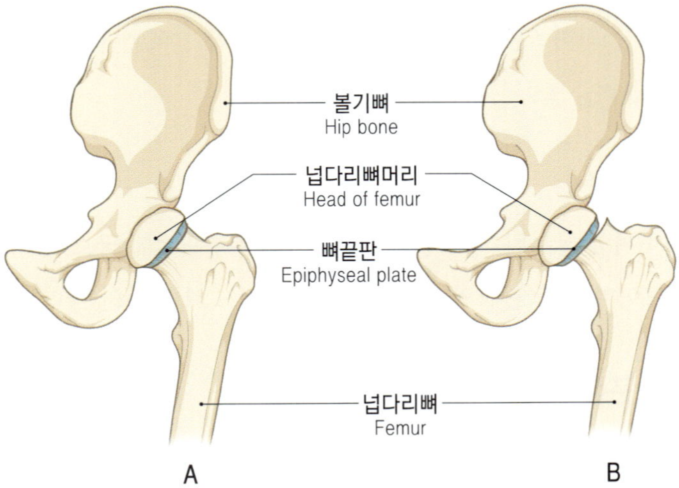

그림 5.16 A: 정상 엉덩관절, B: 넙다리뼈머리 뼈끝분리증

2. 병태생리

원인은 불분명하며 역학적 · 대사적 요인과 관련이 있다. 가장 큰 위험 요소는 비만 등 과체중으로 인해 뼈끝판에 가해지는 부하가 높아져서 발병될 수 있다. 역학적으로 성장기동안 넙다리목의 뒤경사(retroversion) 또는 깊은 엉덩관절(coxa profunda)과 관련된 뼈끝판의 약화로 인해 발생한다. 또한 골반의 앞쪽 기울임(anterior tilt)이 몸쪽 넙다리의 뼈끝판에 증가된 스트레스를 가해 발병을 초래할 수 있다. 대사적 원인은 비만이나 갑상선질환과 같은 내분비질환과 성장호르몬의 치료이다. 그 밖의 요인으로는 신장병, 방사선이나 화학치료와 같은 암 치료, 스테로이드와 같은 특정 의약품 및 가족력 등이 있다.

3. 분류

1) 급성

갑작스러운 뼈끝 전위와 함께 3주 미만 동안 증상이 나타난다.

2) 급성 - 만성

3주 이상의 하지 통증과 함께 통증이 악화되고, 갑자기 걸을 수 없는 증상이 나타난다.

3) 만성

대부분의 환자(약 85%)가 만성으로, 완화와 재발이 3주 이상 함께 지속되는 증상이 나타난다.

4. 임상증상

일반적으로 엉덩관절의 통증을 호소하며 임상 소견은 환자의 보행 능력과 뼈끝판의 안정성을 근거로 '안정적' 또는 '불안정한' 넙다리뼈머리 뼈끝분리증으로 분류한다.

1) 안정적 넙다리뼈머리 뼈끝분리증

보통 비만인 10대에서 호발하며 샅굴부위, 엉덩관절, 넓적다리, 무릎관절에 국소적 통증을 유발한다. 또한 통증으로 절뚝거리는 보행을 보이며, 엉덩관절의 안쪽돌림이 제한되고 보행 동안 다리가 가쪽돌림된다.

2) 불안정한 넙다리뼈머리 뼈끝분리증

심한 엉덩관절의 통증으로 보행이 어렵다. 누운자세에서 엉덩관절이 가쪽돌림되어 있고, 수동으로 엉덩관절을 굽힘하면 가쪽돌림되는 증상이 나타난다.

5. 진단

1) 의학적 진단

절뚝거리는 보행과 하지 통증을 호소하면 방사선검사를 실시한다. 방사선상 넙다리뼈머리의 전이가 나타나고, 뼈끝판의 확장과 상대적으로 감소된 뼈끝 높이가 관찰된다. 자기공명영상과 컴퓨터단층촬영은 질병의 진단뿐만 아니라 질병의 중증도, 수술 계획 및 예후 평가에도 유용하다.

2) 물리치료진단

(1) 시진 및 촉진

손상된 다리가 짧아질 수 있으며, 넙다리뼈머리와 넙다리뼈목 부위에 압통이 발생한다.

(2) 관절운동범위 검사

엉덩관절에서 안쪽돌림, 굽힘, 벌림의 제한이 나타나고, 수동적으로 엉덩관절을 굽힘하는 동안 엉덩관절이 가쪽돌림된다.

(3) 보행 검사

보행시 통증성 절뚝거림보행(antalgic limping gait)이나 트렌델렌버그보행(trendelenburg gait)이 나타나는지 여부를 확인한다.

6. 중재

1) 의학적 중재

넙다리뼈머리의 전위가 심하면 수술 절차가 필요하다. 수술의 목표는 추가적인 미끄러짐 방지와 기형 교정 및 뼈괴사와 연골용해(chondrolysis)를 방지하는 것이다. 수술 방법으로는 원위치 고정(in situ fixation), 뼈연골성형술(osteochondroplasty), 뼈자름술 등이 있다.

2) 물리치료 중재

(1) 물리적인자치료

통증 치료를 위해 온열 및 냉을 이용하여 부종과 울혈을 감소시키고, 초음파치료를 통해 관절 유착을 예방한다.

(2) 운동치료

엉덩관절의 안쪽돌림, 굽힘, 벌림을 증가시킬 수 있는 근력 강화 운동을 실시하며, 정상 보행을 위해 보행훈련을 실시한다. 수술 후에는 외과적으로 교정될 때까지 체중지지를 피하는 것이 좋다.

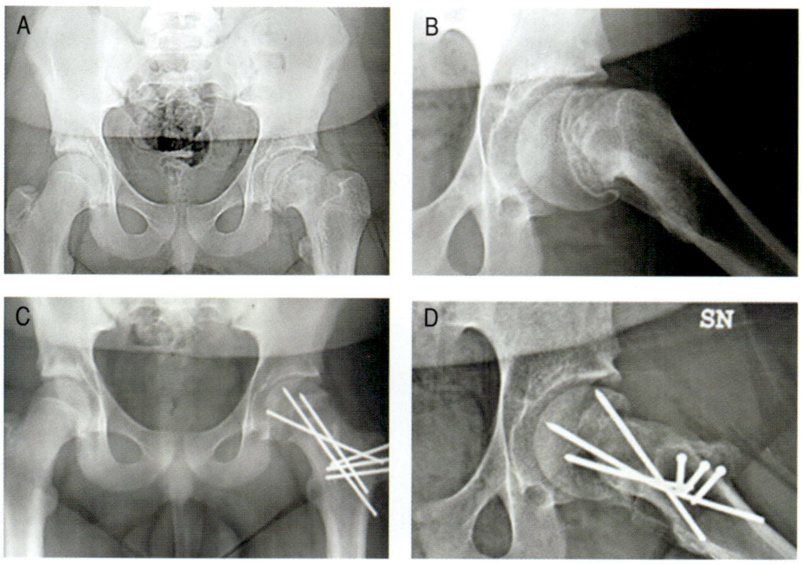

그림 5.17 A, B: 수술 전, C, D: 수술 후

출처: Aprato et al.(2019). Slipped capital femoral epiphysis: current management strategies. *Orthopedic Research and Reviews*; 11, 47–54.

연습문제

1. 감염에 의해 뼈와 골수에 염증을 일으키는 골수염의 설명으로 옳은 것은?

① 항생제 치료가 효과적이다.

② 노화와 폐경이 발생 요인이다.

③ 칼슘과 비타민 D는 질병의 예방과 치료를 위해 필수적이다.

④ 넙다리뼈머리의 괴사로 엉덩관절의 관절운동범위가 제한된다.

⑤ 과도한 뼈흡수의 증가와 뼈형성의 증가로 뼈 전환의 증가가 보인다.

정답 ①

해설 골수염은 항생제 치료가 효과적이다. ②, ③ 뼈엉성증, ④ 레그-칼베-페르테스병 ⑤ 파제트병에 대한 적절한 설명이다.

2. 결핵균에 의한 척추 결핵으로 임상적인 척추뒤굽음 변형과 신경학적 결손을 나타내는 척추 질환은 무엇인가?

① 골수염

② 포트병

③ 파제트병

④ 레그-칼베-페르테스병

⑤ 넙다리뼈머리 뼈끝분리증

정답 ②

해설 포트병은 결핵균에 의한 척추 결핵 또는 결핵성 척추염으로 임상적으로 척추뒤굽음 변형과 신경학적 결손을 나타내는 질환이다.

3. 60대 여자 환자의 뼈밀도 측정 결과, T 값이 2.5로 나타나 뼈엉성증 진단을 받았다. 이 환자의 중재법으로 옳은 것은 무엇인가?

① 체중부하운동을 실시한다.

② 척추 굽힘 운동을 강조한다.

③ 고강도 저항운동을 실시한다.

④ 침상 안정을 장기간동안 실시한다.

⑤ 균형 감각 증진을 위한 운동은 금기이다.

정답 ①

해설 뼈엉성증을 가진 환자의 중재법으로 체중부하운동과 균형 감각 증진 운동이 적절하며, 척추 굽힘 운동과 고강도 저항운동은 피해야 한다. 장기간의 침상 안정은 오히려 뼈소실을 악화시킬 수 있다.

4. 엉덩관절의 통증과 제한된 가동범위 및 절뚝거림보행을 호소하는 5세 남아가 있다. 넙다리뼈 무혈성 괴사로 인해 넙다리뼈머리의 혈액공급이 차단되어 괴사가 발생하는 이 질환은 무엇인가?

① 포트병

② 골수염

③ 파제트병

④ 뼈엉성증

⑤ 레그-칼베-페르테스병

정답 ⑤

해설 레그-칼베-페르테스병은 넙다리뼈 무혈성 괴사로 넙다리뼈머리의 혈액공급이 차단되어 괴사가 발생하는 질환이다.

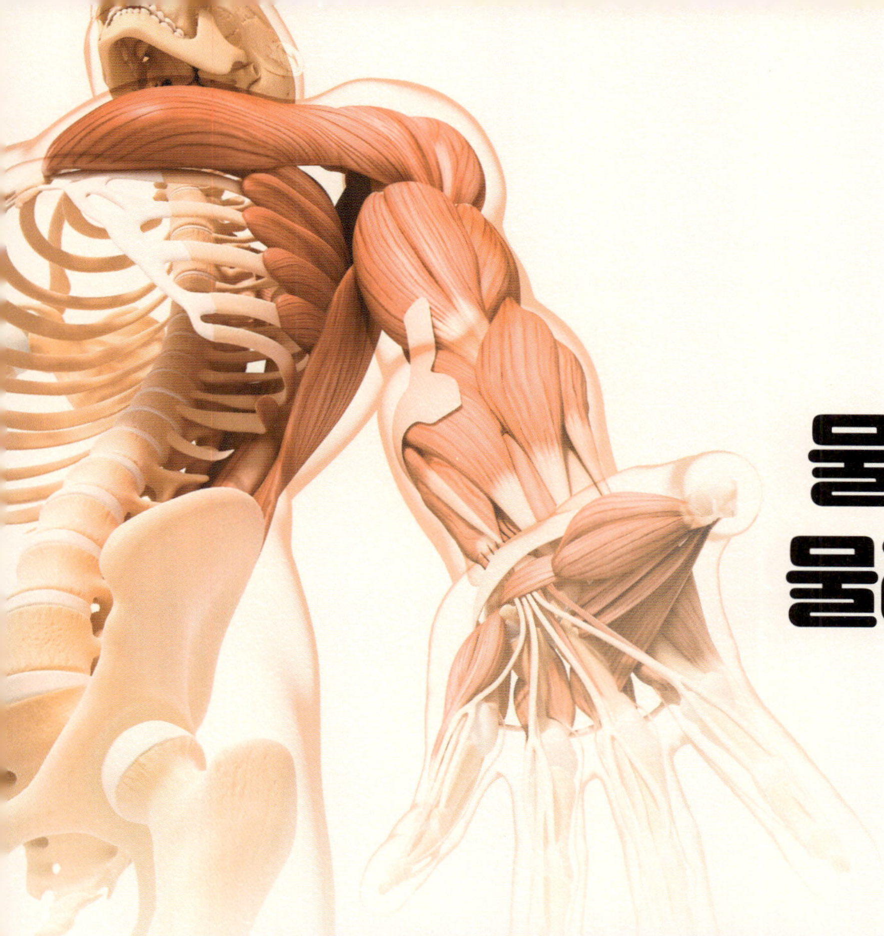

Chapter 6

물렁조직질환 물리치료 중재

학습목표

1. 물렁조직 손상의 정의 및 원인에 대해 설명할 수 있다
2. 물렁조직 손상의 분류 및 합병증에 대해 설명할 수 있다
3. 물렁조직 손상의 평가 및 검사에 대해 설명할 수 있다.
4. 물렁조직 손상 환자의 중재에 대해 설명할 수 있다.

주요용어

유착성 관절주머니염 Adhesive capsulitis
가시위근힘줄염 Supraspinatus tendinitis
가시위근힘줄파열 Supraspinatus bursting
가쪽위관절융기염 Lateral epicondylitis
안쪽위관절융기염 Medial epicondylitis
협착 힘줄윤활막염 Stenosing tendosynovitis
손목굴증후군 Carpal tunnel syndrome
기용굴증후군 Guyon tunnel syndrome
궁둥구멍근증후군 Piriformis syndrome
십자인대 손상 Injury of cruciate ligament
무릎관절 곁인대 손상 Injury of knee joint collateral ligament
반달연골 손상 Injury of meniscus
아킬레스힘줄 손상 Injury of achilles tendon
발목인대 손상 Ankle sprain
가슴문증후군 Thoracic outlet syndrome
발바닥근막염 Plantar fasciitis

물렁조직은 인대(ligament), 힘줄(tendon), 근육(muscle), 연골(cartilage) 등으로 이루어진 뼈(bone)보다 상대적으로 물렁한 조직을 말한다. 이러한 조직들은 인체의 운동과 관련된 구조물이기 때문에, 이들이 손상되면 관절 운동의 안정성이나 운동성에도 여러 가지 문제점이 많이 발생하게 된다. 이 장에서는 이러한 물렁조직의 손상에 따른 특징과 중재방법 등에 대해 알아보고자 한다.

6.1 물렁조직 치료원칙

6.1.1 인대 손상

1. 임상개요

인대는 강하고 단단하지만, 탄력성은 떨어지는 구조물이다. 또한 관절의 운동범위를 제한하고, 관절의 안정성을 제공하는 구조물이다. 일반적으로 혈액의 공급이 많지 않기 때문에 치유속도가 느리고, 신경지배는 많기 때문에 긴장과 손상이 일어나며 통증에는 민감하게 반응한다.

2. 병태생리

인대는 버틸 수 있는 한계 이상의 부하를 받게 되면 인대 손상(injury of ligament)이 일어나는데, 이를 삠(sprain)이라고 한다. 손상 정도에 따라서 1, 2, 3도로 분류할 수 있으며, 시기에 따라서는 급성 삠과 만성 삠으로 분류할 수 있다.

3. 분류

1) 손상 정도에 따른 분류

(1) 1도 손상

몇 개의 인대 섬유가 손상된 상태이며, 관절의 불안정성은 거의 없다.

(2) 2도 손상

인대 섬유가 절반 정도 손상된 상태이며, 관절의 불안정성이 약간 나타나는 단계이다.

(3) 3도 손상(완전파열)

모든 인대 섬유가 손상된 상태이며, 관절이 불안정한 상태이다.

2) 손상 시기에 따른 분류

(1) 급성 삠

순간적인 내력과 외력에 의해서 관절이 과하게 늘어나거나 부분적으로 찢어져서 발생한다.

(2) 만성 삠

작은 힘에 의해서 지속적이고 반복적인 삔침이 계속됨으로써 발생한다.

4. 중재

1) 인대 손상 치료원칙

손상 진행을 방지하기 위해 RICE[안정(rest), 냉찜질(ice cold pack), 압박(compression), 올리기(elevation)]를 실시한다.

2) 통증 완화를 위한 일반적인 물리치료

(1) 냉치료

혈관을 가장 먼저 수축시켜 닿는 부위의 온도를 낮춤으로써 조직 대사가 감소하여 부종이 줄어들고 염증성 화학 물질의 활동도 감소한다. 또한 손상된 부위에 통증 전달이 감소하여 국소적 경련도 줄어든다.

(2) 압박

부기(edema) 예방을 위해 탄력붕대 등을 이용하여 먼쪽에서 감기 시작해서 몸쪽으로 올라갈수록 압력을 줄인다.

(3) 심장 위치보다 높이 올리는 방법

손상된 부위를 베개 위에 올려놓고 누워 쉬면, 삼출액이 흡수되어 부기가 감소된다.

3) 손상 정도에 따른 인대의 치료구성

(1) 1도 손상

안정, 압박, 지지, 냉치료, 통제된 운동(control exercise) 등을 실시하며, 체중부하는 어느 정도 가능하다.

(2) 2도 손상

3주 정도 보조기나 부목, 석고붕대(cast) 등을 이용하여 안정성을 제공하고, 이 시기 동안은 등척성 운동(isometric exercises)을 통해 근력을 유지한다.

(3) 3도 손상

수술하여 관절을 고정(fixation)한다.

4) 만성 손상에 대한 중재

- 반복적인 외상과 불량한 자세 등의 원인을 규명하여 교정한다.
- 관절의 유연성 증가와 근력 강화, 위치감각 훈련 등을 실시하여 재발을 방지한다.
- 통증 완화를 위한 일반적인 물리치료를 실시한다.

6.1.2 힘줄 손상

1. 임상개요

힘줄은 인대와 같은 아교섬유이며, 백색 섬유성의 젤라틴 모양의 재질로, 근육과 뼈를 연결하는 역할을 한다. 또한 탄력성은 적으며, 근육의 힘을 전달할 수 있도록 매우 질긴 것이 특징이다. 대부분은 끈 모양이지만, 끈 모양이 아닌 넓은 막처럼 되어 있는 것도 있는데, 이것을 널힘줄(aponeurosis)이라고 한다.

2. 병태생리

힘줄 섬유의 한쪽 끝은 근육에 견고하게 부착되어 있으며, 다른 한쪽 끝은 뼈 자체나 뼈막의 결합조직과 연결되어 있다. 연결부위를 3부분으로 나눌 수 있는데, 힘줄 자체 부분(tendon itself), 근육연결부분(muscle-tendon junction)과 뼈 부착 부분(bone insertion)으로 나눌 수 있다. 힘줄 손상(injury of tendon)은 주로 뼈의 부착부에서 많이 발생하며, 이때 뼈나 뼈막이 떨어져 나가기도 한다(그림 6.1).

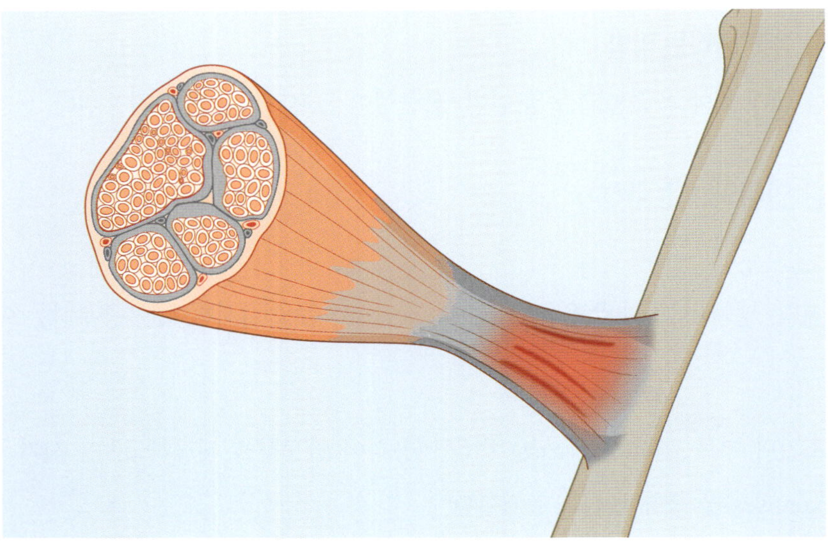

그림 6.1 힘줄의 손상 부위

손상의 분류는 손상 원인에 따라 외상성 손상과 자발성 손상으로 나눌 수 있으며, 정도에 따라 부분파열과 완전파열로 나눌 수 있다.

3. 분류

1) 손상 원인에 따른 분류

(1) 외상성 손상

외상성 손상은 외력(외부의 자극이나 힘)에 의해 발생한 손상을 말한다. 교통사고나 예리한 부위에 갑작스러운 충격을 받는 경우가 많으며, 주로 완전파열의 형태로 많이 발생한다.

(2) 자발성 손상

자발성 손상은 변성에 의해 약해진 힘줄이 만성적인 힘이나 반복적인 자극으로 인해 점진적으로 마모가 일어날 때 발생된다.

2) 손상 정도에 따른 분류

손상 정도에 따라서 부분파열과 완전파열로 나눌 수 있다. 완전파열은 완전히 끊어진 경우를 말하는데, 주로 외상성 손상에 의해 발생하며, 운동선수들에게서 순간적으로 큰 힘이 가해질 때도 발생한다. 힘줄 완전파열 시 날카롭고 찌르는 듯한 통증과 찢어지는 듯한 느낌을 받을 수 있다. 부분파열은 주로 돌림근띠 힘줄의 위쪽과 어깨뼈의 봉우리(acromion) 아랫면의 앞가쪽 부위가 충돌하면서 발생하거나 과도한 가쪽돌림 시 어깨충돌증후군으로 인해 발생한다. 통증 양상은 완전파열과 비슷하지만, 힘줄 두께의 50% 미만으로 파열된 상태를 부분파열, 100% 파열된 상태를 완전파열이라 한다.

4. 중재

1) 힘줄 손상 치료원칙

(1) 부분파열 치료원칙

손상 조직의 회복을 위해 고정을 해준다. 고정 시 긴장을 완화하고 이완된 상태로 고정한다. 손상 정도에 따라 심하면 석고붕대를 이용하고, 경미할 경우는 반창고나 테이핑을 사용해 고정한다. 근육운동을 통해서 혈액 순환을 유지하여 회복을 촉진하고 유착을 최소화하는 방향으로 치료한다. 고정하는 동안 등척성 운동을 통해서 근력을 유지하고, 최대보호기 이후에는 혈액 순환을 위해 온열치료를 실시한다. 고정기간이 끝난 후에는 근재교육과 근력강화를 위해 점진적 저항운동을 실시한다.

(2) 완전파열 치료원칙

힘줄이 완전 파열되었을 때는 힘줄봉합술(tendinosuture)을 실시한다. 수술 후에는 6~12주 정도 석고붕대로 고정하여 보호해야 한다. 수술 후 능동운동과 뻗침운동(stretch exercise)을 시행할 수 있지만, 너무 심하게 할 경우 재파열이 일어날 수 있으므로 주의해야 한다. 초기에는 등척성 운동을 실시한다.

6.1.3 근육 손상

1. 임상개요

근육은 내장근육, 뼈대근육, 심장근육으로 분류되며, 실질적인 운동은 주로 뼈대근육에 의해서 일어난다. 근육은 근섬유로 구성되며, 결합성 섬유조직에 의해 지지된다. 근육을 둘러싸고 있는 막을 근막이라고 하는데, 근섬유가 서로 뒤엉키는 것을 방지한다. 위치에 따라 근육속막(endomysium), 근육다발막(perimysium), 근육바깥막(epimysium)으로 분류된다.

2. 분류

1) 근육 손상

(1) 긴장/파열

근육 긴장(strain)은 근육이나 힘줄의 손상을 말하며, 근육이 갑작스럽게 늘어날 때 발생한다. 과부하적인 무리한 운동이나 가벼운 외상 및 작은 강도의 반복적인 외상에 의해서도 발생할 수 있다. 파열은 근육섬유가 모두 찢어진 상태를 말한다.

① 증상

근육의 약화와 근연축(근경련)이 나타난다. 부기(팽윤, swelling)는 1도 손상에서는 적으며, 2~3도 손상에서는 심하다. 통증은 관절을 늘리거나 등척성으로 수축할 때 더욱 증가한다. 수동관절운동범위(passive range of motion, PROM)를 하는 동안에는 통증이 나타나지 않는다.

② 긴장의 분류

- 1도 긴장: 몇 개의 근섬유가 찢어진다.
- 2도 긴장: 근섬유의 절반가량이 찢어진다.
- 3도 긴장(파열): 거의 모든 근섬유가 찢어진다.

2) 타박상

타박상은 외부의 충격이나 힘에 의해서 물렁조직과 근육에 손상을 입어 출혈이나 부기가 생기는 경우를 말한다. 근육이 붓고 통증이 생기는 것으로 피부 속에서 출혈이 일어나 멍이 든다. 발생 부위를 누르면 통증이 생기는 압통이 있으며, 근육을 움직이면 통증이 발생한다.

3. 중재

1) 치료원칙

(1) 긴장/파열 중재

① 최대보호기

최대보호기에는 충분한 안정과 통증 감소를 목표로 한다. 주로 RICE 요법을 적용한다. 손상된 부위에 냉치료(Ice)와 압박(Compression), 심장보다 높게 올리기(Elevation)를 통해서 부기와 통증을 감소시킨다. 보호(Protection)와 안정(Rest)을 통해서 손상부위를 진정시킨다.

② 중간보호기

중간보호기인 손상 후 48시간 정도부터 염증이 가라앉고 모세혈관 기능이 회복되기 시작하므로 손상된 근육에 가벼운 등척성 운동을 실시한다. 통증 감소를 위해서 다양한 물리적인자치료(열, 전기)를 실시하고, 근육 조직의 유착을 감소시키기 위해 가벼운 마사지도 실시할 수 있다.

③ 최소보호기

최소보호기인 손상 후 1~3주가 지난 후부터는 가벼운 바깥쪽범위운동(movement of outer range)부터 시작하여 전 범위운동(movement of full range)으로 운동범위를 점진적으로 늘리면서 운동을 실시할 수 있다. 환자의 상태에 따라서 체중부하운동과 저항운동을 실시할 수 있다. 마지막 단계로써 완전 뻗침 운동과 일상생활동작을 훈련한다.

(2) 타박상 중재

손상 후 24시간 이내는 RICE를 적용하여 출혈과 부종을 감소시킨다. 부종이 감소된 후에는 혈액순환을 촉진시켜서 멍을 제거하고, 관절운동범위 회복을 목표로 한다. 혈액순환 촉진을 위해 온찜질과 물리적 인자치료(초음파, 전기) 및 가벼운 마사지를 이용한다.

6.1.4 관절주머니 손상

1. 임상개요

관절주머니(joint capsule)는 윤활관절(synovial joint)을 둘러싸고 있는 막 형태의 주머니로, 두 층으로 구성되어 있다. 안쪽은 윤활막(synovial membrane)으로, 관절 안에 있는 윤활액(synovial fluid)과 직접적으로 접촉되는 부위로, 윤활액의 분비와 흡수가 일어난다. 바깥쪽은 섬유막(fibrous membrane)과 치밀결합조직(dense connective tissue)으로 구성되어 있고, 양쪽 뼈의 뼈막에서 시작하여 관절을 완전히 둘러싸고 있다. 많은 관절수용기(joint receptor)를 가지고 있는 부위이기 때문에 관절의 움직임에 대한 정보를 중추신경계로 전달한다.

2. 중재

일반적으로 외상이나 관절 손상이 동반되는 경우는 관절 부위가 같이 손상되기 때문에, 손상된 부위에 대한 치료를 원칙대로 실시해야 한다. 미세한 손상이나 반복된 손상에 의해서 관절주머니에 유착(adhesion)이 일어나는 경우가 있는데, 이럴 때는 소염진통제와 관절가동술(joint mobilization)을 적용하여 유착된 부위를 늘려주고 운동범위를 정상화해야 한다. 통증이 심한 경우에는 스테로이드(corticosteroids)와 마취제를 주사하여 수동 운동을 실시한다. 일반적으로 최소 6주의 회복기간이 필요하며, 관절운동범위(range of motion, ROM)와 근력을 점진적으로 늘리는 방향으로 치료를 한다.

6.2 위팔 물렁조직 물리치료 중재

6.2.1 유착성 관절주머니염

1. 임상개요

유착성 관절주머니염(adhesive capsulitis)은 보통 40~60대 연령층에서 호발된다. 발생빈도는 남성보다는 여성에서 조금 더 높은 편이다. 유착성 관절주머니염은 굳은 어깨(오십견)라고도 하며, 오목위팔관절의 통증과 운동제한을 동반하는 질환이다. 최소보호기에는 오목위팔관절(견관절) 주위 근육에 위축(weakness)이 동반된다.

2. 병태생리

발생 원인에 대한 직접적인 원인은 아직 알려져 있지 않지만, 퇴행성 변화와 외상에 의해 이차적으로 발생한다고 알려져 있다. 어깨 외상이나 돌림근띠 손상이 반복적으로 왔을 때, 관절주머니에 염증이 발생하여 유착성으로 과다굳음(rigidity)이 일어난다(그림 6.2).

이차적 유발 요인으로는 각종 오목위팔관절염, 석회성 가시위근힘줄염, 근육둘레띠 파열, 위팔두갈래근힘줄염 및 구축, 오목위팔관절외상, 심근경색증, 뇌혈관질환, 호르몬 이상, 외과수술 후 오목위팔관절 고정, 오목위팔관절에 대한 스트레스 및 당뇨병 등이 있다.

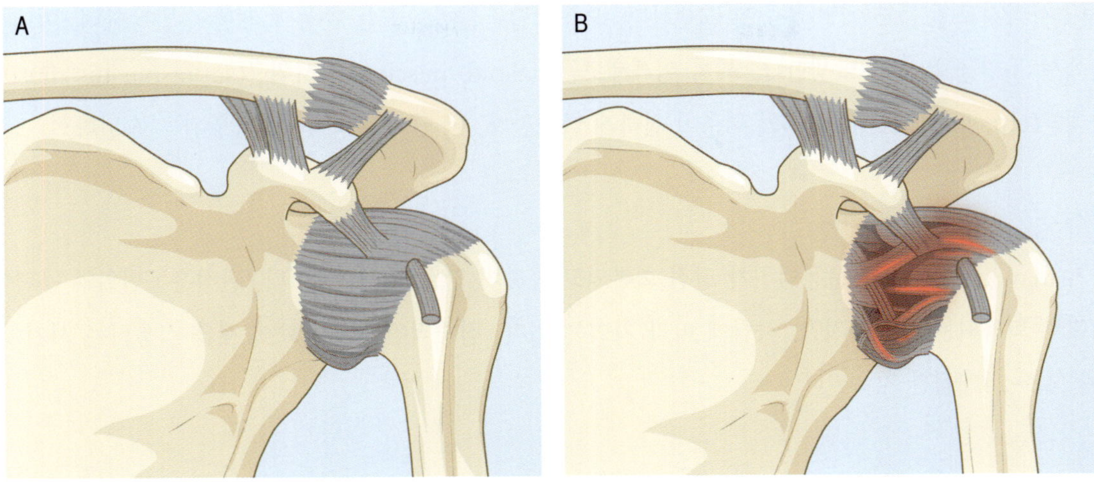

그림 6.2 유착성 관절주머니염 손상 기전. A: 정상 오목위팔관절, B: 유착성 관절주머니염(과다굳음이 발생한 피막)

3. 임상증상

주로 관절주머니 부분에 심한 유착과 염증으로 인해 관절주머니가 두꺼워지고 과다굳음이 발생하여 운동성의 제한이 나타나는 것이 특징이다. 또한 심한 통증이나 야간통 및 운동 제한을 보이게 된다. 관절운동은 굽힘, 벌림, 가쪽돌림 및 안쪽돌림이 모두 제한되며, 어깨에 통증이 발생한다. 통증으로 인해 아픈 부위 쪽으로 누워서 잠을 자기 어렵기 때문에 불면증이 발생할 수 있다.

동반되는 일반적인 특징은 어깨세모근밑주머니(subdeltoid bursa)를 형성하고 있는 섬유층 간의 유착 발생으로 인해 관절 외 구조와 관절 내의 관절주머니 유착이 일어난다. 어깨밑근과 위팔두갈래근의 구축이 발생하고 유착성 관절주머니염, 폐쇄성 활액주머니염, 팔이음뼈 근육의 구축과 강직이 일어난다.

4. 분류

일반적으로 3단계(냉동기, 동결기, 해빙기)로 천천히 진행된다. 각 단계는 몇 개월 동안 지속될 수 있다.

1) 냉동기

냉동기(freezing stage)는 통증기라고 하며, 오목위팔관절의 통증이 증가하는 단계이다. 어깨의 모든 움직임은 통증을 유발하고 어깨가 뻣뻣해지고 가동범위가 제한되기 시작된다. 오목위팔관절에서 팔 전체로 방사통이 발생하고, 특히 팔의 벌림이나 가쪽돌림 시 통증이 악화된다. 야간에 통증이 심하고 활동량에 비례하여 통증이 증가한다. 이 단계는 약 10~36주간 지속된다.

2) 동결기

동결기(frozen stage)는 통증은 줄어들 수 있으나, 점차 강직이 진행되는 단계이다. 휴식이나 안정을 취하면 통증이 사라지고 운동 시에만 통증이 발생한다. 오목위팔관절에서 모든 운동에 제한이 발생하며, 어깨 주위근육들에서 무사용 위축이 발생한다. 특히 어깨세모근(deltoid muscle), 가시위근(supraspinatus muscle), 가시아래근(infraspinatus muscle)의 위축이 심하게 발생한다. 이 단계는 약 4~12개월간 지속된다.

3) 해빙기

해빙기(thawing stage)는 운동범위가 점점 회복되고 통증이 감소하는 단계이다. 관절운동범위와 근력이 거의 원래대로 회복되는 시기이지만, 사람에 따라 차이는 있다. 집중적인 물리치료 중재를 적용하는 시기이다. 이 단계는 12~24개월간 지속된다.

5. 진단

1) 의학적 진단

(1) 방사선검사

방사선 촬영에서는 뼈엉성증(osteoporosis) 외에는 특별한 소견이 없는 것이 특징이다. 임상적으로 유착성 관절주머니염이 진단되어도 방사선 검사는 반드시 실시해야 한다. 방사선검사를 통해 류마티스관절염 또는 골성 관절염, 석회성 건초염 등을 감별진단할 수 있다. 관절조영술에서는 관절강이 좁아져서 정상의 경우에 겨드랑이 아래쪽의 관절막이 늘어져 보이는 부분과 어깨밑근 점액주머니 부위에 음영이 약간 증가하는 경우가 많다.

2) 물리치료진단

유착성 관절주머니염의 전형적인 임상적 양상에 대한 검사와 운동제한에 대한 동작검사를 통해 물리치료적 진단이 이루어진다. 오목위팔관절의 움직임 제한 평가 시 임상에서 많이 사용하는 간단한 검사 방법으로는 아플레이 긁기검사(Apley's scratch test)가 있다(그림 6.3).

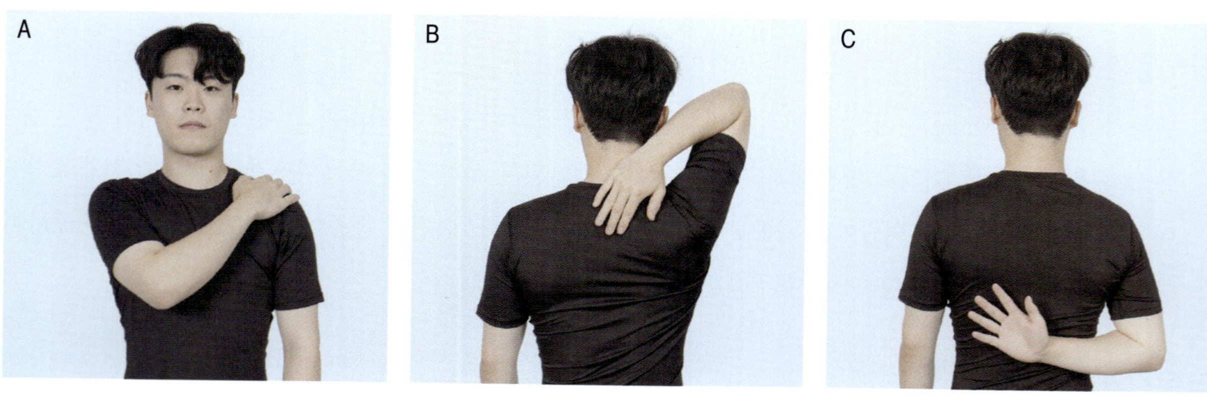

그림 6.3 아플레이 긁기검사. A: 오목위팔관절 굽힘, 모음, 안쪽돌림, B: 오목위팔관절 굽힘, 벌림, 가쪽돌림, C: 오목위팔관절 폄, 모음, 안쪽돌림

6. 중재

1) 의학적 중재

초기에 물리치료 중재를 적용함에도 불구하고 통증과 염증의 감소가 나타나지 않거나 관절가동범위가 회복되지 않을 경우, 관절경을 이용한 수술을 시행한다. 또한 발병한지 오래된 경우에는 주사나 수술을 시행하기도 한다.

2) 물리치료 중재

(1) 최대보호기

통증 조절 및 부종 감소, 염증 억제를 위해 냉치료를 적용하며, 통증이 심할 경우에는 통증 완화 및 미세순환 증진을 위해 경피신경전기자극치료(transcutaneous electrical nerve stimulation, TENS)나 은침전기자극치료(silver spike point, SSP) 등과 같은 기구를 적용하는 것이 효과적이다. 또한 통증 조절을 위해 1, 2 등급 정도의 관절가동술을 적용하는 것이 좋다.

(2) 중간보호기

① 운동수행 순서

굽힘과 폄, 벌림과 모음, 수평위 모음과 벌림, 안쪽돌림 및 가쪽돌림 순서로 수행한다(그림 6.4).

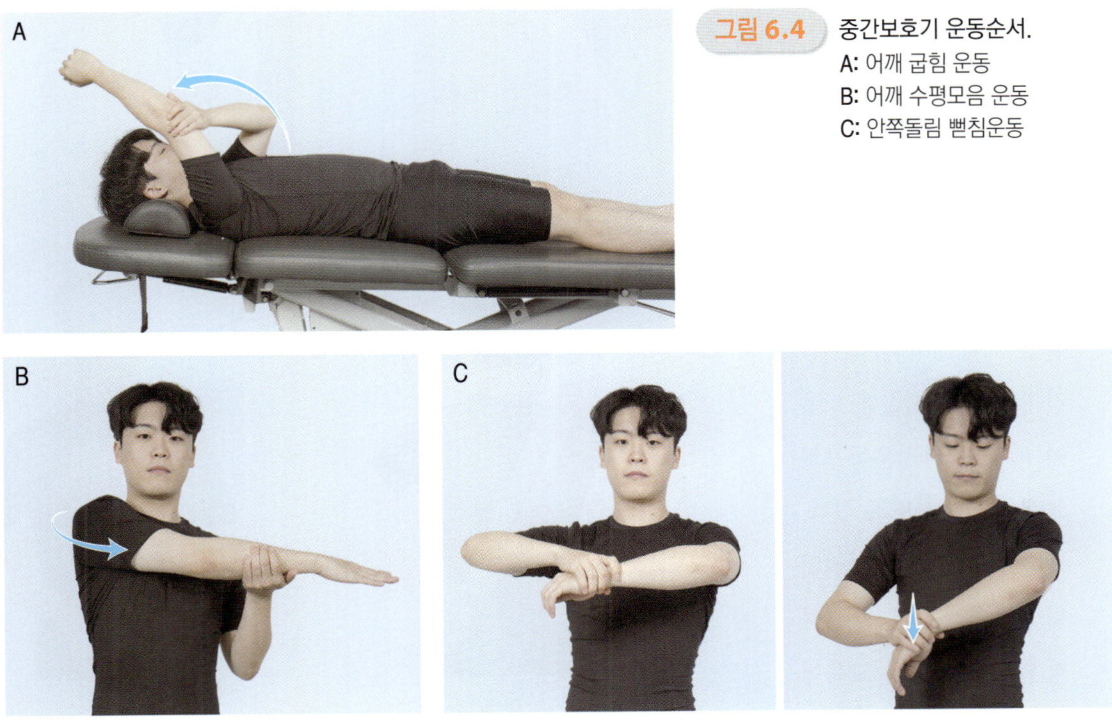

그림 6.4 중간보호기 운동순서.
A: 어깨 굽힘 운동
B: 어깨 수평모음 운동
C: 안쪽돌림 뻗침운동

② 진자운동

통증이 없는 범위 내에서 실시하는 진자운동(Codman's exercise, pendulum movement)은 가벼운 물체를 잡고 몸을 구부려 팔을 늘어뜨린 다음, 천천히 원을 그리는 운동이다. 원을 크게 그릴수록 운동의 효과가 크지만, 통증 발생 시에는 즉시 중단해야 한다(그림 6.5).

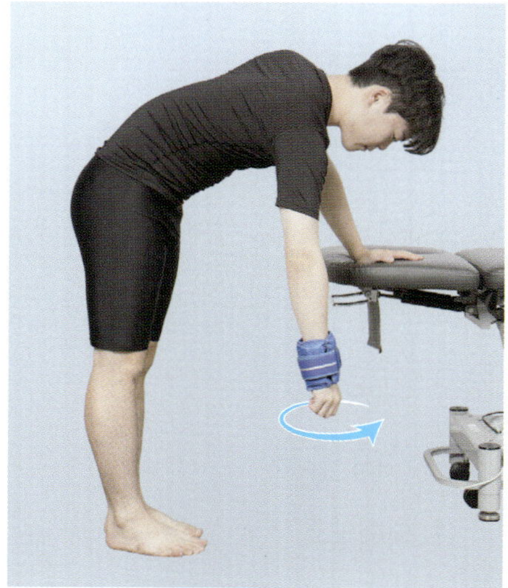

그림 6.5 진자운동

③ 능동보조운동 및 자가 뻗침운동

손가락으로 벽을 짚고 가는 운동, 머리위도르래운동, 어깨 회전바퀴운동, 스톨 바 운동이 있다.

(3) 최소보호기

가동성 회복에 중점을 두어 적극적인 뻗침운동(stretching exercise)과 관절가동술을 적용한다. 또한 운동을 적용하기 전 조직의 유연성을 높이고 순환시키기 위해 온열을 이용한 치료를 적용해준다.

환자에게 유착성 관절주머니염의 증상에 따라 단계별 경과를 자세히 설명해주고 교육하는 것이 중요하다. 시간이 지나면 자연치유되기도 하지만, 치료기간 동안 최대한 관절의 운동성을 확보하도록 규칙적인 운동을 교육한다. 오목위팔관절을 계속해서 움직이는 것이 치료와 예방에 도움이 되므로 가정운동프로그램을 실시하도록 한다. 특히 운동 시 비정상적인 위팔어깨리듬이 발생하지 않도록 자세한 교육이 이루어져야 한다.

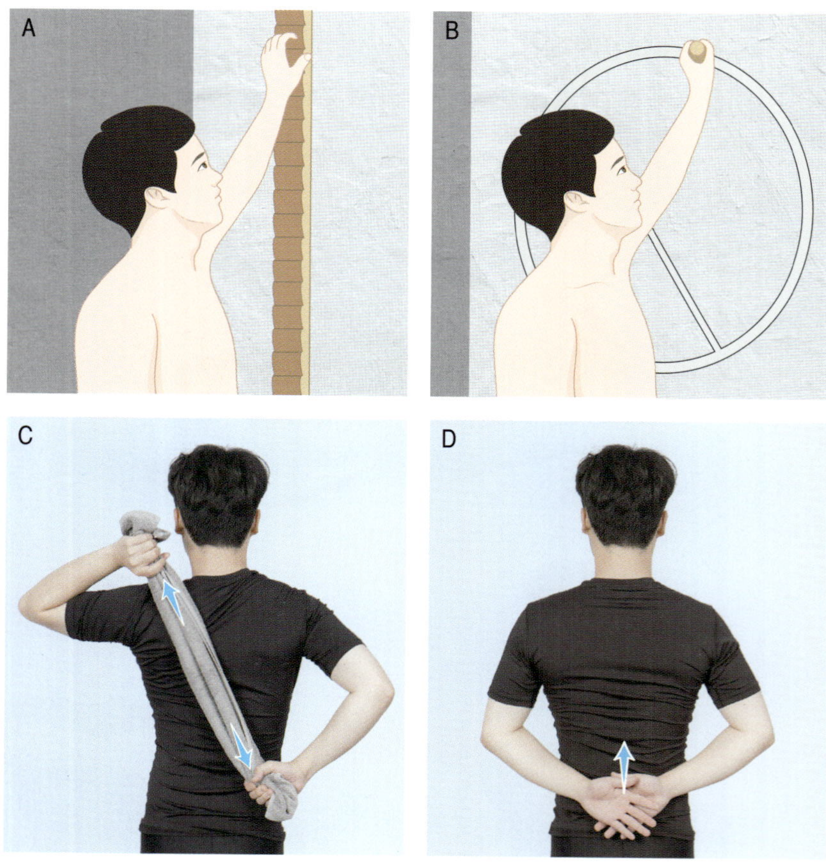

그림 6.6 오목위팔관절 능동보조운동. A: 어깨 사다리를 이용한 뻗침운동, B: 휠을 이용한 뻗침운동, C: 타월을 이용한 뻗침운동, D: 자가 뻗침운동

6.2.2 가시위근힘줄염

1. 임상개요

가시위근힘줄염(supraspinatus tendinitis)은 돌림근띠의 퇴행성 변화로 인해 발생하는 염증을 말한다. 이 중 가시위근이 가장 쉽게 손상되는 근육이며 오목위팔관절 통증의 가장 흔한 병터이다. 염증성 병변이 있을 때 벌림 약 60~120도의 범위에서 특징적인 통증이 나타나는 동통호(painful arc)가 발생한다. 손바닥을 위로 향하고 벌림할 경우의 통증은 힘줄뼈막부분(tenoperiosteal site) 중에서도 앞부분(anterior part)의 병변이고, 손바닥을 아래로 향하고 벌림할 때 통증이 발생하면, 가시위근힘줄의 닿는곳인 위팔뼈의 큰결절과 어깨봉우리 사이의 병변을 의미한다.

2. 병태생리

가시위근힘줄염은 보통 40대가 지나면서 돌림근띠의 퇴행성 변화에 의해 나타난다. 보통 연령 증가에 따라 윤활주머니가 약해지고 외상이 동반되면서 석회화물질이 유입된다. 이를 급성 석회화힘줄염이라고 하는데, 젊은 층 사이에서 호발되며 오목위팔관절을 무리하게 사용했을 경우에 발생한다. 만성 힘줄염은 50~60대 사이에서 호발하며 특별한 외상 없이 마모로 인해 발생할 수도 있다. 야간에 극심한 통증을 호소하며 심하면 파열이 될 수도 있다. 또한 반복적인 팔의 벌림 운동과 가시위근에 스트레스 자극을 줌으로써 국소적인 염증을 일으키게 된다.

3. 임상증상

가시위근힘줄염이 발생했을 때 다음과 같은 임상증상이 나타난다. 오목위팔관절을 완전벌림할 때 통증 발생, 힘줄 부착부 먼쪽의 깊은 부분에 병변, 수평위 그리고 완전벌림 시 동통호가 발생, 야간에 극심한 통증(night pain) 호소 등이 있다.

4. 진단

1) 의학적 진단

초음파검사나 방사선검사를 통해 진단한다.

2) 물리치료진단

가시위근힘줄염은 물리치료진단에 의해 충분한 판단이 가능하다. 다음은 물리치료진단법이다.

(1) 니어검사

가시위근과 위팔두갈래근의 과사용으로 인한 손상을 알아보기 위해 위팔뼈머리의 위쪽면과 부리활의 아래면 사이 공간이 좁아짐을 검사하기 위해 실시한다.

(2) 호킨스테스트

봉우리돌기 아래와 위팔뼈머리 윗면 사이의 공간의 좁아짐을 검사하기 위해 실시한다.

(3) 동통호증후군검사

동통호라고도 불리며, 팔의 벌림을 통해 손상 부분을 알 수 있는 검사이다. 60~120도 사이에서 통증이 발생하면 가시위근의 석회화, 힘줄염, 견봉하점액낭염 등을 의심해볼 수 있으며, 170~180도에서 통증이 발생하면 어깨빗장관절의 병변을 의심해보아야 한다. 이는 손상부위에 따라 나타나는 동통호를 관찰하여 진단한다(그림 6.7).

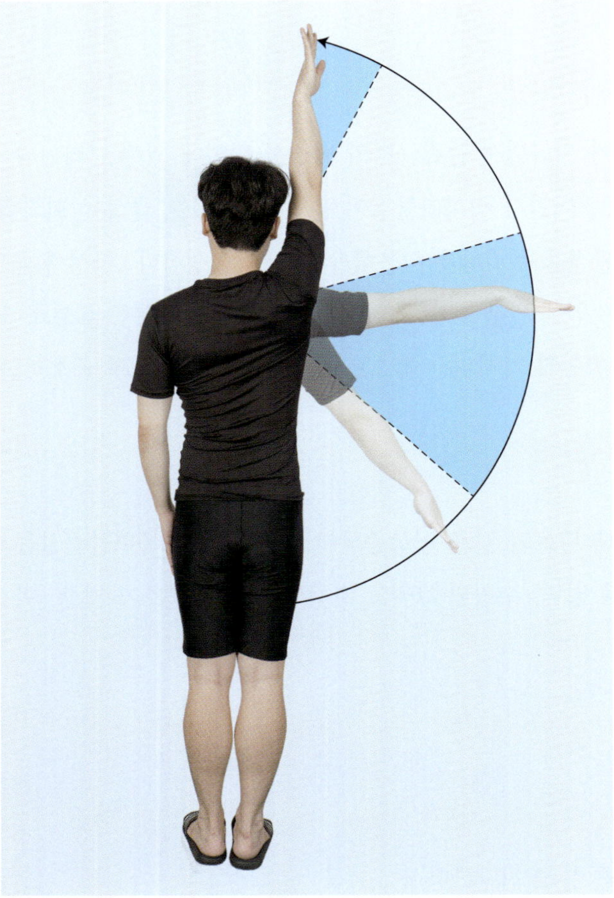

그림 6.7 동통호검사

(4) 깡통비우기검사(충돌검사)

두 단계의 검사방법이 있다. 팔을 90도 벌림시킨 후, 검사자가 아래팔에 저항을 준다. 이때 통증이 발생하면 양성이다. 다음은 같은 자세에서 팔을 30도 정도 수평모음시키고, 손에 있는 캔을 비우듯이 엄지손가락이 바닥을 향하도록 안쪽돌림시킨다. 이때 증상이 재현되거나 통증이 발생하면 양성이다(그림 6.8).

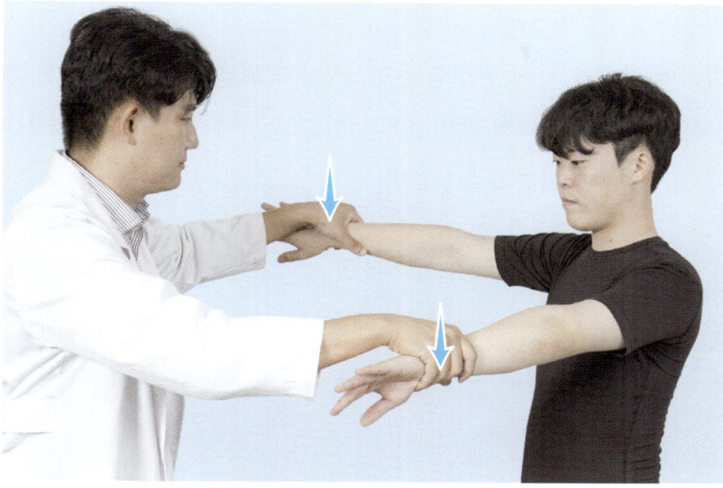

그림 6.8 깡통비우기검사

5. 중재

1) 의학적 중재

최대보호기에는 통증과 염증 억제를 위해 아스피린이나 비스테로이드제제를 투여한다. 증상이 완화되지 않을 경우에만 스테로이드제제를 투여한다. 물리치료 중재와 함께 약물치료를 병행함에도 3~4개월 이후 증상이 개선되지 않으면 수술을 고려해야 한다.

2) 물리치료 중재

(1) 최대보호기

최대보호기에는 통증완화를 위해 냉찜질을 시행하며 경피신경전기자극치료, 은침전기자극치료, 초음파치료 등을 적용한다. 염증이 가라앉은 후 최소보호기에는 온열치료와 초음파치료 및 극초단파투열 같은 치료를 실시한다. 또한 안정을 위해 벌림 및 가쪽돌림 상태로 고정시킨다. 1~2주 정도 안정을 실시하는 동안, 오목위팔관절에 구축이 일어나지 않도록 이완수동관절운동을 병행한다.

(2) 중간보호기

초기 수동관절운동은 굽힘운동을 실시하며 상태가 호전되면 안쪽돌림과 가쪽돌림 뻗침운동을 실시한다. 마지막으로 벌림운동을 실시할 때는 돌림근띠의 부딪힘 자세는 피해야 한다. 이후 점진적으로 어깨뼈의 안정성과 근력을 향상시키며 최대 관절가동범위까지 증가시킨다. 상태가 호전되면 능동관절운동과 함께 근육의 근력강화에 초점을 맞추어 운동을 시행한다. 이때 적용가능한 운동은 머리위도르래운동, 고유감각신경근육촉진(proprioceptive neuromuscular facilitation, PNF), 관절가동술, 현수운동(suspension exercise) 등이 있다.

(3) 최소보호기

관여 근육의 근력강화에 중점을 두어 안정화 운동, 정상적 위팔어깨리듬을 위한 관절운동 조절 유지를 시킨다. 또한 운동을 적용하기 전 조직의 유연성을 높이고 순환시키기 위해 온열을 이용한 치료를 적용해준다. 자가관리는 유착성 관절주머니염과 동일하다.

6.2.3 가시위근힘줄파열

1. 임상개요

가시위근힘줄파열(supraspinatus bursting)은 직접적인 외상 혹은 퇴행성 변화로 인해 힘줄이 끊어진 것으로 주로 닿는 곳 근처에서 손상이 발생한다. 파열 시 날카로운 통증을 느끼며 완전파열 시 오목위팔관절과 어깨봉우리밑 점액주머니가 구멍으로 연결된다.

2. 병태생리

보통 외상 혹은 퇴행성 변화로 인해 발생한다. 외상은 대부분 무거운 물건을 갑자기 들어올릴 때 발생한다. 젊은 층은 외상에 의한 경우가 많고, 노인층은 퇴행성 변화에 의한 경우가 대부분이다. 또한 퇴행성 변화에 의한 병변은 약해진 힘줄로 인해 작은 외상으로도 쉽게 손상될 수 있다. 부분파열 시에는 혈관이 손상부위로 자라기 때문에 힘줄에 대한 치료가 필요하지만, 어느 정도의 재생이 가능하다. 하지만 완전파열 시에는 오목위팔관절과 어깨봉우리밑 점액주머니가 구멍으로 연결되기 때문에 수술을 해도 회복이 거의 불가능하다. 또한 힘줄의 일부가 닳아 없어질 수 있다.

3. 임상증상

가시위근힘줄파열의 임상증상은 다음과 같다. 갑작스러운 통증이 발생하다가 소실되고, 위팔의 벌림과 머리 위로 들어올리기 및 어깨를 으쓱하는 동작이 불가능하며, 팔낙하검사 양성으로 45~65세 사이에서 호발한다.

4. 진단

1) 의학적 진단

의학적 진단은 방사선촬영을 실시한 다음, 투여한 조영제가 어깨봉우리밑 점액주머니로 유입되는지를 보는 방법과 자기공명영상을 통해 확인할 수 있다. 가시위근힘줄 파열 시 조영제가 점액주머니로 유입되는 것을 확인할 수 있으며, 자기공명영상에서는 힘줄이 파열된 것을 볼 수 있다.

2) 물리치료진단

(1) 벌림역설검사

돌림근띠의 전체적인 손상이 발생하면 환자는 능동벌림을 수행하지 못한다. 환자의 팔을 수동적으로 90도로 벌림시켜주면 어깨세모근을 이용해 자세를 유지할 수 있는 것을 벌림역설(abduction paradox)이라고 한다. 이러한 현상이 나타나면, 가시위근힘줄을 비롯해 돌림근띠의 전체적인 손상이 있음을 나타낸다(그림 6.9).

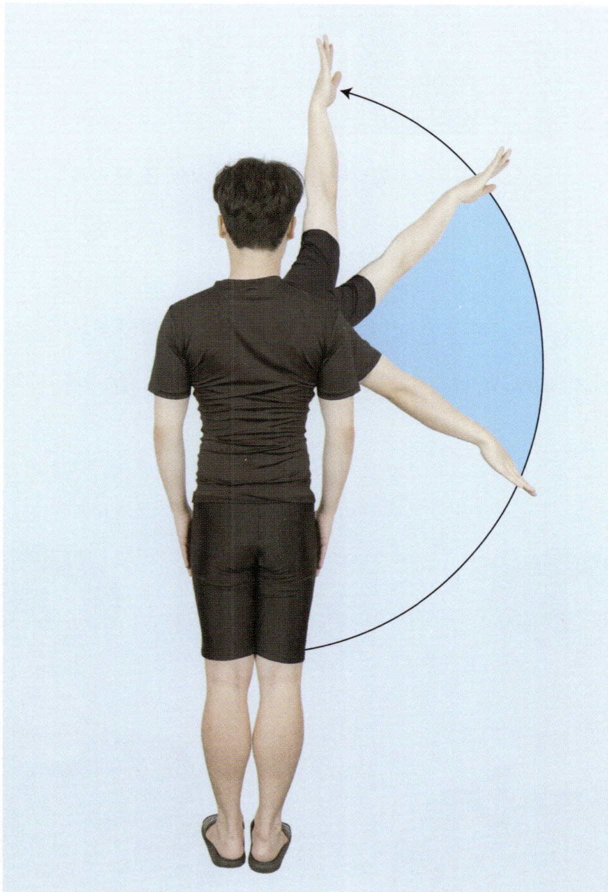

그림 6.9 벌림역설검사

(2) 팔낙하검사

팔낙하검사(drop arm test)는 증상이 나타난 팔을 90도 정도 수동벌림시킨 뒤, 천천히 팔을 내리도록 한다. 이때 중간에 걸리는 느낌이 들거나 갑자기 팔을 뚝 떨어트리면 가시위근의 완전파열 및 돌림근띠의 전체적인 손상이 나타난다(그림 6.10).

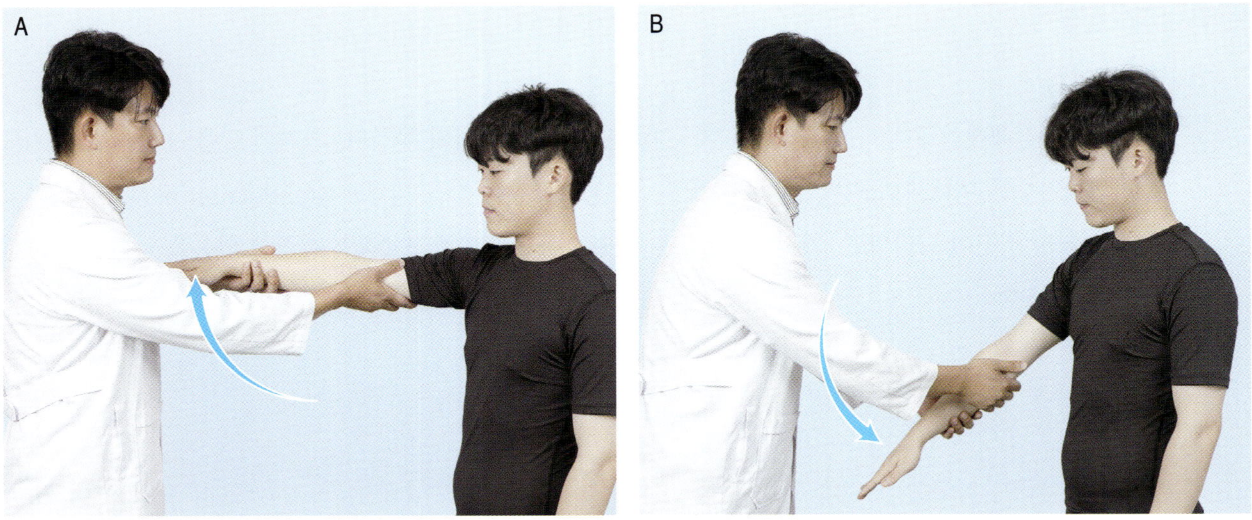

그림 6.10 팔낙하검사. A: 시작 자세, B: 끝 자세

(3) 어깨움츠림검사

돌림근띠 파열이 발생한 환자는 통증은 없지만 능동벌림을 수행하지는 못한다. 벌림을 시도할 때 어깨를 움츠리는 현상을 확인하기 위해 어깨움츠림검사(shoulder shrug test)를 실시한다(그림 6.11).

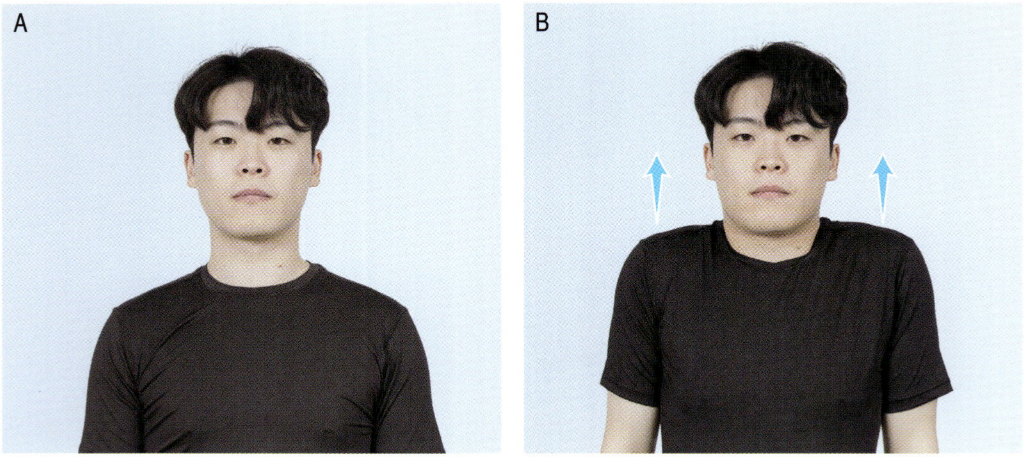

그림 6.11 어깨움츠림검사. A: 시작 자세, B: 끝 자세

5. 중재

1) 의학적 중재

완전파열 후 4~6주가 지나도 회복되지 않거나, 보존적 치료에도 효과가 나타나지 않으면 수술을 고려해야 한다. 가시위근힘줄 봉합이나 힘줄이식술 등을 실시한다.

2) 물리치료 중재

(1) 최대보호기

손상 초기에는 통증과 근육경련이 동반되기 때문에 물리적인자치료와 함께 보존적 치료를 실시한다. 염증이 있을 경우 냉치료를 적용하고 이후 온열치료를 실시한다. 무게가 있는 치료기구를 적용할 때는 근육이나 힘줄에 부하가 가해지지 않도록 해야 한다. 통증완화를 위해 경피신경전기자극치료나 초음파치료 등을 시행한다.

(2) 중간보호기

오목위팔관절의 안정성을 증가시키기 위해 과도한 벌림이 발생하지 않도록 한다. 통증이 사라지면 굽힘/폄과 같은 정상적 관절운동 조절을 시작으로 벌림운동까지 시행한다. 개인의 특성에 따라 가시위근에 통증 및 경직과 같은 긴장이 주어지지 않도록 점진적인 운동을 하는 것이 중요하다.

(3) 최소보호기

정상적인 관절운동에 초점을 두며 허리와 몸통근육의 근력도 함께 증진시킨다. 스트레스를 줄이는 것이 필수적인 요소로, 팔을 머리 위로 드는 환자들에게 매우 중요하다. 또한 정상적인 위팔어깨리듬을 회복하도록 관련된 근육을 조절하는 운동을 한다.

6.2.4 가쪽위관절융기염

1. 임상개요

가쪽위관절융기염(lateral epicondylitis)은 테니스팔꿈치(tennis elbow)라고도 불리며, 가쪽위관절융기에서 시작하는 공동근육에 원인모를 통증이 발생하는 것을 말한다. 단일 질환보다는 관절부분에 닿는 인대와 힘줄 및 관절 주변 구조물에 생긴 염증이라고 할 수 있다.

2. 병태생리

보통 가쪽위관절융기에 이는 곳의 근육에 나타나는 국소염증을 주된 원인으로 보고 있다.

3. 임상증상

가쪽위관절융기염 환자에게 발생하는 임상증상은 다음과 같다. 30~60세 남녀에게 비슷하게 나타나고, 팔꿉관절 가쪽에 통증을 유발한다. 또한 주먹을 쥐거나 무거운 물건을 들어올리거나 아래팔을 뒤침하면 통증이 증가하며, 손목관절을 폄할 때 가장 많은 스트레스가 유발된다.

4. 진단

1) 의학적 진단

단순 방사선검사에서 뼛조각이 나타나기도 하지만, 자세한 병변 범위는 자기공명영상을 통해 확인할 수 있다. 또한 동반 손상이나 유사한 다른 질환의 감별도 가능하다.

2) 물리치료진단

(1) 코젠검사Cozen's test

엄지손가락으로 가쪽위관절융기를 받침한다. 대상자는 능동적으로 주먹을 쥐고, 아래팔을 엎침하고, 손목을 펴면서 노쪽치우침하라고 지시하고, 검사자는 이 동작에 저항한다. 저항 동안 가쪽위관절융기 부근에 통증이 유발된다(그림 6.12).

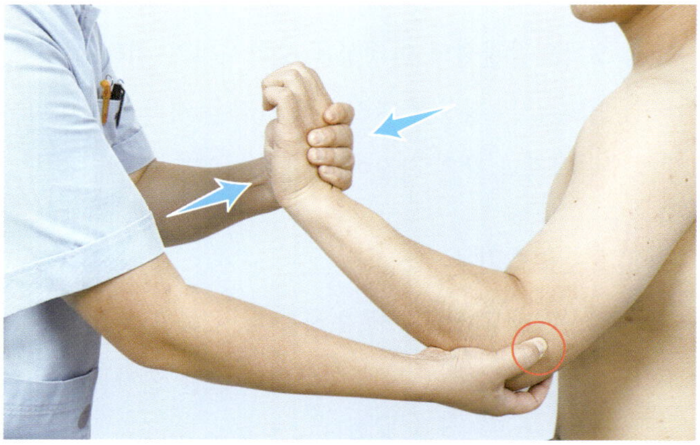

그림 6.12 코젠검사

(2) 밀검사Mill's test

손목관절과 손가락을 완전히 굽힐 때, 가쪽위관절융기 부근에 통증이 유발된(그림 6.13).

(2) 마우드슬리검사Maudsley test

가운데손가락 폄 시 저항을 가하면 가쪽위관절융기 부근에 통증이 유발된다(그림 6.14).

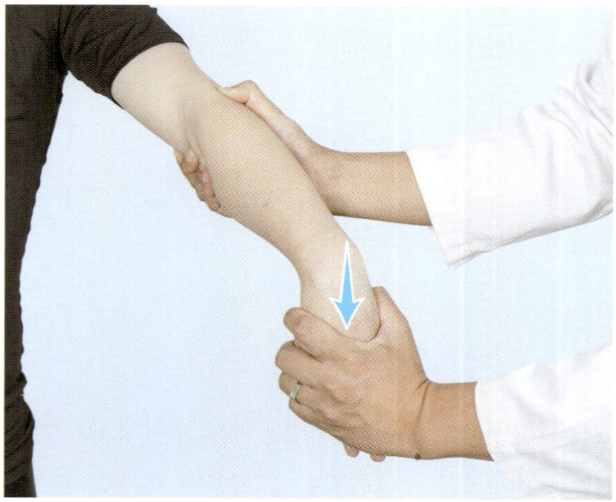

그림 6.13 밀검사

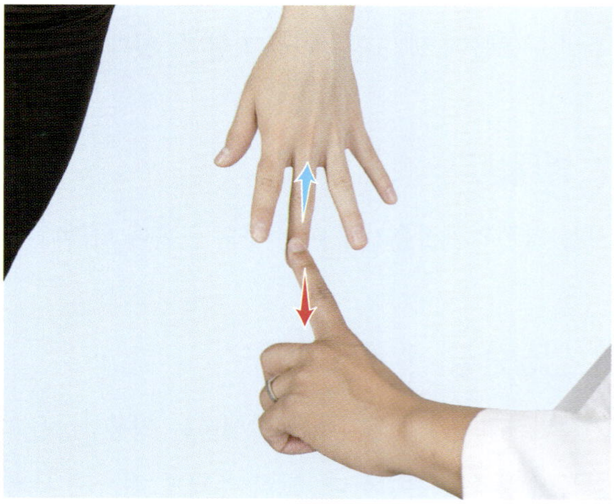

그림 6.14 마우드슬리검사

5. 중재

1) 의학적 중재

(1) 약물치료

초기에는 증상 호전을 위해 비스테로이드항염증제(non-steroidal anti-inflammatory drugs, NSAIDs)를 물리치료 중재와 함께 시행한다. 또한 치료 부위에 스테로이드를 소량 주입하면 통증의 극적인 개선을 기대할 수 있다. 보통 짧으면 2개월, 길게는 1년까지 효과가 지속되며 부작용 등의 문제로 1년에 3~5회를 권장하고 있다.

(2) 보조기 사용

최대보호기에 통증이 심한 경우, 덧대(부목) 등으로 고정하고 냉치료를 병행한다. 특히 운동선수에게 보조기(tennis elbow strap)를 착용시킬 때는 가쪽위관절융기보다 2~3cm 먼쪽에 착용시킨다(그림 6.15).

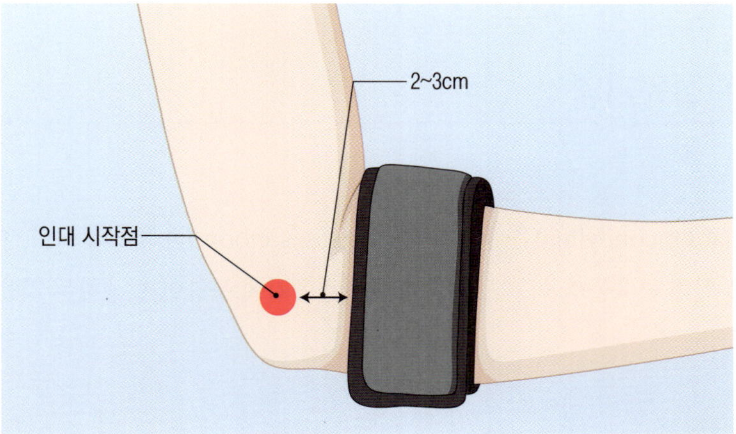

그림 6.15 보조기 사용 위치

(3) 수술치료

환자의 약 90% 정도는 비수술적 방법으로 호전될 수 있으나, 증상이 1년 이상 지속되면 수술도 고려해보아야 한다.

2) 물리치료 중재

(1) 최대보호기

최대보호기에는 염증 및 통증완화를 위해 냉치료를 실시한다. 이후 통증이 사라지면 얕은열인 온습포를 시행하고 증상에 따라 깊은열치료(deep heating)인 초음파, 극초단파, 초단파, 레이저 등을 적용한다. 초음파는 1W/cm^2 강도로 약 5~10분 정도 시행한다. 또한 통증을 유발하는 동작은 피하며 통증이 없는 범위에서 등척성 운동(isometric exercise)을 실시한다.

(2) 중간보호기

반복적인 엎침, 뒤침의 동작을 제한한다. 뻗침운동 치료를 통해 재발방지를 위한 근력증진운동을 실시한다. 초기에는 환자가 시행할 수 있는 범위 내에서 능동관절운동으로 뻗침운동을 실시하며 통증이 사라진 후에는 통증점을 넘어서까지 실시한다. 또한 조직유착을 감소시키고 국소적인 순환을 증진시키기 위해 교차섬유 마찰마사지를 시행한다.

(3) 최소보호기

통증이 발생하지 않는 범위 내에서 동작을 하도록 교육한다. 특히 아래팔 엎침과 손목관절을 폄할 때 가장 많은 스트레스를 받으므로 이러한 동작을 주의하도록 한다. 관절 주변의 근육이 약할 경우, 재발방지를 위해 근력강화운동을 실시한다.

6.2.5 안쪽위관절융기염

1. 임상개요

안쪽위관절융기염(medial epicondylitis)은 골퍼팔꿈치(golfer's elbow)라고도 부르며, 아래팔 엎침근이나 손목관절 굽힘근의 손상으로 인해 근육들의 이는 곳인 안쪽위관절융기에 통증이 발생하는 것을 말한다.

2. 병태생리

주된 원인은 알려져 있지 않으나, 손목관절 굽힘동작이 반복될 때 팔꿉관절의 안쪽위관절융기에 손상이 나타나는 것을 원인으로 보고 있다. 안쪽위관절융기염의 원인으로 추정되는 것은 근육힘줄의 찢김손상 또는 주로 원엎침근(pronator teres muscle), 노쪽손목굽힘근(flexor carpi radialis muscle), 자쪽손목굽힘근(flexor carpi ulnaris muscle), 긴손바닥근(palmaris longus muscle)에서 발생하는 염증이 있다.

3. 임상증상

안쪽위관절융기를 촉지(palpation)하면 국소에 압통을 느끼며 특히 아래팔을 엎침하거나 손목관절굽힘 시 저항을 가하면 통증이 발생한다. 통증은 흔히 안쪽위관절융기 부위에서 나타난다. 안쪽위관절염융기염에서 나타나는 임상증상은 팔꿉관절 주위의 국소적 통증, 손목 굽힘과 엎침에 대한 저항운동 시 통증이 발생하거나 드물게 자신경마비가 나타난다.

4. 검사와 진단

1) 의학적 진단

가쪽위관절융기염과 비슷하며 방사선검사를 통해 석회화 침착 여부를 확인할 수 있다. 또한 초음파검사를 통해 힘줄의 손상 여부도 감별진단할 수 있다.

2) 물리치료진단

안쪽위관절융기염은 가쪽위관절융기염과 마찬가지로 물리치료진단에 의해 대부분 진단이 가능하다. 다음은 안쪽위관절융기염의 물리치료진단법이다.

(1) 역밀검사 Reverse mill's test

환자의 팔꿉관절 굽힘, 아래팔 뒤침, 손목 굽힘 상태에서 팔꿉관절을 천천히 펴준다. 안쪽위관절융기부에서 심한 통증을 호소하면 양성이다(그림 6.16).

(2) 역코젠검사 Reverse Cozen's test

검사자는 환자의 팔꿉관절 굽힘과 아래팔 뒤침을 시킨다. 검사자의 한쪽 손은 환자의 팔꿉관절을 고정시키고 다른 손은 손바닥을 감싼다. 환자에게 손목관절 굽힘을 지시하고 굽힘 동작에 대하여 반대방향으로 저항을 가한다. 안쪽팔꿉관절부위(안쪽위관절융기부)에 심한 통증을 호소하면 양성이다(그림 6.17).

5. 중재

손목 굽힘, 폄 운동을 억제하고, 강한 쥐기 활동이나 반복적으로 쥐기 동작을 하지 못하도록 교육한다. 이외의 물리치료 중재, 운동치료, 의학적 중재, 예방 및 가정교육 등의 치료과정은 가쪽위관절융기염과 비슷하다.

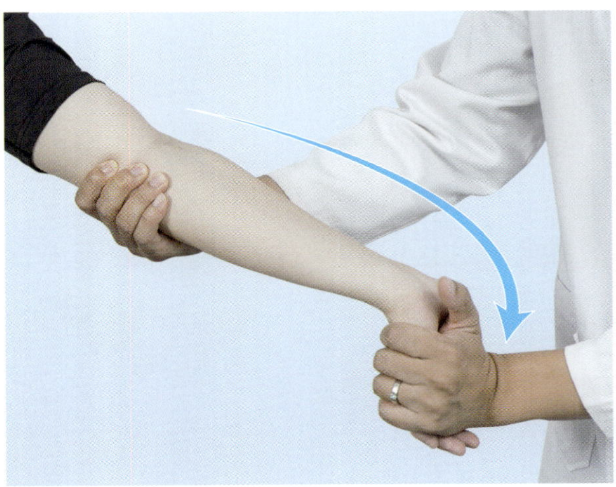

그림 6.16 역밀검사

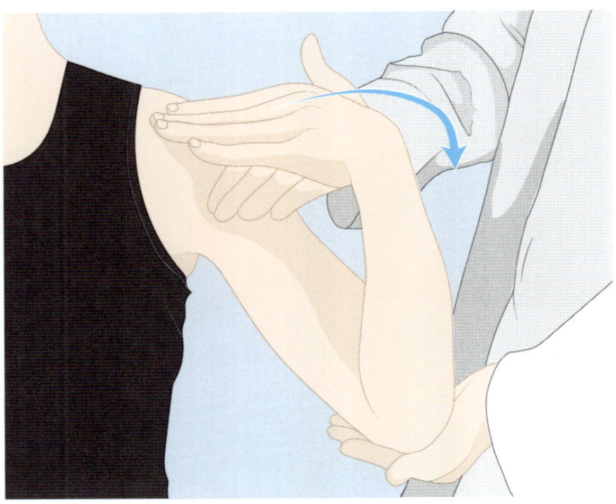

그림 6.17 역코젠검사

6.2.6 협착 힘줄윤활막염

1. 임상개요

협착 힘줄윤활막염(드퀘르뱅병, Stenosing tendosynovitis)은 손목부위의 해부학적 코담배갑(snuff box)에 만성적 힘줄 활막염으로 발생하는 협착질환을 말한다.

2. 병태생리

보통 긴 엄지 벌림근 힘줄(abductor pollicis brevis tendon)과 짧은 엄지 폄근 힘줄(extensor pollicis brevis tendon) 같은 힘줄막 속에 있다. 이때 손이나 손목관절을 과도하게 사용하는 경우, 힘줄들이 서로 심하게 마찰되어 뼈섬유관이 협착되면 발생한다.

3. 임상증상

보통 휴식 시에는 통증이 발생하지 않으나, 움직임 시 증가하는 통증이 특징이다. 염발음은 나타나지 않지만, 나타날 경우 재발할 위험이 매우 높아진다.

4. 진단

1) 물리치료진단

가장 많이 사용되는 물리치료진단법은 핀켈스테인검사(Finkelstein test)이다(그림 6.18).

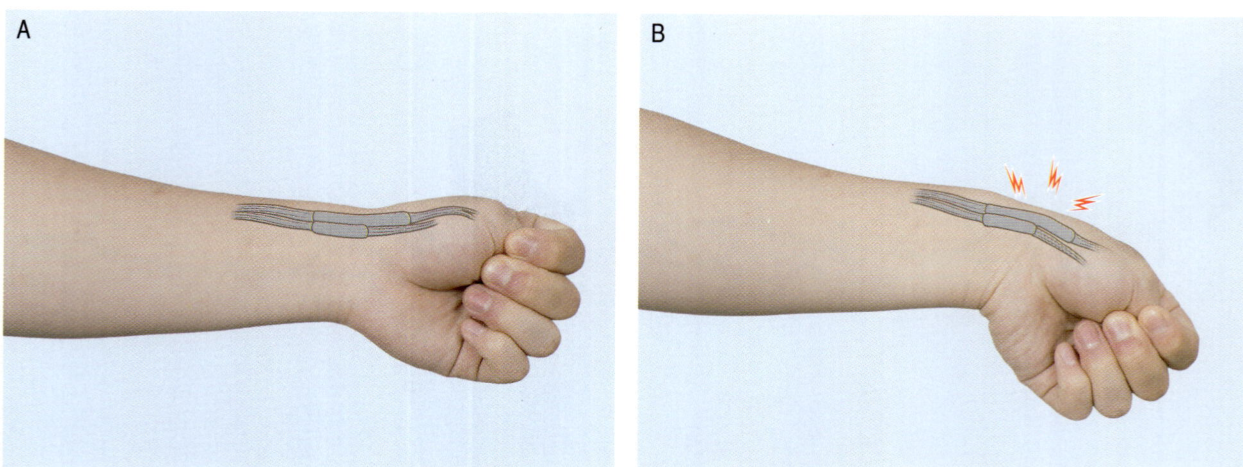

그림 6.18 핀켈스테인검사. A: 시작 자세, B: 끝 자세

(1) 핀켈스테인검사

엄지손가락을 손 안에 넣고 주먹을 쥔 상태에서 손목을 자뼈치우침(ulnar diviation)을 시키는 검사이다. 이 동작에서 통증이 나타나면 양성이다.

5. 중재

1) 의학적 중재

보존적 요법을 통해 우선 손목과 엄지를 고정하는 덧대 또는 탄력붕대(elastic bandage)로 고정한다.

2) 물리치료 중재

(1) 최대보호기

염증반응의 유무에 따라 냉치료를 적용하며, 통증 부위에 초음파를 조사하거나 파라핀욕을 시행한다. 초음파는 증상에 대한 물리적인자치료 중 가장 많이 사용되는 방법이다. 초음파를 이용해 유착부위를 깨뜨리고 온열을 이용한 치료를 적용해주면 순환증진을 기대할 수 있다.

(2) 중간보호기

인자치료를 통해 통증과 염증을 조절한 후 근력강화운동에 초점을 맞춘다. 손목의 안정을 취한 후 통증이 사라지면 간헐적으로 운동을 시행한다. 일반적으로 자쪽치우침과 노쪽치우침 운동을 강조한다.

(3) 최소보호기

순환증진을 위한 온열치료를 적용하며 근육의 회복을 위해 길이 회복 및 협응 조절에 초점을 둔다. 또한 일상생활에서 증상을 악화시킬 수 있는 동작들은 주의하도록 교육한다.

6.2.7 방아쇠손가락

1. 임상개요

방아쇠손가락(trigger finger)은 손가락의 얕은손가락굽힘근과 깊은손가락굽힘근에 방추상 결절이나 부기가 생기는 것을 의미한다. 마치 방아쇠를 당길 때의 느낌과 비슷하여 방아쇠손가락이라고 한다(그림 6.19).

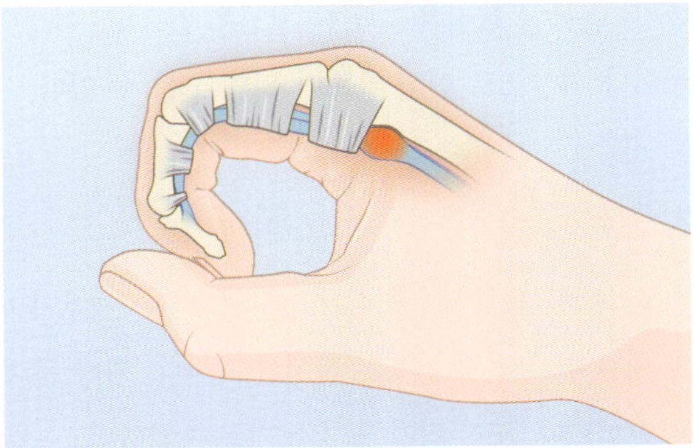

그림 6.19 방아쇠손가락

2. 임상증상

엄지손가락의 손허리뼈손바닥쪽 또는 세 번째, 네 번째 손가락의 손허리뼈에 압통과 결절이 발생되어 나타난다. 방아쇠를 당기는 듯한 저항감으로 인해 통증과 심한 마찰이 발생한다. 주로 45세 이상의 성인에게 많이 나타나며 굽힘 시 힘줄이 걸려있다가 풀리면서 염발음이 발생한다. 이때 통증이 유발되는 경우가 많다. 소아는 선천성으로 나타나는 경우가 대부분으로, 보통 2세 이내에 자연 치유된다.

3. 진단

1) 물리치료진단

증상이 뚜렷할 경우 손가락을 쥐고 펼 때 미세하게 힘줄이 걸리는 느낌 등의 촉진만으로 진단이 가능하며, 초음파검사를 통해 힘줄이 부어 있거나 주변 조직의 염증을 확인한다. 또한 힘줄이 부은 경우, 손가락이 펴지지 않고 고정되며 억지로 폄시키면 방아쇠를 당길 때와 유사한 느낌을 받기 때문에 이러한 증상들을 통해 진단한다.

4. 중재

급성인 경우 스테로이드 주사를 투여하고 초음파 및 파라핀욕을 병행한다. 통증과 부기가 사라지면 초음파 치료와 함께 온열치료를 시행한다. 호전이 없을 경우에는 수술을 고려해야 한다. 또한 근력유지를 위해 굽힘근의 가동운동과 뻗침운동을 실시한다.

6.2.8 손목굴증후군

1. 임상개요

손목굴증후군(carpal tunnel syndrome)은 손목터널증후군이라고도 하며, 손목굴은 긴손바닥근의 깊은 부분에 위치한다. 손목 한가운데의 수근관과 손목굴 중앙을 통과하는 정중신경(median nerve)이 압박되어 통증이 발생한다. 손목굴 협착은 특별한 원인은 없으나, 여성에게 2배 정도 많이 나타나며, 손을 많이 사용하거나 손목의 골절이나 외상으로 인한 부종이 원인이 될 수 있다.

2. 임상증상

손목가로인대가 두꺼워져 신경을 압박하는 경우가 대부분이며 경로에 따라 증상이 다양하게 나타난다. 드물게 통증과 저림 현상이 팔 전체로 뻗치기도 한다. 가장 큰 특징은 야간에 통증이 심해지는 것이며 손을 사용함에 따라 증상은 악화된다. 또한 감각 및 운동기능이 저하되고 근무력증, 엄지두덩위축(thenar atrophy)이 보여지기도 한다.

3. 진단

1) 의학적 진단

목 디스크 등의 다른 질환과 감별하기 위해 방사선검사를 시행할 수 있다.

2) 물리치료진단

(1) 티넬징후검사 Tinel's sign test

손바닥 쪽의 손목굴을 통과하는 정중신경을 두드릴 시 신경경로에 따라 통증 및 마비가 나타나면 양성이다(그림 6.20).

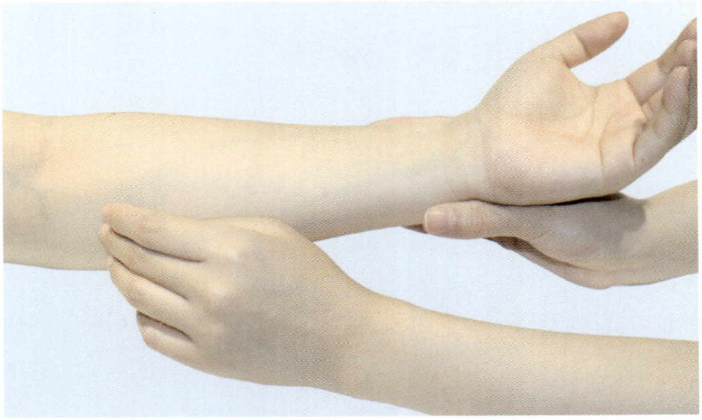

그림 6.20 티넬징후검사

(2) 팔렌검사 Phalen's test

양 손등을 맞대고 손목관절을 최대한 굽힘시켜 1분 정도 지날 경우, 통증을 재현시키는 검사이다(그림 6.21).

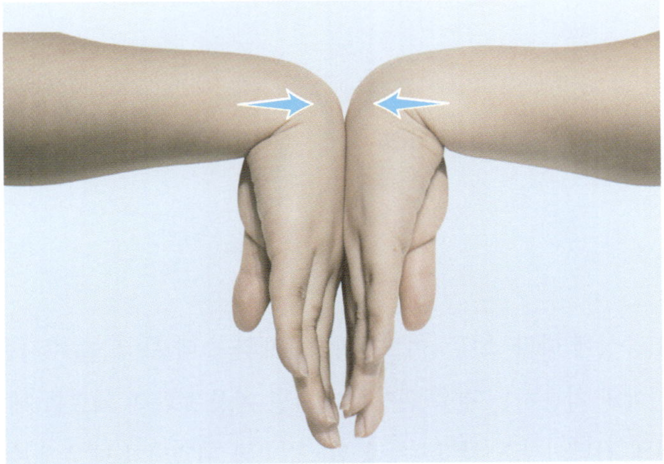

그림 6.21 팔렌검사

(3) 전완 압박검사 Forearm compression test

손목부위나 손목굴 부위에서 정중신경 부위를 20초 정도 압박하여 감각 여부를 관찰하는 검사이다(그림 6.22).

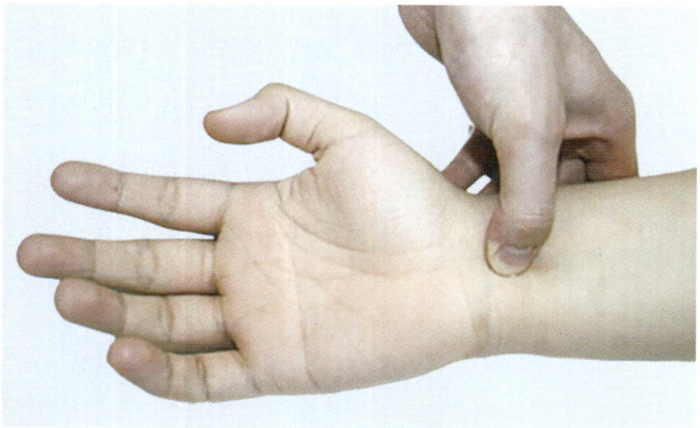

그림 6.22 전완 압박검사

(4) 근전도검사 Electromyography

근섬유 내부에 침전극을 삽입하여 수축 시 미세전위를 측정하는 검사이다(그림 6.23).

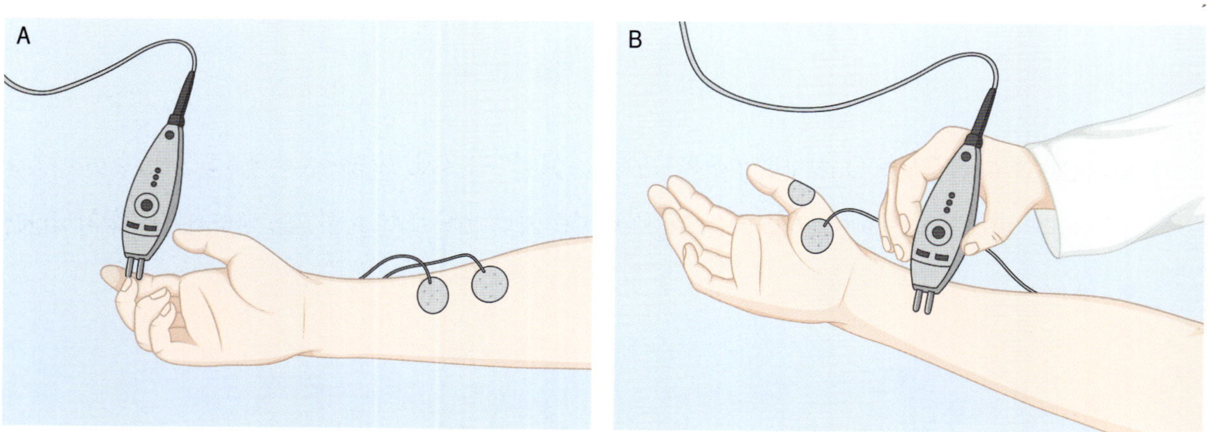

그림 6.23 근전도검사. A: 손가락 자극, B: 아래팔 자극

4. 중재

1) 의학적 중재

보존적 중재를 시행하나 증상에 따라 스테로이드성항염증제와 스테로이드를 주사한다. 주사 후 3주간 스플린트로 고정해야 하며 야간에만 착용하는 것을 권장한다. 1년 이상 보존적 치료를 해도 효과가 없거나 6주 이상 악화된 경우에는 손가락의 감각이상과 엄지손가락 및 그 밑이 위축되기 때문에 수술적 중재인 정중신경박리술을 실시한다.

2) 물리치료 중재

(1) 최대보호기

손상 직후에는 손목을 중립 위치로 하여 스플린트로 고정하고, 냉치료를 함께 병행한다. 또한 통증 정도에 따라 스테로이드성 약물치료를 한다. 반복되는 손목 사용이 가장 큰 원인이기 때문에 손목 사용을 최소화하고 증상이 호전될 때까지 최대한 휴식을 취한다.

(2) 중간보호기

부종이 가라앉으면 상태에 따라 열치료와 전기치료를 시행한다. 통증과 부종이 있을 경우 당김치료를 적용할 수 있으며, 근막이완술을 통해 증상완화를 도울 수 있다. 또한 벽에 대고 손목관절과 팔꿉관절의 폄을 유도하는 정중신경 미끄러짐운동(nerve gliding)을 실시한다. 환자 스스로 시행할 수 있으며, 시행 중 팔에 감각이 없거나 작열감이 있으면 중단해야 한다. 이외에도 등척성 손목관절 근력강화운동, 손목관절 굽힘운동 등 손목관절과 주변 근육을 강화시킬 수 있는 운동을 실시한다(그림 6.24).

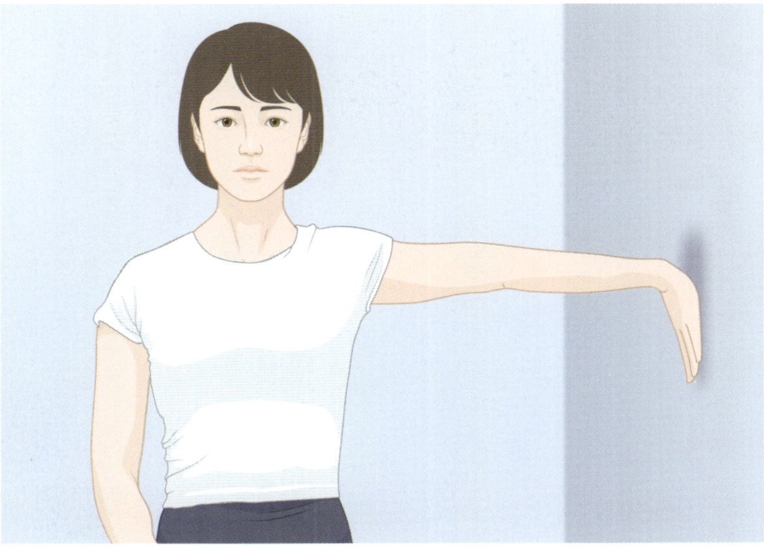

그림 6.24 정중신경 미끄러짐운동

(3) 최소보호기

손목 과사용이 가장 큰 원인이므로 최소화하는 것이 가장 좋은 예방법이며, 주기적으로 손목 뻗침운동을 시행한다. 또한 손가락만 움직이는 것이 아니라 손 전체를 사용하며 반복적인 동작보다는 교대로 자세를 바꿔주는 것이 좋다. 힘과 속도를 조절하며 수행하고, 손과 손목관절뿐만 아니라 손가락과 팔 근력강화운동도 병행하며 정상적인 관절운동범위를 유지한다.

6.2.9 기용굴증후군

1. 임상개요

기용굴증후군(Guyon tunnel syndrome)은 주로 손목부위의 반복적인 외상으로 인해 발생하며, 드릴작업을 오래 하거나 오토바이나 자전거 핸들을 계속해서 잡을 경우 결절종, 골절, 류마티스 질환으로 인해 기용굴 내부가 협소해지며 자신경을 압박해 발생한다. 기용굴은 콩알뼈(pisiform bone)와 갈고리뼈(hamate bone) 사이의 공간을 말하며, 이곳을 지나가는 자신경과 자동맥이 압박되어 나타난다.

2. 임상증상

대표적인 증상으로는 네 번째, 다섯 번째 손가락에 저림이 나타나거나 감각이 소실된다. 또한 새끼 두덩근과 내재근의 약화 및 위축이 발생할 수 있다. 이러한 증상으로 인해 갈퀴손변형(clawhand deformity)이나 비숍손변형(bishop's hand deformity)이 나타나기도 한다(그림 6.25, 6.26).

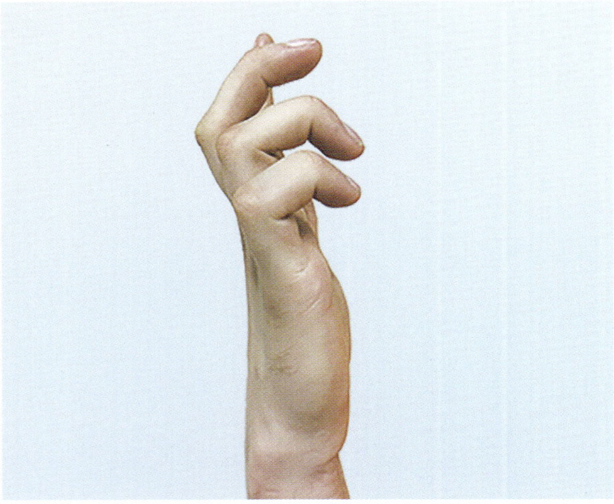

그림 6.25 갈퀴손변형

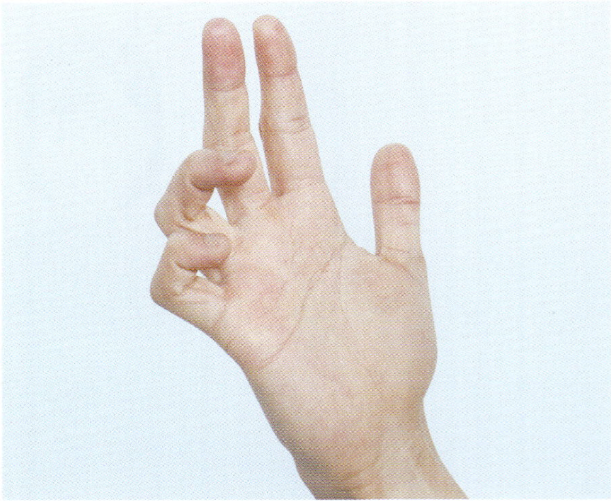

그림 6.26 비숍손변형

3. 진단

1) 의학적 진단

방사선검사를 통해 다른 질환과 감별진단하고 구조물 이상상태를 검사한다.

2) 물리치료진단

(1) 티넬검사

손목굴증후군과 유사하며 자신경을 두드려 통증을 검사한다.

(2) 이점식별검사법

동시에 두 군데 지점을 눌러 뚜렷하게 구별된 감각을 느낄 수 있는 두 점 사이의 거리를 측정하는 검사법이다(그림 6.27).

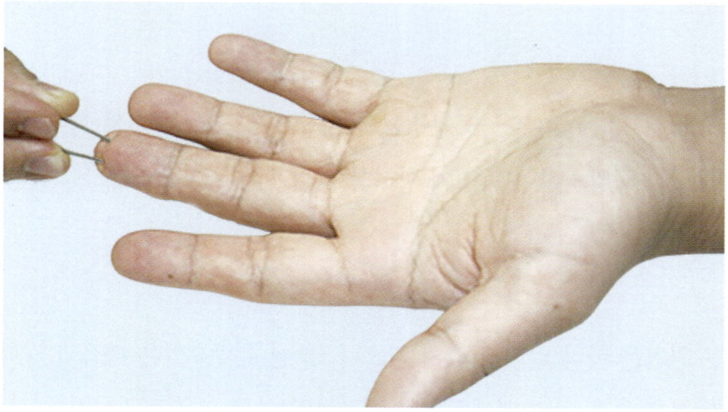

그림 6.27 이점식별검사법

4. 중재

1) 의학적 중재

보존적 치료가 우선시되며 6개월 이상 호전되지 않을 경우 수술적 치료를 한다.

2) 물리치료 중재

(1) 최대보호기

압박의 원인을 제거하고 보존적 치료를 우선시한다. 악화될 경우 스테로이드 주사나 소염제를 투여해 약물치료를 병행한다. 손목 움직임을 최소화하고 부목 등을 통해 고정한다. 통증이 있을 경우 파라핀이나 초음파치료 등을 통해 증상을 완화한다.

(2) 중간보호기

운동방법은 손목굴증후군과 유사하며 반복적인 손 움직임을 줄이는 것이 중요하다. 부드러운 능동관절운동부터 시행하며 손바닥 힘이나 전체적인 손의 근력강화운동까지 실시한다. 또한 당김치료를 적용할 수 있으며 자쪽 주변의 근막이완술을 통해 증상완화를 도울 수 있다.

(3) 최소보호기

팔꿉관절과 손목관절의 움직임을 최소화하여 예방하고 팔꿉관절을 구부리지 않는 것이 중요하다. 장시간 사용 시 뻗침운동을 하고 주먹을 쥐는 운동을 자주 해주는 것이 좋다.

6.3 다리 물렁조직 물리치료 중재

6.3.1 궁둥구멍근증후군

1. 임상개요

궁둥구멍근증후군(piriformis syndrome)은 궁둥구멍근의 이상으로 근육의 이상 과부하, 좌상, 볼기부위(둔부)에 직접적인 외상 등으로 궁둥신경을 압박하여 다리에 방사통이 발생하는 질환이다.

2. 병태생리

발생원인에 대한 직접적인 원인은 아직 알려져 있지 않으나, 주된 유발요인은 다음과 같다. 궁둥구멍근, 넙다리뒤근육의 단축 및 비대, 볼기 부위 혹은 허리 아래부위의 직접적인 외상 혹은 비정상적인 긴장, 골반부위의 만성염증으로 인한 관절 문제, 엉치엉덩관절의 기능장애, 궁둥신경의 선천적 혹은 후천적 변이, 다리길이 차이가 나타난다.

3. 임상증상

궁둥신경통과 비슷한 증상을 나타내나, 다음과 같은 특징을 보인다. 엉덩이 통증, 작열감, 저림, 마비, 이상감각, 당김, 엉덩관절 굽힘, 모음, 안쪽돌림 자세에서 증상이 심해진다. 흔히 궁둥신경 압박으로 인해 방사통이 나타나며, 감각저하와 자세변화에 따른 증상악화가 나타난다.

4. 진단

1) 의학적 진단

X-선을 통해 허리뼈(lumbar vertebra)와 골반(pelvis)을 검사해 천장관절 및 열상이 얼마나 발생했는지 확인한다. 또한 자기공명영상을 통해 자세히 관찰하고 연부조직의 상세한 모습을 통해 진단한다.

2) 물리치료진단

(1) 시진

환자의 양쪽 다리를 뻗고 바로 누운자세에서 몸의 긴장을 풀게 한 후, 검사자가 관찰을 통해 환자의 양쪽 다리 위치를 확인한다. 궁둥구멍근의 단축 및 긴장이 있을 경우, 아픈 쪽 넙다리가 가쪽돌림된다.

(2) 사우덱검사 Saudek's test

엉덩관절을 90도 굽힌 위치에서 골반을 고정하고 무릎관절 위쪽을 잡아 모음시킨다. 통증이 나타나거나 관절운동범위 제한이 있으면 양성이다(그림 6.28).

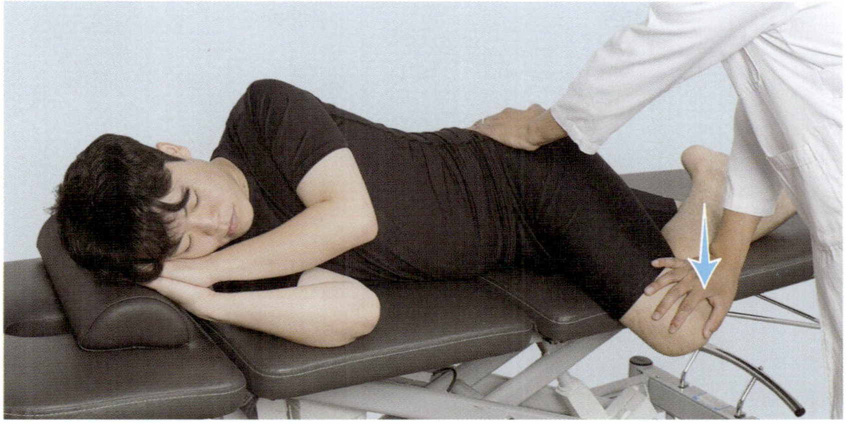

그림 6.28 사우덱검사

(3) 프라이베르그징후검사 Freiberg's sign test

바로누운자세에서 검사자는 환자의 양쪽 발목을 가쪽에서 감싸 잡고 안쪽돌림시킨다. 이때 다리 뒤쪽이나 엉덩이 주위에 통증이 유발되면 양성이다. 양쪽을 동시에 시행하거나 분리해서 시행해도 된다(그림 6.29).

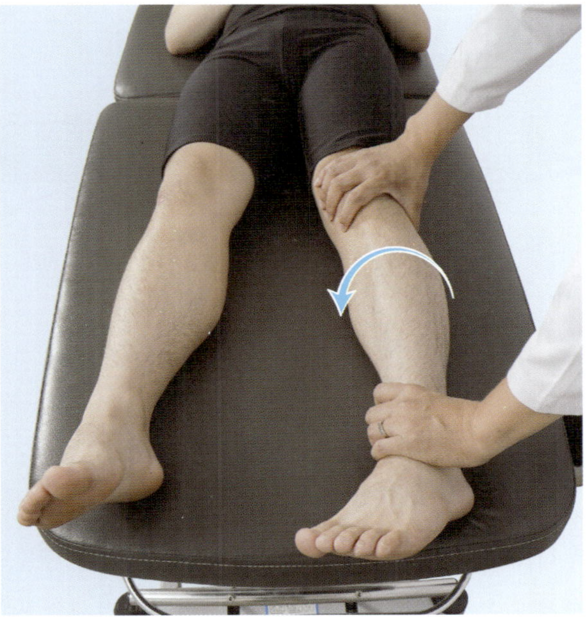

그림 6.29 프라이베르그징후검사

(4) 뻗은다리올림검사 Straight leg raising test

환자의 양쪽 다리를 뻗고 바로 누운자세에서 검사자는 발목을 잡고 안쪽돌림시키며 동시에 다리를 들어올린다. 이때 다리 뒤쪽으로 방사통이 나타나면 양성이다(그림 6.30).

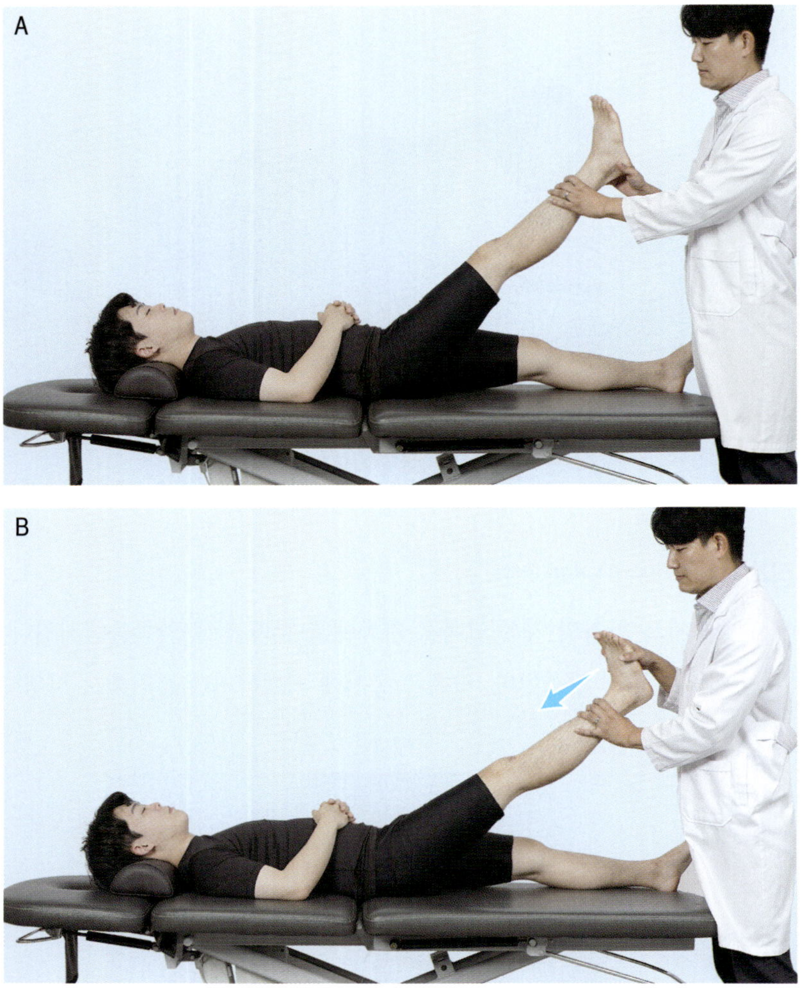

그림 6.30 뻗은다리올림검사. A: 시작 자세, B: 끝 자세

5. 중재

1) 물리치료 중재

(1) 최대보호기

초기에는 안정을 취하게 하며 상황에 따라 염증과 통증 감소를 위한 약물요법을 병행한다. 궁둥구멍근은 심부에 위치하고 있기 때문에 통증 조절 및 부종 감소를 위해 궁둥구멍근에 깊은열치료를 적용하는 것이 효과적이다.

(2) 중간보호기

궁둥구멍근증후군은 근육의 긴장 및 단축이 가장 큰 원인이므로 통증이 소실된 후 근력강화를 위해 등척성 운동 및 등장성 운동을 실시하는 것이 중요하다(그림 6.31, 6.32, 6.33).

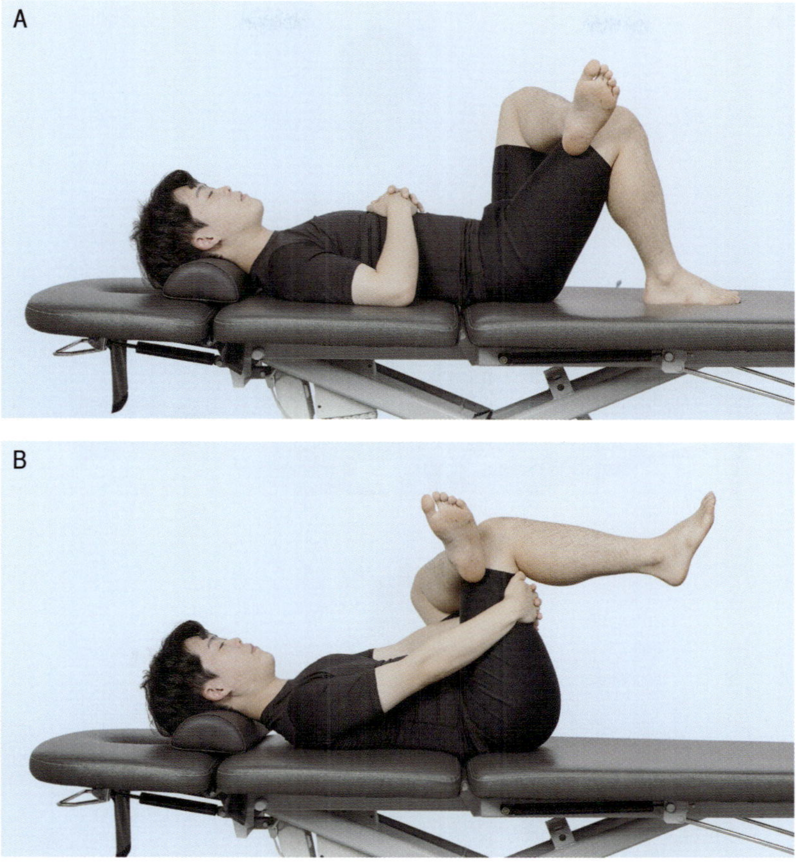

그림 6.31 궁둥구멍근 자가 뻗침운동 1. A: 시작 자세, B: 끝 자세

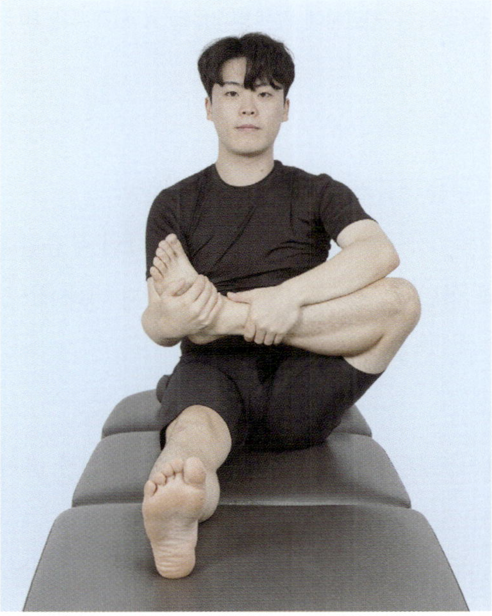

그림 6.32 궁둥구멍근 자가 뻗침운동 2

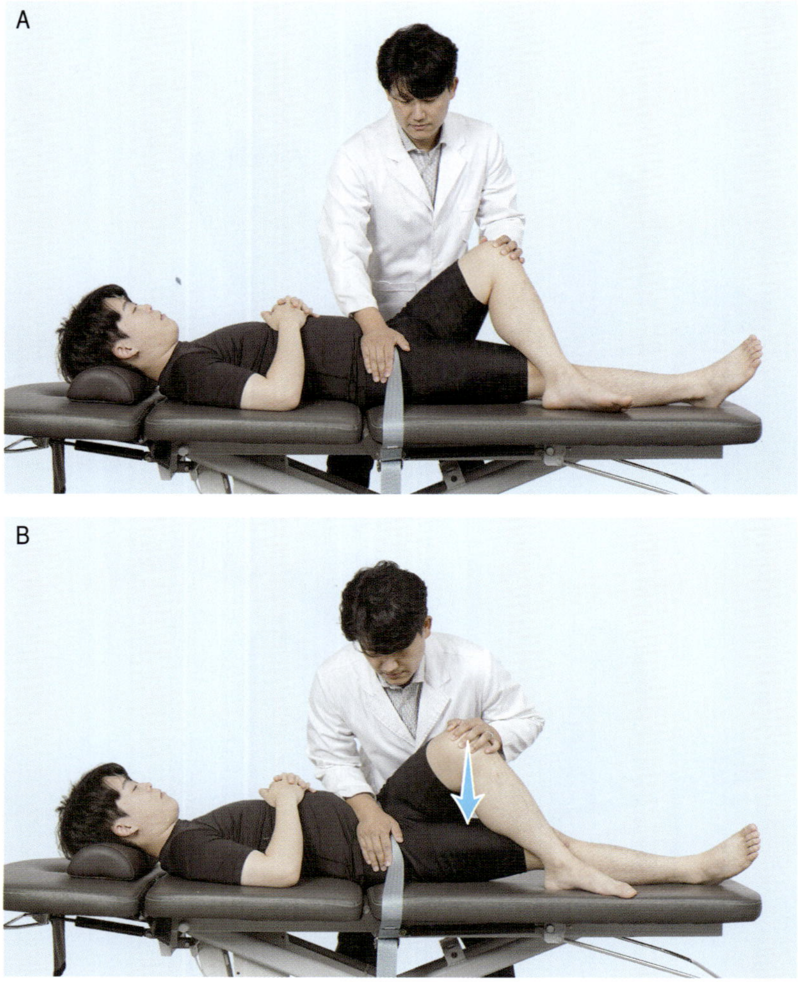

그림 6.33 치료사에 의한 뻗침운동. A: 시작 자세, B: 끝 자세

① 자가뻗침운동 1

- 바로누운자세에서 한쪽의 무릎관절과 엉덩관절을 굽힌다.
- 반대쪽 다리(뻗침하려고 하는 궁둥구멍근 쪽)를 굽힘된 다리 무릎관절 위에 올려놓는다.
- 자신의 양손을 무릎관절과 엉덩관절이 굽힘된 쪽의 허벅지 아래에 넣고 깍지를 껴서 고정한다.
- 몸 쪽으로 천천히 당겨준 뒤, 15초간 유지한다.

② 자가뻗침운동 2

- 바로앉은자세에서 한쪽다리를 똑바로 뻗고 궁둥구멍근을 뻗침할 다리의 무릎관절과 엉덩관절을 굽힘한다.
- 한손으로 뻗침할 다리의 발목관절 부위와 다른 한손으로 무릎관절 부위를 감싸 잡는다.
- 뻗침할 다리를 어깨 쪽으로 잡아당기면서 안쪽돌림한다.

③ 치료사에 의한 뻗침운동

- 바로누운자세에서 환자의 골반을 벨트로 고정한다.
- 뻗침시킬 다리 쪽의 무릎관절과 엉덩관절을 약 60도 굽힘하고 발목을 반대쪽 다리 건너편에 놓는다.
- 치료사는 뻗침시킬 다리의 무릎관절 부위에 한손을 올리고, 다른 팔로는 골반을 고정한다.
- 무릎 쪽의 손에 힘을 주어 천천히 엉덩관절을 안쪽돌림시킨다.

(3) 최소보호기

일상생활에서 궁둥구멍근의 긴장을 유발하거나 단축될 수 있는 동작들을 피하도록 교육한다. 또한 하루 2~3회 정도 자가뻗침운동을 하도록 교육한다.

6.3.2 십자인대 손상

1. 임상개요

1) 앞십자인대 Anterior cruciate ligament

무릎관절에서 가장 손상빈도가 높다. 정강뼈가 넙다리뼈에 대해 앞쪽으로 과도하게 굽힘, 벌림, 안쪽돌림되거나 무릎관절 폄 시 발생된다.

2) 뒤십자인대 Posterior cruciate ligament

무릎관절에서 약 20% 정도의 손상빈도를 보인다. 정강뼈가 넙다리뼈에 대해 뒤쪽으로 과도하게 젖힘되거나 정강뼈의 뒤쪽이동(대쉬보드 손상), 안쪽돌림 위치 시 호발한다. 앞십자인대보다 짧고 두꺼워 손상빈도가 낮다.

2. 임상증상

손상 시에 '툭'하고 끊어지는 소리나 느낌을 감지하는 경우가 많다. 손상 후 24시간 내에 무릎부위에 통증과 부종, 혈종으로 인한 기능장애가 발생한다. 대부분 관절의 불안정성으로 인해 통증을 느끼며 걷거나 움직이는 것이 어렵다. 일반적으로 인대의 단독손상은 드문 경우로, 보통 무릎주위의 다른 부위와 같이 손상된다. 앞십자인대, 안쪽곁인대, 안쪽반달연골이 동시에 파열되는 경우를 불행삼주징(unhappy triad of O'Donoghue)이라고 한다.

3. 진단

1) 의학적 진단

방사선검사를 통해 인대의 손상 여부 및 동반손상 골절 유무를 진단할 수 있으며, 관절경검사(arthroscopy)를 통해 손상 부위와 정도를 쉽게 확진할 수 있다.

2) 물리치료진단

(1) 앞십자인대 손상검사

① 앞당김검사

앞당김검사(anterior drawer test)는 정강뼈를 움직여 앞십자인대 손상을 평가하기 위한 검사이다(그림 6.34).

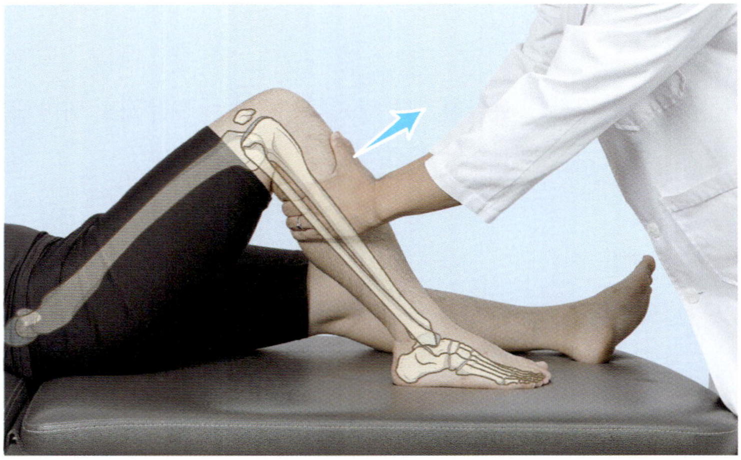

그림 6.34 앞당김검사

② 슬로쿰검사

슬로쿰검사(slocum test)는 무릎의 앞 회전 불안정성 검사로 무릎의 앞안쪽, 앞가쪽 불안정성을 파악하기 위한 검사이다.

③ 축이동검사

축이동검사(pivot shift test)는 무릎을 굴곡시켜 앞십자인대, 안쪽곁인대 손상에 대한 평가를 하기 위한 검사이다. 바로누운자세에서 검사자는 환자의 다리를 30도 정도 엉덩 굽힘시키고 발꿈치를 잡고 안쪽돌림과 나머지 손으로 무릎을 잡아 가쪽에서 안쪽으로 힘을 준다. 그 상태에서 환자의 무릎을 굽힘시킨다. 정강뼈가 아래 방향으로 빠지는 경우 양성반응이다.

(2) 뒤십자인대 손상검사

- 뒤당김검사(posterior drawer test)
- 뒤쪽처짐검사(posterior sag test)

(3) 앞십자인대/뒤십자인대 공동검사

- 라크만검사(Lachman's test) 1, 2(그림 6.35)

  * 무릎관절 불안정성 임상기준

  - 1등급: 5mm 이하의 미끄러짐 이동이 있을 경우

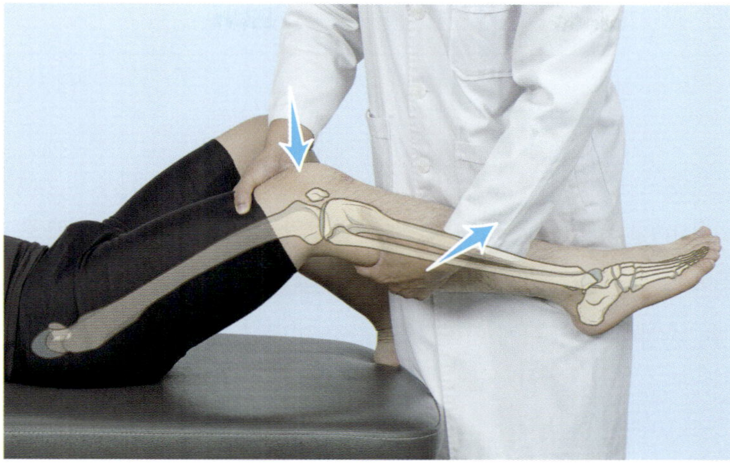

그림 6.35 라크만검사

- 2등급: 5~10mm의 미끄러짐 이동이 있을 경우
- 3등급: 10mm 이상의 미끄러짐 이동이 있을 경우

4. 중재

1) 의학적 중재

등급 정도에 따라 보존적 치료가 가능하지만, 손상 정도가 심하거나 완전파열이 되어 회복하는데 어려움이 있다고 판단되면 수술을 고려한다.

2) 물리치료 중재

(1) 최대보호기

수술을 실시하지 않는 환자에게 최대보호기에는 통증 및 부종완화를 위한 인자치료와 냉치료를 시행하고 고정이 필요할 경우, 보조기나 압박붕대로 고정한다. 통증이 없는 부위에서 운동을 적용하되 안쪽 넓은근의 위축 방지에 중점을 둔다.

(2) 중간보호기

온열치료 및 전기치료, 정형물리치료 등을 병행한다. 수술을 하는 경우, 치료 후 관리와 운동치료를 중심으로 실시한다. 무릎관절의 안정성에 관여하는 근육의 근력운동을 시행하고 정상적인 관절운동 조절 유지에 초점을 두고 시행한다.

(3) 최소보호기

일상생활에서 앞십자인대에 긴장을 증가시킬 수 있는 무릎 완전폄 동작들을 피하도록 교육한다.

6.3.3 무릎관절 곁인대 손상

1. 임상개요

1) 안쪽곁인대 손상

안쪽곁인대(medial collateral ligament, MCL)는 무릎관절의 가쪽으로부터 안쪽으로 직접적인 외력이나 관절의 가쪽돌림, 벌림 등에 의한 밖굽이스트레스(valgus stress)가 작용했을 때 발생된다. 무릎이 굽혀진 상태에서 외력이 가해질 경우, 손상이 더욱 쉽게 일어난다. 강한 외력이 가해지면 불행삼주징이 발생한다.

2) 가쪽곁인대 손상

가쪽곁인대(lateral collateral ligament, LCL)는 무릎관절의 안쪽으로부터 가쪽으로 모음 및 안쪽돌림이 동반된 안굽이스트레스(varus stress)가 가해질 때 발생한다. 예를 들면, 축구경기에서 태클을 걸 때가 있다. 일반적으로 무릎관절의 안쪽에서 가쪽으로 외력이 가해지는 경우가 드물기 때문에 손상빈도가 낮다.

2. 임상증상

안쪽곁인대 손상이 가장 흔하며, 손상 초기에는 국소적인 통증 발생 및 반사적인 근연축(reflective muscle spasm)으로 인한 무릎관절 굽힘이 나타난다. 또한 통증 및 관절 불안정성으로 인해 체중부하 및 보행이 어렵고, 관절주머니 손상이 동반되면 피하 출혈이 발생하며, 곁인대를 제외한 다른 관절 주머니 인대까지 손상될 경우 회전 불안정(rotatory instability)이 발생한다.

3. 진단

1) 의학적 진단

손상 정도를 확인하기 위해 인대에 긴장을 준 상태에서 스트레스 방사선촬영(stress roentgenography)를 실시한다. 이외에 관절조영술(arthrography), 관절경검사 등으로 손상 유무를 진단할 수 있다.

2) 물리치료진단

(1) 안쪽곁인대 손상검사

① 밖굽이스트레스검사

발목은 바깥쪽으로 무릎은 안쪽으로 동시에 스트레스를 가하여 안쪽곁인대 평가를 위해 밖굽이스트레스검사(valgus stress test)를 사용한다(그림 6.36).

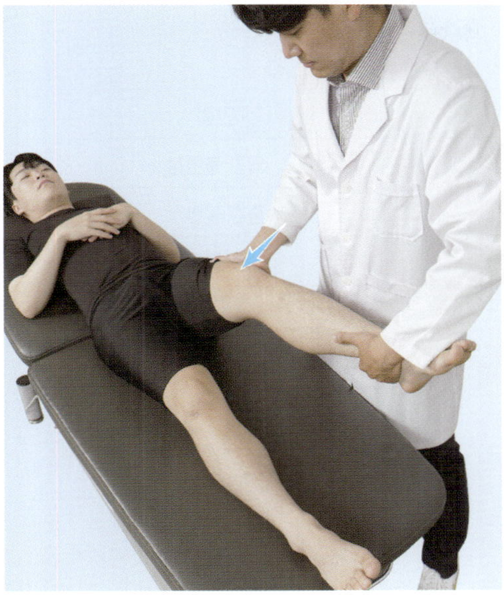

그림 6.36 밖굽이스트레스검사

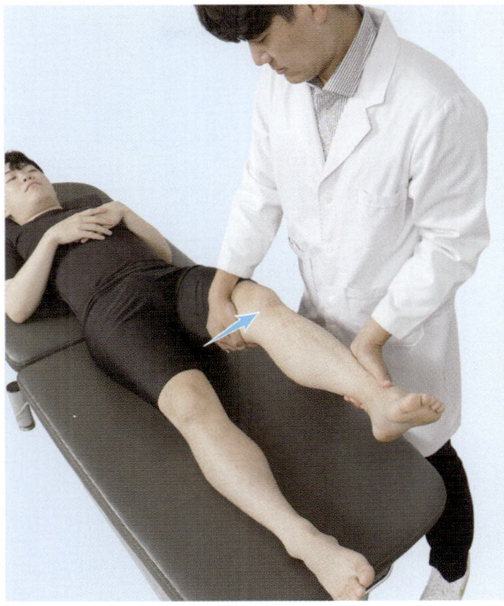

그림 6.37 안굽이스트레스검사

(2) 가쪽곁인대 손상검사

② 안굽이스트레스검사

발목은 안쪽으로 무릎은 바깥쪽으로 동시에 스트레스를 가하여 가쪽곁인대 평가를 위해 안굽이스트레스검사(varus stress test)를 사용한다(그림 6.37).

③ 아플레이떼어당김검사

아플레이떼어당김검사(Apley's distraction test)는 무릎에 안쪽돌림과 가쪽돌림의 힘을 가해서 반달연골 손상을 판단하기 위한 검사이다(그림 6.38).

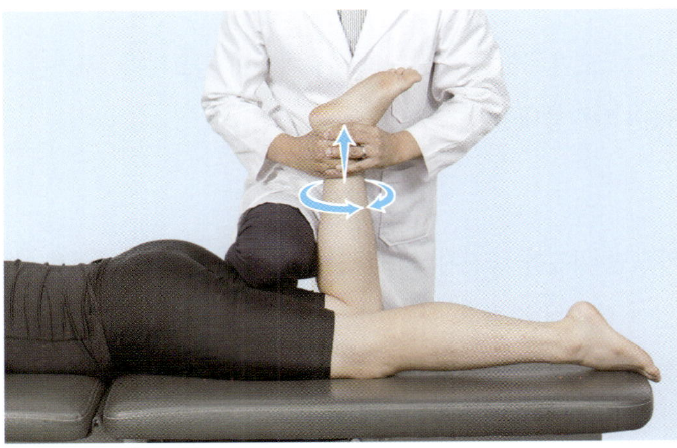

그림 6.38 아플레이떼어당김검사

(4) 안쪽 및 가쪽곁인대 불안정 등급

보통	관절틈새 0~5mm 열림	안정
1도 손상(인대신장)	관절틈새 5~10mm 열림	약간 불안정
2도 손상(인대부분파열)	관절틈새 10~15mm 열림	중간 불안정
3도 손상(인대완전파열)	관절틈새 15mm 이상 열림	심한 불안정

4. 중재

1) 의학적 중재

(1) 경미한 손상

경미한 손상의 경우, 관절의 안정성이 확보되어 있을 때는 3~4주간 석고붕대로 고정한다. 이 기간 동안은 목발을 사용해 부분적인 체중부하를 주며, 근위축 방지를 위해 근육고정운동을 실시한다.

(2) 중등도 손상

중등도 손상의 경우, 약간의 불안정을 보이기 때문에 무릎관절을 약간 굽힘하고 모음시킨 상태에서 석고붕대를 착용하여 보호한다.

(3) 인대 완전파열

인대 완전파열의 경우, 수술까지 고려해야 한다. 일반적으로 십자인대와 반달연골의 손상이 동반되기 때문에 가능하면 조기수술을 권장한다. 수술 후 5~6주 정도 석고붕대로 고정한다.

2) 물리치료 중재

(1) 최대보호기

초기 손상은 1도 손상으로 보며, 약 10일 정도의 치료기간이 필요하다. 부기를 제거하기 위한 냉치료와 다리 올리기 등을 적용하며 탄력붕대를 통해 고정한다.

(2) 중간보호기

염증과 부종이 가라앉으면 치유를 증진시키고 순환을 촉진하기 위한 가벼운 온열치료부터 적용하기 시작한다. 운동치료는 등급에 따라서 적절히 시행한다. 환자가 허용되는 범위 안에서 수동관절운동이나 능동관절운동과 함께 근고정운동을 실시한다. 관절운동 훈련은 석고붕대(cast) 고정 4주 이후에 실시해야 하며, 걸음은 수술 후 약 2주간은 부분적인 체중부하를 준다.

(3) 최소보호기

완전 체중부하 훈련을 실시한다. 고정기간이 지나면 열치료와 수치료를 병행하여 관절운동범위를 정상으로 유지하고 일상생활 회복에 중점을 둔다.

6.3.4 반달연골 손상

1. 임상개요

반달연골(meniscus)은 주로 정강뼈에 대한 넙다리뼈의 과다돌림(hyper rotation) 또는 폄 시에 관절면 사이에서 마찰을 받아 손상된다. 일반적으로 무릎관절을 약간 굽힌 상태에서 돌림운동이 일어날 때 많이 발생하는데, 과도한 가쪽돌림력이 발생하면 가쪽반달연골이, 과도한 안쪽돌림력이 발생하면 안쪽반달연골이 파열된다(그림 6.39).

2. 임상증상

보통 가쪽반달이 안쪽반달에 비해 크기가 작고 인대가 넓어 강하게 부착되어 있기 때문에 손상되는 경우가 흔하다. 굽힘 10~30도에서 무릎이 고정되는 경우는 안쪽반달연골열상을 의심할 수 있으며, 70도 이상에서 잠김이 나타나면, 가쪽반달연골의 후방면 열상을 의미한다. 급성 손상 후 1~2주 이내에 부종이나 통증으로 인한 운동 제한으로 넙다리네갈래근의 위축이 발생한다. 무릎관절의 심한 통증과 부기, 관절 내 출혈 또는 삼출액의 증가를 동반하며, 통증과 부기가 발생하며 특징적 폄 제한(extension block)으로 인한 운동 제한이 나타난다. 그림 6.39C와 같은 양동이 손잡이형 파열이나 반달연골이 벗겨진(peeled back) 경우, 잠김 증상이 발생할 수 있다.

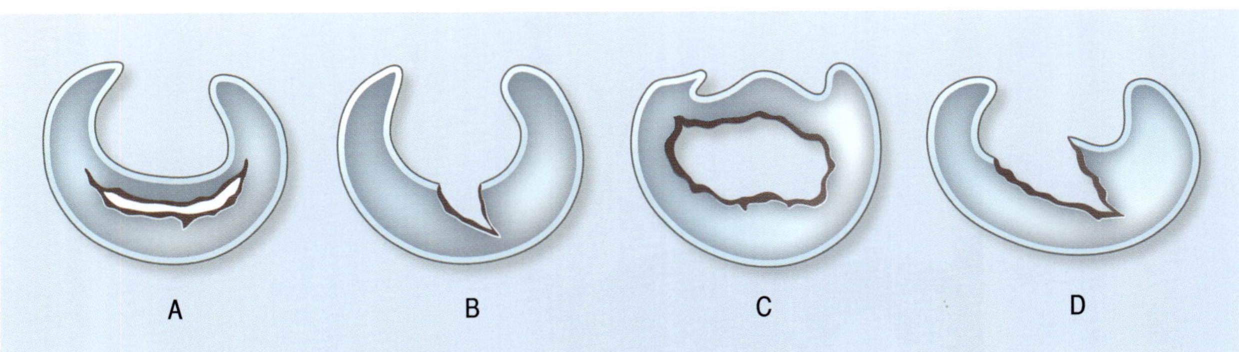

그림 6.39 반달연골 손상 기전. A: 세로형 파열, B: 방사형 파열, C: 양동이 손잡이형 파열, D: 앵무새 부리 파열

3. 진단

1) 의학적 진단

이학적 검사와 의학적 검사로 손상을 확인할 수 있으며, 관절내시경을 통해 확진할 수 있다. 방사선검사에 의한 진단의 정확도는 90%이며, 관절경검사를 시행할 경우에는 무릎관절 절개를 시행하지 않고 99%에 가까운 정확한 진단을 내릴 수 있다. 필요에 따라 다른 질환과의 감별을 하기 위해 관절조영술을 사용하기도 한다.

2) 물리치료진단

다음은 반달연골 손상 진단에 사용되고 있는 특수검사법이다(그림 6.40).

- 맥머레이검사(Mcmurray test)

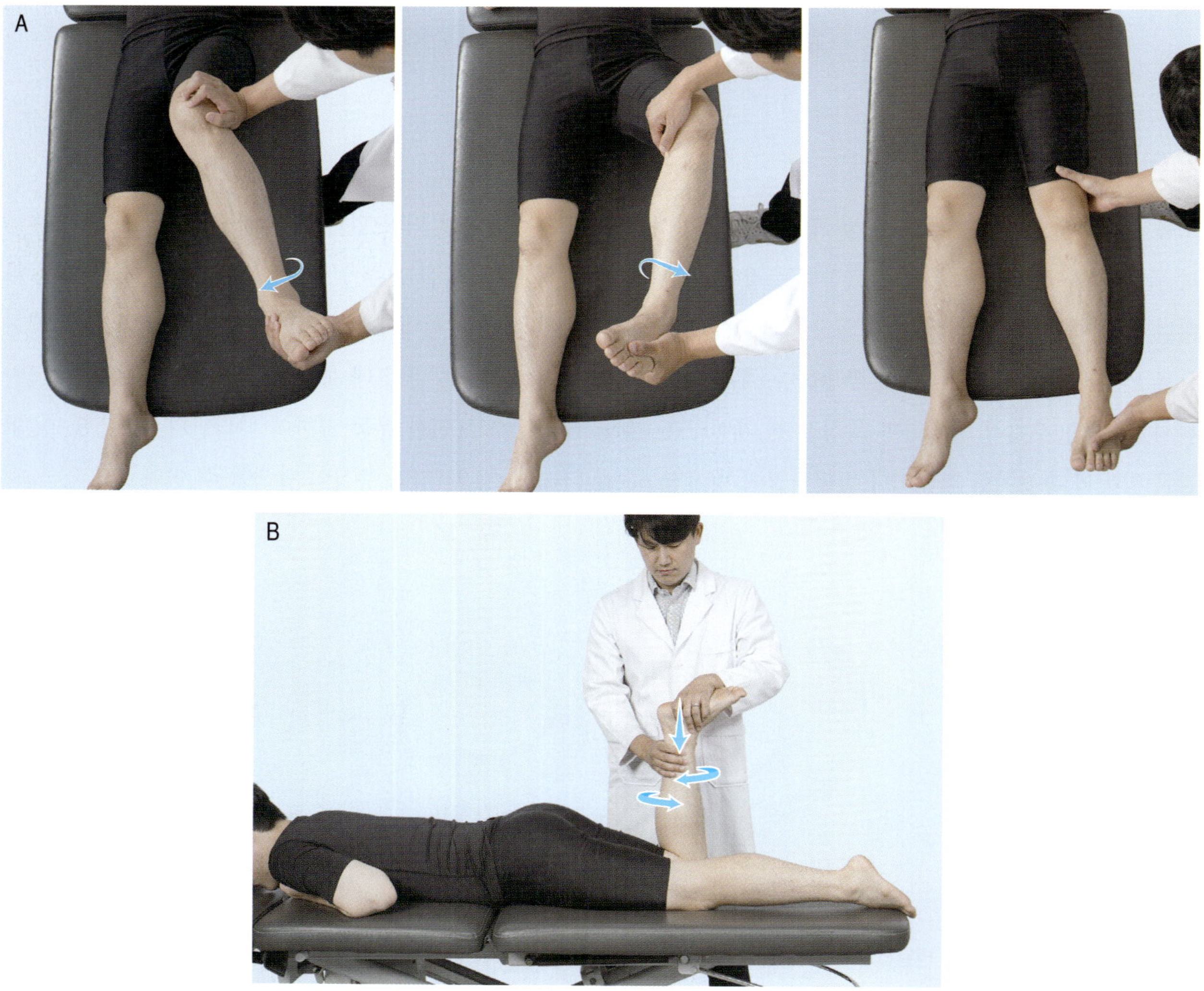

그림 6.40 반달연골손상 특수검사법. A: 맥머레이검사, B: 아플레이검사

- 아플레이떼어당김검사(Apley's distraction test)
- 웅크리기검사(squatting tset)
- 왓슨 존슨검사(Watson jones test)
- 되튀김검사(bounce home test)

4. 중재

1) 의학적 중재

(1) 보존적 중재

수술이 필요하지 않은 부분손상의 경우, 최대보호기에는 무릎관절 부하가 가장 적은 안정적인 위치(20~30도 굽힘시킨 상태)에서 석고붕대로 2~4주간 고정한다. 또한 염증완화를 위해 소염 및 진통제를 처방한다.

(2) 수술중재

손상으로 인해 일상생활을 하지 못할 정도로 통증이 심하거나 증상을 호소하면 수술을 고려해야 한다. 하지만 반드시 필요한 경우가 아니라면 보존적 치료를 권장한다. 최근에는 관절경수술이 알려지면서 적은 손상으로 빠르게 회복이 가능하며 정확도 또한 증가하였다.

2) 물리치료 중재

(1) 최대보호기

초기에는 부기, 근력약화, 유착, 위축, 통증 등을 방지하기 위하여 냉치료나 전기치료를 운동치료와 함께 병행한다.

(2) 중간보호기

수술이나 고정기간에도 넙다리네갈래근의 위축을 방지하기 위하여 체중부하를 주며, 등척성 운동을 실시한다. 또한 무릎관절의 안정성 증가를 위해 근력운동을 실시하며, 정상적 관절운동 조절 및 유지에 초점을 둔다.

(3) 최소보호기

주로 수술을 많이 실시하기 때문에 치유되기까지 수개월 이상이 소요된다. 일상생활에서 무릎관절에 압력을 높일 수 있는 쪼그려 앉기 같은 동작을 피하도록 교육한다.

6.3.5 아킬레스힘줄 손상

1. 임상개요

아킬레스힘줄 손상(injury of achilles tendon)은 직접적인 외력 또는 발목관절의 급격한 발등 굽힘이 일어나면서 종아리세갈래근의 편심성 수축으로 인해 파열된다. 또한 반복적인 과사용(repeted overuse)으로 인한 미세외상(microtrauma)이 원인이 되며, 점프 활동이 많은 운동선수나 젊은 연령층의 사람들에게는 동심성 수축에 의해서 노인층에서는 편심성 수축에 의해서 자주 발생한다. 주로 근힘줄이음부, 힘줄 중간부, 힘줄 뼈대부 모두에서 호발하는데, 힘줄 중간부(2~5cm) 사이에서 가장 크게 빈발한다.

2. 임상증상

주로 근수축에 의한 간접적인 파열이 발생하며, 손상 시 둔탁한 파열음을 들을 수 있다. 힘줄 중간부(2~5cm) 사이에서 가장 크게 빈발한다. 순간적으로 통증을 느낄 수 있으며, 부기가 발생하고 발등 · 발바닥쪽 굽힘기능이 상실되면서 발 끝 직립이 어렵고 보행장애 등의 증상이 나타난다.

3. 진단

1) 의학적 진단

방사선검사를 통해 아킬레스힘줄 손상을 진단할 수 있다. 옆에서 촬영했을 때 힘줄이 파열되면 카커삼각(Kager's triangle)이 감소될 수 있다. 카커삼각은 가쪽 방사선상에서 후면의 아킬레스힘줄, 전면의 긴엄지굽힘근(flexor hallucis longus muscle) 사이에 위치해 삼각형의 음영을 나타낸다.

2) 물리치료진단

파열검사를 위한 평가방법에는 톰슨압축검사(Thompson's squeeze test)와 찢어진 부위의 함몰촉진, 아킬레스두드림검사(Achilles tap test) 등이 있다. 톰슨압축검사는 아킬레스힘줄의 파열, 가자미근과 장딴지근의 좌상을 진단하기 위해 시행한다(그림 6.41).

아킬레스힘줄 파열 시 종아리를 압축 시 발바닥 굽힘이 일어나지 않으므로 힘줄파열(rupture)을 의심할

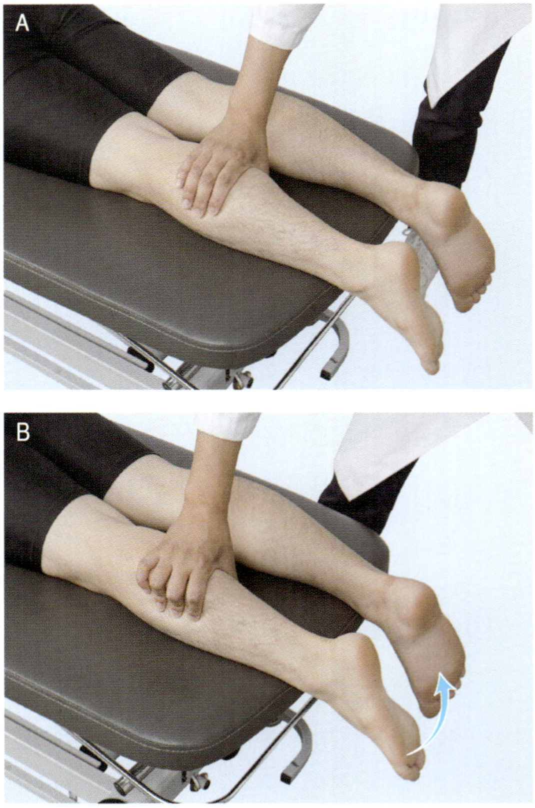

그림 6.41 톰슨압축검사. A: 양성, B: 음성

수 있다. 근육의 좌상을 판별해내기에는 적절하지 않다.

4. 중재

1) 의학적 중재

부분파열 시에는 무릎관절을 45도 굽힘시키고, 발목관절을 최대한 발바닥굽힘시켜서 힘줄의 긴장을 감소시킨 상태로 만들어 석고로 약 6주 이상 고정시킨다. 이후 13주 동안 보조기를 착용하여 힘줄이 과도하게 신장되는 것을 예방하고 보호해준다. 보존적 치료의 효과가 없거나 완전파열 시에는 다리를 고정하고 수술을 통해 치료한다.

2) 물리치료 중재

(1) 최대보호기

초기 단계에서는 얼음을 적용하여 부기를 감소시키는데 사용한다. 고정 제거 후 순환을 촉진시키고 치유를 증진시킬 목적으로 가벼운 온열치료부터 적용하여 치료를 시행한다. 또한 가벼운 저항을 통해 관절의 운동성을 유지하고, 관절 부종과 경직을 감소시키기 위해 통증점 이내에서 최대한 근고정운동을 실시한다.

(2) 중간보호기

등척성 및 등장성 운동으로 근력을 유지하면서 체중부하자세에서의 훈련을 시작한다. 치료사는 여러 방향으로 무게를 주며 발목과 무릎관절의 안정성이 증가하도록 저항을 적용한다. 고정으로 인해 관절 자체의 운동성이 감소되기 때문에 능동과 수동운동, 신장운동 등으로 관절운동범위를 확보하고 발등굽힘을 증가시킨다. 또한 당김과 미끄러짐을 이용하여 관절 움직임을 증가시키는 정형도수치료를 적용한다.

(3) 최소보호기

일상생활활동의 적용을 위해 고르지 못한 지면 위에서 보행 훈련을 실시하며, 닫힌사슬운동을 통해 근력을 강화한다.

6.3.6 발목인대 손상

1. 임상개요

안쪽의 인대가 가쪽의 인대보다 짧기 때문에 기능해부학적 특징에 의해 안쪽번짐의 가동성이 많아 가쪽인대(lateral ligament)의 손상빈도가 높다. 가쪽인대를 구성하고 있는 구조물 중 앞목말종아리인대가 가장 약해서 인대손상의 약 95%를 차지한다. 특히 발바닥 굽힘 위치에서 발목관절의 불안정성이 커지기 때문에 발바닥 굽힘과 안쪽번짐 상태에서 손상이 발생하기 쉽다.

2. 임상증상

손상 시 날카로운 통증이 발생하며, 손상 시 부기, 피하출혈, 국소통증 등이 나타난다. 또한 정도에 따라 체중부하가 어려우며 통증으로 인해 절뚝거리거나 보행이상을 보인다.

3. 진단

1) 의학적 진단

단순 방사선촬영과 관절조영술 등을 병행하여 골절 유무와 인대의 파열 여부를 진단한다.

2) 물리치료진단

손상을 진단하기 위한 평가방법은 다음과 같다

(1) 안쪽번짐검사 Inversion test, 가쪽번짐검사 Eversion test

목말뼈(talus)가 지나치게 움직이면 발꿈치종아리인대(calcaneofibular ligament)의 손상을 의미하며, 목말종아리인대(anterior · posterior talofibular ligament) 손상일 가능성도 있다.

(2) 앞당김검사 Anterior drawer test, 뒤당김검사 Posterior drawer test

주로 앞목말종아리인대(anterior talofibular ligament, ATFL)와 뒤목말종아리인대(posterior talofibular ligament, PTFL)의 손상을 알아보기 위한 검사지만, 이차적으로는 가쪽인대손상을 알아보기 위한 검사이다. 비정상적인 앞쪽 움직임이 나타나면, 인대의 손상이나 불안정성을 의미한다(그림 6.42).

클레이거검사는 세모인대(deltoid ligament of ankle)의 삠 또는 인대결합의 손상을 진단하기 위한 검사이다. 발목의 가쪽번짐을 발생시켰을 때 관절안쪽에 통증이 발생하고, 목말뼈의 움직임이 증가되어 있으면 세모인대의 손상을 의미한다(그림 6.43).

4. 중재

1) 의학적 중재

발목인대 손상 정도에 따라 다음과 같이 3가지 유형으로 분류한다.

(1) 제1형

제1형 경증(mild) 손상은 삠(sprain)으로, 육안적인 파열 없이 늘어난 상태를 말한다. 관절은 안정적이지만, 보호를 위해 단순압박붕대 등으로 고정하며 발목관절 근육의 근력 유지에 중점을 둔다.

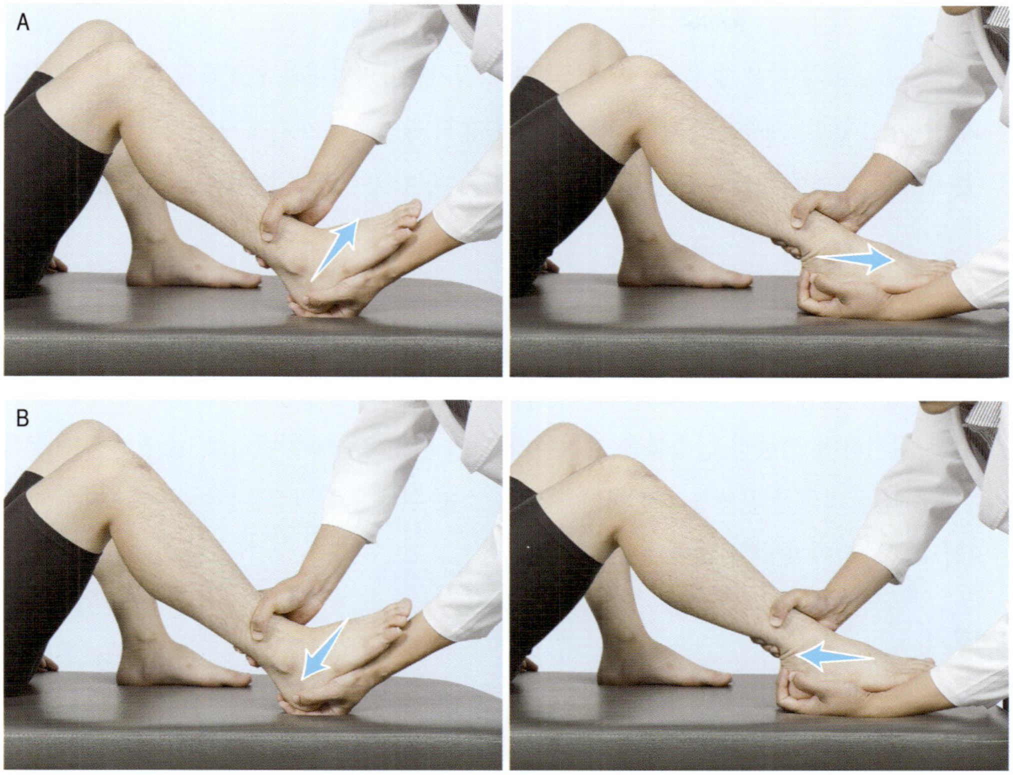

그림 6.42 A: 앞당김검사, B: 뒤당김검사

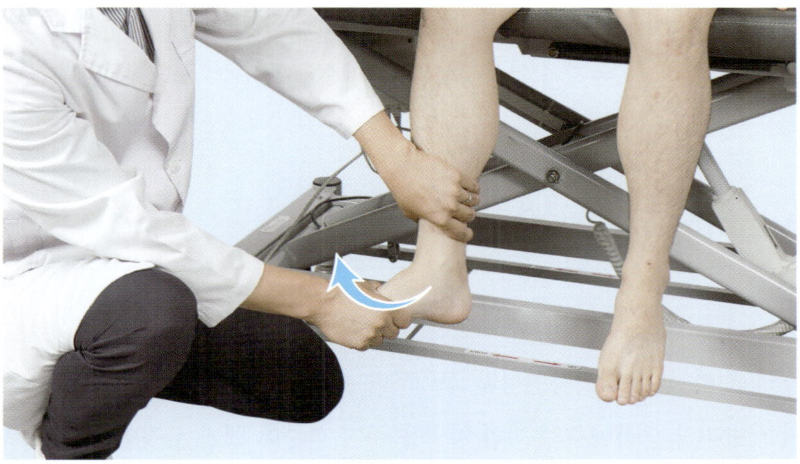

그림 6.43 클레이거검사

(2) 제2형

제2형 중등도(moderate) 손상은 삠이며 인대의 부분파열, 중등도의 부기와 압통, 약간의 기능감소가 발생한다. 경증의 관절 불안정이 나타나며, 3~4주 정도 석고붕대 등으로 고정하고 조기운동을 권장한다.

(3) 제3형

제3형 중증(servere) 손상은 앞목말종아리인대와 발꿈치종아리인대의 완전파열 상태를 말한다. 심한 부기(팽윤)와 압통, 출혈점, 체중부하를 할 수 없으며 관절의 불안정이 현저하게 나타난다. 활동량이 많은 젊은 층에서는 인대의 복구를 위해 수술적 치료를 시행하거나, 4~6주 정도 석고붕대로 고정한다.

2) 물리치료 중재

(1) 최대보호기

손상 초기에 통증 조절 및 부종, 염증반응의 감소를 위해 경피신경전기자극치료, 은침전기자극치료 등의 전기치료를 실시하며 염증성 삼출물을 제거하기 위해 안정(휴식)과 냉치료, 소염진통제 등을 이용한다. 또한 증상에 따라 가벼운 온열을 적용한다. 부기감소를 위해 능동관절운동이나 부드러운 마사지, 냉치료 및 온열치료를 증상에 따라 실시한다.

(2) 중간보호기

근력운동은 통증이 없는 범위 내에서 반복적으로 등척성 운동에서부터 등장성 운동까지 실시한다. 고정을 한 경우에는 순환을 증진시키는 것을 우선으로 한다. 고정을 제거한 후에는 환자가 능동운동을 하도록 하고, 다리의 균형 훈련과 고유수용성 감각 훈련을 실시한다.

(3) 최소보호기

목발 및 지팡이를 이용하여 부분 체중부하에서 완전 체중부하로 걸음훈련을 실시하여 근력과 지구력을 향상시킨다. 정상적인 관절운동 유지와 일상생활활동 회복에 초점을 두고 시행한다.

6.3.7 발바닥근막염

1. 임상개요

발바닥근막염(plantar fasciitis)은 족저근막염이라고도 하며 충격흡수를 해주는 발바닥의 지방층이 줄어들고 발뼈가 퇴행성으로 변형되어 발바닥 근막에 지속적인 자극을 주어 염증이 생기는 것이다. 주로 발뒤꿈치와 연결된 부위에 자주 호발하며, 발등굽힘(dorsiflexion) 시 통증이 더욱 악화된다. 중년층에 가장 흔한 질환으로 남성보다여성에서의 발병률이 1.5배 정도 더 높다.

2. 임상증상

갑작스러운 외부 충격보다는 주로 지속적인 자극으로 인해 점진적으로 증세가 나타난다. 편평발, 다리길이의 차이, 발의 엎침 근육 구축 등이 원인이 되며, 아침과 오래 앉아있다가 처음 발을 디딜 때가 가장 통증이 심하다. 악화되면 통증부위가 넓어지며 오래 서있거나 과체중, 장거리 운동을 하면 점차 더 심해진다. 갑자기 통증이 생기는 경우에는 급성파열을 의심해보아야 하며 부종이 함께 동반된다.

3. 진단

1) 의학적 진단

발의 구조를 파악하기 위해 X-선촬영과 초음파검사를 실시한다. 이를 통해 발바닥 근막의 염증, 혈종, 섬유종, 파열 등을 확인할 수 있다.

2) 물리치료진단

발바닥 근막이 존재하는 부위나 발꿈치뼈 결절 부위를 압박하면 통증이 나타나고, 발등굽힘(dorsiflexion)을 하면 통증이 심해진다.

4. 중재

1) 의학적 중재

보존적 치료와 함께 약물치료를 병행한다. 6개월이 지나도 호전되지 않으면 발바닥 근막을 뻗침시키는 수술을 시행한다.

2) 물리치료 중재

(1) 최대보호기

발바닥 근막의 염증과 통증 감소 등을 위해 휴식을 우선시한다. 또한 발목관절에 부목, 테이핑 등으로 발의 상태를 고정하여 압박하고, 나머지 RICE 요법을 적용한다. 마사지나 온냉교대목욕 등의 인자치료도 병행한다.

(2) 중간보호기

발등 굽힘하거나 아킬레스힘줄, 발바닥 근막에 뻗침운동을 시행하고, 무리한 움직임을 최소화한다. 또한 발바닥 근막을 강화시키는 운동과 발바닥활을 증가시킬 수 있는 운동을 수행한다. 꽉끼는 신발보다는 널널한 크기의 신발을 선택하고 발의 형태에 따라 보조기를 착용한다. 수시로 뻗침운동을 해주어야 하며, 아침에 일어났을 때나 오랫동안 앉아 있다가 일어설 때 미리 뻗침운동을 하면 통증이 감소한다(그림 6.44).

(3) 최소보호기

적절한 운동량, 생활습관 개선, 쿠션이 충분한 신발 착용 등의 관리가 필요하며, 여성의 경우에는 하이힐 착용을 피한다. 무리한 운동을 할 경우, 충분한 휴식을 취하고 온열요법 및 뻗침운동을 통해 재발을 방지하고 원인을 제거한다.

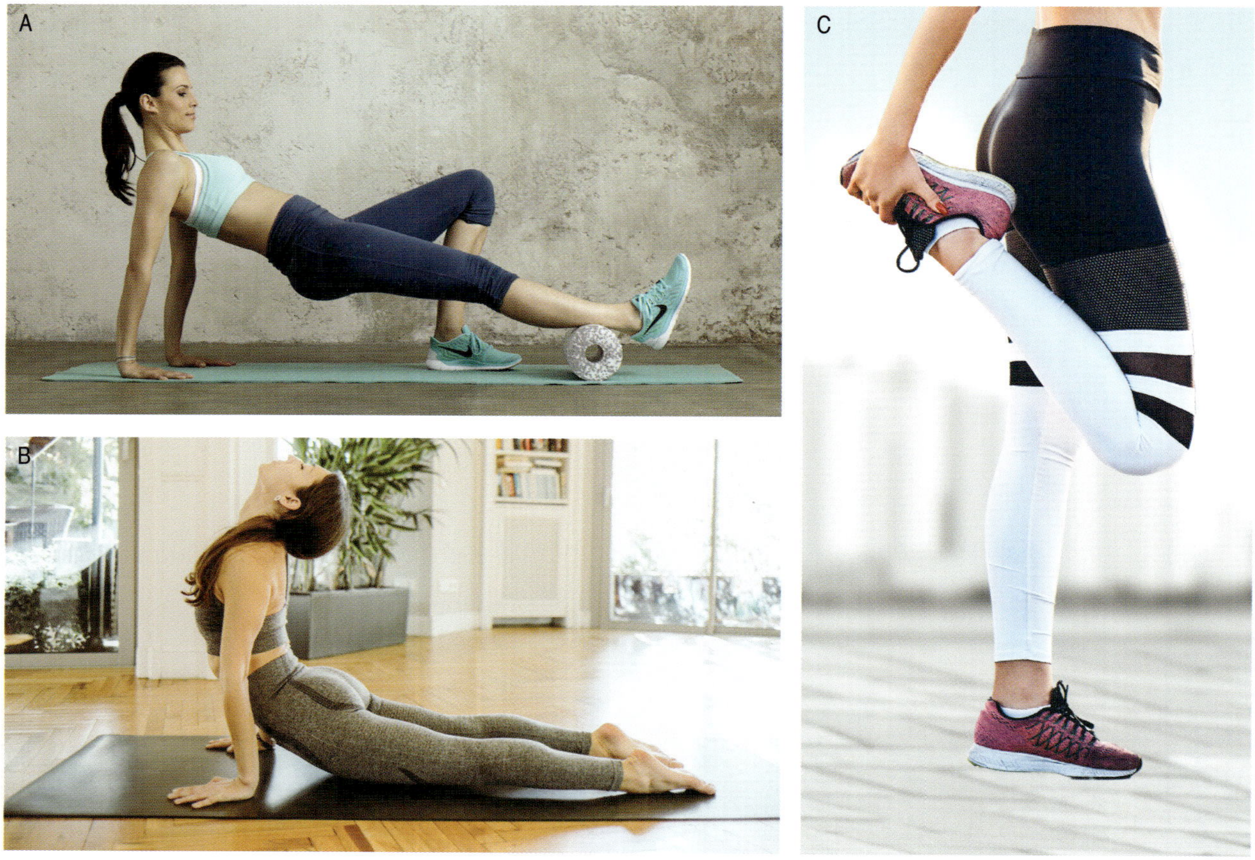

그림 6.44 뻗침운동. A: 종아리 폼롤러, B: 등뼈 뻗침운동, C: 엉덩관절 뻗침운동

6.4 몸통부위 물리치료 중재

6.4.1 가슴문증후군

1. 임상개요

제1갈비뼈, 앞목갈비근, 중간목갈비근, 빗장뼈로 이루어진 삼각형 형태의 목갈비근 공간(scalene space)을 가슴문(thoracic outlet)이라고 한다(그림 6.45). 이 공간이 여러 원인에 의해 좁아져 가슴문 사이로 지나가는 구조물을 압박하거나 근육 이상으로 인해 신경증상 및 혈액순환 장애가 팔에 나타나는 것을 가슴문증후군(thoracic outlet syndrome)이라고 한다. 가슴문에 통과되는 주요 구조물은 빗장밑동맥(subclavian artery), 빗장밑정맥(subclavian vein), 겨드랑동맥(axillary artery), 겨드랑정맥(axillary artery), 팔신경얼기(brachial plexus), 앞목갈비근(anterior scalene muscle), 중간목갈비근(middle scalene muscle)이 있다.

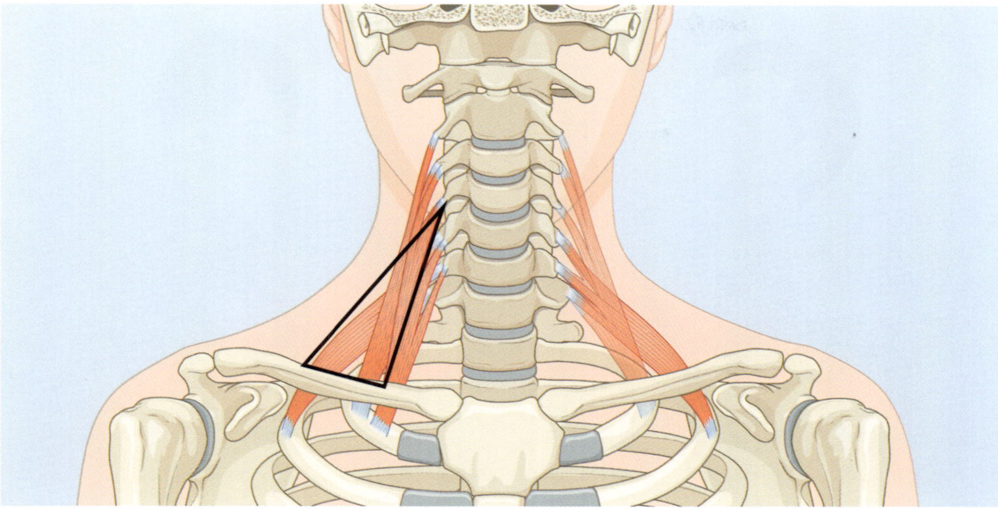

그림 6.45 가슴문

2. 임상증상

가슴문증후군은 원인에 따라 증상 및 진단방법이 다르며 치료방법에도 차이가 있다. 다음은 원인에 따라 4가지 증상으로 분류한다(그림 6.46).

1) 목갈비뼈증후군 Cervical Rib Syndrome

선천성 이상이나 기형으로 제7목뼈 가로돌기가 갈비뼈처럼 발달하여 가슴문이 협소해지면서 이를 지나가는 혈관이나 신경을 압박하는 것이다. 제4, 5손가락에 통증, 감각둔화, 저림, 부기 및 청색증(cyanosis)이 나타난다.

2) 앞목갈비근증후군 Anterior Scalene Syndrome

비정상적으로 앞목갈비근이 비후되어 빗장밑동맥 및 위팔신경얼기를 압박해 생기는 증후군이다. 주로 중년 여성에게서 호발된다.

3) 갈비빗장증후군 Costoclavicular Syndrome

제1갈비뼈와 빗장뼈가 부정유합이나 기형으로 인해 비정상적인 상태로 좁아지거나 변형된 것이 원인이다. 팔을 위로 올리고 목을 젖혀 일하는 직업에서 빈발하며, 목가슴부척추옆굽음증(cervicothoracic scoliosis)이 원인이 되는 경우도 있다.

4) 과벌림증후군 Hyperabduction Syndrome

지속적인 팔의 과벌림으로 인해 작은가슴근이 긴장되고 팔신경얼기 등의 신경혈관이 부리돌기(coracoid process)에 걸쳐져 당김되면서 발생한다. 주로 손을 위로 들고 목을 뒤로 젖혀 일을 하거나 목이 짧고 근육이 잘

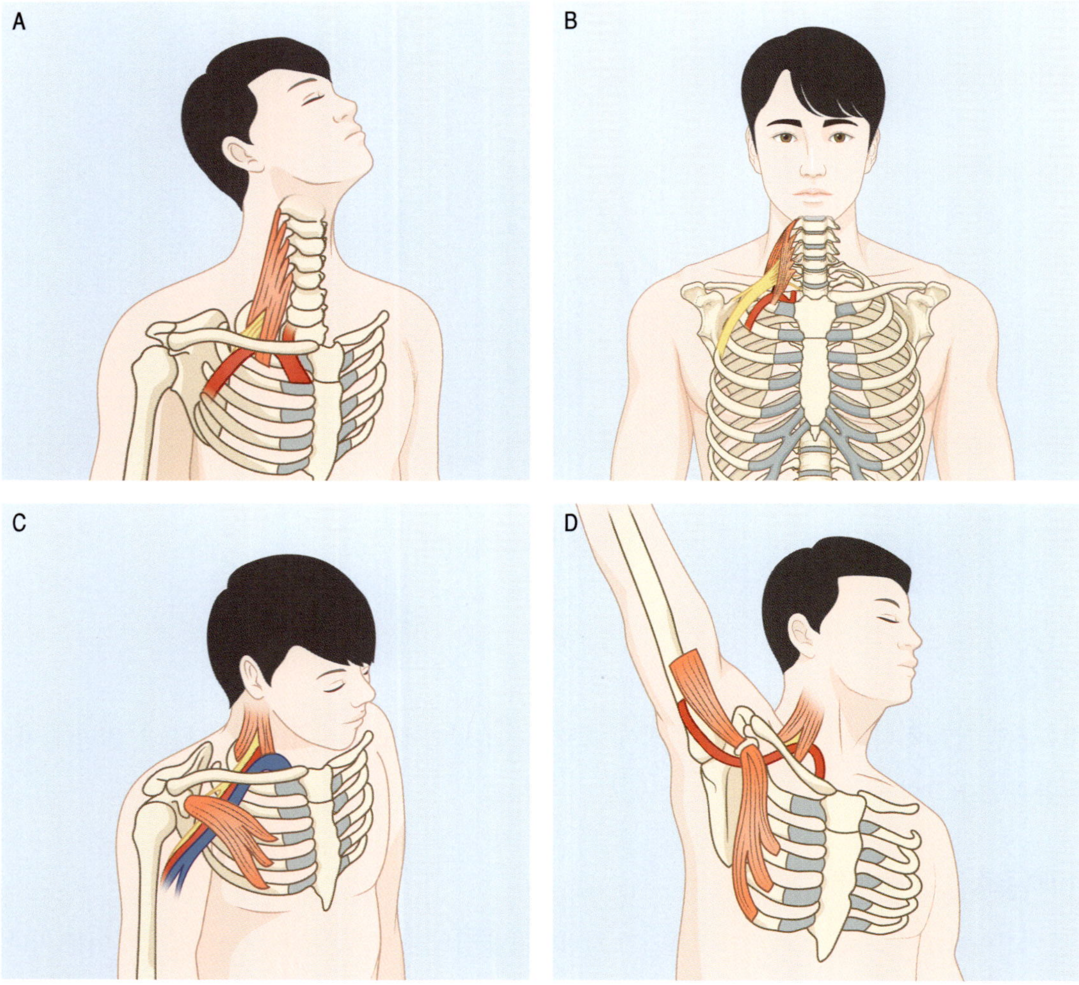

그림 6-46 가슴문증후군 분류. A: 목갈비근증후군, B: 목갈비뼈증후군, C: 갈비빗장증후군, D: 과벌림증후군

발달된 젊은 남성에게서 빈발하며, 오목위팔관절을 과벌림한 자세로 수면을 취하는 사람에게서도 자주 나타난다.

3. 진단

1) 목갈비뼈증후군Cervical Rib Syndrome

근골격계 검사는 신뢰도가 부족하지만, 애드손 검사(Adson test)에서 일반적으로 양성 반응을 보인다. 따라서 방사선검사(X-선)를 통해 진단된다.

2) 앞목갈비근증후군Anterior Scalene Syndrome

에드손 검사를 통해 목갈비근에서 나오는 빗장밑동맥(subclavian artery)의 압박으로 양성반응을 볼 수 있다.

3) 갈비빗장증후군 Costoclavicular Syndrome

갈비빗장조정(costoclavicular maneuver)이나 라이트검사(wright test) 시 양성반응을 보인다.

4) 과벌림증후군 Hyperabduction Syndrome

다른 가슴문증후군에 비해 혈관압박이 많이 나타난다. 과벌림증후군으로 인해 손과 손가락의 팽만감, 저린감, 둔감 등이 발생한다. 루스검사(Roos test) 시 양성반응을 나타내며, 팔을 과벌림하면 손목에서의 맥박이 감소하거나 소실된다.

4. 중재

1) 목갈비뼈증후군 Cervical Rib Syndrome

자세교정을 실시하며 어깨이음부 근육의 근력을 강화한다. 또한 보존적 치료에서 증상이 개선되지 않을 때는 수술을 고려해야 한다.

2) 앞목갈비근증후군 Anterior Scalene Syndorme

가슴문증후군 중 물리치료 중재로 증상 개선에 가장 효과를 나타내는 증후군이다. 앞목갈비근의 뻗침운동이 가장 중요하며 어깨이음부의 근력강화, 자세교정, 수면자세 변경 등을 병행하여 실시한다. 또한 보존적 치료에서 증상이 개선되지 않을때는 수술을 고려해야 한다.

3) 갈비빗장증후군 Costoclavicular Syndrome

제한되는 부위에 따라 치료방법이 달라진다. 제1갈비뼈가 제한되어 통증이 발생하면 정형물리치료를 실시하여 관절가동을 증가시킨다. 목뼈와 등뼈에 대한 유연성 운동과 축방향의 뻗침, 목의 수축운동을 실시한다. 또한 유연성 증가를 위해 목 옆 · 앞면은 뻗침시킨다. 어깨의 움직임이 제한되어 통증이 발생하면, 유연성 운동을 실시한다. 목가슴부척추옆굽음증(cervicothoracic scoliosis)이 원인이 되는 경우, 굽음증을 정상화시키기 위한 치료와 자세교정 운동을 함께 실시한다.

4) 과벌림증후군 Hyperabduction Syndrome

주로 손을 위로 들고 목을 뒤로 젖혀 일을 하는 사람들이나 오목위팔관절을 과벌림한 자세로 수면을 취하는 사람들은 교정을 통해 치료해야 한다. 그러나 교정이 되지 않을 경우, 작은가슴근의 닿는 곳을 절단하는 수술을 시행할 수도 있다.

연습문제

[1~2] 다음 사례와 관련된 문제를 읽고 가장 적합한 답을 하나만 고르시오.

- 성명: 백OO
- 나이/성별: 40세/남성
- 병력: 백OO 씨는 이삿짐센터에서 10년간 계속 일을 하며, 무거운 짐을 지고 나르는 일을 하였음. 며칠 전부터 오목위팔관절 90도 굽힘 상태에서 어깨뼈를 앞쪽으로 밀 때 통증과 함께 힘을 많이 줄 수 없음. 어깨뼈 아래각의 돌출도 나타남
- 운동검사: 어깨뼈 벌림과 위쪽돌림 약화, 오목위팔관절 굽힘과 벌림 약화
- 감각, 깊은힘줄반사: 소실 없음
- 중재: 병원에서 어깨뼈 안정화 운동을 하고 있음

1. 위 사례에서 손상된 근육과 관련이 있는 신경은 무엇인가?

① 노신경

② 정중신경

③ 겨드랑신경

④ 긴가슴신경

⑤ 더부신경

정답 ④

해설 오목위팔관절 90도 굽힌 상태에서 어깨뼈를 앞으로 미는건(protraction) 주로 앞톱니근(serratus anterior), 큰가슴근(Pectoralis major)과 작은가슴근(Pectoralis minor)이 관여한다. 또한 어깨뼈 아래모서리의 돌출은 주로 앞톱니근의 근력이 부족할 때 나타나는 증상으로 앞톱니근을 지배하는 신경인 긴가슴신경이 정답이다.

2. 위 사례에서 적합한 물리치료 중재로 옳은 것은 무엇인가?

① 맞섬운동

② 푸쉬업플러스운동

③ 오목위팔관절 굽힘운동

④ 가슴 뻗침운동

⑤ 오목위팔관절 벌림운동

정답 ②

해설 근력이 약해진 앞톱니근을 운동시켜야 한다. 푸쉬업플러스는 오목위팔관절 90도 굽힘 상태에서 내밈(protraction)을 하는 동작이므로 정답은 2번이다.

3. 초기 능동적 오목위팔관절 벌림이 불가능하고, 수동적으로 20도 치료사가 환자의 오목위팔관절을 수동적으로 20도 벌린 후, 환자가 능동적으로 벌림이 가능하다면, 무엇을 의심할 수 있는가?

① 어깨세모근 완전파열

② 등세모근 파열

③ 가시위근 힘줄염

④ 가시위근 부분파열

⑤ 가시위근 완전파열

정답 ⑤

해설 가시위근은 초기에 오목위팔관절 벌림의 역할을 수행한다. 그러므로 가시위근이 완전파열되면 수축하지 못해 능동적으로 초기 오목위팔관절 벌림이 불가능하다.

4. 가슴문증후군(thoracic outlet syndrome)과 관련된 구조물로 옳은 것은?

① 목빗근

② 목갈비근

③ 큰가슴근

④ 빗장밑근

⑤ 속갈비사이근

정답 ②

해설 앞목갈비근, 경추 7번 목뼈(C7), 작은가슴근, 흉추 1번(T1) 또는 빗장뼈가 포함된 것 중에서 택해야 한다.

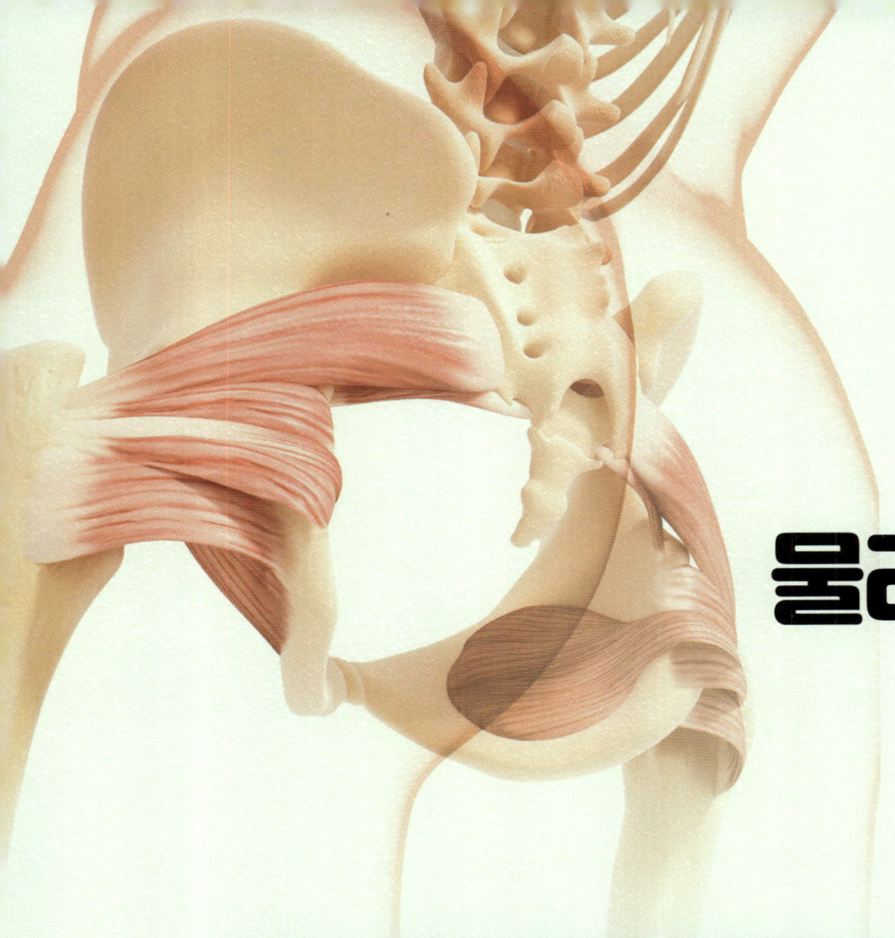

Chapter 7

근육병증 물리치료 중재

학습목표

1. 근육병증의 특성에 대해 설명할 수 있다.
2. 성연관 열성 근이영양증을 분류하여 설명할 수 있다.
3. 보통염색체 우성 근이영양증을 분류하여 설명할 수 있다.
4. 보통염색체 열성 근이영양증을 분류하여 설명할 수 있다.
5. 근이상근육질환을 분류하여 설명할 수 있다.

주요용어

근육병증 Myopathic disorder

뒤시엔느 근이영양증 Duchenne muscular dystrophy, DMD

가우어스징후 Gower's sign

발가락보행 Toe walking

거짓비대 Pseudohypertrophy

베커 근이영양증 Becker muscular dystrophy, BMD

중증근무력증 Myasthenia gravis, MG

선천 근긴장증 Myotonia congenita

선천 근무긴장증 Amyotonia congenita

근육병증(myopathic disorder)은 근육약화, 피로 및 근육뼈대계 기형이 나타나는 질환이다. 그중 근이영양증은 유전적 요인에 의해 진행성 근육약화를 나타내는 퇴행성 근육병증으로 성연관 열성유전, 보통염색체 우성유전, 보통염색체 열성유전으로 분류할 수 있다. 그리고 근이상 근육질환으로는 중증근무력증이 있는데, 만성 자가면역 질환, 신경근육계 질환으로 신경근육이음부(neuromuscular junction)에 있는 아세틸콜린 수용체의 결함으로 발생한다. 이외에도 선천 근긴장증, 선천 근무긴장증 등이 대표적인 질환이다.

7.1 근육병증

1. 임상개요

근육병증은 주로 뼈대근에 영향을 미쳐 다양한 장애를 유발하는 질환으로 근육약화, 피로, 지구력 감소 및 근육뼈대계 기형 등이 대표적 증상이다. 이러한 변화는 환자의 운동성, 자기관리, 독립성에 영향을 주어 장애의 주요 원인이 된다. 많은 근육병증 환자는 근육약화로 인해 심장이나 폐와 같은 다른 조직에 기능부전을 일으키게 된다. 근육질환과 연계된 장애는 근육병증의 특정한 유형, 치료 참여 정도, 진행 속도에 따라 다양한 진행 양상을 나타낸다.

2. 분류

1891년 Erb가 '근이영양증(muscular dystrophy, MD)'이라는 용어를 처음 사용하였는데, 이 용어는 유전적 요인으로 진행성 근육약화가 보이고, 근병리에서 근섬유 괴사 및 재생을 특징으로 하는 퇴행성 근육병증을 말한다. 발병 연령과 침범 부위에 따라 뒤시엔느 근이영양증, 베커 근이영양증, 선천 근이영양증, 팔다리이음 근이영양증, 얼굴어깨위팔 근이영양증 등으로 구분하고 있다(표 7-1). 1980년대 분자생물학의 발달로 근세포막에 존재하는

표 7-1 유전인자에 따른 근이영양증의 분류

성연관 열성유전 (sex-linked recessive inheritance)	보통염색체 우성유전 (autosomal dominant inheritance)	보통염색체 열성유전 (autosomal recessive inheritance)
뒤시엔느 근이영양증 베커 근이영양증	얼굴어깨위팔 근이영양증 어깨종아리 근이영양증 눈 근이영양증 눈인두 근이영양증 먼쪽 근이영양증	팔다리이음 근이영양증 팔이음 근이영양증 다리이음 근이영양증 선천 근이영양증

단백질 및 관련 유전자 연구가 활발하게 진행되면서 근이영양증을 원인 유전자와 단백질에 따라 세분화하여 분류하였고, 명칭도 조금씩 변화되었다.

근이영양증은 중추신경계나 말초신경계 손상 없이 근육 자체 문제에 의해 발생하는 질환으로, 점차적으로 약화가 진행되기에 보통 진행 근이영양증(progressive muscular dystrophy, PMD)이라고 불린다. 'dystrophy'라는 용어는 그리스어 'dys'의 딱딱한 또는 굳은, 'trophe'는 자양, 영양 상태를 의미하는 용어이다. 근육이 지방으로 대치되어 외형상으로는 근육이 커진 것으로 보이지만, 실제로는 근육이 위축되는 유전병으로 계속 진행되는 특징을 가지고 있다.

3. 진단

1) 의학적 진단

(1) 혈청 실험검사

대부분의 근육병증 환자에게는 아미노전달효소(transaminase), 알돌라아제(aldolase)와 크레아틴키나아제(creatine kinase, CK)의 증가가 나타난다. 크레아틴키나아제 촉매 효소는 크레아틴인산에서 고에너지 인산으로 방출되고, 이는 주로 근육에 존재하며 근섬유 손상과 관련된 모든 장애에서 다량 혈청으로 누출되게 된다. 근마이오메신(muscle myomesin) 분획은 골격근에서 특이적으로 나타난다. 크레아틴키나아제 값은 주로 초기 뒤시엔느 근이영양증과 베커 근이영양증 환자에서 정상 값의 50~100배 정도 증가되어 있기 때문에 초기 크레아틴키나아제 값이 정상으로 나타난다면, 뒤시엔느 및 베커 근이영양증 진단에서는 제외시켜야 한다. 이 외에 다른 형태의 근이영양증(에머리-드레이푸스 근이영양증, 팔다리이음 근이영양증, 얼굴어깨위팔 근이영양증, 선천 근이영양증)에서도 크레아틴키나아제가 중등도 정도 증가된 양상이 나타난다. 하지만 모든 이영양증 근육병증 환자는 비가역적 세포죽음의 결과로 근섬유가 점차적으로 상실되고, 크레아틴키나아제 값이 시간이 지나면서 감소되는 양상을 보인다.

혈청 아미노전달효소는 이영양증 근육병증 환자에서 증가한 양상을 보이는데, 이 효소검사는 간질환에서 부적절한 간생검보다 훨씬 즉각적인 정밀진단 방법이다.

(2) 전기진단검사

근육병증 환자는 근전도검사 시 안정 상태에서 섬유자발전위(fibrillation potential)와 양성예파(positive sharp wave)와 함께 짧은 지속시간과 낮은 진폭의 다상활동전위(polyphasic action potential)가 나타나며, 신경전도검사에서는 정상 소견을 보인다.

(3) 근육생검

근육생검을 통한 조직병리학 연구는 질환 과정이 근육병증인지 또는 신경성병증인지에 대한 정보를 제공하게 된다. 어떤 경우에는 이영양증 근육병변 또는 염증성 근육병변 같은 특별한 진단을 할 수도 있다. 파라핀 절편 분석 시, 근육에서의 기본적인 병리적 반응은 섬유 괴사, 중심핵의 재생, 근육섬유 직경의 비정상(위축, 비대, 비정상적 변이와 섬유 크기), 섬유 분리(splitting), 공포(vacuolar) 변화, 염증성 침윤물, 결합조직 증식 등을 포함한다. 이영양증 근육병증은 정상 섬유, 비대 섬유, 퇴행성 섬유, 위축 섬유, 재생 섬유 그리고 결합조직과 지방 증식 등이 나타나는 특징을 가지고 있다.

(4) 분자유전검사

분자유전검사는 다상 중합효소연쇄반응(polymerase chain reaction, PCR)으로 림프구 DNA 중합효소를 이용하여 DNA의 양을 증폭하는 기술이다. 염기 순서가 동일한 유전 물질을 많은 양으로 증폭할 수 있으므로, 인간의 DNA를 증폭시켜 여러 종류의 유전질환을 진단하는 데 사용한다.

2) 물리치료진단

(1) 근육병증의 접근

근육병증 진단 시 가장 중요한 항목은 근육 자체의 질환으로 발생했는지, 아니면 신경 손상이나 다른 질환에 의해 발생한 이차적 질환인지에 대해 감별하는 것이다.

근육병증 접근 시 우선적으로 손상 부위에 따른 근육 자체의 질환인지 또는 신경손상(중추, 말초), 척수 앞뿔세포 손상, 신경근육이음부 손상인지를 확인할 필요가 있다. 그리고 근육병증의 가족력, 발병 시기, 발병 부위, 진행 과정, 전신증상 동반 등의 전체적인 병력에 대한 이해가 필요하다.

(2) 근육병증의 임상 병력

과거의 의학적 병력과 임상 양상에 대한 이해는 근육병증 환자를 예측하는데 많은 도움이 된다. 가장 일반적인 양상은 근육약화, 피로, 지구력 결손 등이다. 근육병증이 소아에 발생했을 때는 늘어진 영아(floppy infant) 또는 저긴장증, 발달이정표(developmental milestones) 지연, 섭식과 호흡의 어려움, 비정상 보행, 잦은 넘어짐, 계단 오르기 어려움, 근육경련(cramp) 또는 경직(stiffness) 등이 나타난다. 십대 또는 성인 후기에 발생한 경우에는 근력 감소 또는 근지구력 감소, 넘어짐, 계단 오르기 어려움, 운동 불내성(exercise intolerance), 특발성 근육약화, 근육경련, 근그룹의 국소 소모(wasting), 호흡 곤란 등이 나타난다.

이러한 양상들이 점점 더 나빠지는지, 유지되는지, 아니면 점점 더 좋아지는 등에 대한 정보를 획득하게 되면 근육병증의 진행을 확인하는데 많은 도움이 된다. 또한 근육약화는 다양한 신경근육계 질환에서 나타나는 증상으로 어느 부위의 근육약화인지를 관찰해야만 신경병증(먼쪽>몸쪽)과 근육병증(몸쪽>먼쪽)을 감별할 수 있다. 이와 같이 진행과 비진행, 몸쪽과 먼쪽뿐만 아니라 대칭과 비대칭, 발병 시기(영아, 소아, 청년, 성인 등), 가족력(성연관 열성, 보통염색체 열성, 보통염색체 우성 등) 등을 정확하게 파악해야 한다(표 7-2).

표 7-2 신경근육계 질환의 임상 양상

	신경병증 (neuropathy)	근육병증 (myopathy)	신경근육이음부 질환 (neuromuscular junction disease)
근육약화	먼쪽>몸쪽	몸쪽>먼쪽	몸쪽>먼쪽
감각 소실	있음	없음	없음
깊은힘줄반사	감소 혹은 상실	초기에는 정상, 말기에는 감소 (아킬레스힘줄반사는 매우 늦게 까지 보존)	연접 후 질환 정상(중증근무력증), 연접 전 질환 감소(람버트-이튼 근무력증, 보툴리누스중독증)
근섬유다발수축	가끔	없음	없음

7.2 성연관 열성 근이영양증

성연관 열성 근이영양증에는 뒤시엔느 근이영양증, 베커 근이영양증, 에머리-드레이푸스 근이영양증이 있는데, 이 중 뒤시엔느 근이영양증이 가장 중증의 증상을 보이며, 발생빈도 또한 가장 높은 편이다. 베커 근이영양증과 에머리-드레이푸스 근이영양증은 상대적으로 경한 증상을 나타낸다.

7.2.1 뒤시엔느 근이영양증

1. 임상개요

뒤시엔느 근이영양증(Duchenne muscular dystrophy, DMD)은 근이영양증 중 약 60%로 가장 발생빈도가 높고, 중증의 증상을 나타낸다. 보통 4~5세 이전에 발병하며, 가장 빈번한 증상과 징후는 발가락보행과 같은 비정상적인 보행, 허리 앞굽음, 몸쪽 근육약화 등이다.

3,500명의 남아 중 1명에서 발병하며, 성연관 열성유전이 진행성으로 나타난다. 일반적으로 성연관 열성유전은 엄마의 X염색체에 의해 남아에게 유전되지만 가족력이 없는 남녀 모두에게 나타날 수도 있다(그림 7.1).

2. 임상증상

초기 특징은 아이의 발걸음이 빨라짐으로 인한 넘어짐, 발목관절 발바닥굽힘으로 인한 발걸림이 있으며, 무릎 잠김 또는 무릎관절 폄근의 약화로 인한 무릎 꺾임 등에 의해 계단을 넘는 것이 어려워진다. 점차적으로 바닥에서 일어나는 것이 어려워지면서 가우어스징후(Gower's sign)가 나타난다. 부모들은 자주 무릎관절 폄근 약화에 적

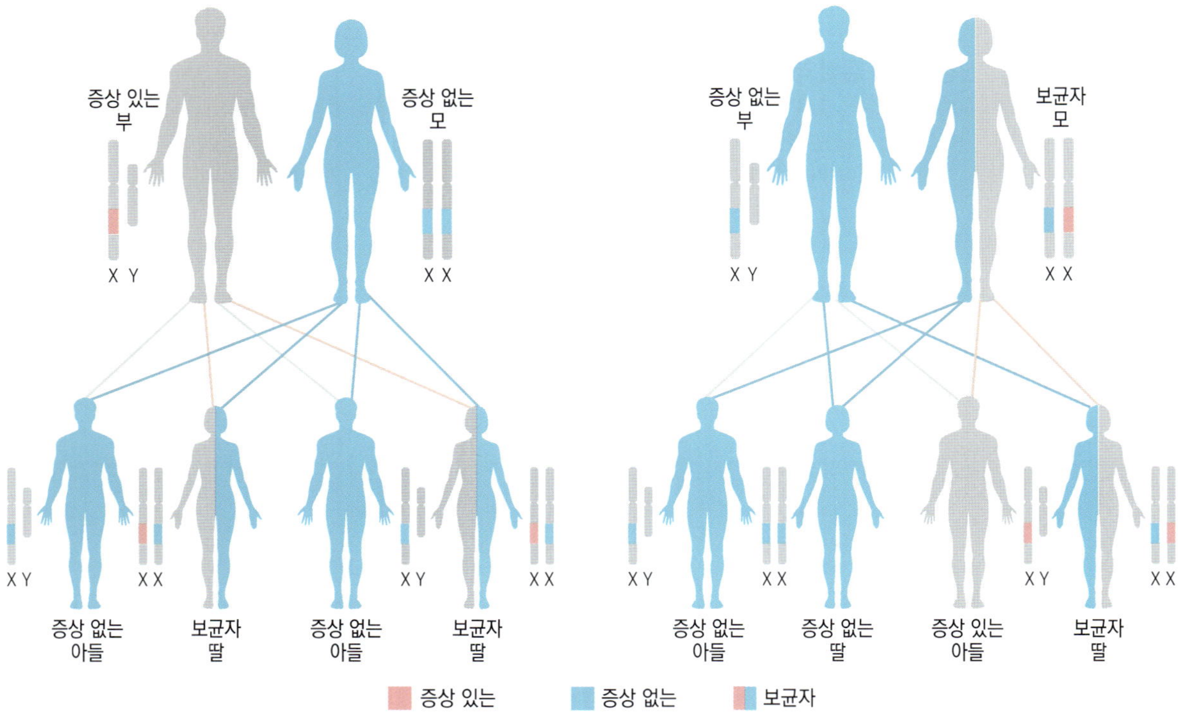

그림 7.1 성연관 열성유전

응하기 위한 대상작용으로 발가락보행(toe walking)을 목격하게 된다. 또한 엉덩관절 폄근의 약화로 인한 허리에서의 앞굽음 자세(lordosis posture)도 관찰된다. 장딴지 근육의 통증이 흔한 증상인데, 특히 장딴지에서 거짓비대(pseudohypertrophy)로 인해 근육비대의 형태가 나타난다.

질환 초기부터 일반적으로 약화가 나타나지만, 몸쪽 부분에서 더 우세하게 발생한다. 골반이음대 약화가 어깨이음대 약화보다 먼저 나타난다. 그리고 발목관절 발등굽힘근이 발바닥굽힘근보다 먼저, 발목관절 가쪽번짐근이 안쪽번짐근보다 먼저, 무릎관절 폄근이 굽힘근보다 먼저, 엉덩관절 폄근이 굽힘근보다 먼저, 엉덩관절 벌림근이 모음근보다 먼저 점차적으로 약화가 진행된다. 초기에 골반이음대 약화가 나타나는데, 특히 큰볼기근 약화가 나타나면 대상작용으로 머리와 어깨가 골반 뒤로 이동하게 되어 척주앞굽음증이 증가하고, 넙다리네갈래근 약화로 발가락보행이 나타난다. 또한 오리걸음(waddling gait)뿐만 아니라 앉아 있을 때 허리 앞굽이가 사라지는 형태가 나타난다. 결국에는 눈, 인두, 얼굴 및 호흡근육 등으로 광범위한 약화가 진행된다(그림 7.2).

관절구축은 13세 이상된 거의 대부분의 뒤시엔느 근이영양증 환자에서 찾아볼 수 있다. 가장 흔한 구축은 발목관절 발바닥굽힘, 무릎관절 굽힘, 엉덩관절 굽힘, 엉덩정강근막띠 긴장, 팔꿉관절 굽힘, 손목관절 굽힘 등이다. 엉덩정강근막띠,

Box 7-1 뒤시엔느 근이영양증의 초기 임상증상

- 발가락보행(아이가 발끝으로 걷기 시작)
- 정상 장딴지 근육보다 더 큼(거짓비대)
- 오리 형태의 보행
- 달리거나 계단 오르기가 불가능
- 바닥에서 일어날 때 특이한 방법 사용(가우어스징후)

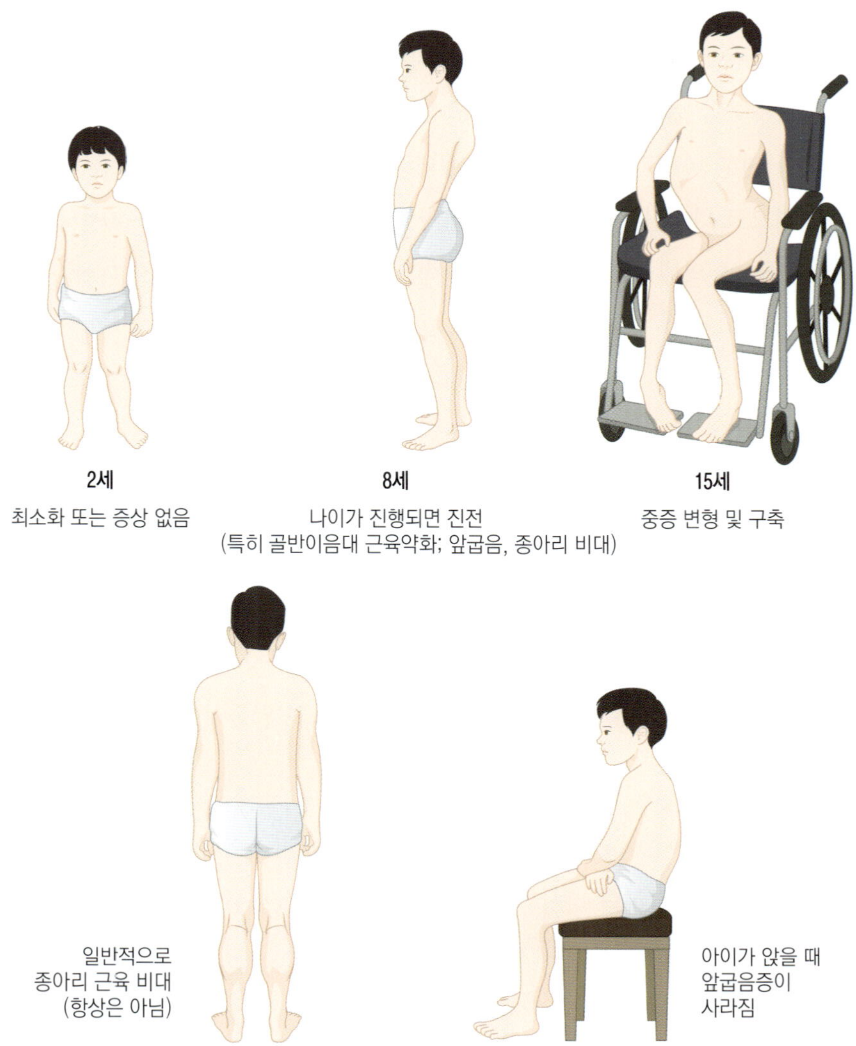

그림 7.2 뒤시엔느 근이영양증의 진행 과정

엉덩관절 굽힘근, 아킬레스힘줄에서의 약한 짧아짐은 6세 이전에 뒤시엔느 근이영양증 환자에게서 흔히 나타난다. 환자에서 다리 구축이 나타나게 되면, 휠체어 의존의 시작이라는 신호로 볼 수 있다.

척주옆굽음증의 유발은 나이와 관련이 있다. 환자의 50%에서는 12~15세 사이에 후천적으로 척주옆굽음증이 발생하는데, 이는 청소년기의 급격한 성장 증가와 관련이 있다. 보통 13세 이전에 독립보행이 불가능해진다.

호흡 기능에서 절대 강제폐활량(forced vital capacity, FVC) 용량은 뒤시엔느 근이영양증 발병 초기 10년 동안은 증가하다가, 다음 10년의 초기에는 안정기를 유지하게 되고, 그 이후 뒤시엔느 근이영양증 환자의 나이가 10~20세 사이에서 예측 강제폐활량이 명백한 감소가 나타난다. 최대 정적 기도내압(최대 들숨압력과 최대 날숨압력 모두)은 뒤시엔느 근이영양증 환자에서 제한성 폐손상의 지표인데 5~10세 사이에 손상된 값을 확인할 수 있다.

심장근육병증(cardiomyopathy)은 일반적으로 10세 이후에 처음 발견되고, 18세 이후의 환자에서 대부분 병증을 확인할 수 있다. 심장초음파검사는 뒤시엔느 근이영양증 환자의 진단 예측은 물론, 심장근육병증의 발생을 폭넓게 확인할 수 있다. 수축기 기능부전의 시작은 단기적 예후가 좋지 않음을 심장초음파검사를 통해 알 수 있다. 심장근육 손상은 병의 진행 마지막까지 조용히 진행되면서 나타나기에 운동성 호흡곤란의 원인이 되고, 이차적으로는 신체활동 결핍으로 나타난다. 뒤시엔느 근이영양증 환자의 사망 원인 중 40~50%는 울혈심장기능상실(congestive heart failure)에 의해 나타나며, 심장근육병증의 합병증은 심실딴곳증(ventricular ectopy)과 갑작스런 죽음으로 알려져 있다.

3. 진단

1) 의학적 진단

(1) 혈청실험검사

크레아틴키나아제 값은 주로 초기 뒤시엔느 근이영양증 환자에서 정상 값의 50~100배 정도 증가되어 나타나다가 질환이 진행되면서 크레아틴키나아제 값이 감소되는 양상을 보인다. 이는 비가역적 세포죽음의 결과로 근섬유의 진행성 상실 때문이다. 또한 아미노전달효소와 알돌라아제는 증가하는 양상을 보인다.

(2) 전기진단검사

근전도검사 시 안정 상태에서 섬유자발전위(fibrillation potential)와 양성예파(positive sharp wave)와 함께 짧은 지속시간과 낮은 진폭의 다상활동전위(polyphasic action potential)가 나타나며, 신경전도검사에서는 정상 소견을 보인다.

(3) 근육생검

조직병리학 검사에서 정상 섬유, 비대 섬유, 퇴행성 섬유, 위축 섬유, 재생 섬유 그리고 결합조직과 지방증식 등의 특징이 나타난다.

(4) 분자유전 검사

다상 중합효소연쇄반응(polymerase chain reaction, PCR)으로 DNA 분석을 통해 X염색체 결함을 확인한다.

2) 물리치료진단

(1) 기능 척도: Brooks척도와 Vignos척도

Brooks척도와 Vignos척도는 질병 중증도 등급을 평가하는 일반적인 기능 척도이다. 두 척도 모두는 뒤시엔느 근이영양증 기능을 평가하기 위해 만들어졌고, 지금은 신경근육질환자에게 널리 사용되고 있다. Brooks척도는 팔 기능을 평가하기 위해 고안된 척도로 1등급에서 6등급으로 구성되어 있고, Vignos척도는 다리 기능을 평가하기 위한 척도로 1등급에서 10등급으로 구성되어 있다(표 7-3).

표 7-3 Brooks척도와 Vignos척도의 비교

Brooks척도

등급	기능
1	환자는 팔을 옆쪽에서 시작하여 머리 위로 닿을 때까지 원을 그리며 팔을 벌림할 수 있음
2	팔꿈치를 구부리거나(움직임 둘레를 줄임) 보조 근육을 사용하여 머리 위로 팔을 들어 올릴 수 있음
3	머리 위로 손을 들 수는 없지만, 236mL 컵의 물을 입으로 들어 올릴 수는 있음
4	손을 입으로 가져갈 수는 있지만, 236mL 컵의 물을 입으로 들어 올릴 수는 없음
5	손을 입으로 가져갈 수는 없지만, 손으로 펜을 잡거나 테이블에서 동전을 줍는 것은 가능함
6	손을 입으로 가져갈 수 없고, 손의 기능을 사용할 수도 없음

Vignos척도

등급	기능
1	보조 없이 평지 보행 및 계단 보행 가능
2	보조 없이 평지 보행 가능하고 난간이 있으면 계단 보행 가능
3	보조 없이 평지 보행 가능하고 난간이 있으면 천천히 계단 보행 가능(8개의 표준 스텝에서 25초 이상)
4	보조 없이 평지 보행 가능 및 의자에서 일어날 수 있으나 계단 보행은 불가능
5	보조 없이 평지 보행 가능하나 의자에서 일어나기와 계단 보행은 불가능
6	보조자가 있어야 평지 보행 가능하거나 또는 긴다리보조기 착용하여 독립적 보행 가능
7	긴다리보조기 착용하여 독립적 보행 가능하나 균형을 위해 보조가 요구됨
8	긴다리보조기 착용하여 서기 가능하나 보조가 있어도 보행 불가능
9	휠체어에 국한된 생활
10	침대에 국한된 생활

(2) 가우어스징후

가우어스징후(Gower's sign)는 골반과 몸쪽 다리의 근육약화를 보상하기 위해 바닥에 누운자세나 앉은자세에서 일어나기 위해 사용되는 움직임 양상이다(그림 7.3). 뒤시엔느 근이영양증 환자가 누운자세나 앉은자세에서 일어나려면, 먼저 팔꿈치와 무릎을 엎드린자세로 만든 후, 팔꿈치와 무릎을 펴면서 몸을 들어 올리게 된다. 그리고 손과 발을 점차적으로 모아 다리 위로 몸의 무게중심(center of gravity, COG)을 이동

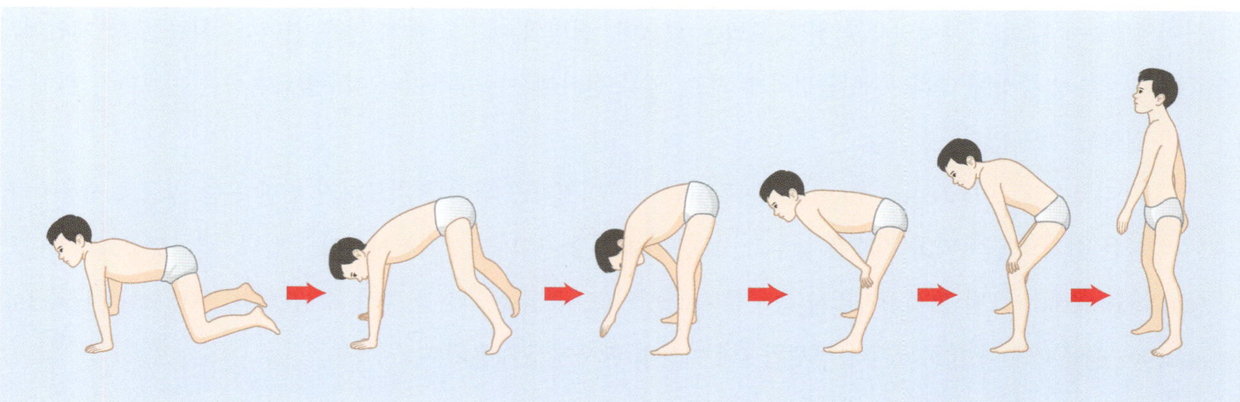

그림 7.3 가우어스징후

하게 된다. 이 시점에서 환자는 한 번에 한 손씩 다리를 지지하며 기어 올라가게 손을 위치시키면서 점차적으로 직립자세를 만들면서 일어나게 된다.

(3) 메이언징후

메이언징후(Meryon's sign)는 환자를 앉히거나 바로세운자세에서 환자의 겨드랑이에 치료사의 손을 넣고 들어 올렸을 때, 팔이음부 근육약화가 있을 경우, 팔이 들리면서 위로 올라가는 증상을 말한다(그림 7.4).

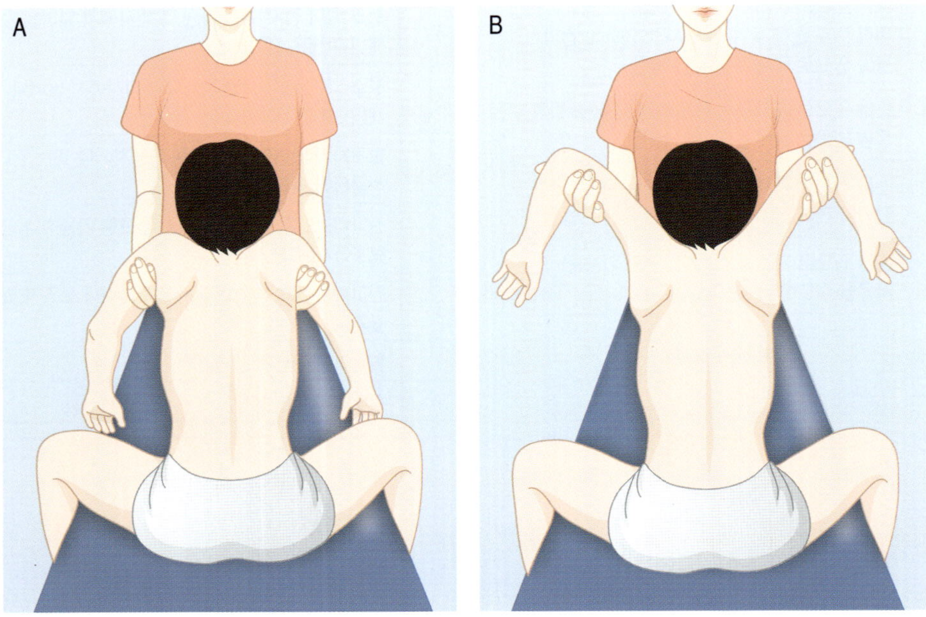

그림 7.4 메이언징후. A: 시작 자세, B: 양성반응

4. 중재

1) 의학적 중재

근이영양증에 대한 근본적인 의학적 치료법은 없으며, 질병의 예후도 좋지 않은 편이다. 치료는 각 개인에게 존재하는 특정 증상에 따라 목표를 정하게 되고, 일부 환자에서는 구축이나 척주옆굽음증을 치료하기 위해 수술이 권장될 수도 있다.

코르티코스테로이드(corticosteroid)는 뒤시엔느 근이영양증 환자를 치료하기 위한 표준 치료로 사용된다. 이 약물은 환자의 근육약화 진행을 늦추고, 보행 장애를 2~3년 정도 지연시키기도 한다. 글루코코르티코이드(glucocorticoid) 요법은 세포자멸사 속도를 감소시키고, 근섬유 괴사를 늦출 수 있으며, 프레드니손(prednisone)은 근육 기능이 저하되거나 정체된 4세 이상의 환자에게 사용된다.

2) 물리치료 중재

(1) 물리적인자치료

① 열치료

구축 방지 및 예방을 위하여 열치료를 사용할 수 있다. 이러한 열치료 효과를 극대화시키기 위해서는 뻗침 자세에서 지속적으로 적용하는 것이 좋다.

② 전기치료

근육약화 예방과 기능적 활동 유지 및 향상을 목적으로 신경근전기자극치료(neuromuscular electrical stimulation, NMES)와 기능적전기자극치료(functional electrical stimulation, FES)를 사용한다. 전기자극이 들어오는 동안, 환자가 전기자극에 맞추어 수의적 운동에 직접 참여하는 것이 근육 수축에 더욱 효과적이다. 근육질환자에게는 피로가 나타나지 않는 범위 내에서 전기자극을 수행해야 한다.

(2) 운동치료

① 근력강화운동

뒤시엔느 근이영양증 환자의 초기 약화는 엉덩관절 폄근, 무릎관절 폄근, 발목관절 발등굽힘근과 같은 편심성 활동의 역할을 수행하는 근육에서 나타난다. 그뿐만 아니라 다리 근육은 팔 근육보다 역학적 부하를 더 많이 받게 되고, 팔 근육보다 먼저 약화가 진행된다. 일반적으로 뒤시엔느 근이영양증과 급속진행 근이영양증 환자는 최대하(submaximal) 근력강화운동을 추천한다. 가장 집중해야 할 것은 점진적 저항운동을 사용하는 지루한 치료법의 사용은 피하면서, 아동의 일상생활에 효과적으로 통합되는 운동법을 사용해야 한다는 것이다. 여가 활동과 수중 치료 활동을 통합하는 것이 아마도 청소년기 전 아동에게 가장 효과적인 접근 방식일 것이다. 근력 증가는 지구력 및 운동성 증가와 같이 더욱 기능적 상태로 변화되도록 수행되어야 한다.

② 유산소운동

유산소운동은 심폐계 및 근육계에 유익한 훈련 자극을 제공하기에 충분하다. 연료의 무산소 대사가 주요 에너지원인 임계값 미만의 리드미컬한 장기간 활동 운동이다. 뒤시엔느 근이영양증 환자는 정상인과 달리 휴식 시 높은 심박수와 함께 낮은 심혈관 효율 및 말초 산소포화도가 나타난다. 최근 연구에서 유산소 보행 프로그램을 가정에서 수행하였을 때, 과로로 인한 약화 또는 과도한 피로 없이 유산소 효율 향상이 보고되었다. 그뿐만 아니라, 수중 운동치료와 같은 변화된 운동 접근은 중증 환자에게 유용하게 사용될 수 있는 유산소운동이다.

③ 뻗침운동

구축은 관절, 근육 또는 연부조직 제한으로 완전한 수동 및 능동관절운동범위의 제한을 보이는 것이다.

구축은 근육의 내재적 · 구조적 변화와 근육에 기인해 구축을 일으키는 외재적 요인의 결합에 의해 발생한다. 근이영양증 환자는 일반적으로 섬유증과 지방 침착의 위험성이 높으므로, 구축의 위험성 또한 높은 편이다. 이러한 구축을 치료하는 대표적인 방법에는 뻗침운동, 보조기 및 외과적 수술 등이 있다.

근이영양증 환자의 뻗침운동 시 근육 손상을 최소화하기 위해 정상 관절운동범위 내에서 실시해야 한다. 이러한 환자의 단축은 근력의 상대적 약화에 의한 대상작용으로 인해 일어나기 때문에 단축 쪽은 뻗침운동을, 약화된 쪽은 강화운동을 동시에 실시해야 한다.

일반적으로 엉덩관절 굽힘구축, 무릎관절 굽힘구축, 발목관절 발바닥굽힘 구축이 많이 일어나며, 엉덩관절 굽힘구축의 회복을 위해서는 엉덩허리근 뻗침운동과 큰볼기근 강화운동을 동시에 실시한다. 그리고 야간에는 보조기를 착용하는 것이 효과적이다.

④ 호흡운동

근이영양증 환자의 진행성 근육약화와 피로는 제한성 폐질환, 저환기, 고탄산혈증과 호흡부전을 야기한다. 호흡근에서의 탄성 부하 증가는 가슴벽 경직, 기도 분비물, 기침 기전의 비효율성에 의해 나타난다. 이는 무기폐와 기도 저항의 증가를 야기할 수도 있다.

말기 근이영양증 환자에게 가로막과 목빗근 근육의 약화가 나타난다. 초기부터 들숨 저항운동과 간헐적 환기보조운동을 실시하는 것이 말기에 나타나는 호흡기계 합병증을 늦출 수 있다. 들숨 저항운동은 가슴우리 확장 시 가슴우리에 치료사가 저항을 적용하거나, 탄력밴드나 타월을 이용하여 환자 스스로 저항운동을 적용할 수도 있다. 이때 너무 강한 저항에 의한 가슴우리 확장의 지속적 고정은 피해야 한다.

호흡 기능이 약해지면 기침 기능도 현저히 감소한다. 이러한 기침 기능 감소는 객담을 스스로 배출할 수 없게 하여 기관지 합병증을 초래할 수 있기 때문에 체위배담법을 이용한 배액도 훈련해야 한다.

7.2.2 베커 근이영양증

1. 임상개요

베커 근이영양증(Becker muscular dystrophy, BMD)은 뒤시엔느 근이영양증과 유사한 근육약화의 양상을 보이는 성연관 열성유전으로 대부분 남성에서 호발하고, 병의 발병이 늦게 발생하며 느리게 진행되는 특성을 보인다. 일반적으로 10~20대 초반에 발병이 시작되고, 대부분 40대 중반이면 사망에 이르게 된다.

2. 임상증상

초기 증상은 운동 중 경련 및 체력감소가 나타나며, 근육약화는 엉덩관절 폄근, 무릎관절 폄근, 목 굽힘근에서 나타나며 점차적으로 약화가 진행되면서 배가 앞으로 나온 형태에서 발가락보행으로 이어지게 된다. 또한 보행의 디딤기 시 무릎 굽힘이 감소하고, 오리걸음(waddling gait)이 나타난다.

뒤시엔느 근이영양증과 비교했을 때, 가장 큰 차이점은 십대 후반에서도 걸을 수 있다는 것이다. 십대 후반과 20대가 되면 일반적으로 휠체어를 사용하지만, 일부 환자는 40대 이후까지 이동이 가능할 수도 있다. 베커 근이영양증은 발병 초기에 구축이 나타나지 않는 것이 특징이지만, 이동이 불가능한 베커 근이영양증 환자는 꿈치들린휜발(equinus), 무릎관절 굽힘구축, 엉덩관절 굽힘구축이 나타난다.

심장근육에도 영향을 주게 되어 숨이 차고, 폐에 체액이 축적되며, 발과 다리에 부종이 발생할 수 있다. 확장성 심근병증은 베커 근이영양증 환자의 가장 흔한 사망 원인으로, 환자의 75%에서 심전도(electrocardiograph, ECG) 결과, 비정상이 관찰된다.

7.3 보통염색체 우성 근이영양증

7.3.1 얼굴어깨위팔 근이영양증

1. 임상개요

얼굴어깨위팔 근이영양증(facioscapulohumeral muscular dystrophy, FSHD)은 얼굴과 팔이음부 근육에 우선적으로 영향을 주며, 천천히 진행되는 이영양증 근육병증이다. 증상은 일반적으로 20세 이전에 나타나지만, 유아기 또는 성인기에 시작되기도 한다. 얼굴어깨위팔 근이영양증의 가장 큰 특징은 비교적 느리게 진행되는 보통염색체 우성 유전질환이다. 비교적 비슷한 수의 남성과 여성에서 발병하고, 추정 유병률은 10만 명당 4~10명이다(그림 7.5).

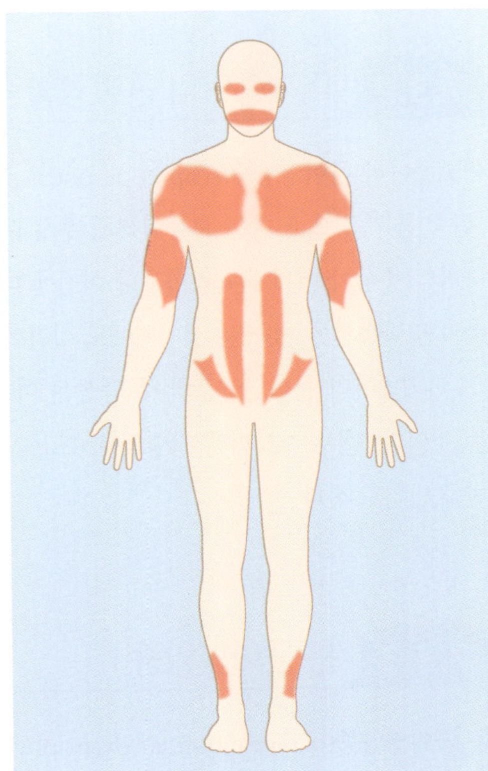

그림 7.5 얼굴어깨위팔 근이영양증의 발생부위

2. 임상증상

얼굴어깨위팔 근이영양증을 구별하는 임상적 특징은 일차적으로 눈둘레근, 입둘레근, 광대근과 같은 얼굴근육의 약화이다. 환자에게서 빈번하게 표정 없는 얼굴(expressionless face)이 나타난다. 매우 초기 단계에서는 강한 눈꺼풀 감기를 할 때, 검사자의 저항에 쉽게 견딜 수 있다. 그러나 일반적으로 환자들은 속눈썹 감추기, 입술 오므리기, 웃기, 빨대 사용, 휘파람 불기를 점점 어려워한다. 하지만 깨물근, 관자근, 바깥눈근육 및 목구멍 근육에는 침범되지 않는다. 팔이음대에서 어깨뼈는 일반적으로 앞톱니근, 마름근, 넓은등근, 아래등세모근의 약화로 인해 위쪽과 가쪽으로 전위된다. 어깨뼈의 위쪽 가장자리는 등세모근에 의해 올라가는데, 거짓 가성비대 모양이 보여진다. 뒤쪽에서 보게 되면, 어깨뼈의 안쪽 가장자리는 뒤쪽과 가쪽 날개(winging)로 나타나며, 다른 근이영양증과는 다르게 일반적으로 비대칭성을 보인다.

일반적으로 어깨관절 벌림근과 가쪽돌림근이 침범되지만, 몇몇 경우에 어깨뼈가 안정되어 있다면, 어깨세모근의 근력은 유지된다. 팔꿉관절 굽힘근과 폄근은 일반적으로 침범이 되어 약화가 나타난다. 다리에서는 엉덩관절 주위의 몸쪽 근육 침범으로 트렌델렌버그보행(Trendelenburg gait)이 후기 단계에서 발생한다. 그러나 발목관절 발등굽힘근의 약화는 초기에 발현하여 발처짐(foot drop)이 나타날 수도 있다. 얼굴어깨위팔 근이영양증 환자의 20%는 전동 휠체어나 스쿠터에 의존하게 된다.

얼굴어깨위팔 근이영양증 환자에게 구축은 비교적 잘 나타나지 않는다. 척주옆굽음증을 가진 얼굴어깨위팔 근이영양증 환자는 경한 또는 비진행성 커브를 보인다. 드물지만 엉덩관절 폄근의 약화로 인한 척주앞굽음증이 중증 또는 진행성인 과도한 척주앞굽음증으로 나타나기도 한다. 특히 조기 발병의 경우, 얼굴어깨위팔 근이영양증이 있는 일부 개인에게는 청력손상과 망막 혈관병증이 나타나기도 한다.

7.3.2 어깨종아리 근이영양증

어깨종아리 근이영양증(scapuloperoneal muscular dystrophy)은 아래 다리와 어깨뼈 주위의 근육약화 및 소모(위축)를 특징으로 하는 보통염색체 우성 유전질환으로 일부 환자에서는 안면 근육에 영향을 받기도 한다. 보통 다리의 증상이 어깨 근육약화보다 이전에 나타나는 경우가 많고, 진행은 대체적으로 느린 경향을 가지고 있으며, 빠르면 아동기에, 늦게는 성인기에도 질환이 발병한다.

어깨종아리 근이영양증의 주 증상은 어깨뼈 주위 근육과 무릎 아래다리에 국한된 근육약화와 소모가 나타나는 것이다. 대부분 느리게 진행되며, 드물기는 하지만 어깨근육이 먼저 침범을 받게 되면, 안면근육은 경미한 침범을 받기도 한다.

7.3.3 눈 근이영양증

눈 근이영양증(ocular muscular dystrophy)은 매우 드문 질환으로, 전반적으로 느리게 진행되며, 주로 십대에서 발병한다. 주로 이마근과 눈둘레근에 침범하게 되지만, 바깥눈근육이 침범되면 눈 운동 제한, 복시, 눈꺼풀처짐 등이 나타난다. 이외에도 환자의 50%에서 연하장애가 나타나며, 흔히 팔이음대가 침범되고, 후기에는 골반까지 침범된다.

7.3.4 눈인두 근이영양증

눈인두 근이영양증(oculopharyngeal muscular dystrophy, OPMD)은 40~60세 사이 성인기에 발병하는 희귀 유전성 근육장애로, 출생 시에 눈인두 근이영양증을 유발하는 결함 유전자가 존재하지만, 일반적으로 성인이 될 때까지 나타나지 않는다. 보통염색체 우성 또는 열성으로 유전될 수 있지만, 보통염색체 우성유전에서 더 많이 나타난다.

눈인두 근이영양증은 눈 주위, 인후 그리고 덜 일반적이지만 위팔과 위다리를 포함하는 어깨와 골반의 특정 근육에 나타나는 점진적 약화가 특징이다. 가장 흔한 초기 증상은 눈꺼풀처짐(ptosis)과 연하장애이다. 눈꺼풀이 동공 위로 쳐져 시력을 방해하는 눈꺼풀처짐은 시각장애를 유발시킬 수도 있다. 결과적으로 영향을 받은 환자는 대상작용으로 머리를 뒤로 기울이게 되고, 양쪽 눈에 모두 영향을 받게 된다. 결국 눈 주위 다른 근육이 점차적으로 약해질 수 있으며, 때때로 복시(diplopia)가 발생하기도 한다(그림 7.6).

연하장애를 가진 환자는 음식이 목구멍에 걸린 것처럼 느낄 수 있다. 연하장애가 심각해지면 음식이나 액체를 폐로 흡인하여 폐의 염증이나 감염 같은 흡인성 폐렴을 유발하기도 한다.

질환이 진행됨에 따라 몸쪽 근육에서 근육약화와 위축이 발생한다. 몸쪽 근육은 어깨, 골반, 위팔, 위다리와 같은 몸의 중심에 가장 가까운 근육이고, 먼쪽 근육은 아래팔과 손, 아래다리와 발 주위 근육이다. 근육약화는 몸쪽 근육에서 먼쪽 근육으로 진행되어 나타난다.

다리 근육약화는 눈꺼풀이나 목 근육약화의 중증도와 연계성 없이 질병 초기 또는 이후에 발생할 수 있다. 다리 근육약화가 심한 경우에 무릎 꿇기, 계단 오르기, 쪼그리고 앉기 및 보행 능력에 영향을 주게 되며, 일부 환자는 결국 휠체어에 의존하게 된다.

이외 부가적 증상으로 혀의 약화와 위축, 팔의 몸쪽 약화와 위축, 상향응시 제한, 발성장애(dysphonia), 그 외 안면근육 약화가 발생할 수 있다.

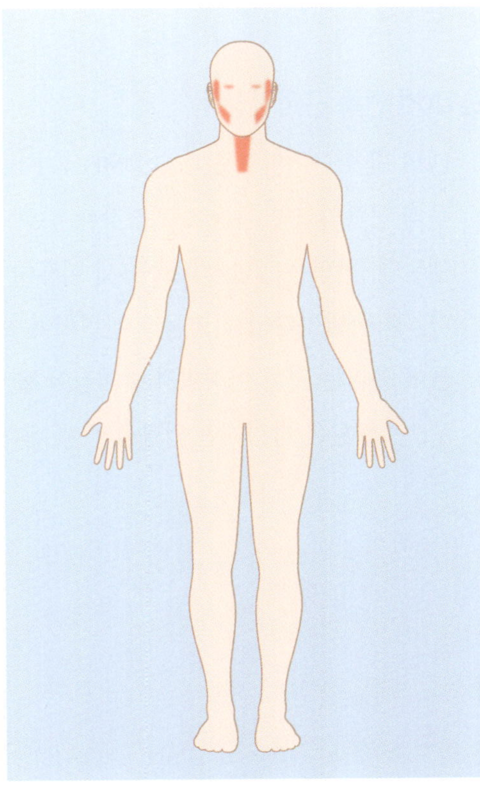

그림 7.6 눈인두 근이영양증의 발생부위

7.3.5 먼쪽 근이영양증

1. 임상개요

먼쪽 근이영양증(distal muscular dystrophy, DMD)은 먼쪽 수의근의 근육약화와 소모(위축)를 특징으로 하는 진행성 보통염색체 우성유전질환이다. 대부분이 성인기에 발생하며, 천천히 진행되는 특징을 가지고 있다(그림 7.7).

2. 분류

1) Welander 먼쪽 근이영양증

Welander 먼쪽 근이영양증(Welander DMD) 형태는 대부분 40세 이상에서 나타나며, 주로 손과 발의 내재근과 긴폄근, 손가락과 발가락의 폄근에 영향을 주게 된다. 근육약화와 퇴행은 경증에서 중증까지 다양하게 나타난다. 근육약화의 진행은 느리고, 손 근육이 먼저 침범을 받으며, 나중에 다리 근육이 침범을 받게 된다. 이 질환은 스웨덴과 핀란드에서 높은 빈도로 발생한다.

2) Udd 먼쪽 근이영양증

Udd 먼쪽 근이영양증(Udd DMD = Tibial DMD) 형태는 발목의 근육약화가 특징으로 정강뼈 주위 근육으로 약화가 진행된다. 발병은 일반적으로 35세 이후이며, 진행속도가 느리다. 결국 발가락의 긴폄근과 관련되어 보행 시 발 앞부분을 들어 올리는 것이 어려워져 발처짐이 발생한다. 대부분의 경우, 이 질환은 다리에만 영향을 주게 된다.

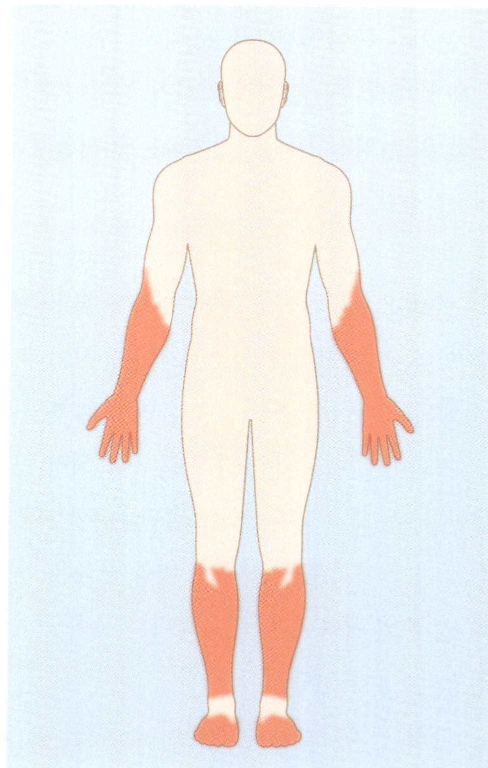

그림 7.7 먼쪽 근이영양증의 발생부위

7.4 보통염색체 열성 근이영양증

7.4.1 팔다리이음 근이영양증

1. 임상개요

팔다리이음 근이영양증(limb-girdle muscular dystrophy, LGMD)은 보통염색체 열성 또는 우성형질로 유전되는 질환으로 보통염색체 열성유전의 사례가 90% 정도 나타난다. 팔다리이음 근이영양증은 엉덩관절과 어깨 부위의 수의근 근육약화와 소모(위축)가 특징인 희귀 진행성 유전질환이다(그림 7.8). 진행성 근육약화와 위축이 점차적으로 신체의 다른 근육으로 퍼져나간다.

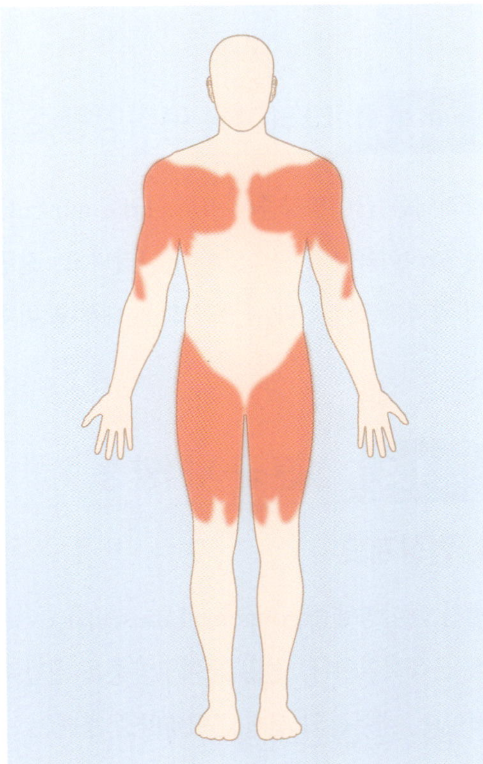

그림 7.8 팔다리이음 근이영양증의 발생부위

2. 임상증상

팔다리이음 근이영양증의 주요 증상은 엉덩관절과 어깨 부위 몸쪽 근육약화와 소모(위축)가 점진적으로 나타난다. 몸쪽 근육은 어깨, 골반, 팔다리의 몸 중심 가까운 곳에 있는 근육이다. 근육약화는 몸쪽 근육에서 먼쪽 근육에 점차적으로 영향을 미친다. 먼쪽 근육은 몸의 중심부에서 많이 떨어진 근육으로 아래팔, 아래 다리, 손과 발의 근육을 포함한다.

근육약화는 일반적으로 골반과 엉덩 부위의 근육에 먼저 영향을 미치며, 이러한 영향으로 앉은 자세에서 일어서거나 계단을 올라가는 것이 어려워진다. 엉덩이와 위쪽 다리의 약화는 독특한 오리걸음으로 나타나기도 한다. 결국, 근육약화는 위팔과 어깨관절(팔이음부 영역)에 영향을 미치게 된다. 결과적으로 영향을 받은 환자는 머리 위로 팔을 올리거나 무거운 물건을 들기 어려워지며, 이러한 약화가 지속되면 근육통 및 관절 통증을 유발하게 된다.

이외에도 척추에 비정상적 척추옆굽음증과 척주앞굽음증 및 영향을 받은 부위에 움직임 제한 및 변형이 나타나는데 특히, 관절 구축과 장딴지 근육에서의 근육 비대가 나타난다.

특정 형태의 팔다리이음 근이영양증은 심근병증으로 알려져 있는 심장 근육약화를 보인다. 심근병증은 혈액을 펌핑해주는 심장의 능력 손상, 피로, 심장 차단, 불규칙한 심장박동, 심부전과 같은 진행성 상태로 나타나게 된다. 그리고 호흡계 근육 손상으로 연하장애, 조음장애, 호흡곤란 등을 유발할 수 있다.

7.4.2 팔이음 근이영양증

팔이음 근이영양증(shoulder girdle muscular dystrophy)은 근육병증 중에서도 흔하지 않은 유형이다. 임상증상으로 등세모근, 앞톱니근, 마름근과 같은 팔이음부의 근육약화가 초기에 나타나지만, 다리이음부의 약화는 발병 수년 동안 나타나지 않는다. 또한 장딴지근의 비대가 일부 환자에게서 나타나지만, 심장 침범 및 지능 저하는 일반적이지 않으며, 보통 40세 이전에 사망한다.

7.4.3 다리이음 근이영양증

다리이음 근이영양증(pelvic girdle muscular dystrophy)은 초기에 엉덩허리근, 넙다리네갈래근, 큰볼기근과 같은 다리이음부의 근육약화가 나타나고, 진행되면서 팔이음부(어깨세모근), 손목과 손가락 관절의 굽힘근과 폄근의 약화가 진행된다. 근육약화는 대부분 비대칭성으로 나타난다.

7.4.4 선천 근이영양증

1. 임상개요

선천 근이영양증(congenital muscular dystrophy, CMD)은 출생 시(선천성) 또는 유아기 초기에 발생하는 유전적 근육질환이다. 선천 근이영양증은 일반적으로 '늘어진 아이(floppy baby)'라고도 하는 근육긴장 감소가 특징적이다. 대부분의 선천 근이영양증 형태는 보통염색체 열성유전으로 나타난다(그림 7.9).

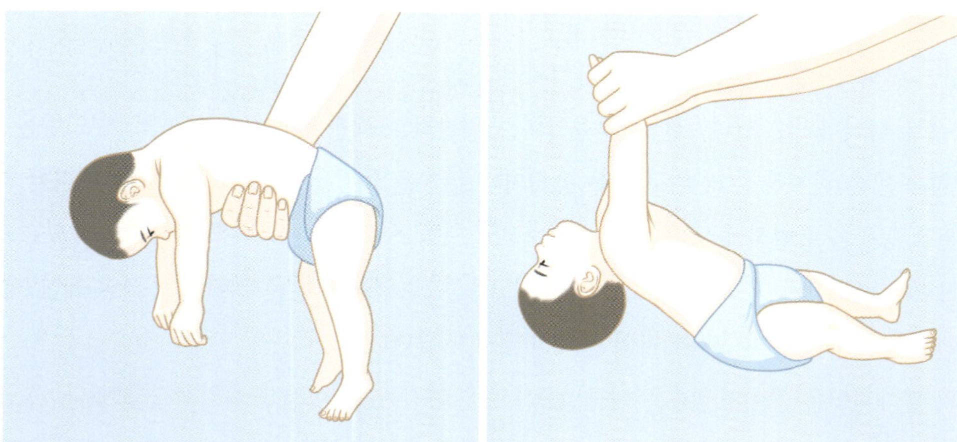

그림 7.9 선천 근이영양증의 늘어진 아이

2. 임상증상

임상증상은 늘어진 아이라고 하는 저긴장증의 특징을 가지고 있다. 진행성으로 근육약화와 위축 및 영향을 받은 부위의 근섬유 조직이 두꺼워지거나 짧아지는 비정상적 관절 고정에 의해 변형과 구축이 나타난다. 초기 구축은 꿈치바깥들린휜발(equinovarus) 변형, 무릎관절 굽힘구축, 엉덩관절 굽힘구축, 손목관절 굽힘근과 긴손가락굽힘근의 경직이 나타난다. 구축은 시간이 지나면서 점차적으로 지속적 정적자세와 적절한 수동관절운동범위가 어려워지게 된다. 그리고 도움 없이 앉기나 서기와 같은 발달이정표의 지연이 나타난다. 경우에 따라 연하장애 및 호흡기 합병증이 발생하며, 일부 선천 근이영양증에서는 구조적 뇌 결함 및 잠재적 지적장애가 유발될 수도 있다.

7.5 근이상 근육질환

7.5.1 중증근무력증

1. 임상개요

1) 정의

중증근무력증(myasthenia gravis, MG)은 그리스어 mys(근육)와 astheneia(약화), 라틴어 gravis(심각한)에서 유래되어 '심각한 근육약화'를 의미한다. 만성 자가면역질환, 신경근육계 질환으로 신경의 흥분성을 근육에 전달시키는 신경근이음부(neuromuscular junction)에 있는 아세틸콜린 수용체의 결함으로 인해 발생한다. 이 질환은 반복적 · 지속적 · 수의적인 근육 활동을 하게 되면, 근육 피로를 일으켜, 더 이상 수축을 못하게 되면서 근육약화가 나타나게 된다. 지속적인 운동 시에 쉽게 회복되지 않으며, 휴식을 해야만이 부분적으로 회복되는 특징을 가지고 있다. 이 질병은 남녀 모두에서 침범하고, 여자는 40세 이하, 남자는 60세 이상에서 많이 발생하지만, 아동을 포함한 모든 연령대에서도 발생한다.

2. 병태생리

이 질환은 신경과 근육 사이의 정상적 소통을 하도록 하는 신경근이음부 손상으로 나타나며, 근육에 대한 신경 자극의 전달오류가 발생하게 된다. 신경전달물질은 신경세포가 정보를 전달하기 위해 사용하는 전달물질이다. 보통 전기신호나 임펄스가 운동신경을 따라 이동할 때, 신경종말은 아세틸콜린이라는 근육 수용체 영역에 결합하는 신경전달물질을 방출한다. 아세틸콜린이 수용체에 결합하게 되면, 근육이 활성화되어 근육 수축이 일어난다.

근육약화는 신경근이음부에서 아세틸콜린 수용체를 항체가 차단, 변경 또는 파괴해 근육 수축을 막게 되어 나타난다. 이는 아세틸콜린 수용체의 항체에 의해 가장 빈번하게 발생하지만, 근육-특이 키나아제단백질과 같은 다른 형태의 단백질도 신경근이음부의 전달을 방해할 수 있다(그림 7.10).

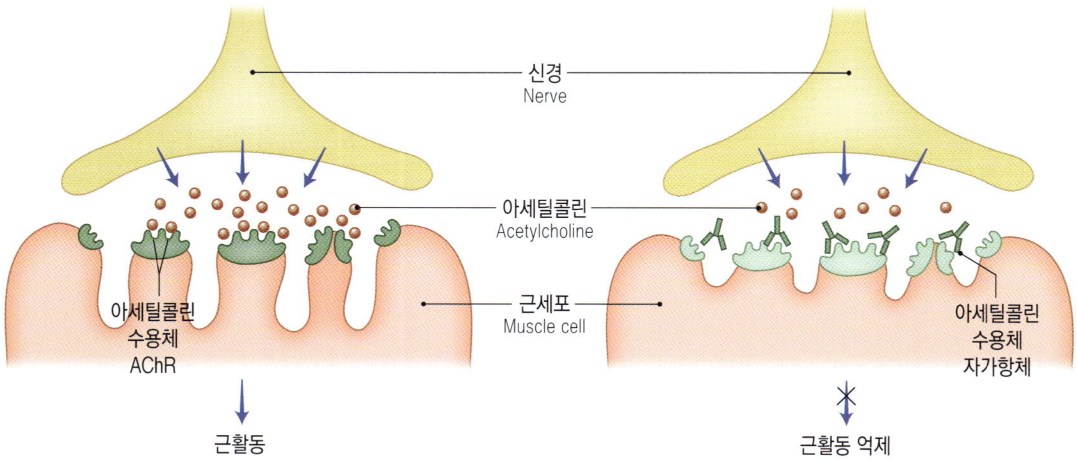

그림 7.10 중증근무력증의 발생기전(자가항체 차단)

3. 임상증상

중증근무력증에 의한 근육약화는 근육을 사용함에 따라 증상이 더 나빠진다. 이 증상은 휴식을 취하면 개선되기 때문에 근육약화가 나타났다가 사라지게 된다. 하지만 이런 증상은 시간이 지남에 따라 진행되는 경향이 있어 일반적으로 질병 발병 후 몇 년 이내에 가장 악화된다. 보통 아침에는 증상이 경미하다가 시간이 지나면 증상이 심해지고, 잠을 자거나 쉬면 다시 일시적으로 호전되는 특징을 가지고 있다.

중증근무력증은 자발적으로 조절되는 모든 근육에 영향을 미칠 수 있지만, 특정 근육 그룹이 다른 근육 그룹보다 더 영향을 받게 된다.

1) 눈 근육

중증근무력증 환자의 절반 이상에서 첫 징후와 증상이 한쪽 또는 양쪽 눈꺼풀처짐, 수평 또는 수직의 복시인데, 복시는 한쪽 눈을 감으면 개선되거나 사라지게 된다. 이러한 눈 증상은 밝은 환경에서 TV를 보거나 독서를 할 때 더 악화되는 경향이 있다(그림 7.11).

2) 얼굴과 목 근육

중증근무력증 환자의 약 15%에서 첫 번째 증상은 얼굴 및 목 근육과 관련되어 있다. 말하기 장애, 연하장애, 저작기능 감소 및 표정 변화 등이 나타난다.

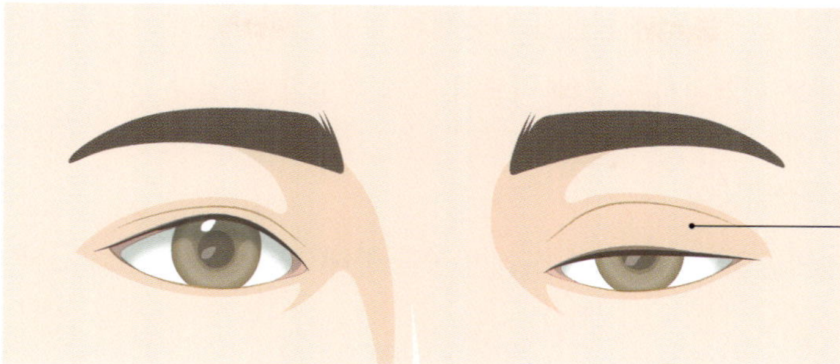

그림 7.11 중증근무력증의 눈증상

말하기 장애는 말이 느리고 흐릿해지며, 비음이 많이 나타나게 된다. 연하장애는 삼키기를 시도한 후 일부 음식이 입에 남기도 하고 음식과 액체 등이 목으로 내려가지 않고 코로 역류하기도 한다. 저작기능에서는 음식을 씹기 어려워지는데, 특히 질긴 섬유질 음식을 씹게 되면 더욱 피로감이 증가되는 양상을 보인다. 그리고 표정근육과 씹기 근육의 약화로 인해 입을 다물지 못하게 되고, 미소를 지을 때 '으르렁(snarl)' 거리는 표정이 나타나며, 눈꺼풀처짐과 표정근 약화는 졸리거나 슬픈 표정으로 보이기도 한다.

3) 목과 팔다리 근육

중증근무력증은 목과 팔다리 근육에 영향을 주는데, 다리 근육약화는 걷는 방식에 영향을 주게 되고, 목 근육약화는 머리 들기를 어렵게 만든다.

4) 기타

호흡과 관련된 근육도 영향을 받을 수 있는데, 이러한 증상이 첫 번째로 나타나는 경우는 드물며, 대부분 수개월에서 수년에 걸쳐 발생한다. 호흡근 마비가 발생하면 생명을 유지하기 위한 보조 환기 장치가 필요하다.

4. 진단

1) 의학적 진단

(1) 에드로포늄검사

에드로포늄검사(edrophonium test)는 중증근무력증 환자의 약화를 잠시 완화하기 위해 염화 에드로포늄 주사를 사용한다. 이 약물은 아세틸콜린 분해를 차단하고 일시적으로 신경근이음부에서 아세틸콜린 수치를 증가시키게 된다. 일반적으로 안구 근육 약화를 검사하는데 많이 사용된다.

(2) 혈액검사

중증근무력증 환자의 대부분은 아세틸콜린 수용체의 항체 수치가 비정상적으로 상승하게 된다. 항-MuSK

항체라고 하는 두 번째 항체는 아세틸콜린 수용체의 항체가 없는 중증근무력증 환자의 약 절반에서 발견되는 항체이다. 이 항체는 혈액검사를 통해 비교적 쉽게 검출할 수 있다.

(3) 컴퓨터단층촬영, 자기공명영상

컴퓨터단층촬영과 자기공명영상의 흉부 진단 영상을 통해 가슴샘종(thymoma)을 진단할 수 있다.

2) 물리치료진단

물리치료진단을 위해 전기진단(electrodiagnostics)을 이용한 근무력 반응검사를 사용한다. 이 검사는 반복 신경자극검사를 포함하는 진단 검사이며, 작은 펄스를 이용해 신경을 반복적으로 자극하여 특정 근육을 피로하게 만든 후, 정상 근육과 비교했을 때 중증근무력증의 근육 섬유와 기타 신경근 장애는 반복적 전기자극에 잘 반응하지 않는 것으로 나타난다(그림 7.12). 중증근무력증의 가장 민감한 검사로 간주되는 단일섬유 근전도(electromyography, EMG)는 손상된 신경-근육전도를 탐지한다. 단일섬유근전도는 다른 검사를 통해 이상 증상을 찾지 못했을 때, 경미한 중증근무력증을 진단하는 데, 많은 도움이 되는 검사이다(그림 7.13).

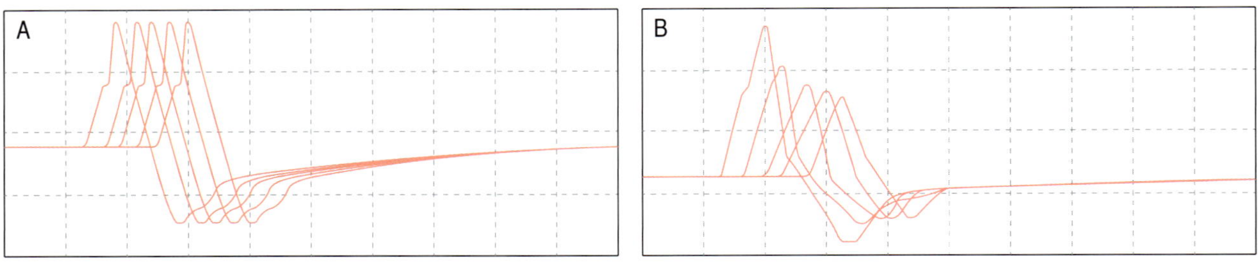

그림 7.12 반복신경자극검사. A: 정상 소견, B: 중증근무력증 소견

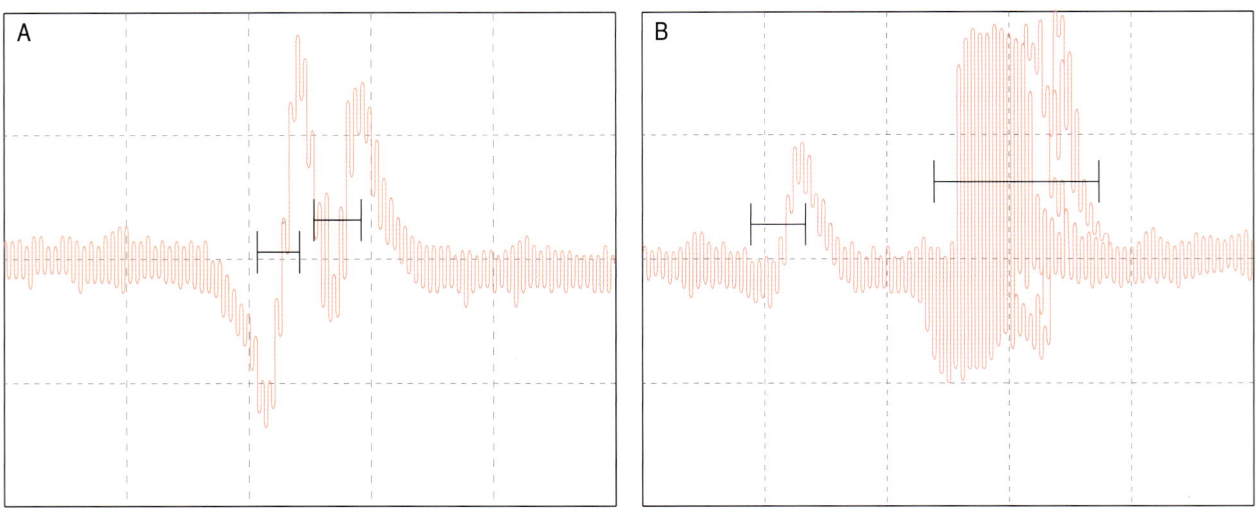

그림 7.13 단일섬유근전도검사. A: 정상 소견, B: 중증근무력증 환자의 증가된 진동 소견

5. 중재

1) 의학적 중재

(1) 의학적 관리

질병의 병태생리를 기반으로 한 2개의 치료방법이 있다. 첫 번째는 아세틸콜린에스트라제 억제제를 사용하여 시냅스 후 수용체와 결합할 수 있는 아세틸콜린 양을 늘리는 것이고, 두 번째는 항체에 의한 아세틸콜린 수용체 결합을 감소시켜 면역억제제를 사용하는 것이다.

(2) 수술적 관리

가슴샘은 중증근무력증 환자에서 아세틸콜린 수용체의 항체 생산을 유도하는데 중요한 역할을 한다. 종양이 있는 경우, 전체 가슴샘절제술을 통해 샘을 제거하는 것이 면역억제제를 사용하는 것과 같은 증상 호전을 보였다.

2) 물리치료 중재

중증근무력증 환자의 중재는 피로를 줄이고, 삶의 질을 향상시키는데 도움을 주어야 한다. 효과적인 신경재활 프로그램은 신체 변형을 예방하고, 이차적 의학적 동반 질환을 최소화할 수 있어야 한다.

저강도에서 중강도의 신체 활동과 신체 훈련이 권장되며, 고강도 신체 활동은 근육약화를 증가시키므로 피해야 한다. 중증근무력증 환자의 신체 활동과 휴식 사이에서 최적의 균형을 찾는 것이 가장 중요하다. 능동적 신체 훈련으로 약화된 부분을 치료하는 것은 거의 불가능하다.

신체운동은 중증근무력증 환자가 잘 견디는 제한된 훈련 강도로 조절되어야 한다. 유산소운동, 호흡 근육 훈련 및 가벼운 근력강화 훈련은 치료사의 지도하에 실시되어야 한다.

- 균형 전략훈련: 균형을 개선하고 낙상 위험을 감소시키며, 감각 운동계의 자극을 통해 안뜰기능을 향상시키는데 효율적이다.
- 점진적 저항 훈련: 다양한 생리학적 변화를 야기시키며, 최대근력과 기능적 능력을 증가시킨다.
- 호흡근 훈련: 특히 중등도 일상생활활동 장애를 가진 환자의 피로 약화와 호흡부전 관리에 효과적이다.

7.5.2 선천 근긴장증

1. 임상개요

선천 근긴장증(myotonia congenita)은 뼈대근 근섬유막의 이상으로 인해 자극에 대한 비정상적 과흥분성을 유발하는 희귀 유전질환이다. 질환을 가진 환자는 근긴장증, 경축 및 이와 관련된 증상으로 수축 후 이완의 어려움을 나타낸다. 이러한 증상은 휴식 후, 특정 근육을 움직이려고 할 때 발생하는 경향이 있다. 주먹 쥔 손의 이완, 눈을 완전 감은 후 눈뜨기, 의자에서 일어나기, 걷기 또는 달리기 시작, 계단 오르기, 밤에 침대에서 일어나기에서 어려움이 발생한다. 또한 많은 환자에서 비정상적 근비대가 나타나면서 '헤라클레스' 또는 '보디빌더와 같은 모습'을 보이는 것이 특징이다.

2. 분류

1) 톰슨병

톰슨병(Thomsen disease)은 보통염색체 우성형질로 유전되는데, 근긴장증, 근육 경축, 비정상적 근비대와 같은 증상 및 소견이 유아기부터 2~3세까지 명백하게 나타난다. 많은 환자에서 눈꺼풀, 손, 다리 근육이 가장 많이 손상을 받게 된다. 걷기 또는 달리기 시작, 침대나 의자에서 일어나기, 주먹 쥔 손의 이완 시 어려움이 나타난다. 또한 일부 환자는 얼굴, 몸통 또는 다른 부위에서의 근육 연축(spasm)이 나타난다. 이러한 근긴장 증상이 안구를 조절하는 바깥눈근육에 발생하면 복시 또는 사시를 유발시킬 수 있고, 목구멍 근육에 발생하면 장시간의 침묵 후 씹기, 삼키기, 말하기 등을 시도할 때 어려움을 겪게 된다.

2) 베커병

베커병(Becker disease)은 상염색체 열성형질로 유전되는데, 근긴장증, 근육 경축, 비정상적 근비대와 같은 소견이 4~12세에 가장 흔히 발생한다. 증상은 거의 진행되지 않고 일정하게 유지되는 경향이 있다. 근긴장증이 처음에 다리 근육에서 나타나고 이후에 팔, 몸통, 얼굴 근육으로 진행되어 나타난다. 비정상적 근비대는 일반적으로 베커형에서 더 현저하게 나타나므로 더 뚜렷한 '보디빌더와 같은 모습'을 초래하며, 근육약화와 위축도 나타난다.

7.5.3 선천 근무긴장증

선천 근무긴장증(amyotonia congenita)은 오펜하임병(Oppenheim's disease), 선천 무긴장거짓마비(congenital atonic pseudoparalysis)라고도 불린다. 영아에서 관찰되고 척수신경의 지배를 받는 근육에서만 근긴장도가 없는 것이 특징이다. 영아기에 심한 근긴장저하는 일반적으로 '늘어진 아이 증후군(floppy baby syndrome)'으로 알려져 있다. 초기 영아기에 근긴장저하를 인식하는 것은 비교적 간단하지만, 근본 원인을 진단하는 것에는 어려움이 있으며 가장 두드러진 특징은 뼈대근의 저발달과 저긴장이다.

근긴장저하로 인해 관절이 약해져 있고, 인대에는 지속적 이완이 나타나며, 이로 인해 팔다리에 다양한 변형이 발생한다. 종아리 근육에 많이 침범되고, 이외에도 등 근육 발달이 저하되어 머리를 들지 못하거나 똑바로 앉지 못할 수 있다. 깊은힘줄반사에 감소 또는 소실이 나타나고, 정상 근육의 강한 수축을 할 수는 없지만 신경손상으로 인한 이완성 마비와는 다른 양상을 보인다.

7.5.4 근긴장이영양증

1. 임상개요

근긴장이영양증(myotonic dystrophy, MD)은 성인기에 시작되는 가장 흔한 형태의 근이영양증이다. 이 질환은 진행성 근육약화와 소모가 특징으로 이 질환을 가진 환자는 장시간 근육 수축(근긴장)이 나타나게 되고, 수축 이후 특정 근육을 이완할 수 없게 된다. 또한 어눌한 말을 하거나 일시적으로 턱을 닫을 수 없게 된다. 그리고 수정체가 혼탁해지는 백내장 및 심장 박동을 제어하는 전기신호의 이상으로 심장전도 결함 등의 증상이 나타난다. 이 증상은 모든 연령에서 발생할 수 있지만, 주로 20~30대에 빈번하게 발생한다.

2. 분류

1) 근긴장이영양증 1형

근긴장이영양증 1형(myotonic dystrophy type 1, MD1)은 스타이너트병(Steinert disease)이라고도 하며, DMPK(dystrophia myotonica protein kinase)라고 하는 19번 염색체 유전자가 다른 유전자인 SIX5의 조절 영역 가깝게 위치하여 비정상적으로 확장된 부분을 포함할 때 발생한다. 근육약화는 신체 중심에서 가장 멀리 떨어진 근육인 아래 다리, 손, 목 그리고 얼굴에서 나타난다. 위장관의 불수의근에 영향을 주게 되며, 연하장애, 변비, 담석 발생 및 여성의 경우, 자궁근육의 비정상적 활동으로 인해 임신과 분만에 합병증을 초래한다. 가장 흔한 근긴장이영양증 1형의 경우, 청소년기와 젊은 성인기에 발병하여 먼쪽 근육의 약화가 나타나고, 점차적으로 다른 근육의 약화로 진행되는 양상을 보인다. 근긴장이영양증 1형이 청소년기보다 이전에 발생하는 경우(선천성 발병 및 아동기 발병)는 성인 발병 유형과는 진행되는 방식에서 상당한 차이를 보인다. 아동기 발병 유형은 신체장애보다는 지적장애, 주의력 결핍, 실행기능 장애, 불안장애 및 기분장애와 같은 인지 및 행동 이상이 특징적으로 나타난다.

2) 근긴장이영양증 2형

근긴장이영양증 2형(myotonic dystrophy type 2, MD2)은 몸쪽 근긴장근육병증(proximal myotonic myopathy, PROMM)이라고도 하며, ZNF9(zinc finger protein 9)이라고 하는 3번 염색체 유전자 부분이 비정상적으로 확장되어 발생한다. 근긴장이영양증 2형은 어린 시절에 거의 발생하지 않으며, 1형보다는 가벼운 양상을 보이지만, 징후와 증상은 중복된다. 근육약화는 주로 목, 어깨, 팔꿈치 및 엉덩이와 같은 신체 중심에 가까운 근육에서 나타난다(그림 7.14).

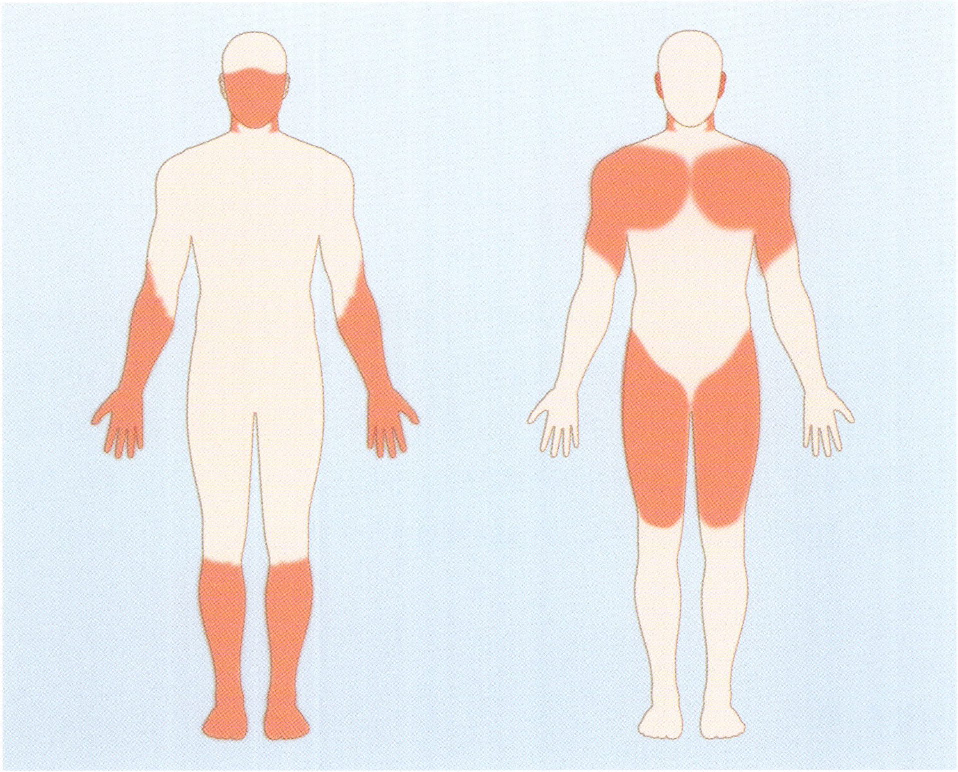

그림 7.14 근긴장이영양증의 발생부위

7.5.5 선천 근긴장이영양증

선천 근긴장이영양증(contenital myotonic dystrophy)은 근긴장이영양증 1형에서만 관찰된다. 가장 대표적인 특징은 근긴장저하(hypotonia)뿐만 아니라 호흡기 관련 질환이 흔하게 발생하며, 신생아기의 주요 사망 원인이 된다. 기계를 통한 환기가 환자의 70~80% 이상에서 필요하며, 얼굴과 목의 근육약화로 인해 빨기와 삼키기가 어려워진다. 선천 근긴장이영양증 환자의 사망률은 15~20% 정도이며 인지, 언어, 청각 및 시각장애 등이 동반되어 나타난다. 그리고 발과 다리가 휘는 휜발(clubfoot)을 가지고 태어나기도 하는데, 이는 태아기 동안의 다리와 발의 비정상적 근육 발달에 의한 것일 가능성이 높다.

연습문제

[1~2] 다음의 사례를 읽고 아래 각 문항에 대해 가장 적절한 답을 하나씩 고르시오.

- 인적사항: 김OO, 남자, 12세
- 주호소: 계단 올라가기가 어렵고, 잦은 넘어짐, 근육약화와 피로가 심하게 나타남
- 물리치료검사:
  - 가우어스징후: 양성반응
  - Vignos 척도: 3등급
  - 이동: 독립적 보행가능, 보행 시 머리와 어깨가 골반 뒤로 이동되어 척추앞굽음증 증가, 오리걸음이 나타남

1. 위 사례로 예측할 수 있는 질환은?

① 중증근무력증
② 선천 근긴장증
③ 진행 근위축증
④ 선천 근무긴장증
⑤ 진행 근이영양증

정답 ⑤

해설 진행 근이영양증
- 근육약화와 피로가 나타나는 대표적 질환
- 골반과 다리 근육약화로 가우어스징후가 나타남
- 골반이음대 근육약화로 보행 시 머리와 어깨가 골반 뒤로 이동되어 척주앞굽음의 증가가 나타남

2. 위 사례 환자에게 적용할 수 있는 물리치료 중재는?

① 볼기근과 장딴지근 강화운동
② 앞정강근과 엉덩허리근 강화운동
③ 넙다리두갈래근과 볼기근 뻗침운동
④ 넙다리근막긴장근과 볼기근 강화운동
⑤ 엉덩허리근과 넙다리근막긴장근 뻗침운동

정답 ⑤

해설 진행 근이영양증은 엉덩관절 굽힘, 무릎관절 굽힘, 발목관절 발바닥 굽힘 구축 및 넙다리막긴장근 긴장 증가가 나타나 엉덩허리근, 넙다리두갈래근, 장딴지근, 넙다리근막긴장근에 대한 뻗침운동이 필요하다.
그리고 엉덩관절 폄근, 무릎관절 폄근, 발목관절 발등굽힘근의 약화가 일어나 볼기근, 앞정강근 강화운동이 필요하다.

3. 다음에서 설명하는 질환은?

- 보통 아침에는 증상이 경미하다가 시간이 지나면 증상이 심해짐
- 얼굴근육이 침범되어 오래 눈뜨기가 어렵고 고개를 유지하기 어려움
- 근육 피로가 잦은 증상과 더불어 음식을 삼키기 힘들어 사래가 잘 걸림

① 프리드리히병
② 중증근무력증
③ 다발성경화증
④ 선천 근무긴장증
⑤ 근위축가쪽경화증

정답 ②

해설 중증근무력증

- 만성 자가면역질환
- 신경근육계 질환
- 신경의 흥분성을 근육에 전달시키는 신경근육이음부에 있는 아세틸콜린 수용체의 결함으로 발생
- 반복적이고 지속적인 수의적 근육 활동을 하게 되면 근육의 근피로를 일으키며, 더 이상 수축을 못하게 되어 근육약화가 나타남
- 지속적 운동 시 쉽게 회복되지 않으며, 휴식을 해야만이 부분적으로 회복되는 특징
- 환자의 절반 이상에서 한쪽 또는 양쪽 눈꺼풀처짐, 복시가 나타남
- 환자의 약 15%에서 첫 번째 증상이 얼굴 및 목 근육과 관련되어 말하기 장애, 연하장애, 저작기능 감소, 표정의 변화가 나타남

4. 다음에서 설명하는 질환은?

- 뼈대근 근섬유막에 이상이 생겨 자극에 대해 비정상적 과흥분성을 유발하는 희귀 유전질환
- 근육의 수축 후 이완의 어려움
- 비정상적인 근비대가 나타나 보디빌더와 같은 모습이 특징임

① 소아마비
② 선천 근긴장증
③ 중증근무력증
④ 선천 근무긴장증
⑤ 진행 근이영양증

정답 ②

해설 선천 근긴장증

- 뼈대근 근섬유막에 이상이 생겨 자극에 대해 비정상적 과흥분성을 유발하는 희귀 유전질환
- 근긴장증, 경축 및 이와 관련 증상으로 수축 후 이완의 어려움이 나타남
- 휴식 후 특정 근육을 움직이려 할 때 발생하는 경향(주먹 쥔 손의 이완, 눈을 완전 감은 후 눈뜨기, 의자에서 일어나기, 걷기 또는 달리기 시작, 계단 오르기, 밤에 침대에 서 일어나기에서 어려움)
- 비정상적 근비대가 나타나 '헤라클레스' 또는 '보디빌더'와 같은 모습을 보이는 것이 특징

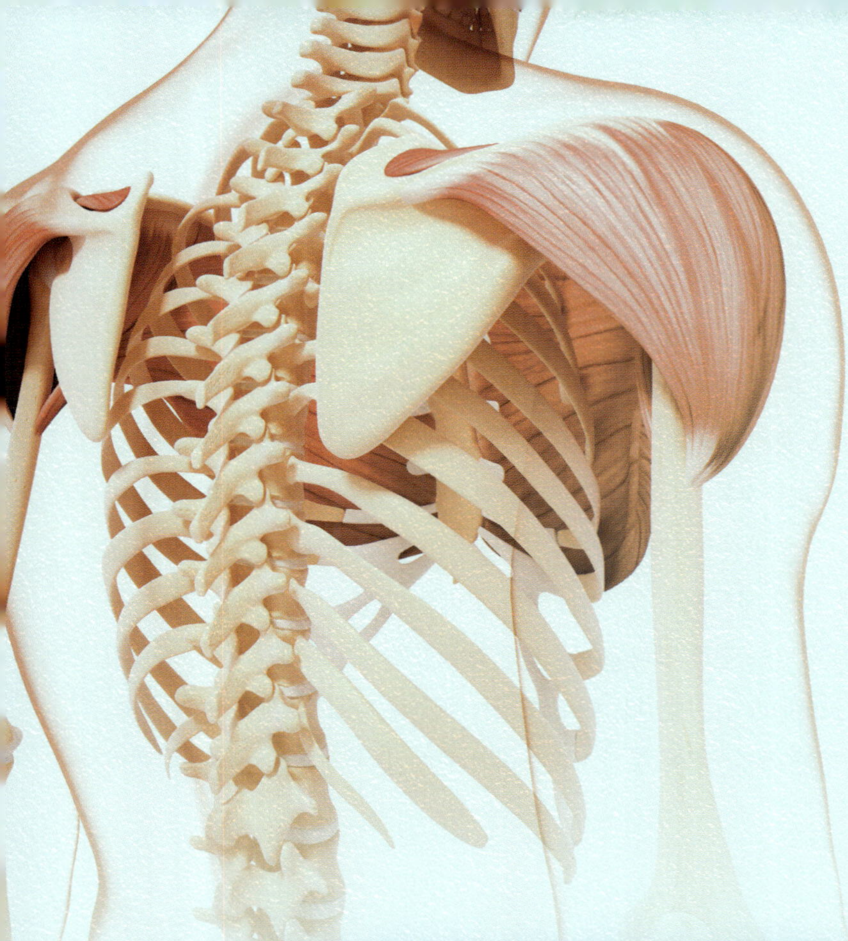

Chapter 8

척추질환

학습목표

1. 외상성 척추질환의 임상개요, 병태생리 및 진단과 중재에 대해 설명할 수 있다.
2. 염증성 척추질환의 임상개요, 병태생리 및 진단과 중재에 대해 설명할 수 있다.
3. 척추굽이 변형에 의한 척추질환의 임상개요, 병태생리 및 진단과 중재에 대해 설명할 수 있다.
4. 기타 척추질환의 임상개요, 병태생리 및 진단과 중재에 대해 설명할 수 있다.

주요용어

추간판탈출증 Herniated Nucleus Pulposus, HNP; Herniated Intervertebral Disc, HID; Herniated Disc Disease, HDD

채찍질손상 Whiplash injury

허리삠 Lumbar sprain

척추분리증 Spondylolysis

척추전방전위증 Spondylolisthesis

강직성 척추염 Ankylosing spondylitis

척추옆굽음증 Scoliosis

척추후관절증후군 Facet syndrome

척추관협착증 Spinal stenosis

꼬리뼈통증 Coccygodynia

사람이 살아가면서 일생에 85% 이상 경험하게 되는 근골격계의 대표적인 질환은 요통(low back pain)일 것이다. 척추는 상체를 지지하는 동시에 체중의 무게를 골반과 다리에 골고루 전달해 주는 기능뿐만 아니라, 가슴우리와 연결되어 심장과 폐를 둘러싸면서 보호하는 역할을 수행한다. 기립보행을 하는 인간에게 있어 척추는 중심기둥으로써 중력에 대항하여 하중에 의한 스트레스에 노출되게 되며, 중요한 운동축으로써 다양한 형태의 동작을 조절하는 역할을 하게 된다. 따라서 척추에는 외상성 척추질환, 염증성 척추질환, 척추굽이 변형에 의한 척추질환뿐만 아니라 다양한 형태의 척추질환이 나타나게 된다. 일반적으로 척추질환은 근골격계 기능장애에 의한 증상으로 표현된다. 척추에 다양한 형태로 나타나는 통증은 마치 계기판의 경고등이 차가 정비를 받아야 하는 것에 대한 신호를 보내는 것처럼 운동계가 제대로 작동하지 못한다는 것을 알려주는 중요한 생물학적 방어체계가 된다. 통증이란 기능부전 연속에 있어 티핑포인트(tipping point)라 할 수 있다. 이 장에서는 척추의 대표적 질환인 외상성 척추질환, 염증성 척추질환 및 척추굽이 변형에 의한 척추질환을 중심으로 병리적 변화 및 특성뿐만 아니라 물리치료적 중재방법 등에 대해 논의하고자 한다.

8.1 외상성 척추질환 중재

8.1.1 추간판탈출증

1. 임상개요

1) 정의

추간판탈출증 또는 척추사이원반탈출증은 Herniated Nucleus Pulposus(HNP), Herniated Intervertebral Disc(HID), Herniated Disc Disease(HDD) 등의 임상적으로 다양한 표현 방법을 제시하고 있다.

추간판탈출증은 척추사이원반의 퇴행성 변화에 의해 섬유테두리(annulus fibrosis)의 안쪽 또는 가쪽섬유의 파열로 속질핵(nucleus pulposus)의 일부 혹은 전부가 돌출 또는 탈출되어 척수의 경질막이나 신경뿌리를 직·간접적으로 자극하여 통증이나 감각이상 및 근육약화 등을 일으키는 질환이다. 생역학적 관점에서 기립보행을 하는 인간의 척추는 상체를 지지하는 동시에 중력에 대한 체중부하(weight bearing)를 골반과 다리에 전달해 주는 역할을 수행한다. 이와 같이 척추는 상당히 모순된 관절 중 하나라고 할 수 있다.

중추신경계 영역인 척수(spinal cord)를 보호하고 인체의 기둥으로써 역할을 수행해야 하기 때문에 견고(rigidity)해야만 하고, 다른 관점에서 척추는 인체의 중심으로 일상생활활동 및 보행 등에 일차적인 운동축으로써 역할을 수행해야 하기 때문에 유연(flexibility)해야만 한다. 척추는 견고함과 유연함을 동시에 만족해야 하기 때문에 수많은 뼈, 관절, 인대, 근육들이 척추운동에 집합적으로 연관되는 복잡한 영역 중 하나이다.

2) 원인

(1) 추간판의 구조 및 기능

척추사이원반은 척추뼈몸통 사이에서 완충작용을 수행하는 구조물로써, 위목뼈 관절(C0–C1–C2)을 제외한 모든 척추에 위치하며, 전체 척추몸통 길이의 약 25%를 차지한다.

기능학적 관점의 운동학적 측면과 체중부하적 측면에서 척추사이원반과 돌기사이관절의 역할은 규정되어 있다. 정상적인 척추 형태를 기준으로 척추사이원반이 70%, 돌기사이관절이 30%의 체중부하를 담당하고, 운동학적 움직임의 비율은 돌기사이관절이 70%, 척추사이원반이 30%를 차지하게 된다.

(2) 척추퇴행의 병리적 원인

기능적 척추단위(functional spine unit, FSU)의 관점에서 척추는 삼중관절복합체(three joint complex), 즉 1개의 척추사이원반(disc)과 2개의 돌기사이관절(facet joint; apophysial joint)이 상호작용의 삼각대를 형성하고 있으며, 삼중관절복합체의 불균형은 다양한 척추질환의 원인을 제공한다(그림 8.1).

삼중관절복합체의 불균형으로 척추퇴행이 시작되는데, 수축성 구조물과 비수축성 구조물의 불균형, 반복적인 미세손상 등과 같은 요인에 의해 나타나기 시작하며, 이러한 원인에 의해 기능적 척추단위의 운동학적 불균형과 하중의 불균형이 지속적으로 반복된다. 이는 척추관절 주변의 연골 파괴(cartilage defect), 척추사이구멍의 협소(intervertebral foramen narrowing), 위축(intervertebral disc atrophy) 등과 같은 퇴행의 마지막 단계를 거치게 된다.

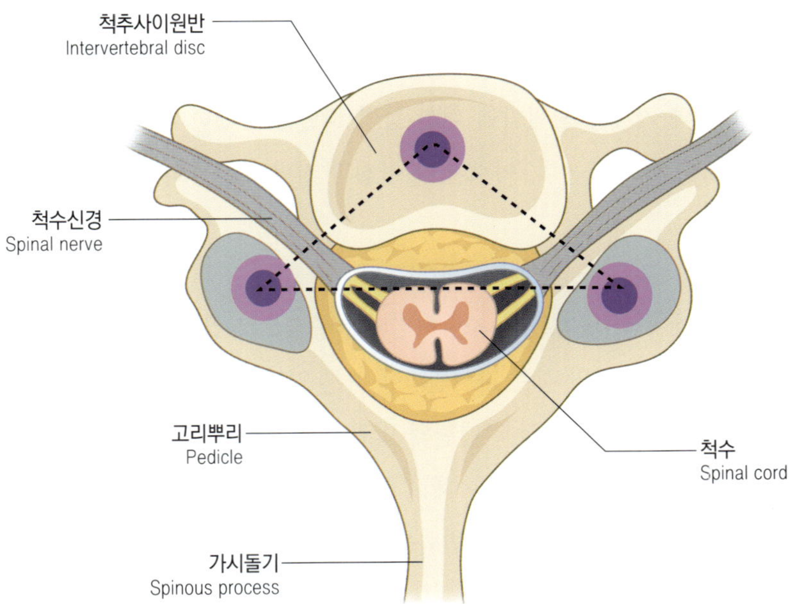

그림 8.1 척추의 삼중관절복합체

2. 병태생리

척추사이원반의 해부학적 구조는 속질핵, 섬유테두리, 척추뼈 끝판으로 구성되어 있다. 허리분절은 흔히 척추사이원반 손상이 빈번히 발생하는 부위이다. 특히 섬유테두리의 일차적인 손상이 3도 이상의 축성회전(axial torque)에 의해 발생한다는 점은 임상적인 의의가 있다. 돌기사이관절면의 해부학적 구조로 인해 허리분절의 관절면이 닫힌 상태에서는 2도 이상의 회전이 발생하지 않지만, 허리를 앞으로 숙이는 동작 등과 같은 허리분절의 관절면이 굽힘 상태에서 열린 상태로 3도 이상의 충분한 축성회전이 발생할 수 있다. 일상생활에서 무거운 물건을 들고 옆으로 옮기는 동작 등은 섬유테두리 손상의 일차적인 원인을 제공하게 된다.

1) 속질핵

속질핵(nucleus pulposus)은 약 85%의 수분과 단백다당(proteoglycans)으로 구성된 젤리 형태의 교원질성 물질로서 척추사이원반의 충격을 흡수하여 척추에 가해지는 힘을 분산시키는 역할을 한다. 척추사이원반의 중심에서 약간 뒤쪽에 위치하며, 섬유의 압박력에 우수한 제2형 콜라겐(collagen type II) 성분으로 구성된다.

2) 섬유테두리

속질핵을 나이테 모양으로 둘러싸고 있는 섬유테두리는 가장 외측의 교원질성 연골조직으로 구성되며 약 30도의 사선배열로 힘을 분산시키고 탄력성을 제공한다. 섬유의 신장력에 우수한 제1형 콜라겐(collagen type I)의 성분으로 구성되며, 흔히 약 3도 이상의 축성회전(axial torque)에 의해 손상된다.

3) 척추뼈 끝판

척추뼈 끝판(vertebral endplate)은 척추뼈몸통과 척추사이원반을 연결하며, 영양분 공급과 노폐물 배출을 위한 중요한 통로가 되며, 척추에 가해지는 압박에 대한 장벽 역할을 수행한다. 추간판에서의 수액교환 작용을 삼투시스템(osmosis system)이라고 하는데, 이로 인해 아침과 저녁에 신장의 차이가 나타나게 된다.

4) 추간판의 압력 변화

추간판의 내압은 인체의 자세에 따라 변화된다. 3번 허리뼈를 중심으로 압력센서를 삽입하여 추간판에 가해지는 부하량을 측정한 실험에서 그림 8.2와 같은 자세변화에 따른 압력 차이를 측정하였다.

기립자세를 기준으로 한 정적인 자세에서 추간판의 압력은 선체로 허리를 굽히는 자세, 앉은자세 등에서 압력이 상승하는 것을 확인할 수 있다. 특히 앉은 채로 물건을 드는 자세에서 압력이 급격히 상승하게 된다. 이러한 자세와 활동에 따른 척추사이원반의 압력 변화를 잘 이해하고, 일상생활활동에서 세심한 주의를 기울일 필요가 있다.

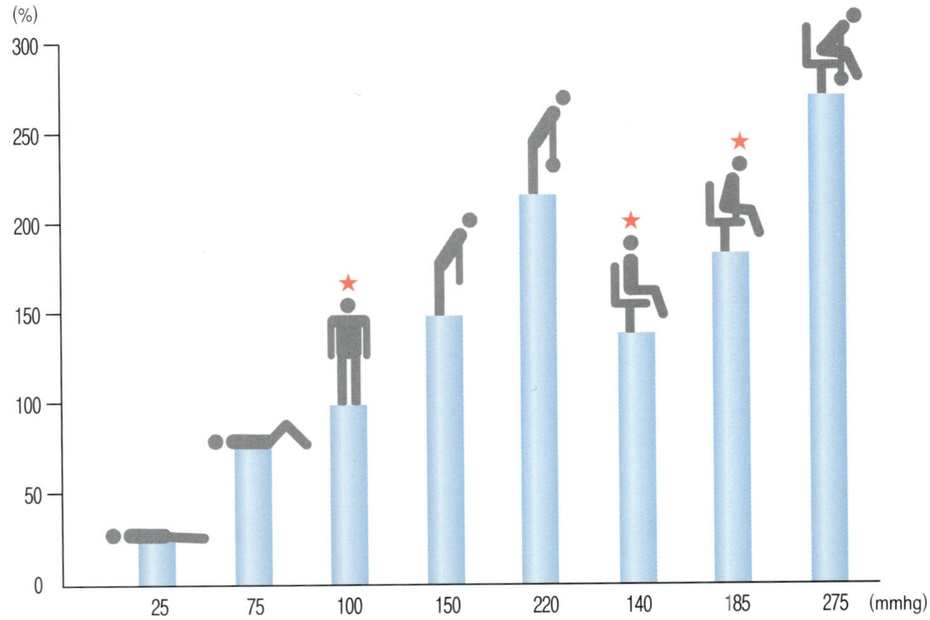

그림 8.2 자세에 따른 추간판의 압력 변화

3. 분류

추간판탈출증의 발생기전에는 임상적으로 몇 가지 발생요소가 포함된다. 척추사이원반 중심에 있는 속질핵이 변성되거나 내압이 상승하고, 섬유테두리의 가장자리가 찢어지거나 균열이 일어나 속질핵 물질이 압력차에 의해 돌출 또는 탈출하게 된다.

척추뼈 사이를 고정해주거나 척추사이원반 뒤쪽을 강화시켜주는 뒤세로인대(posterior longitudinal ligament)가 약해지거나 느슨해지는 경우, 뒤쪽 또는 뒤가쪽으로 이동하게 된다. 척추사이원반 및 주변 조직이 손상을 입게 되면, 다음과 같은 4가지 유형의 문제가 발생할 수 있다(그림 8.3).

1) 팽윤 추간판

팽윤 추간판(bulging disc)은 퇴행성 변화에 의해서 섬유테두리가 정상 범위 바깥쪽으로 약 3mm 이상 대칭으로 밀려나는 것으로, 섬유테두리의 파열은 없는 상태를 말한다. 엄밀하게 말하면, 추간판탈출증은 아니라고 보는 견해가 지배적이다. 허리통증이나 방사통이 연관되지 않는 경우가 많지만, 일반적으로 추간판탈출증의 시작단계에서 나타난다.

2) 돌출 추간판

돌출 추간판(protruded disc)은 제자리를 벗어난 속질핵에 파열 혹은 균열이 일어나 안쪽 섬유테두리 사이를 뚫고 외부로 탈출하려 하지만, 외측의 섬유테두리가 파열되지 않아 속질핵이 바깥쪽으로 노출되지 않은

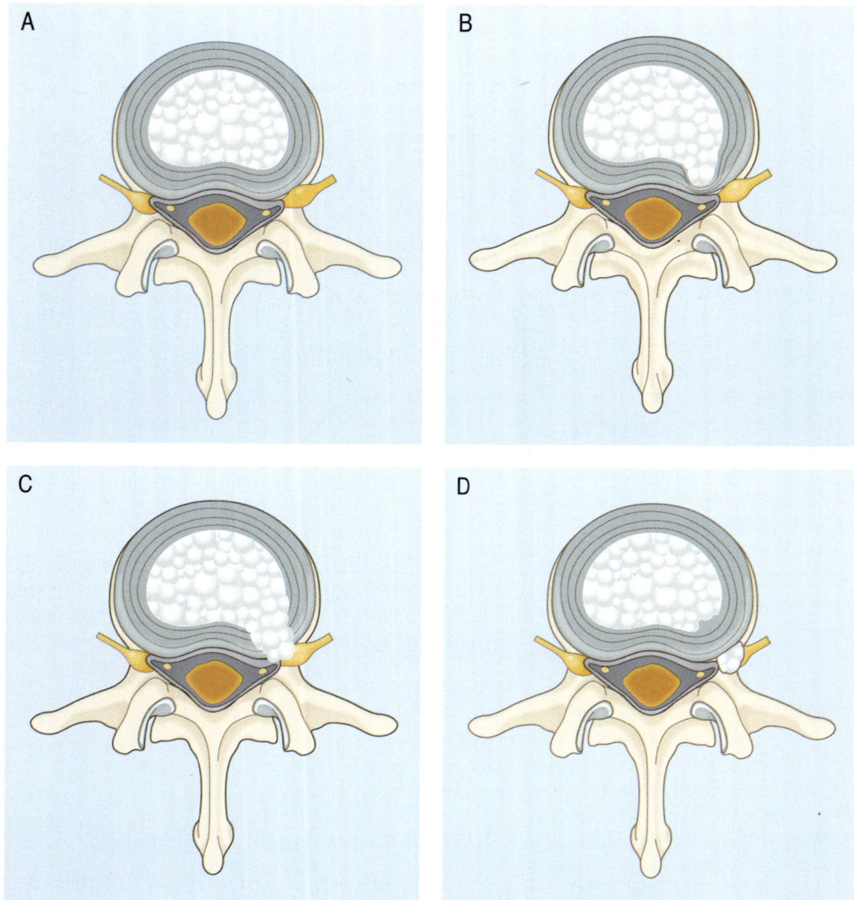

그림 8.3 추간판탈출증의 분류. A: 팽윤 추간판, B: 돌출 추간판, C: 탈출 추간판, D: 분리 추간판

상태를 말한다. 외부 섬유테두리는 속질핵의 압력에 의해 국소적으로 밀려나 있으며, 경막이나 신경뿌리를 압박할 수 있다. 임상적으로 불완전 탈출증이라고 한다.

3) 탈출 추간판

탈출 추간판(extruded disc)은 섬유테두리 내측에서 외측에 이르는 전층에 걸쳐 파열되어 속질핵의 일부가 파열된 부위를 따라 추간판을 빠져 나온 상태이지만, 빠져나온 속질핵의 모체(parent disc)와 연결되어 있는 경우이다. 뒤세로인대를 통과했는지에 따라 인대하부 탈출(subligamentous extrusion)과 인대통과 탈출(transligamentous extrusion)로 나누기도 하는데, 인대통과 탈출은 임상적으로 완전 탈출증이라고 한다.

4) 분리 추간판

분리 추간판(sequestrated disc)은 탈출된 속질핵이 모체와 완전히 단절되어 격리된 상태로 척추관 내에서 상하 또는 외측으로 이동하여 다른 신경뿌리를 압박할 수 있으므로 일반적인 추간판탈출증의 이학적 소견과는 다를 수 있다.

4. 임상증상

추간판탈출증은 초기의 악화과정에서 통증 양상의 차이를 나타낸다. 추간판탈출증의 초기 증상으로 앉았다 일어나는 동작 또는 허리 굽힘 시 통증이 증가하게 된다. 특히 척추사이원반의 삼투현상에 의해 오후보다는 아침에 통증이 증가하는 특징을 보인다. 증상 악화가 시작되면, 신경학적 증상에 따른 허리 통증과 방사통을 감소시키기 위해 궁둥신경성 척추옆굽음증(sciatic scoliosis)이 나타난다. 허리뿐만 아니라 해당 지배 영역의 다리 쪽으로 방사통이 증가하게 되며, 허리보다 다리 쪽 통증이 증가하게 된다. 특히 기침이나 재채기 등과 같은 배 압력이 상승하게 되는 경우나 누워서 다리들기와 같이 궁둥신경이 자극받는 동작에서 통증이 증가하게 된다.

척추사이원반의 속질핵이 돌출되거나 탈출하게 되면, 신경뿌리나 척수신경을 압박하여 통증, 감각이상, 근력저하 및 반사감소 등이 나타나게 되며, 압박 받은 신경뿌리 수준에 따라 특징적인 증상이 나타나게 된다. 주로 뒤쪽 탈출시 경막을 자극하여 허리, 배, 팔다리, 내장기관 등에 다양한 형태의 연관통증(referred pain)을 유발하는 경막징후가 나타난다. 증상의 진행은 추간판탈출증 초기 증상에서 악화되는 증상으로 구분할 수 있다.

추간판탈출증의 5대 증상은 통증, 감각이상, 몸통 형태의 변화, 압통 그리고 운동제한과 근력감소이다. 추간판탈출증에서 기인한 통증인 근육경직, 척추굽이 감소, 활동 시 통증 증가 및 안정 시 통증 감소, 배 압력 상승 시 통증 증가 그리고 궁둥신경통이 나타나는 경우, 허리보다 다리의 통증이 우세해진다. 감각이상은 전체 추간판탈출증 진단을 받은 환자의 약 70%에서 나타나게 되는데, 침범된 피부분절의 감각이상과 감각저하 등이 동반된다.

몸통 형태의 변화는 추간판탈출증의 신경자극 방향에 따라 통증을 회피하기 위한 궁둥신경성 척추옆굽음증이 나타나며, 크게 가쪽탈출(어깨타입)과 안쪽탈출(겨드랑타입)에 따라 척추옆굽음증의 형태가 달라지게 된다(그림 8.4).

압통은 근육경직과 더불어 침범부위의 인대에 존재하게 된다. 운동제한은 굽힘 제한이 심하고, 심한 근육경직이 있을 경우, 전 범위에서 운동제한이 나타난다. 근력감소는 신경뿌리 압박에 의한 결과로 추간판탈출증 환자의 약 96%에서 나타나게 된다.

1) 목 추간판탈출증의 임상증상

목뼈는 크게 위목뼈와 아래목뼈로 구분된다. 위목뼈는 고리뼈(C1)와 중쇠뼈(C2)로 구성되어 있으며, 아래목뼈는 3번 목뼈에서 7번 목뼈까지로 구성되어 있다. 즉, C0–C1–C2의 위목뼈 관절사이에는 척추사

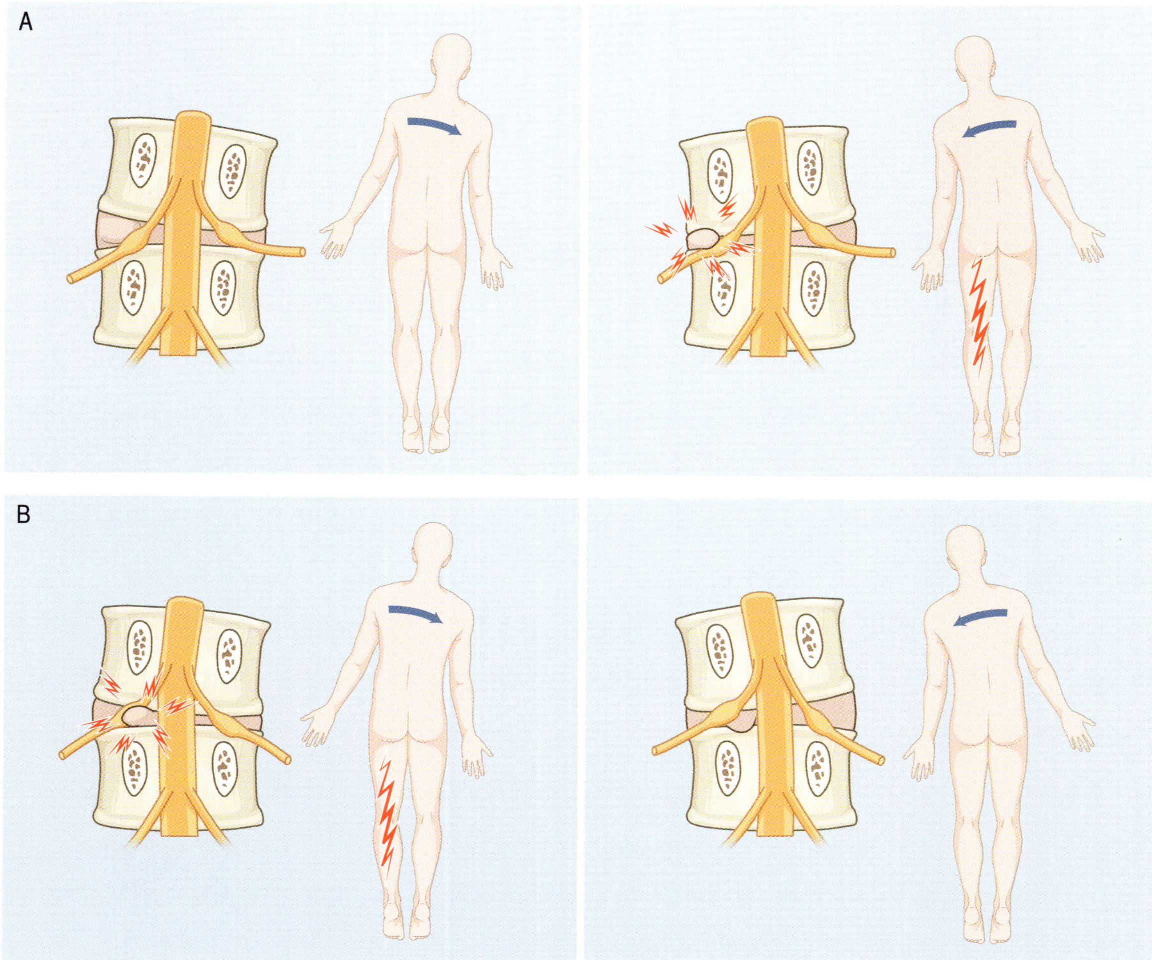

그림 8.4 궁둥신경성 척추옆굽음증의 몸통 형태. A: 어깨, B: 겨드랑이

이원반이 없으며, 척추사이원반은 아래목뼈에서 허리관절까지 포함된다.

임상적 고려사항으로 자세부정렬에 기이한 형태학적 변화에서 상부목뼈 관절 부위의 근육, 관절주머니 등은 흔히 운동학적 제한이 나타나게 된다. 따라서 아래목뼈에서의 과도한 운동이 나타나게 되는데, 특히 아래목뼈의 중심축을 형성하는 C5–C6 사이 관절에서 과운동성에 의한 척추퇴행 현상이 발생하여 결과적으로 목뼈 추간판탈출증이 나타나게 된다(그림 8.5).

목뼈 추간판탈출증의 초기 증상인 목 부위 통증과 강직현상이 나타나고, 이러한 증상이 반복되다가 어깨통증, 어깨뼈 안쪽을 따라 내려가는 방사통(radiating pain), 앞가슴 통증, 위팔과 아래팔의 통증과 근육 약화, 손가락의 감각둔화 등이 나타나게 된다. 압박된 신경뿌리에 따른 특징적인 증상을 이해하기 위한 신경학적 검사에 대한 내용은 표 8–1과 같다.

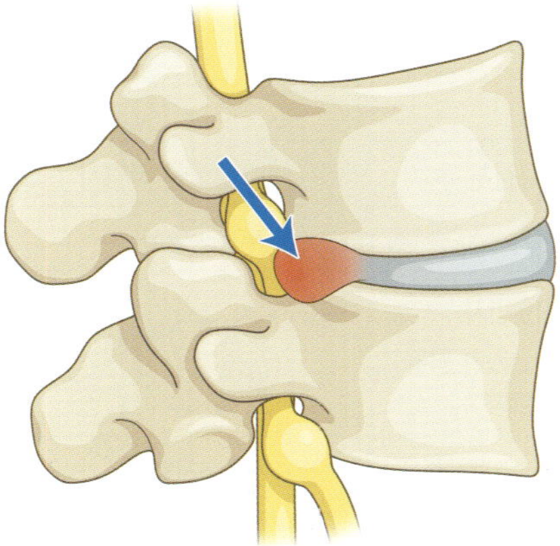

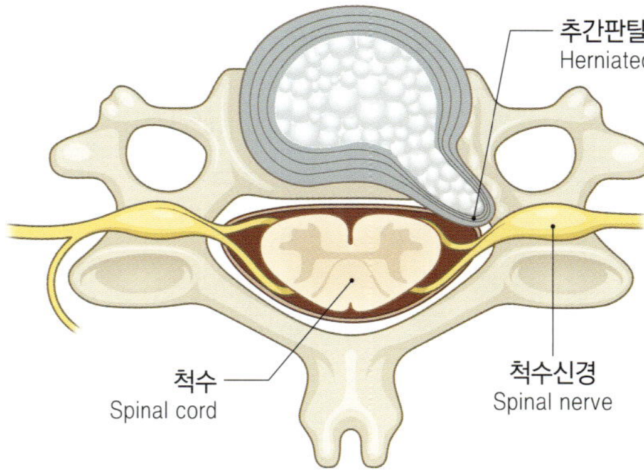

그림 8.5 목 추간판탈출증

표 8-1 목 추간판탈출증의 신경학적 증상

척추수준	신경뿌리	근력검사	반사검사	감각검사
C4~5	C5	· 어깨세모근 · 위팔두갈래근	· 위팔두갈래근 힘줄반사	· 위팔 가쪽
C5~6	C6	· 손목관절 폄근 · 위팔두갈래근	· 위팔노근 힘줄반사 · 위팔두갈래근 힘줄반사	· 아래팔 가쪽
C6~7	C7	· 위팔세갈래근 · 손목관절굽힘근 · 손가락폄근	· 위팔세갈래근 힘줄반사	· 가운데 손가락
C7~T1	C8	· 손가락굽힘근	· 없음	· 아래팔 안쪽 · 4~5번째 손가락
T1~2	T1	· 손가락벌림근	· 없음	· 위팔 안쪽

2) 허리 추간판탈출증의 임상증상

허리뼈는 체중부하가 크기 때문에 척추사이원반의 크기 또한 척추분절에서 가장 발달되어 있다. 추간판탈출증은 속질핵의 수분 함유량과 연관되어 있으므로, 흔히 수분 함유량이 풍부한 성인에서 발생하며, 노인에서는 드물게 나타난다. 호발 부위는 L4~5 > L5~S1 > L3~4의 순으로 나타난다. 초기에는 주로 허리 주변의 통증과 허리엉치부위의 통증이 나타나며, 일반적으로 아침에 통증이 증가하게 된다.

환자에 따라 엉치엉덩관절부(sacroiliac joint region), 볼기부(gluteal region), 샅굴부(inguinal region) 및 넙다리부(thigh region)까지 내려가는 연관통과 신경뿌리가 자극받아 나타나는 방사통이 있다. 압박된 신경뿌리에 따른 특징적인 증상을 이해하기 위한 신경학적 검사에 대한 내용은 표 8-2와 같다.

표 8-2 허리 추간판탈출증의 신경학적 증상

척추수준	신경뿌리	근력검사	반사검사	감각검사
L3~4	L4	· 앞정강근	· 무릎 힘줄반사	· 종아리 안쪽
L4~5	L5	· 긴엄지폄근 · 중간볼기근 · 발가락폄근	· 뒤정강근 힘줄반사 ** 반사를 일으키기 힘들고, 반사도 미약함	· 종아리 가쪽 · 발등
L5~S1	S1	· 긴/짧은 종아리근 · 장딴지근 · 큰볼기근	· 아킬레스 힘줄반사	· 가쪽복사뼈 · 발의 가쪽면 · 발바닥

5. 진단

1) 의학적 진단

의학적 진단은 영상검사를 통해 이루어지는데, 단순 방사선검사에서 앞-뒤면(AP view)과 옆면(lat view)을 촬영한다. 허리 추간판탈출증에 대한 방사선검사에서는 허리뿐만 아니라 골반도 함께 촬영한다. 측면 사진에서 추간판 간격의 협소 및 척추굽이에 대한 이상 유무를 확인하게 된다. 하지만 추간판탈출증 초기에는 관절 간격의 협소나 척추분리증, 진공 징후와 같은 뚜렷한 퇴행성 변화가 없을 수 있으므로, 정상으로 판독될 가능성이 크기 때문에 전적으로 의존하기는 어렵다. 따라서 단순 방사선검사는 종양이나 결핵, 척추분리증 등의 감별진단에 더 의의가 있다. 좀 더 정밀한 진단을 위해 척수강조영술이나 컴퓨터층촬영(CT), 자기공명영상(MRI) 등이 필요하다. 특히 이러한 검사는 수술 시에 더 중요하다(그림 8.6).

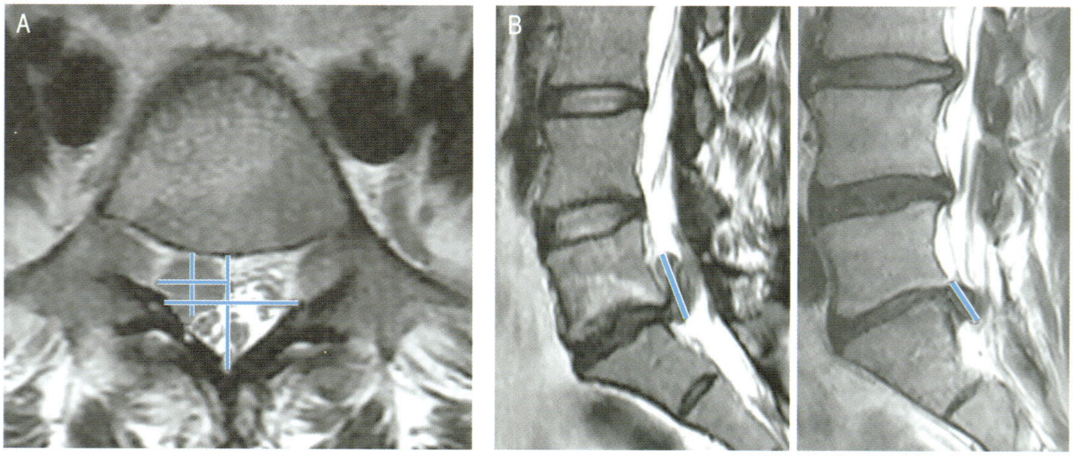

그림 8.6 허리 추간판탈출증의 자기공명영상. A: 속질핵 탈출 측정법(축 직경), B: 머리방향 속질핵 탈출의 이동(시상면)
출처: Christopher G Varlotta. et al.(2020). MRI Radiological Predictors of Requiring Microscopic Lumbar Discectomy After Lumbar Disc Herniation. *Global Spine Journal*, 10. SAGE Publications.

2) 물리치료진단

병력 청취 후, 환자의 척추를 자세하게 관찰하고 근육이나 인대의 촉지를 통해 이상 유무를 검사한다. 부가적으로 목과 어깨부위의 비대칭 및 골반의 좌 · 우 균형과 다리길이 차이 등에 대해서도 평가한다.

(1) 목 관절징후검사

목뼈의 경우, 위목뼈에서의 머리굽힘과 폄 그리고 아래목뼈에서의 목뼈굽힘과 폄 동작에 대해 구분하여 시행한다.

(2) 허리 관절징후검사

관절징후검사는 몸통의 운동성을 검사하는 것으로 허리에서 굽힘, 폄, 좌 · 우 옆굽힘 및 돌림에 대해 능동검사, 수동검사 및 저항검사를 시행한다.

(3) 목 경막징후검사

경막징후검사는 특정한 동작을 취하게 함으로써, 경막을 자극하여 통증을 재현시키는 검사방법이다. 목의 신경긴장을 통한 검사법으로 척추사이구멍 압박검사(foraminal compression test), 잭슨압박검사(Jackson compression test), 목 떼어당김검사(cervical distraction test), 바코디검사(Bakody test), 팔긴장검사(upeer limb tension test, ULTT) 등이 있다.

(4) 허리 경막징후검사

허리의 신경긴장을 통한 검사법으로 슬럼프검사(slump test), 뻗은다리올림검사(straight leg raising test, SLR test), 무릎굽힘검사(prone knee bending test, PKB test), 활시위검사(bowstring test), 케르니히검사(Kernig test) 등이 있으며, 척수막의 압력상승을 통한 검사법으로 발살바검사(Valsalva test), 밀그람검사(Milgram test), 나프자이거검사(Naffziger test) 등이 있다. 또한 기타 검사로 꾀병 유무를 확인하기 위한 후버검사(Hoover's test) 및 번스검사(Burn's test) 등이 있다.

6. 중재

1) 의학적 중재

일반적으로 8주 이상의 물리치료에 효과가 없거나, 3개월 이상의 만성 통증이 지속되는 경우에 외과적 수술(디스크제거술, 신경감압술, 척추유합술 등)을 고려할 수 있다. 수술이 필요한 추간판탈출증의 증상에 대한 내용은 Box 8-1을 참조한다.

Box 8-1 수술이 필요한 추간판탈출증 징후

- 근력 약화 및 하지마비가 진행되는 경우
- 대소변 장애가 발생하는 경우[예: 말총증후군(cauda equina syndrome)]
- 허리통증 및 방사통에 의해 일상생활에 현저한 장애가 나타나는 경우
- 6주 이상의 보존적 치료에도 증상 호전이 없는 경우
- 8주 이상의 물리치료에도 효과가 없을 경우
- 신경학적 증상이 점점 심해지는 경우
- 발목이나 발가락이 잘 움직이지 않고, 다리의 근력이 약해지는 경우
- 재발이 우려되는 경우

2) 물리치료 중재

(1) 최대보호기

① 물리적인자치료

일반적으로 척추손상 질환의 최대보호기는 손상 후 약 4주 미만이며, 염증 동반 최대보호기와 염증 비동반 최대보호기로 구분한다. 염증 동반 최대보호기는 침상안정이 필수적이며, 안정 시 통증이 감소하게 되지만, 추가적으로 항염증제의 처방이 필요할 수도 있다. 물리적인자치료를 통해 통증 및 염증 제거를 위한 치료가 선행되어야 한다. 염증 비동반 최대보호기는 통증이 간헐적으로 발생하며, 방사통과 함께 통증을 회피하기 위한 자세가 특징적이므로, 척추의 안정화 운동이 필요하게 된다.

최대보호기의 가장 중요한 원칙은 침상안정이다. 척추사이원반의 압력 감소와 배근이나 등근의 이완 및 신경뿌리의 자극 감소 등의 효과가 나타난다. 특히 침상안정은 무릎관절과 엉덩관절의 굽힘자세를 통해 척추의 압력을 감소시켜야 한다. 또한 물리적인자치료는 염증과 통증을 완화시키기 위한 목적으로 냉찜질(ice pack), 경피신경전기자극치료(transcutaneous electrical nerve stimulation, TENS), 은침전기자극치료(silver spike point, SSP), 이온도입법, 간섭파치료 등이 효과적이다.

최대보호기에는 통증회피자세(통증방어자세)에 대한 교육이 중요하다. 즉, 돌출 또는 탈출된 척추사이원반에 의해 신경이 압박받지 않도록 하는 자세에 대한 교육은 최대보호기에 사용하고, 지속적인 사용 시 척추의 변형이 발생할 수 있으므로 주의를 기울여야 한다.

② 운동치료

최대보호기 운동치료의 원칙은 염증 동반 최대보호기가 지나고 염증 비동반 최대보호기에 통증을 유발하지 않는 범위 내에서 시작한다. 최대보호기의 운동치료 중 가장 선행되어야 하는 운동은 척추분절의 불안정성을 회복하기 위한 척추안정화운동이 가장 대표적이다(그림 8.7). 또한 다양한 위치에서 척추를 보호할 수 있는 기능적 동작운동과 비체중부하운동 및 부분 체중부하운동을 시작한다.

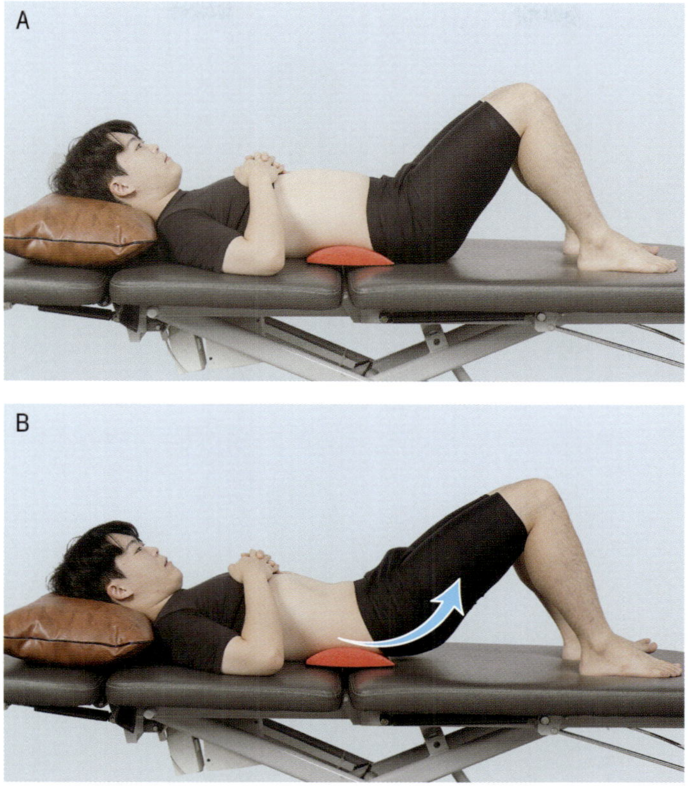

그림 8.7 최대보호기 척추안정화운동. A: 시작 자세, B: 끝 자세

최대보호기 운동치료를 중단해야 하는 경우는 허리 통증이 팔과 다리로 방사되는 경우, 자세변화와 관계없이 통증이 심한 경우, 근육경직으로 옆굽음증이 동반된 경우, 동일한 일상생활활동에서 통증이 증가하는 경우 등이다.

③ 정형도수물리치료

척추 및 척추 주변의 물렁조직 뻗침을 통해 통증 완화 및 비정상적 구조를 교정할 목적으로 당김치료를 적용할 수 있다. 당김치료는 척추사이구멍의 공간 압력을 감소시켜 돌출된 속질핵에 대한 재흡수 효과를 볼 수 있다. 당김치료의 5대 효과는 돌출된 속질핵의 재흡수가 가능한 흡수효과, 척추사이의 압박을 감소시킬 수 있는 떼어당김효과, 뒤세로인대가 팽팽해져 속질핵을 중심으로 이동하게 하는 긴장효과, 척추사이구멍의 확장효과 및 척추굽이의 직선화효과 등이다. 당김치료의 종류에는 일반적으로 연속당김, 정적당김 및 간헐적당김이 있다. 또한 척추의 한쪽부분에 병터 및 가쪽굽힘 등이 있을 경우, 특정 자세에서 당김치료를 적용할 수 있는 자세당김과 체중의 약 30~40%를 담당하는 다리와 골반의 무게가 당김력으로 작용하게 하는 중력당김, 물리치료사가 직접 손으로 당김하는 도수당김(그림 8.8) 등이 있다.

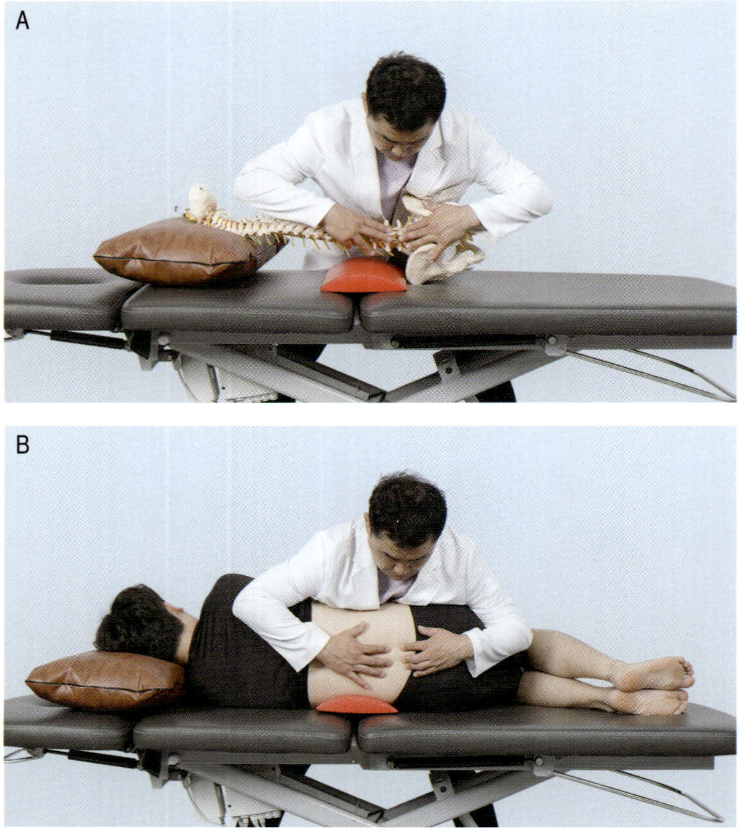

그림 8.8 허리뼈의 도수당김. A: 시작 자세, B: 끝 자세

당김치료의 금기증은 척추의 골절, 종양, 급성삠, 뼈엉성증, 척추분리증, 임산부 및 폐쇄공포증이 있는 환자에게는 주의를 기울여야 한다.

(2) 중간보호기

중간보호기는 일반적으로 4~12주 사이이며, 최대보호기의 염증이 대부분 가라앉고 통증도 국소화되었지만, 특정 일상생활활동 및 자세에서 증상이 유발되는 시기를 말한다.

물리적인자치료의 일반적인 원칙은 근육 이완을 위한 온열치료 및 통증조절을 위한 전기치료를 적용하는 것이다. 중간보호기의 운동치료는 근육 반응을 향상시키기 위해 환자가 조절할 수 있는 능력 안에서 운동을 적용시켜야 하는데, 대표적으로 동적안정화운동이 포함된다. 동적안정화운동은 최대보호기의 척추안정화 운동을 통해 안정화 근육 조절 능력이 완전하고, 근력 및 지구력이 동적운동을 할 수 있을 만큼 향상되었을 때부터 적용할 수 있다. 동적안정화운동에는 크게 배근 동적안정화운동, 등뼈 폄근육 동적안정화운동 및 균형운동 등이 있다(그림 8.9).

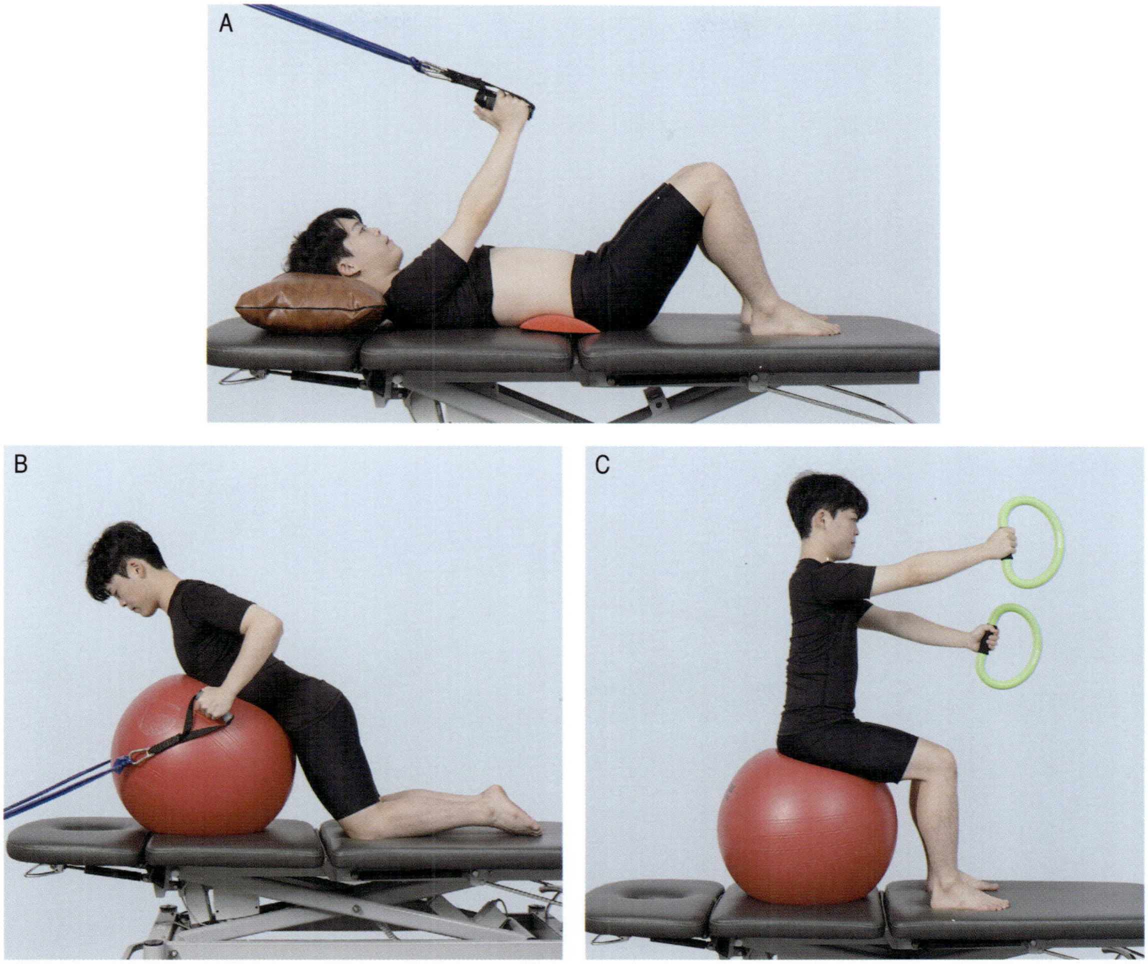

그림 8.9 동적안정화운동. A: 배근 동적안정화운동, B: 등뼈 폄근육 동적안정화운동, C: 척추균형운동

(3) 최소보호기

① 운동치료

최소보호기는 대부분 증상이 사라진 상황에서 근육 약화와 자세변형에 대한 중재를 통해 사회 복귀를 목표로 하게 되며, 대부분의 중재는 운동치료로 구성된다.

최소보호기의 운동치료는 크게 동적운동, 유산소운동, 지구력운동, 유연성운동으로 구성된다. 동적운동은 중간보호기에 시행했던 동적안정화운동이 동적운동으로 전환되는 것이다. 동적안정화운동이 강화시키려고 하는 몸통근육이 팔다리의 움직임에 대응하면서 등척성으로 수축과 이완을 반복하는 형태의 운동이라면, 동적운동은 강화시키려고 하는 근육이 동심성 또는 편심성으로 직접 수축하면서 일어나는 운동으로 구분된다. 유산소운동과 지구력운동은 전신적인 건강과 지구력 증진을 위해 심혈관계의 피트니스를 향상시키는데 목적을 두고 실시된다. 자전거타기, 걷기, 수영, 계단오르내리기, 팔 에르고미터

기구 등을 사용할 수 있다. 유연성운동은 척추 및 골반을 중심으로 단축된 근육 및 물렁조직 등에 대한 뻗침운동을 통해 유연성을 회복하는데 초점을 맞추게 된다. 특히 뻗침운동 시 자세에 의해 척추에 2차적인 손상이 발생하지 않도록 주의해야 한다(그림 8.10).

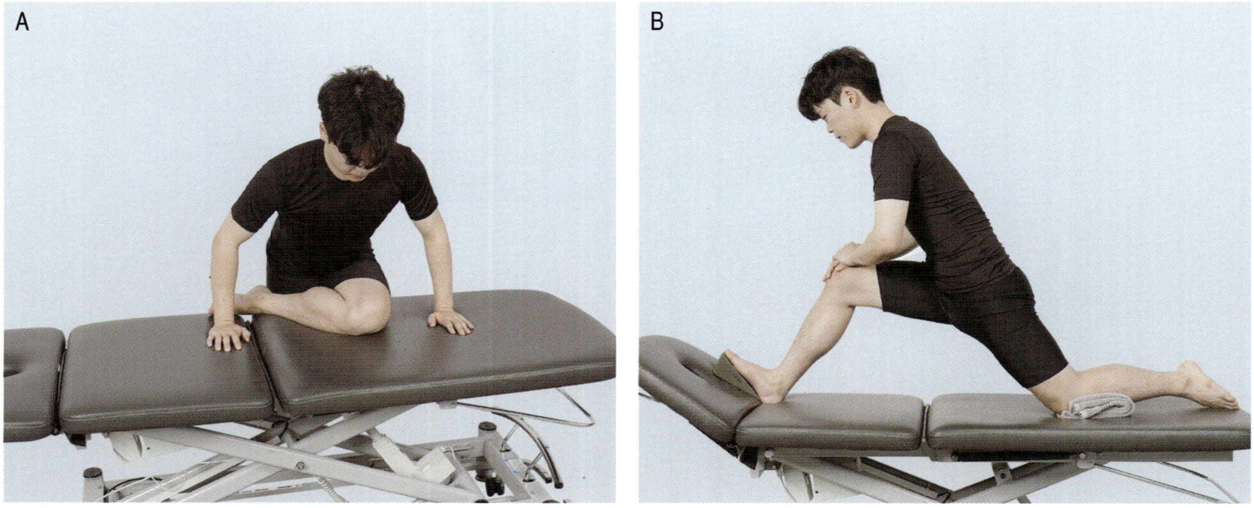

그림 8.10 뻗침운동. A: 궁둥구멍근 뻗침운동, B: 넙다리뒤근 뻗침운동

② 정형도수물리치료

장기적인 침상안정과 지속적인 운동치료를 시행하였음에도 허리뼈 분절 자체에 운동성이 감소되었을 경우, 관절에 대한 정형도수물리치료를 실시한다.

L4−5 추간판탈출증에 의한 정형도수물리치료는 크게 허리뼈 분절의 굽힘 제한에 대한 치료와 허리뼈 분절의 폄 제한에 대한 치료로 시행된다. 허리뼈 분절의 굽힘 제한에 대한 정형도수물리치료의 시작자세는 옆으로 누운자세에서 엉덩관절과 무릎관절을 굽힘시키고, 머리쪽의 L4 분절의 가시돌기 또는 가로돌기를 고정하고, 꼬리쪽의 L5 분절의 가시돌기 및 가로돌기를 고정한 후, 치료사의 몸통을 이용하여 골반을 꼬리쪽−배쪽(caudal−ventral) 방향으로 움직인다(그림 8.11).

허리뼈 분절의 폄 제한에 대한 정형도수물리치료의 시작자세는 옆으로 누운자세에서 엉덩관절과 무릎관절을 굽힘시키고, 머리쪽의 L5 분절의 가시돌기 또는 가로돌기를 고정하고, 꼬리쪽의 양쪽 종아리와 무릎관절을 고정한 후, 환자의 양쪽다리와 골반을 뒤쪽으로 움직여 치료하고자 하는 분절의 폄을 유도한다(그림 8.12).

③ 예방교육

치료 효과를 높이고 재발을 방지하기 위해 환자에게 특별한 예방교육을 실시해야 한다(그림 8.13).

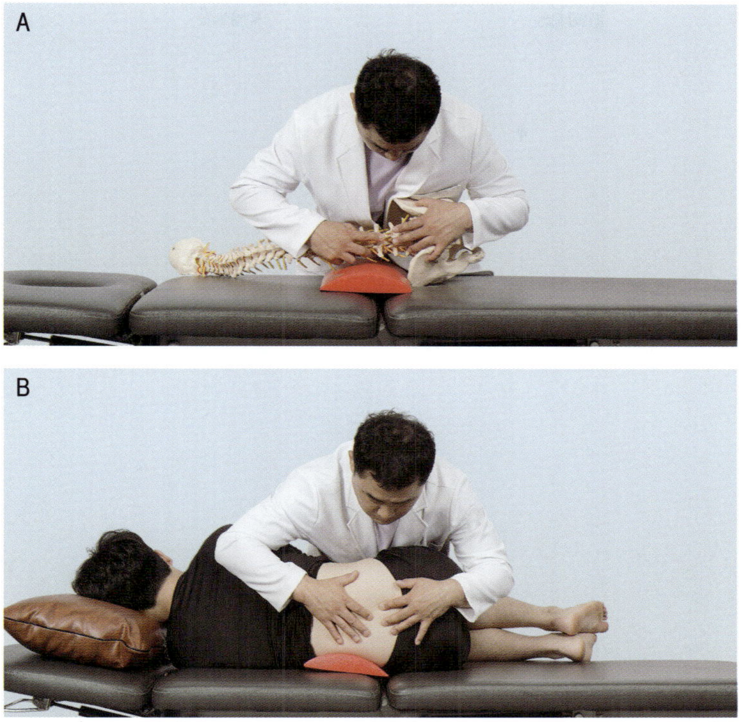

그림 8.11 허리분절 굽힘 개선을 위한 정형도수물리치료. A: 시작 자세, B: 끝 자세

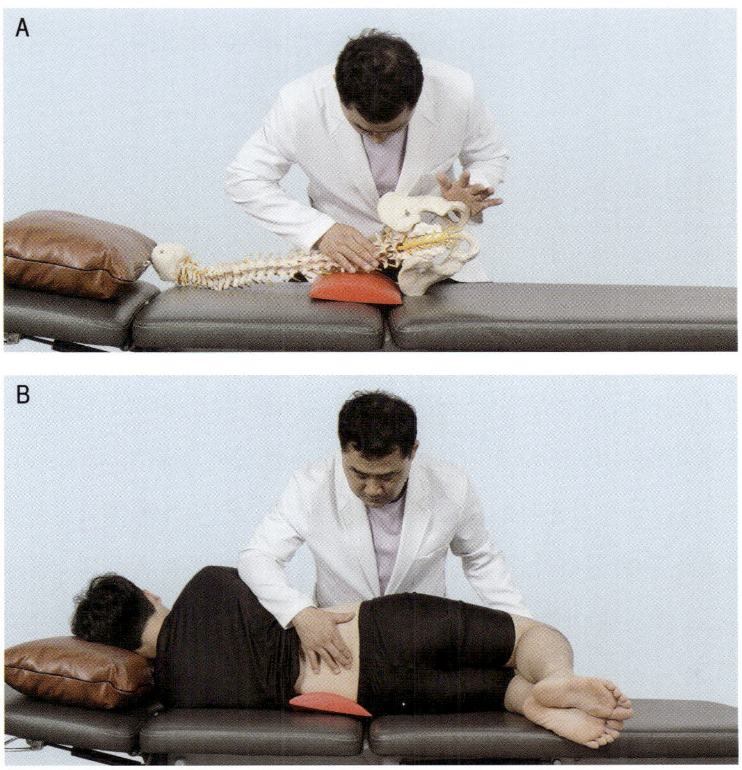

그림 8.12 허리분절 폄 개선을 위한 정형도수물리치료. A: 시작 자세, B: 끝 자세

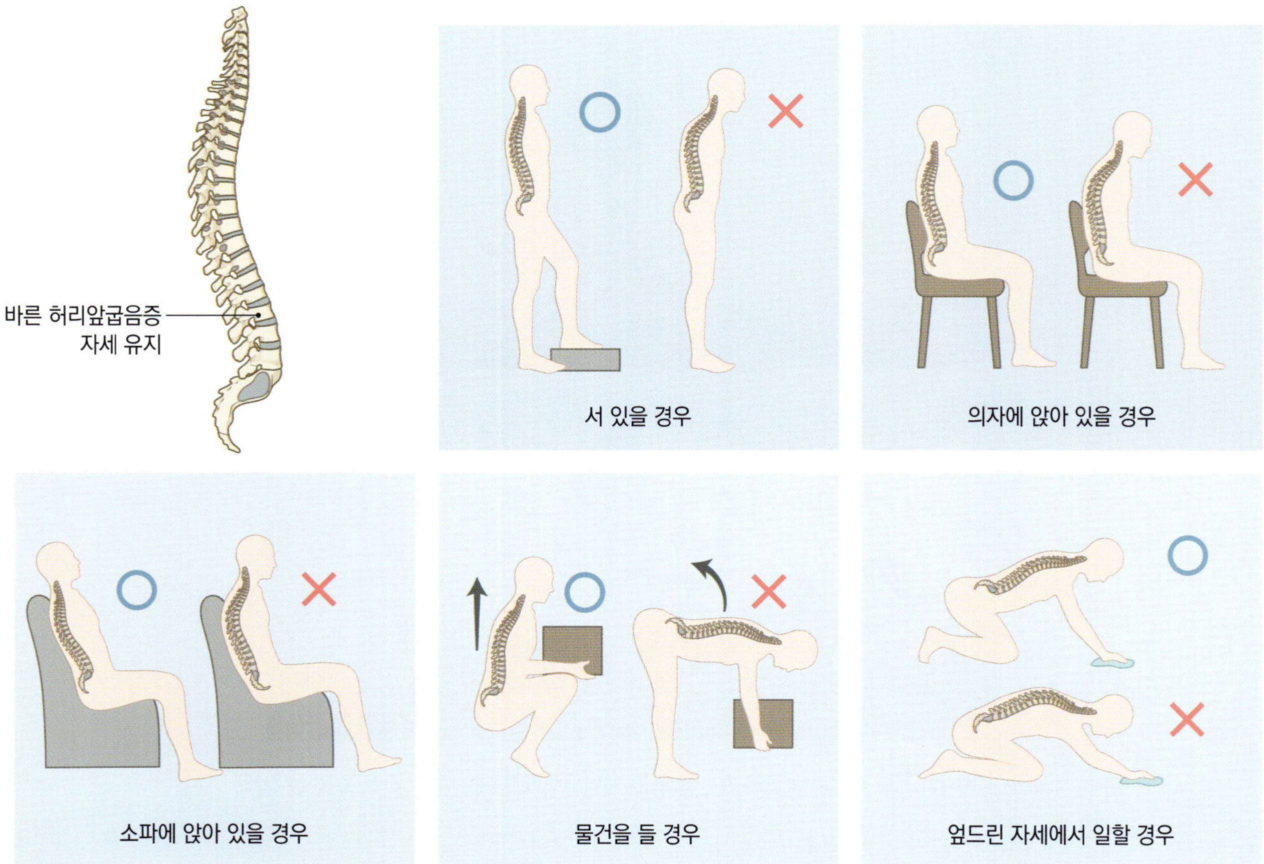

그림 8.13 추간판탈출증 예방을 위한 자세교육

8.1.2 목뼈 채찍질손상

1. 임상개요

1) 정의

목뼈 척추사이원반의 파열이나 손상 없이 근육이나 힘줄 및 인대의 손상으로 인해 목의 통증과 운동제한이 나타나는 질환인 목뼈 채찍질손상(whiplash injury)은 과거에는 목뼈 부위의 삠(sprain)이라고 표현했지만, 삠이라는 용어는 주로 인대손상에 사용되는 용어이기 때문에 최근에는 목뼈 채찍질손상이라고 부른다. 목뼈 채찍질손상이란 교통사고와 같은 물리적 외력(관성의 법칙)이 가해져 목뼈 부위의 과다굽힘(hyperflexion)과 과다폄(hyperextension)으로 인해 목뼈 및 인대, 근육, 힘줄, 신경, 혈관 및 추간판 등의 복합적인 목뼈 부위의 손상을 의미한다(그림 8.14). 손상부위는 주로 아래목뼈(C3~7)에서 흔히 발생하고, 특히 굽힘과 폄의 운동축이 되는 C5~6 사이에서 호발한다.

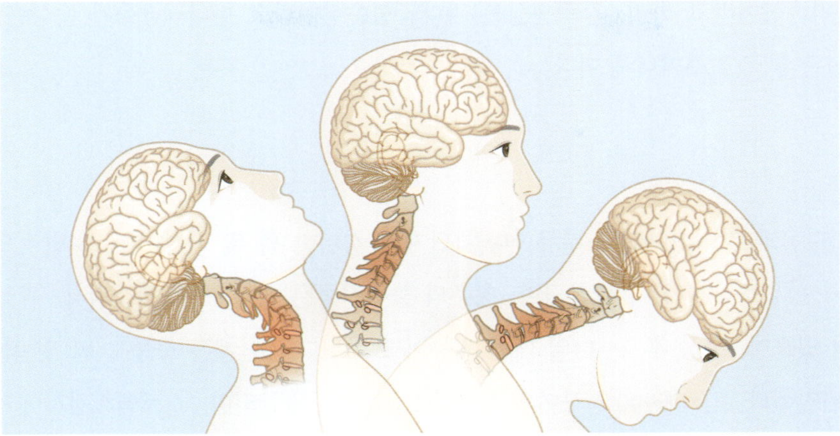

그림 8.14 목뼈 채찍질손상

2) 원인

주로 교통사고, 스포츠손상, 낙상 등의 외상에 의해 목뼈 부위의 시상면에서 일어나는 과다굽힘 후 폄되는 경우, 폄 후 과다굽힘이 되는 경우에 나타난다.

채찍질손상 형태에 따른 조직학적 변화에는 크게 가속손상(acceleration injury)과 감속손상(decceleration injury)이 있다. 가속손상은 폄손상으로 차량이 정지한 상태에서 뒷차량이 충돌한 경우 발생하게 되며, 목 주변의 손상조직은 섬유테두리의 앞부분, 앞세로인대, 앞목근육, 뒤관절면, 가시돌기의 압박 또는 골절이다. 감속손상은 과다굽힘손상으로 차량이 진행 중 갑자기 급정지하거나 또는 차량의 앞부분이 충돌할 경우에 발생하게 되며, 목 주변의 손상조직은 뒤목근육, 목덜미인대, 뒤세로인대, 가시사이인대, 가로돌기사이인대, 가시끝인대, 관절주머니 및 신경뿌리의 손상 등으로 나타난다(그림 8.15).

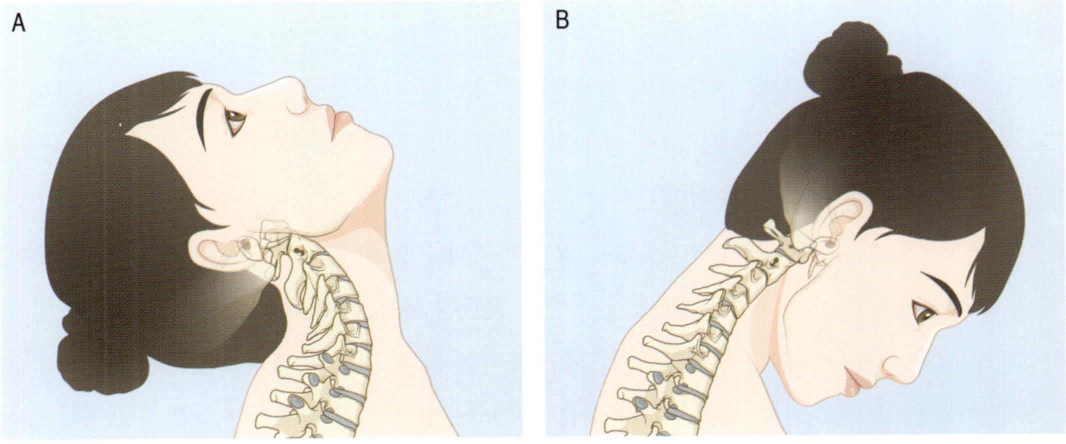

그림 8.15 채찍질손상 형태에 따른 조직의 영향. A: 과다폄손상, B: 과다굽힘손상

가속손상은 폄손상이라고 하며, 감속손상은 과다굽힘손상이라고 한다. 공통된 손상은 척수, 척추사이원반, 신경뿌리, 혈관 및 관절주머니 등이다.

2. 분류

목뼈 채찍질손상은 다음과 같이 3단계로 분류한다. 1단계는 경미한 삠 및 좌상이며, 일반적으로 멍은 나타나지 않는다. 10% 이하의 섬유조직 손상이 관찰되며, 척추의 불안정성은 없다. 스트레스검사, 관절운동범위 검사 시 끝 범위에서 통증이 있으며, 손상 후 2~14일 내에 기능이 회복된다. 2단계는 중등도 삠 및 좌상이며, 많은 조직에서 부분 파열이 관찰된다. 약 11~90% 사이의 섬유조직 손상이 관찰되며, 스트레스검사에서 양성반응이 나타난다. 일반적으로 약 14일에서 2개월 내에 기능이 회복된다. 3단계는 중증도 삠 및 좌상이며, 심한 멍과 부종뿐만 아니라 인대, 근육 및 관절주머니의 전반적인 파열이 관찰된다. 관절의 심한 불안정성과 관절운동범위의 심각한 제한이 나타난다. 일반적으로 약 1~3개월 내에 기능이 회복된다.

손상 정도에 따른 채찍질 관련 질환(whiplash associated disorder, WAD)의 등급체계는 교통사고, 스포츠손상, 낙상 등의 외상에서 대표적 손상 기전이 채찍질 손상이다. 채찍질 관련 질환은 손상 정도에 따라 0~4등급으로 구분한다(표 8-3).

표 8-3 채찍질 관련 질환(WAD) 등급

단계	특성
0	목의 통증과 불편이 없고, 물리적 징후가 없는 상태
1	목의 통증이 있고, 뻣뻣함과 압통이 존재, 기타 물리적 징후가 없는 상태
2	목의 불편함 및 근골격계 징후(관절운동범위 및 국소부위 압통)가 있는 상태
3	목의 불편함 및 신경학적 징후(약화, 감각이상 및 반사 이상)가 있는 상태
4	골절 및 탈구로 인한 목의 불편함이 있는 상태

3. 임상증상

손상 후 2~4일 정도가 지나면 손상된 조직 내에 삼출물이나 혈종과 같은 염증성 변화가 일어나 통증이 증가하고, 1~3주 정도 지나면 삼출물과 혈종이 흡수되면서 섬유화가 진행된다. 채찍질손상은 손상 이후 즉시 또는 몇 시간 혹은 며칠이 경과한 후, 여러 가지 신체적 증상이 나타날 수 있고 심리적인 불안정성을 보일 수 있다.

물렁조직의 손상으로 예리한 통증, 근연축, 압통 및 목부위의 운동제한을 호소하는 목통증 및 뻣뻣함, 머리뼈의 충격 및 목 근육 손상으로 인한 편두통 및 뒷목 통증과 연관된 두통, 어깨와 팔이음뼈의 방사통 및 감각이상, 손상 후 시간이 경과함에 따라 목에서부터 아래부위로 전이되는 허리 통증, 목뼈의 교감신경장애에 의한 현기증, 어지럼증, 흐린시야, 이명, 메스꺼움, 앞목부위의 부종 및 근육손상에 의한 삼킴장애 등의 대표적인 증상 이외에 수면장애, 피로, 집중력 및 기억력 저하 등이 나타날 수 있다.

4. 진단

1) 의학적 진단

채찍질손상에 대한 물리적 외력의 원인을 파악한 후에 목뼈 관절의 탈구, 골절 및 목뼈의 정렬상태 등을 평가하기 위해 방사선검사를 실시한다. 목뼈부 물렁조직의 강직현상에 의한 굽이 소실(hypolordosis)이 나타날 수 있다(그림 8.16).

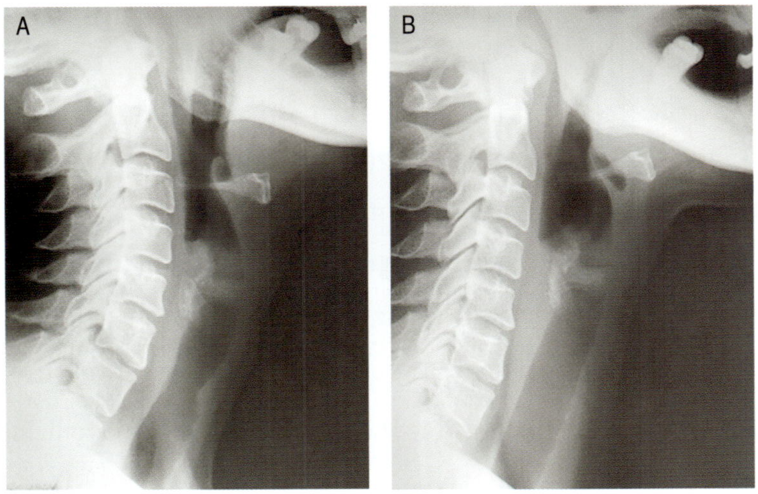

그림 8.16 채찍질 손상에 따른 방사선검사. A: 정상 목뼈굽이, B: 채찍질 손상에 의한 목뼈굽이 소실

2) 물리치료진단

(1) 근육뼈대검사

근육의 과도한 뻗침과 파열, 근경련 현상 유무 및 압통 등에 대한 검사를 시행한다.

(2) 신경계검사

목뼈에 기인한 중추신경 및 말초신경 손상 유무에 대한 검사를 시행한다.

(3) 운동범위검사

능동 및 수동으로 굽힘, 폄, 가쪽굽힘 및 돌림 등에 대한 운동범위검사를 시행한다.

5. 중재

1) 의학적 중재

손상 직후, 사고에 대한 심리적 안정상태를 유지하는 것이 무엇보다 중요하며, 손상 조직과 손상 정도에 따라 의학적 중재는 달라진다. 심한 두통과 어지럼증 및 삼킴장애를 호소하는 환자는 입원 후 의학적 중재를 권장한다. 초기 중재는 침상안정, 목 보조기 착용, 소염진통제 및 근육이완제가 투여된다. 과거에는 채찍질손상의 중재에서 보편적으로 침상안정과 목 보조기 착용을 선호하였으나, 최근에는 조기운동을 강조한다. 24시간 내에 한냉치료를 권장하고, 이후 부드러운 운동을 적용한다.

2) 물리치료 중재

(1) 최대보호기

① 물리적인자치료

최대보호기의 물리적인자치료에는 통증 감소, 근연축 감소, 모세혈관 수축 및 부종 감소를 위한 한냉치료를 적용한다. 통증 완화를 위한 경피신경전기자극치료는 고빈도-저강도 전기자극을 적용하며, 통증 완화와 손상조직의 치유를 촉진하기 위해 초음파치료를 적용할 수 있다. 당김치료는 일반적으로 3~5회(1일) 실시하며, 통증이 유발되지 않는 범위 내에서 적용해야만 하며, 특히 근육 긴장이 심한 경우에는 주의하여 실시해야 한다. 또한 목의 고정과 안정을 위해 목 보조기[예: 토마스 칼라(Thomas collar)]를 착용하는데, 목 보조기의 착용 시 혈액순환 장애, 근육약화 및 위축, 관절구축 등을 고려해야 한다. 아래의 그림은 최대보호기 목의 안정성을 위한 보조기 착용 및 한냉치료(cryotherapy)에 대한 중재방법이다(그림 8.17).

② 운동치료

최대보호기의 운동치료에는 가벼운 등척성 운동과 근육이완 운동이 있다. 가벼운 등척성 운동은 통증이 유발되지 않는 범위에서 실시하며, 근육이완 운동은 목 보조기를 착용한 상태에서 실시한다.

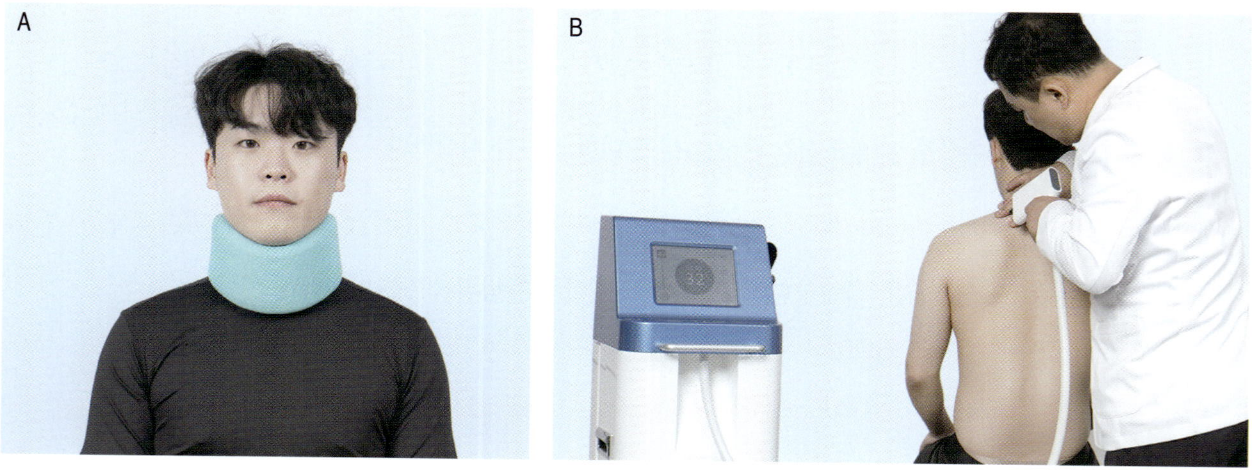

그림 8.17 목뼈 채찍질손상의 물리적인자치료. A: 목 보조기(토마스 칼라), B: 한냉치료

(2) 중간보호기 및 최소보호기의 중재

① 물리적인자치료

손상 후 2~3일이 지나면 혈액순환 증진, 근육이완 및 통증 감소를 목적으로 온열치료를 실시한다. 경피신경전기자극치료 및 은침전기자극치료 등과 함께 초음파 및 극초단파 등의 심부온열치료를 실시하면 더 효과적이다.

② 운동치료

능동운동은 등척성 운동 → 능동보조운동 → 능동운동 순으로 실시한다. 손상 후 2~3일이 경과하면 가벼운 관절운동을 통해 염증성 삼출물의 흡수 및 섬유의 유착 형성을 예방할 수 있다. 또한 손상 후 4~5일이 경과하고도 근육 연축이 남아 있으면, 유지-이완기술(hold-relax technique)을 통해 근연축을 감소시킬 수 있다. 손상 후 6~7일이 경과하면, 목에 대한 능동관절운동을 실시한다. 능동관절운동은 목의 회전운동이나 가쪽굽힘운동부터 시작하고 굽힘과 폄 운동은 이후에 실시한다.

손상 조직이 점차적으로 치유된 이후 관절운동범위를 증가시키기 위하여 수동운동인 관절운동과 뻗침운동을 실시하며, 근력향상을 위해 점진적으로 등척성 운동 → 등장성 운동 순으로 실시한다. 치료적 마사지는 근육의 구축 예방과 염증성 삼출물의 이동을 위해 실시하며, 목뼈 관절의 불안정성 및 과운동성이 있는 경우, 근력강화운동과 함께 목뼈의 안정화 운동 프로그램을 적용한다.

목뼈의 앞굽이가 소실된 경우, 목뼈 굽이 교정을 통해 정상 굽이를 유지하고 유연성 증진 및 척추사이원반의 뒷면과 인대의 긴장을 풀어주기 위해 능동관절운동을 실시한다(그림 8.18).

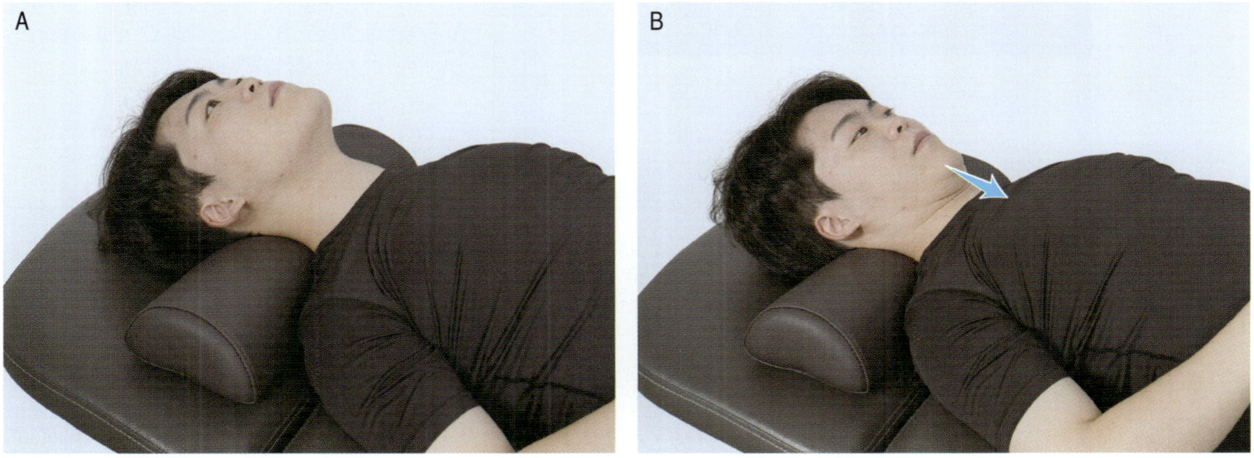

그림 8.18 목뼈의 앞굽이 교정을 위한 능동관절운동. A: 시작 자세, B: 끝 자세

③ 정형도수물리치료

목뼈의 채찍질손상에서 관절주머니의 구축, 관절면의 움직임 감소가 있을 경우 정형도수물리치료를 실시한다. 근연축 감소와 염증성 삼출물의 이동을 위해 쓰다듬기 및 주무르기 등의 물렁조직마사지와 관절주머니 구축을 감소시키기 위한 도수당김 및 관절면의 움직임 감소 예방 및 증진을 위해 초기에는 I~II등급의 관절가동술을 실시하고, 후기에 관절운동범위 제한에 대한 III등급의 관절가동술을 실시한다(그림 8.19).

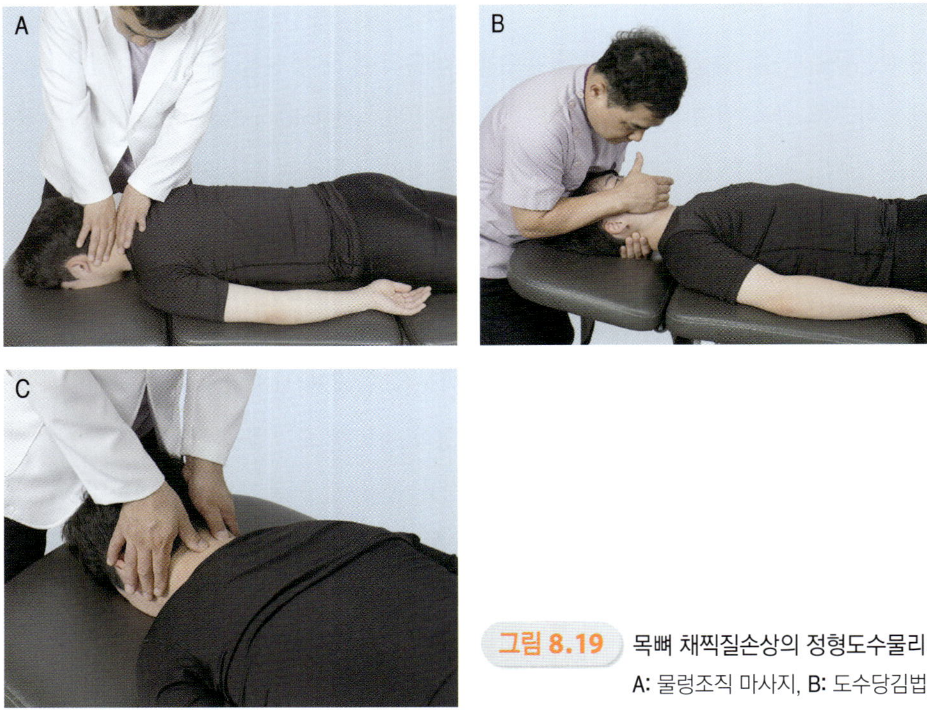

그림 8.19 목뼈 채찍질손상의 정형도수물리치료.
A: 물렁조직 마사지, B: 도수당김법, C: 관절가동술

8.1.3 허리삠

1. 임상개요

1) 정의

허리삠(lumbar sprain)은 외상 및 허리에 무리가 가는 작업 활동(물건 들기, 물건 옮기기) 등에서 허리부의 척추세움근(erector spinae muscle)과 인대의 비정상적인 긴장이 발생된 것이다. 특히 물건을 들어 올릴 때 흔히 발생되며, 척추세움근에 주어지는 부하의 크기에 따라 갑작스러운 스트레스에 의해 허리뼈 관절면이나 관절을 싸고 있는 힘줄이 순간적으로 손상된다. 일반적으로 허리가 삐었다고 말하는 것은 힘줄이 미세하게 파열되거나 늘어난 상태를 말한다. 이러한 경우, 허리뼈 주위의 근육이나 근막, 힘줄 등에 손상이 동반되어 광범위한 부위에서 통증이 나타난다.

2) 원인

허리분절에 나타나는 갑작스런 외력은 허리의 안정성에 기여하는 조직들을 손상시킨다. 특히 힘줄이 순간적으로 긴장하게 되면, 가장 약한 부위와 함께 동반 손상이 나타나게 되는데, 이를 일반적으로 허리가 삐었다고 말하게 된다. 대부분의 경우, 허리분절 주변의 근육, 근막 및 힘줄 등의 동반 손상이 흔하며, 광범위한 통증이 나타나게 된다. 주로 과격한 스포츠 활동, 교통사고, 낙상 및 무거운 물건을 갑자기 옮기는 동작 등이 원인이 된다.

2. 병태생리

허리삠에서는 해부학적으로 주변 조직이 깊숙이 위치하고 있기 때문에 팔, 다리의 삠에서 나타나는 붓고 멍이 드는 모습이 육안으로 나타나지는 않는다. 허리삠의 주요 3대 증상은 압통, 방사통, 몸통의 운동제한이며, 허리 주위의 근육경직(muscle spasm)과 통증으로 인한 근육보호현상(muscle guarding)에 의해 허리분절의 운동을 제한시켜 뻣뻣해진다.

증상이 충분히 호전되기 전의 조기 일상생활 복귀로 인해 허리통증이 재발할 수 있으며, 오랜 기간 증상이 반복되고 지속되면 추간판탈출증으로 발전할 가능성도 있다. 허리삠은 경미한 경우에 약 2~6주, 중등도의 심한 삠의 경우 약 6~10주 이상의 치료기간이 필요하다. 허리삠의 힘줄들은 혈액순환이 원활하지 않는 조직이기 때문에 충분한 치료기간이 필요하다.

3. 임상증상

허리삠은 초기 최대보호기부터 중간보호기 및 최소보호기로 나누어진다. 최대보호기는 통증 및 신경학적 증상이 휴식 시에도 출현하며, 염증성 반응 및 일상생활활동의 제한과 통증을 회피하기 위한 자세가 나타난다.

중간보호기는 통증이 조직에 스트레스를 주는 경우에만 출현하며, 신경근 조절 능력의 감소와 짧은 시간의 일상생활활동만 가능하다. 자세불량과 탈 컨디셔닝 상태가 특징이다.

최소보호기의 통증은 장시간의 지속적 혹은 반복적 스트레스를 받은 경우 출현하며, 고강도 운동이나 불안정한 환경에서 신경근 조절 능력과 지구력 감소, 유연성과 근력 감소 등이 나타난다. 높은 수준의 육체적 노동 불가능과 탈 컨디셔닝이 특징이다.

4. 손상기전 및 손상조직

허리삠은 다양한 주변 조직 손상이 동반될 수 있지만, 흔히 척추세움근 및 척추사이원반을 중심으로 뒤쪽에 위치한 뒤세로인대, 가시돌기사이인대 및 가시끝인대의 손상이 나타난다. 척추세움근은 척추 근육 중 가장 손상이 많은 근육으로 흔히 허리를 굽힘한 상태에서 물건을 들어 올릴 때 손상받게 된다. 뒤세로인대는 척추의 갑작스러운 굽힘 시 손상되고 속질핵의 후방 이동을 제한하기 힘들어진다. 또한 가시돌기사이인대는 척추를 한 방향으로 회전할 때 손상받게 되며, 가시끝인대는 척추의 갑작스러운 굽힘 시 손상받게 된다.

5. 진단

1) 의학적 진단

허리뼈부의 관절 탈구, 골절 및 정렬상태 등을 평가하기 위해 방사선검사를 실시한다. 허리뼈부 물렁조직의 강직현상에 의한 굽이 소실이 나타나게 된다(그림 8.20).

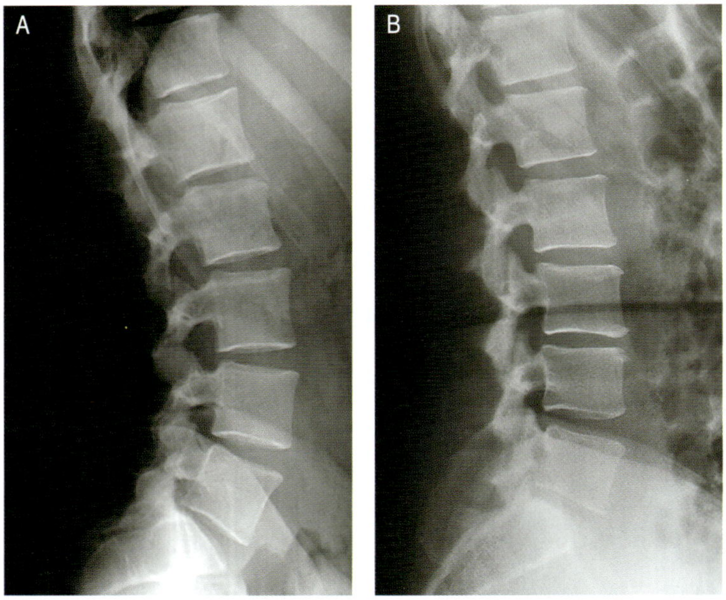

그림 8.20 **허리삠에 따른 방사선검사.** **A:** 정상 허리뼈 굽이, **B:** 허리삠에 의한 굽이 소실

2) 물리치료진단

허리삠 진단 시 정확한 환자의 손상기전을 파악하는 것이 중요하다. 특히 어떤 형태의 몸통 동작에서 통증이 일어났는지 등을 확인한 후 통증의 위치와 압통 부위, 근육 경련에 의한 방사통 유무와 신경학적 이상에 대한 검사 등을 병행하여 진행한다.

허리삠은 허리근이나 인대의 문제이기 때문에 신경학적 증상이 나타나는 허리 추간판탈출증이나 척추후관절증후군(facet syndrome)과 감별진단해야 한다.

6. 중재

1) 의학적 중재

허리삠에 대한 의학적 중재는 주로 초기 약물치료를 통해 이루어진다. 필요에 따라서 소염진통제, 근육이완제, 신경안정제와 같은 약을 처방하게 된다.

2) 물리치료 중재

허리삠의 기본치료에는 침상안정 및 약물치료와 물리치료가 적용된다. 가능한 허리에 스트레스를 주지 않거나 통증을 유발하지 않는 침상안정이 치료의 시작이다. 최대보호기(48시간 이내)에는 주로 한냉치료를 적용하며, 통증이 너무 심한 경우에는 허리보호대를 착용한다. 물리적인자치료, 운동치료, 정형도수물리치료를 단계별로 실시하고, 허리 강직으로 신장이 필요한 경우에는 당김을 추가한다.

8.1.4 척추분리증

1. 임상개요

1) 정의

척추분리증(spondylolysis)은 관절간부(pars interarticularis)가 편측 또는 양측으로 결손되어 척추가 분리된 상태를 말한다. 이러한 결손은 선천성 · 퇴행성 또는 스트레스성 골절로 인해 발생할 수 있다. 척추분리증이 진행되어 결손된 부분이 서로 어긋나 움직이게 되면, 척추전방전위증(spondylolisthesis)이 된다.

2) 원인

척추분리증이 발생하는 원인은 아직 정확하게 밝혀지지는 않았지만, 선천적으로 관절간부의 형성 기형에 의해 나타난다는 주장이 있고, 발육부전이나 외상에 의한 골절 등의 다양한 의견이 제시되고 있다.

관절간부의 외상이나 스트레스 골절은 허리에 역학적 부하를 반복적으로 받게 하는데, 특히 몸통 폄 동작에서 강하게 나타난다. 무거운 물건을 나르거나 머리 위로 드는 직업의 종사자 및 역도와 같은 체중부하운동, 테니스 · 야구 · 골프 등과 같은 몸통 회전운동, 배구 · 체조 · 수영과 같은 몸통 폄운동에서 관절간부의 스트레스가 증가하게 되어 척추분리증을 유발하는 경우가 흔하다.

2. 임상증상

척추분리증은 전형적으로 방사통이 없는 편측성 허리통증을 가지고 있으며, 한 다리로 서거나 몸통돌림과 폄 동작에서 특히 통증이 심해진다. 또한 가장 흔한 합병증은 불유합(nonunion)이다. 임상양상에 대한 세부적인 내용은 Box 8-2를 참조한다.

Box 8-2 척추분리증의 임상양상

- **발생빈도:** L5에서 가장 흔함(약 83%) > L4(약 15%)
- **유병률:** 전체 인구의 약 4~5%, 남녀 간 발생빈도는 비슷함
- **인구학적 특징:** 5세 미만은 드물고 20세 전후로 가장 흔함
- **통증의 시작:** 성장이 촉진되는 성장기
- **통증의 형태**
  - 허리를 무리하게 사용했을 때
  - 운동, 노동, 장시간 같은 자세, 앉아 있다가 일어날 때, 허리를 뒤로 젖힐 때, 오래 서 있을 때, 장시간 걸을 때
- **소아:** 허리통증보다 자세 변화나 보행이상이 특징
- **통증부위:** 허리에서 엉덩이 주변까지 통증이 나타남

3. 진단

1) 의학적 진단

척추분리증의 진단은 방사선검사를 통해 확인할 수 있다. 비스듬 촬영(oblique view)시 관절간부에서 나타나는 음영, 즉 'Scottie's dog'을 통해 목 부분에 개가 목걸이를 한 것 같은 결손음영이 나타나면 척추분리증이 있음을 확인할 수 있다. 하지만 스트레스골절 부위가 아직 완전하게 분리되지 않은 경우, 사진상 음성으로 나타날 수 있다(그림 8.21).

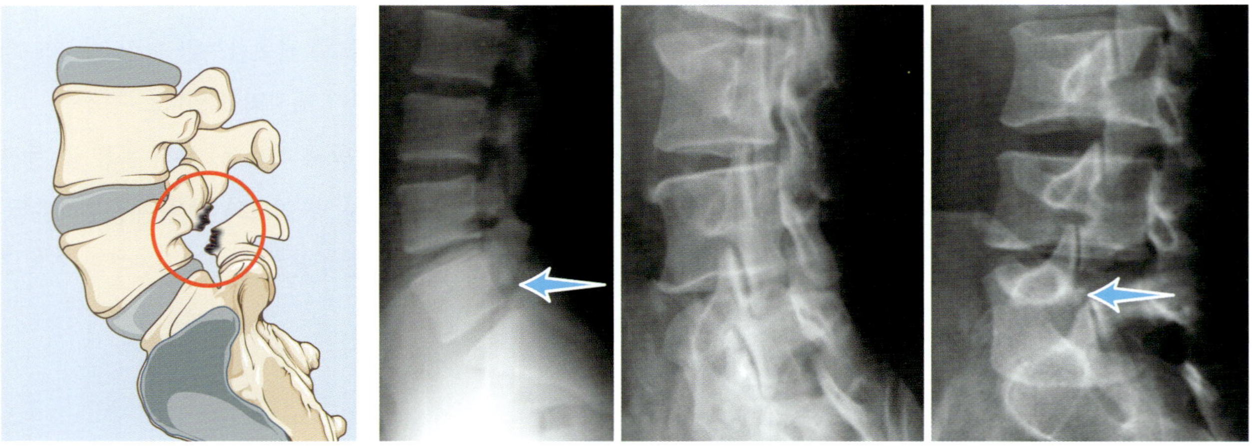

그림 8.21 척추분리증의 의학적 소견

4. 중재

1) 의학적 중재

척추분리증의 의학적 중재에서 허리통증이 심한 경우, 허리 보조기를 착용하여 허리근을 안정시키면서 비스테로이드성 진통제를 처방하여 통증을 조절한다. 수술적 치료는 물리치료에 효과가 없거나 지속적인 허리통증과 다리 통증 등으로 일상생활에 심각한 장애가 있을 경우에 고려한다.

척추관협착증이나 불안정성이 동반된 척추분리증의 경우, 척추뼈를 인접 척추뼈와 유합시켜 척추뼈에 안정성을 제공해주는 척추유합술을 적용한다. 척추유합술은 위 · 아래 척추뼈 사이에 뼈를 이식해 불안정한 2개의 뼈를 안정된 하나의 뼈로 만들어 주는 수술로써, 이식한 뼈가 굳으면서 불안정한 척추 분절을 안정시켜 주는 방법이다. 통증 조절을 위해 신경관감압술을 시행할 수도 있다.

2) 물리치료 중재

환자의 통증이 감소될 때까지 척추에 부담을 주는 활동과 운동을 줄이고, 점진적으로 활동량을 늘려가야만 한다. 척추분리증으로 인한 통증은 대부분 지나친 허리 사용 후에 나타나기 때문에 통증이 있을 경우, 안정과 함께 통증 완화를 위한 물리적인자치료를 실시한다. 염증성 질환이 아니기 때문에 초기 온열치료가 가능하며, 간섭파치료 시 지나친 근육 수축이 일어나지 않도록 주의를 기울여야 한다.

운동치료는 통증이 있을 경우에는 가벼운 뻗침운동을 통해 척추 근육과 인대의 긴장을 완화시켜주고, 통증이 없거나 척추전방전위증으로의 진행이 없는 경우에는 허리근 강화가 필요하다. 특히 중요한 고려사항으로는 배근과 허리근의 강화가 있다.

8.1.5 척추전방전위증

1. 임상개요

1) 정의

척추전방전위증(spondylolisthesis)이란, 척추를 의미하는 'spondylo'와 앞으로 미끄러짐을 의미하는 'listhesis'가 합성되어 만들어진 용어로 척추의 아래관절돌기에서 위관절돌기가 한쪽 또는 양쪽으로 미끄러져간 상태를 의미한다. 다시 말해, 아래척추에 대해 위척추 분절이 앞으로 미끄러져 나온 상태이다. 결과적으로 척추몸통이 미끄러져 나가 척추신경이 지나는 신경관이 좁아져 허리통증 및 신경학적 증상을 유발하는 질환이다.

인구의 약 5~10%에서 유병률이 보고되고 있으며, 아동과 청소년 및 운동선수에서 발생률이 높게 나타났다. 특히 아래 허리뼈 L5~S1, L4~5 순으로 발생 빈도가 높은 편이다.

2) 원인

척추전방전위증의 주요 원인은 선천적인 척추결함, 반복적 외상, 피로골절 등이며, 특히 척추분리증이 있었던 환자는 척추전방전위증으로 악화될 가능성이 더 높다. 선천적 또는 발달부전으로 병리적 과정을 통해 퇴행성 변화의 결과로 나타나는 척추전방전위증은 항상 관절간부의 결손을 동반하는 것은 아니다.

2. 병태생리

척추전방전위증의 발생 원인은 불분명한 상태이나, 일부 가족력 소견이 있으며, 선천적인 척추결함, 반복적인 외상, 피로골절과 같은 병리적 변화 및 퇴행성 변화로 인해 흔히 나타난다. 척추분리증이 있었던 병력에 의해 척추전방전위증으로 발전할 가능성이 높으며, 퇴행성 척추전방전위증은 척추사이원반이나 돌기사이관절의 퇴행성 변화 때문에 발생한다. 또한 척추사이원반 두께의 감소와 관절주머니, 관절 주변 인대의 느슨함으로 인해 관절의 적합성 또는 일치성을 상실하게 된다. 이러한 골절이나 뼈 결손 없이 발생된 퇴행성 척추전방전위증을 일명, 가성 척추전방전위증(pseudo-spondylolisthesis)이라고 부른다.

3. 분류

Newman과 Wiltse가 제시한 척추전방전위증의 분류는 표 8-4를 참조한다.

표 8-4 척추전방전위증의 분류

분류	특성
Type Ⅰ: 선천성 또는 이형성	· 일반적으로 허리엉치관절에서 발생 · 관절돌기사이부분(isthmus)은 정상 · 미끄러짐 등급 약 35% 이상에서 마미증후군 유발
Type Ⅱ-A: 관절돌기사이 분리성	· 관절돌기사이 결손을 포함 · 폄 동작에서 관절돌기사이 충돌: 재발성 미세골절이 원인 · 남성 > 여성: 2배 정도 호발(6세 이전)
Type Ⅱ-B: 관절돌기사이 연장성	· 관절돌기사이 손상이 없는 것이 분리성과 차이 · 반복된 미세골절에서 결손 없이 늘어난 상태
Type Ⅱ-C: 관절돌기사이 급성골절	· 관절돌기사이 골절에 의해 발생: 심각한 외상 · 만성화된 경우, 컴퓨터단층촬영(CT)에서 결손부위의 겉질뼈의 석회화된 소견이 관찰됨
Type Ⅲ: 퇴행성	· 돌기사이관절의 퇴행성 관절질환 · 척추아래관절돌기의 다발성 피로골절에 의한 돌기사이관절면의 방향 변화에 의해 유발 · L5~S1 < L4~5, 남성 < 여성: 주로 40세 이상에서 발생
Type Ⅳ: 외상성	· 돌기사이관절 손상보다 척추의 다른 부위에 골절을 일으키는 심각한 손상에 의해 이차적으로 유발
Type Ⅴ: 병리성	· 뼈형성부전증, 뼈연화증과 같은 대사성 뼈질환에 의해 발생
Type Ⅵ: 의인성	· 경막낭감압술 등의 광범위한 척추 수술 후 발생

4. 임상증상

다양한 원인에 의한 척추전방전위증은 대개 20세 이후에는 드물게 발생하며, 소아에서 통증을 포함한 이상소견 또한 거의 확인할 수 없다. 오히려 넙다리뒤근의 긴장으로 인한 자세나 보행의 이상이 나타난다. 반면, 성인에서는 허리통증이 가장 중요한 임상증상이다. 과도한 노동이나 운동으로 유발되거나 악화되며, 휴식을 취할 경우 증상이 소실되는 특징을 가지고 있다. 발생빈도는 L5~S1이 가장 흔하며, 다음으로 L4~5에서 발생한다. 전체 인구의 약 5%에서 발생하며, 남녀 간의 발생빈도는 비슷하다.

L5~S1 사이의 척추전방전위증의 경우, L5 신경뿌리 압박에 의한 넙다리 뒤쪽과 종아리, 발등에 통증이나 저림증상이 나타나고 엄지발가락 폄근의 약화가 특징이다. L4~5 사이의 척추전방전위증의 경우, L4 신경뿌리의 압박에 의한 넙다리 앞과 무릎주위 그리고 종아리 안쪽에 통증이나 저림증상이 나타나게 된다.

5. 진단

1) 의학적 진단

척추전방전위증의 확진은 대부분 방사선검사를 통해서 이루어진다. 전위의 정도는 방사선영상에서 확인할 수 있으며, 메이어딩 등급체계(Meyerding grade system)를 많이 사용한다. 척추몸통 전면선을 기준으로 아래척추의 몸통을 4분절로 나누고 위쪽 척추몸통의 뒤 끝부분이 위치하고 있는 정도에 따라 구분한다(그림 8.22).

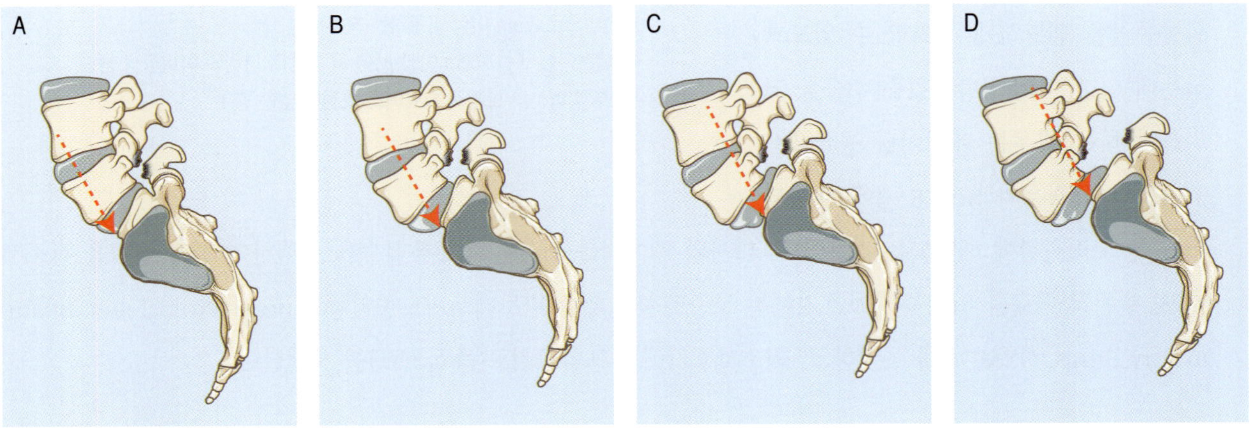

그림 8.22 메이어딩 등급체계. A: 1등급–25% 전방전위, B: 2등급–50% 전방전위, C: 3등급–75% 전방전위, D: 4등급–100% 전방전위

2) 물리치료진단

가시돌기 촉진 시 전방전위증이 있는 분절이 앞으로 약간 들어가는 계단변형 여부를 알아보기 위해 계단변형 검사(step off deformity test)를 실시한다(그림 8.23).

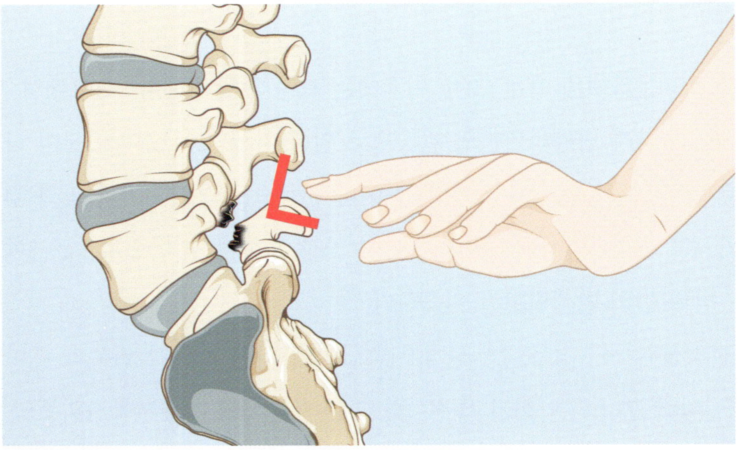

그림 8.23 계단변형 검사

6. 중재

1) 의학적 중재

수술적 중재의 목적은 허리통증과 다리의 방사통을 감소시키며, 전위의 증가를 방지하고 허리엉치부를 안정화시킴으로써 신경학적 증상을 제거하고, 일상생활 활동동작을 원활하게 유지할 수 있도록 하는데 있다. 척추전방전위증 수술을 고려해야 하는 경우는 메이어딩 등급에서 3~4등급의 경우와 Box 8-3에 제시되어 있는 고려사항에 해당되는 경우이다. 나사와 케이지를 이용한 척추유합술을 실행하여 신경 압박을 감소시키고, 보존적 치료를 위해 최대보호기에는 통증조절을 위한 비스테로이드항염증제(non-steroidal anti-inflammatory drugs, NSAIDs)를 투약하고, 최소보호기에는 프롤로치료(증식치료)를 시행한다.

Box 8-3 척추전방전위증의 수술 시 고려사항

- 50% 이상의 변위
- 일상생활을 유지할 수 없을 정도의 통증
- 대소변 장애(마미증후군)
- 전방으로 3mm 이상 이동하는 척추분절
- 20분 이상 또는 200m 이상 보행 시 통증과 다리의 마비증상 동반
- 6개월 이상의 보존적 치료에도 호전이 없는 경우

2) 물리치료 중재

1~2등급의 경우, 허리 폄 동작에 부하를 주는 활동 제한과 통증 완화를 위한 물리적인자치료를 시행한다. 허리부의 굽힘근에 대한 뻗침운동은 바른 자세와 통증 경감에 도움을 준다. 특히 허리부 앞굽음을 증가시키는 아래교차증후군(lower cross syndrome)에 대한 운동치료적 중재가 중요하다. 배근과 큰볼기근의 근력강화운동과 척추세움근과 엉덩허리근의 뻗침운동을 통한 아래교차증후군에서 나타나는 허리앞굽음증의 감소가 필요하다.

8.2 염증성 척추질환

8.2.1 강직성 척추염

1. 임상개요

1) 정의

강직성 척추염(ankylosing spondylitis)은 류마티스인자(rheumatoid factor)가 음성인 혈청음성 척추관절병증이라는 질환군 중 가장 흔한 만성 염증성 질환으로 일명 'Marie–Strumpell' 또는 'von Bechtereuis'질병이라고 하며, 주로 젊은 남성에서 호발하지만 최근 여성에서도 증가하는 추세이다. 주로 엉치엉덩관절에서 염증이 생기며 시작되고, 척추관절과 엉덩관절 및 어깨관절의 인대나 힘줄이 뼈와 부착되는 부위에 염증이 생기는 특징을 가지고 있으며, 관절 외에도 눈, 위장계, 폐, 심장, 콩팥, 전립샘 등 다른 장기에도 침범할 수 있다. 특히, 축성뼈대계통의 침범을 통해 통증과 척추의 뻣뻣함(stiffness)과 뒤세로인대(posterior longitudinal ligament)의 석회화(ossification)가 특징이다. 초기에는 등허리부의 통증과 경직으로 시작하지만, 시간이 경과하면서 등뼈 뒤굽음의 증가를 가져오게 된다.

2) 원인

강직성 척추염의 원인은 아직 명확하게 밝혀지지 않았지만 유전과 관련있는 인간백혈구항원–B27(human leukocyte antigen B27, HLA–B27)과 연관되어 있는 것으로 알려져 있다. 강직성 척추염 환자의 90%에서 HLA–B27항원이 양성으로 나타났으며, 가족 중 강직성 척추염 환자가 있으면서 HLA–B27항원이 양성인 경우, 발병 빈도가 10~30%로 높게 나타났다. 하지만 건강한 사람의 약 5%에서도 HLA–B27항원이 발견된다는 부분에서 유전적 요인 외에도 감염, 외상, 과로 등의 환경적 요인이 영향을 주는 것으로 생각된다.

2. 임상증상

강직성 척추염은 여성보다 주로 남성에서 호발하고, 16세 미만에서 증상이 시작되면 청소년기형 강직성 척추염(juvenile–onset ankylosing spondylitis)이라고 한다. 청소년기형과 성인형 강직성 척추염의 차이는 청소년기형의 경우에 엉덩관절의 침범이 더 크다는 것이다. 주요 증상은 통증이지만 피로감, 식욕부진, 체중감소, 미열 등의 동반이 일반적인 허리통증과의 차이점이다. 통증은 점진적으로 위쪽으로 영향을 미쳐 위 척추까지 파급되고, 말초관절까지 퍼지면 관절강직이 진행되어 척추뒤굽음증, 엉덩관절 및 무릎관절의 굽힘 구축이 발생한다. 대표적인 임상증상은 표 8–5를 참조한다.

표 8-5 강직성 척추염의 임상증상

분류	특성
통증	· 초기증상은 허리뼈부위 및 엉치엉덩관절의 통증 · 통증이 3개월 이상 지속 · 운동 후 증상완화: 허리삠과 추간판탈출증의 차이 · 염증성 허리통증은 아침에 심하고 뻣뻣한 강직을 동반 · 점차 상행성으로 위쪽 척추까지 파급, 말초관절 전이
관절강직	· 말초관절 침범이 비대칭적으로 발생 · 무릎 및 발목관절 침범이 흔함 · 기상 후 3시간 이상 지속 · 피로감, 식욕부진, 체중감소, 미열 등을 동반
자세변화	· 초기단계: 허리뼈 굽이 감소 및 등뼈 굽이 증가 · 목뼈가 앞쪽으로 이동하고 엉덩관절 굽힘 증가 · 엉덩관절 굽힘을 보상하기 위한 무릎관절 굽힘 · 관절강직의 진행으로 척추뒤굽음, 엉덩관절 및 무릎관절의 굽힘 강직 발생 · 가슴우리가 날숨(expiration) 자세로 유지되기 때문에 폐활량이 감소
관절 외 증상	· 포도막염, 만성 전립샘염, 폐섬유화, 아밀로이드증, 대동맥판막기능부전증, 심전도장애, 염증성질환

강직성 척추염과 류마티스관절염 증상의 차이는 류마티스관절염은 주로 윤활막을 일차적으로 침범하지만, 강직성 척추염은 인대의 닿는곳을 침범한다는 것이다. 이로 인해 류마티스관절염은 윤활막의 만성염증으로 인해 비후가 있으나, 강직성 척추염은 인대의 석회화가 특징적이다. 또한 강직성 척추염은 방사선치료에 반응을 보이고, 류마티스인자나 류미티스성결절 등이 없다. 특히 강직성 척추염은 약 90%에서 HLA-B27양성 반응을 보인다.

3. 진단

1) 의학적 진단

(1) 혈액검사

적혈구침강속도(erythrocyte sedimentation rate, ESR)는 약 80%에서 증가되어 있으나, 질환의 활성 정도를 나타내는 기준치로는 신뢰도가 떨어진다. 크레아틴인산활성효소(creatine phosphokinase, CPK)는 적혈구침강속도보다 민감하고 특이성이 높아서 질환의 활성 정도의 지침으로 사용된다. HLA-B27항원(human leukocyte antigene)은 환자의 90%에서 양성으로 류마티스인자가 음성이고, HLA-B27항원이 양성이면서 임상적 증세가 의심되는 경우, 영상학적으로 변화가 없더라도 강직성 척추염으로 진단한다.

(2) 방사선검사

관절 경화와 뒤세로인대의 석회화가 특징으로 나타난다. 초기 방사선소견에서 엉치엉덩관절의 위쪽부위에서 관절 협소가 관찰된다. 후기 방사선소견에서는 관절의 인대결합(syndesmosis)과 척추뼈 몸통교각현상(body bridging)의 형성이 관찰되는데, 이를 일명 '대나무 척주(bamboo spine)'라고 한다(그림 8.24).

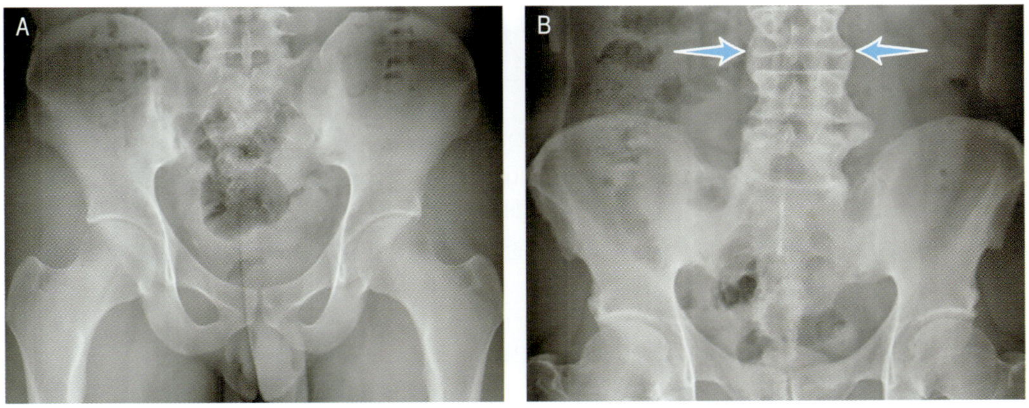

그림 8.24 강직성 척추염. A: 3등급, B: 4등급

출처: 신기철(2013). 강직성 척추염의 진단. 대한내과학회지, 2013년 85권 3호, 대한내과학회.

2) 물리치료진단

질환 초기에는 이학적 소견이 미미하고 다른 질환과 구분할 수 있을 만큼의 특징적인 소견은 없다. 하지만 진행된 강직성 척추염은 마치 새우등처럼 구부정한 자세와 척추뒤굽음을 통해 쉽게 진단할 수 있다. 바로선자세에서 등뼈의 뒤굽음 증가, 허리부의 관절운동 감소 등이 나타난다. 또한 증상이 진행되면 척추뒤굽음으로 인해 전방 주시가 불가능하고, 턱이 가슴에 닿은 채로 강직되기 때문에 음식물 씹기 기능이 떨어지게 된다. 강직성 척추염에 대한 물리치료진단은 표 8-6을 참조한다.

4. 중재

1) 의학적 중재

(1) 약물치료

염증을 완화시키고 통증을 제거하기 위해 소염진통제와 항염제제를 사용한다. 팔다리 관절에 발생한 염증으로 부기와 통증이 심한 경우에는 짧은 기간 동안 스테로이드 약물을 사용한다. 팔다리 관절과 엉치엉덩관절에 염증이 심할 경우, 스테로이드를 직접 관절 내에 주사하기도 한다.

표 8-6 강직성 척추염의 물리치료진단

검사	방법
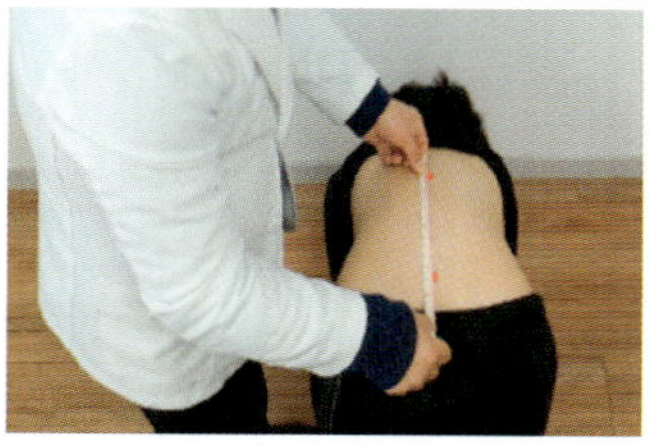	· 쇼베르검사(Schober test) · 측정방법: – 인체의 중앙선에서 허리엉치뼈 이행부 위쪽 10cm 부위와 아래쪽 5cm 부위에 대한 거리 측정 – 최대한 몸통 굽힘 · 측정결과: 두 지점 사이의 거리가 5cm 미만인 경우, 허리부의 운동성 감소
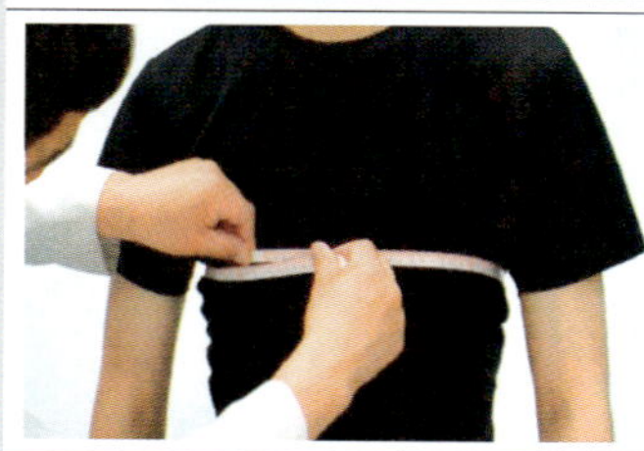	· 가슴우리 확장검사(chest expansion test) · 측정방법: 최대 들숨과 최대 날숨의 차이 측정 – 네 번째 갈비뼈 수준에서 가슴둘레 길이 측정 · 측정결과: 들숨과 날숨의 차이값이 2.5cm보다 작은 경우, 갈비척추관절의 저운동성을 의미
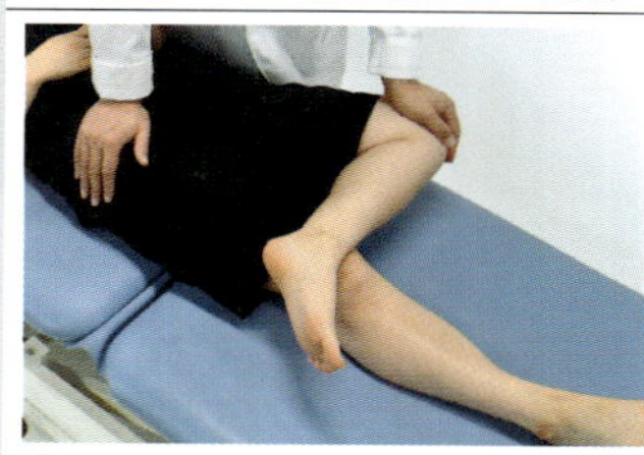	· 패트릭검사(Patrick test, FABER test) · 측정방법: 엉덩관절의 굽힘, 벌림, 가쪽돌림 자세 – 골반을 고정 – 검사측 다리를 밑으로 내림 · 측정결과: 엉덩관절 통증 또는 가동범위의 제한이 있는 경우, 엉덩관절의 구축을 의미

강직성 척추염에 흔히 쓰이는 약제로는 비스테로이드항염증제 계열인 인도메타신, 나프록센, 디클로페낙 등과 항류마티스제인 술파살라진, 메토트렉세이트 등이 있다.

(2) 수술적 치료

척추 수술은 척추뒤굽음증이 심해진 경우에 석회화되어 딱딱하게 굳어버린 척추를 절제하고 뒤로 굽어진 척추를 곧게 편 상태에서 금속 내고정기기를 이용하여 고정하는 수술을 시행한다. 엉덩관절 수술은 뼈성 강직이 진행되어 엉덩관절의 운동성이 상실 된경우, 인공관절전치환술(total hip replacement)을 시행한다.

2) 물리치료 중재

강직성 척추염의 물리치료 중재의 목적은 병의 완치가 아닌 진행과정을 늦추는 것이다. 충분한 휴식과 영양 섭취가 필요하기 때문에 모든 치료는 피로를 느끼지 않는 범위 내에서 시행해야 한다. 물리치료 중재의 기본 원칙은 척추 주변의 혈액순환 증진을 위한 물리적인자치료와 자세 변형을 예방하기 위한 운동치료로 구성된다.

(1) 물리적인자치료

척추 주변의 혈액순환 증진에 초점을 맞추고 실시한다. 전신 수중치료는 쉽게 피로감을 느낄수 있기 때문에 치료시간을 단축해야 하며, 하버드탱크나 증기욕 등이 도움이 된다.

(2) 운동치료

자세 변형 방지를 위한 환자 교육이 중요하다. 위목뼈의 폄을 예방하기 위한 머리긴근 근력강화운동, 척추뒤굽음 예방을 위한 척추세움근의 근력강화운동, 엉덩관절 굽힘 구축을 예방하기 위한 엉덩관절 폄근 근력강화운동, 무릎관절의 굽힘 구축을 예방하기 위한 무릎관절 폄근 근력강화운동 등이 자세 변형의 예방을 위해 필요하다. 또한 엉덩관절 굽힘근 및 무릎관절 굽힘근의 뻗침운동과 호흡운동도 중요하다.

8.2.2 퇴행성 척추염

1. 임상개요

척추의 퇴행성 변화로 인한 추간판의 변형, 척추몸통부의 뼈돌기(bony spur), 돌기사이관절 퇴행 등 척추분절의 퇴행성 염증질환을 퇴행성 척추염(degenerative spondylitis)이라고 한다.

주로 40대 이후의 중년층에서 발생빈도가 높고, 여성보다 남성에서 호발한다. 반복적이고 경미한 외상, 자세 이상, 유전적 소견, 비만, 심한 운동, 교통사고 등이 원인이 되는데, 가장 중요한 원인은 연령 증가에 따른 척추의 노화현상이다.

2. 병태생리

퇴행성 척추염의 병리적 변화에 대한 해부학적 위치에 따른 주요 병변부위는 추간판 및 돌기사이관절이며, 척추뼈 몸통의 앞-가쪽에 주로 뼈돌기가 나타나며, 관절연골은 퇴행되어 척추후관절증후군(facet syndrome)의 이차적 소견이 나타나기도 한다. 추간판의 수분 감소에 의해 디스크는 위축되게 된다. 특히 방사선학적 소견으로 척추뼈 몸통 주위의 많은 신생뼈가 형성되는 '추체교각(bridging and leaf formation)'이 특징적으로 나타나게 된다. 임상적으로 퇴행성 척추염과 퇴행성 추간판질환에 대한 특징과 방사선학적 영상의 차이점에 대해 구분할 필요가 있다(표 8-7).

3. 임상증상

퇴행 과정은 느리게 진행되는 특징이 있으며, 인체는 이에 적응해 나가게 된다. 하지만 인체는 이러한 적응력이

표 8-7 퇴행성 척추염과 퇴행성 추간판질환의 비교

구분	특징	방사선 영상
퇴행성 척추염	· 돌기사이관절 침범 · 관절연골 얇음 · 겉질뼈의 석회화 · 화골성 뼈염 · 뼈증식	· 관절간격 감소 · 경화 · 관절면의 뼈돌기
퇴행성 추간판질환	· 척추사이원반 위축(탈수) · 속질핵 탈출 · 섬유테두리 돌출 · 척추사이원반 균열부 질소가스 축적	· 척추사이원반 높이 감소 · 척추 연골끝판의 뼈증식 · 슈몰결절 · 진공 현상

일정한 연령에 도달하면 한계에 부딪히게 되며, 척추는 미세한 손상에도 반응을 일으키게 된다. 정상적인 척추는 탄력적이고 튼튼한 관절주머니와 유연한 힘줄, 수분 함유량이 높은 추간판 그리고 신경에 압박을 주지 않을 정도의 여유로운 척추사이구멍 공간을 가지고 있다. 반면, 퇴행성 척추는 외상에 대처하는 적응력 감소로 기능장애를 일으키고, 치유에도 장시간의 시간이 필요하게 된다.

퇴행성 척추염은 비만형의 40대 이후 남성에서 주로 호발하며, 대표적인 임상증상으로는 류마티스관절염이나 강직성 척추염보다 발생빈도가 높은 것이 특징이다. 척추에서 체중부하가 가장 큰 허리에서 호발하게 되며, 아침에 주로 뻣뻣함을 호소하고 연관통증이 나타나게 된다. 특정분절의 운동장애와 근육 경련 현상이 나타나게 되며, 운동시 통증을 호소하지만, 압통은 크게 나타나지 않는다. 통증에 의한 척추옆굽음증이 나타나고 허리의 앞굽음은 감소하는 경향이 있다.

4. 진단

1) 의학적 진단

방사선영상에서 척추몸통의 앞 · 가쪽에서 뼈돌기의 형성과 척추뼈 몸통의 높이 감소, 신생뼈의 생성으로 마치 꽃잎이 연결된 추체교각의 형상을 보이게 된다. 또한 척추전방전위증, 척추관협착증, 퇴행성 추간판질환과 같은 소견이 일부 나타난다. 주된 병변부가 척추사이관절(intervertebral joint)이기 때문에 관절연골은 마모가 되지만, 뼈성 강직을 초래하지는 않는다. 퇴행성 척추염과 비슷한 증상을 가지고 있는 퇴행성 추간판질환, 류마티스관절염, 신경병성 관절증, 강직성 척추염 및 파제트병 등의 감별진단이 필요하다.

5. 중재

1) 의학적 중재

현저하게 통증이 나타날 경우, 아스피린을 투여한다. 방사선검사에서 다발성 퇴행성 척추염으로 인한 통증이 현저하거나, 보존적 치료로 만족할 만한 효과를 얻지 못하면 척추고정술을 실시하기도 한다.

2) 물리치료 중재

(1) 최대보호기

철저한 휴식과 활동 제한이 필요하다. 통증 부위의 온열치료와 마사지가 효과적이며, 비만 조절 및 허리 보조기 착용이 필요하다.

(2) 최소보호기

척추가동성 유지를 위한 관절가동술과 최적의 자세유지를 위한 유연성 및 근력강화운동이 효과적이다. 또한 척추보호와 자세관리를 위한 환자교육이 필요하다.

8.3 척추굽이변형 척추질환

8.3.1 허리앞굽음증

1. 임상개요

척추의 굽이는 크게 일차굽이(primary curve, major curve)와 이차굽이(secondary curve, minor curve)로 구분한다. 출생 후 약 3개월 정도에 목의 앞굽음이 형성되고, 서기와 걷기가 일어나는 12개월 정도에 허리의 앞굽음이 형성된다. 일차굽이는 출생 전 굽이로써 등뼈와 엉치뼈가 포함되고, 이차굽이는 출생 후 성장과정에서 형성되는 목과 허리의 굽이를 말한다(그림 8.25). 척추굽이는 체중부하에 따른 충격을 흡수 또는 분산시키는 역할을 수행하게 된다.

허리앞굽음증(lumbar lordosis)은 허리뼈부에서 형성된 굽이가 정상보다 증가한 상태를 말한다. 허리앞굽음증은 크게 구조적 앞굽음증과 기능적 앞굽음증으로 구분하기도 한다. 구조적 앞굽음증의 주요 원인은 해부학적 결함에 의해 발생하게 되며, 기능적 앞굽음증은 불량한 자세 및 근육의 비대칭에 의해 발생하게 된다.

허리앞굽음증의 정상 각도는 저자마다 차이가 있으나 제1허리뼈와 제5허리뼈 사이에서 일반적으로 약 40~60도 정도이다(그림 8.26).

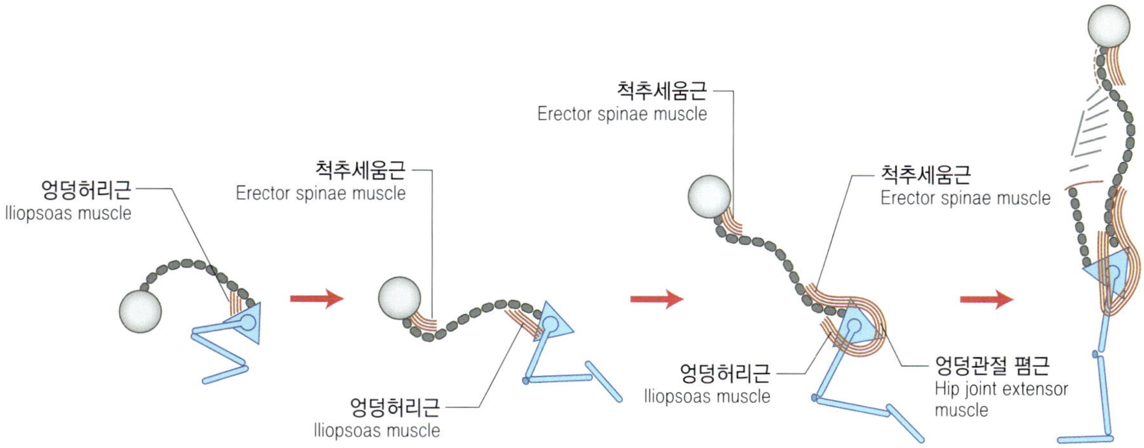

그림 8.25 척추굽이 발달과정

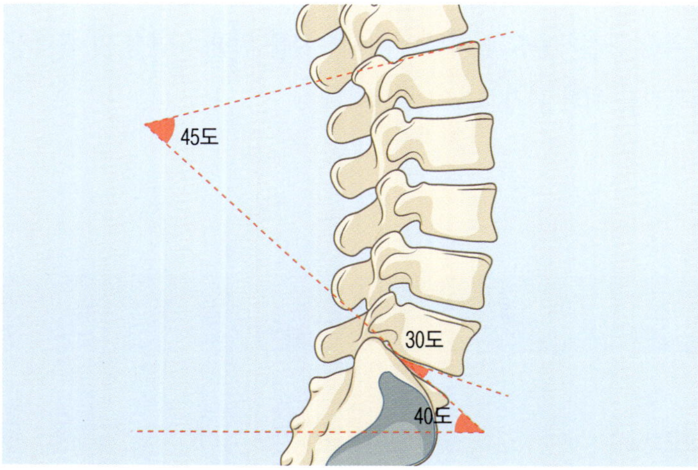

그림 8.26 허리앞굽음증의 방사선학적 특성

2. 분류

허리앞굽음증을 증가시키는 원인은 다양하다. 뼈대계통의 기형, 근육의 불균형, 근육 및 인대의 단축, 신경성 마비에 의한 불균형 등이 대표적으로, 더 자세한 내용은 표 8-8을 참조한다.

3. 임상증상

허리앞굽음증의 임상증상은 척추사이원반 뒤쪽 부위의 압박 증가와 앞세로인대의 이완 및 뒤세로인대, 황색인대, 가시사이인대, 가시끝인대 및 몸통폄근의 단축이 나타나게 되며, 골반의 앞기울임 증가가 나타난다. 아래교차증후군을 기반으로 한 근육불균형 패턴에 의해 척추세움근과 엉덩허리근의 단축, 배근과 큰볼기근의 약화가 나타난다(그림 8.27). 허리의 대상작용으로 등뼈의 뒤굽음이 증가하게 된다.

표 8-8 허리앞굽음증의 분류

구분	내용
뼈대 기형 허리앞굽음증	• 선천적인 허리뼈 형성부전: 몸통부의 앞면 수직길이와 뒷면 수직길이의 비율 차(85%)인 경우, 앞굽음 증가, 척추분리증 및 척추전방전위증에 노출될 위험 증가 • 운동치료적 중재로 앞굽음증을 완전히 회복하는 것은 불가능 – 배곧은근, 엉덩관절 폄근: 근력강화 – 넙다리곧은근: 뻗침운동
근육 불균형 허리앞굽음증	• 근육의 상대적 불균형 • 골반 앞기울임 정도에 따른 허리앞굽음증 증가 – 골반 뒤기울임 작용근육의 약화: 배곧은근, 배바깥빗근, 엉덩관절 폄근 – 골반 앞기울임 작용근육의 단축: 척추세움근, 엉덩관절 굽힘근
근육 · 인대 단축성 허리앞굽음증	• 근육이나 인대의 단축 – 엉덩관절굽힘근 및 넙다리곧은근 – 현대인의 생활양식과 밀접 • 척추세움근, 엉덩관절굽힘근, 넙다리곧은근의 뻗침운동

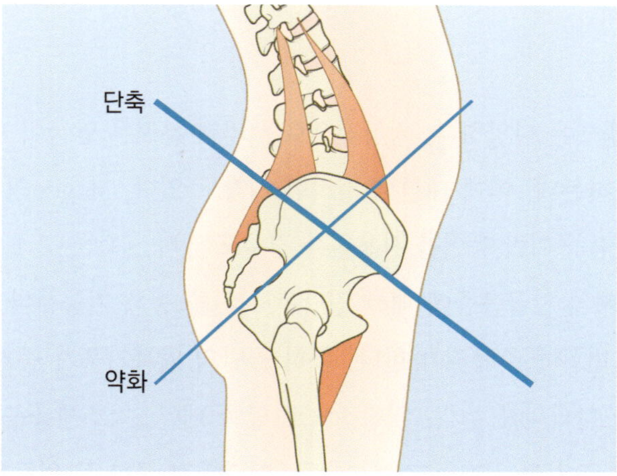

그림 8.27 아래교차증후군

4. 진단

1) 의학적 진단

허리앞굽음증에 대한 의학적 진단은 방사선검사를 통한 척추굽이의 변형을 검사한다. 허리앞굽음증은 허리뼈 자체의 변형뿐만 아니라 골반의 기울임 변형에 의한 보상작용에 의해 이차적으로 발생할 수 있기 때문에 방사선검사에서 엉치뼈의 변형도 고려해야 한다. 대표적으로 허리앞굽음각, 허리엉치관절각, 엉치뼈 경사각 및 엉치뼈 수평각 등이 포함된다. 일반적으로 허리앞굽음의 정상범위는 33.2 ± 12.1도, 허리엉치관절각의 정상범위는 약 11.4 ± 4.7도, 엉치뼈수평각의 정상범위는 약 26.4 ± 10도이다(그림 8.28).

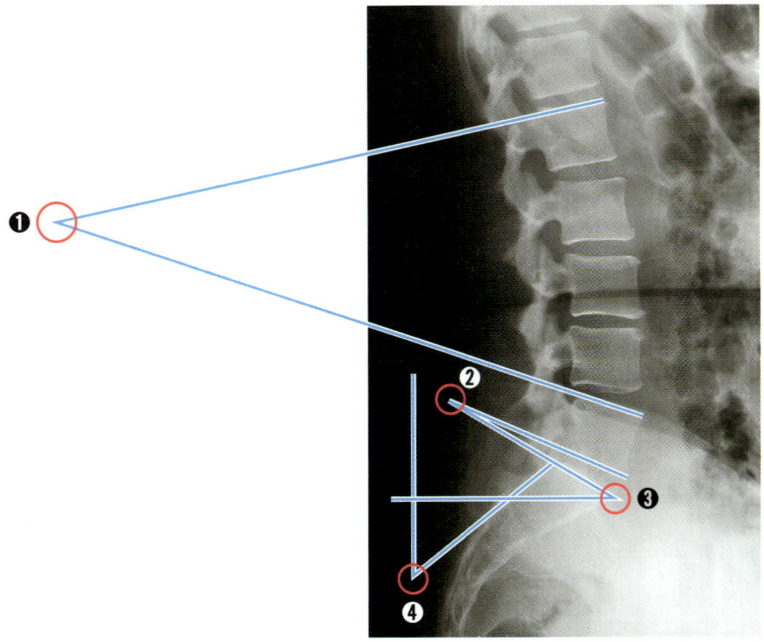

그림 8.28 허리앞굽음증의 방사선계측법. ❶ 허리뼈앞굽음각, ❷ 허리엉치관절각, ❸ 엉치뼈수평각, ❹ 엉치뼈경사각

2) 물리치료진단

허리앞굽음증에 대한 표현방법은 다양하다. 정상적으로 허리뼈 분절은 앞굽이 형태이기 때문에 허리앞굽음증이란 진단명을 사용하기도 하는데, 이에 대한 부정적인 시각도 있다. Magee의 「정형도수치료진단학」에서 언급한 것처럼 '병리학적 앞굽음증'이란 용어를 사용하는 경우도 있다.

물리치료진단에서 허리뼈의 앞굽음증에 대한 진단은 시진을 통해 가능하다. 신체분절의 정렬상태에서 허리뼈의 앞굽음증과 연관된 변화에 주목해야 한다. 특히 골반의 앞쪽기울기 증가, 무릎관절의 과다폄, 발목관절의 발바닥쪽 굽힘이 약간 나타나게 된다. 일반적으로 앞쪽 배근, 척추세움근 중 뭇갈래근 및 돌림근, 중간 및 아래 등세모근 등의 근육은 길어지고, 허리뼈세움근, 엉덩관절 굽힘근, 위등세모근, 큰 · 작은 가슴근, 어깨올림근, 목빗근, 목갈비근 및 뒤통수밑근 등은 짧아지게 된다.

5. 중재

1) 의학적 중재

이학적 검사 후 척수강조형술로 확진하고, 다섯 번째 허리뼈의 위쪽 추간판 앞쪽이 조영술에서 정상이라면 허리엉치뼈 사이 고정을 실시하고, 50% 정도의 전위가 나타나면 다섯 번째 허리뼈의 가로돌기와 엉치뼈 날개를 고정한다.

2) 물리치료 중재

척추세움근 등의 단축으로 인해 근육 긴장이 증가된 경우, 온열치료를 통증 및 순환 증진을 위해 적용할 수 있다. 운동치료는 배근 강화에 초점을 맞춘 윌리엄운동(William exercise) 및 볼기근의 근력강화운동과 몸통폄근육 및 엉덩관절 굽힘근에 대한 뻗침운동을 적용한다. 허리분절의 유연성을 증진시키기 위해 관절가동술과 단축된 몸통 폄근의 이완을 목적으로 치료적 마사지를 적용할 수 있다.

8.3.2 척추옆굽음증

1. 임상개요

1) 정의

척추옆굽음증(scoliosis)은 척추의 정중앙 축을 기준으로 이마면에서 척추뼈의 돌림과 시상면에서의 척추굽이 소실에서 비롯되는 3차원적인 척추 변형으로, 허리뼈나 등뼈에서 1개 혹은 그 이상의 가쪽굽이를 가지고 있는 상태이다. 구조적 척추옆굽음증은 특발성, 선천성, 신경-근육성 및 신경섬유종성으로 구분하며, 이 중 특발성 척추옆굽음증은 가장 흔한 형태로 전체의 약 85%를 차지한다. 10세부터 성장이 완료되는 시기에 가장 흔히 나타난다.

2) 원인

특발성 척추옆굽음증의 원인은 유전, 신경근육 이상, 척추의 발육 이상, 호르몬 이상, 생화학적 이상, 고유감각 이상 등이 가설로 제시되고 있으나, 아직 명확하게 밝혀지지는 않았다. 기능적 척추옆굽음증은 척추의 구조적 변형을 동반하지 않은 형태로써 자세불량, 부적절한 생활습관, 한쪽 다리의 단축, 광범위한 피부질환, 척추 이외의 관절 변형에 따른 대상작용 등에 의해 나타난다.

2. 병태생리

척추옆굽음증이 발생하게 되면, 이마면에서의 굽이 형태는 S형과 C형으로 구분할 수 있으며, 척추뼈몸통의 회전은 일반적으로 볼록(convex)면을 향하고, 가시돌기는 오목(concave)면을 향하게 된다. 뒷면에서 관찰하면 볼록면 갈비뼈들이 튀어나오는 갈비봉우리(rib hump) 현상이 관찰되며, 척추의 삼중관절복합체의 불균형에 따른 척추사이원반 및 돌기사이관절의 조기 퇴행성 변화와 통증이 동반된다(그림 8.29).

3. 분류

1) 병인에 따른 분류

특발성 척추옆굽음증(idiopathic scoliosis), 선천성 척추옆굽음증(congenital scoliosis), 신경근육성 척추옆굽

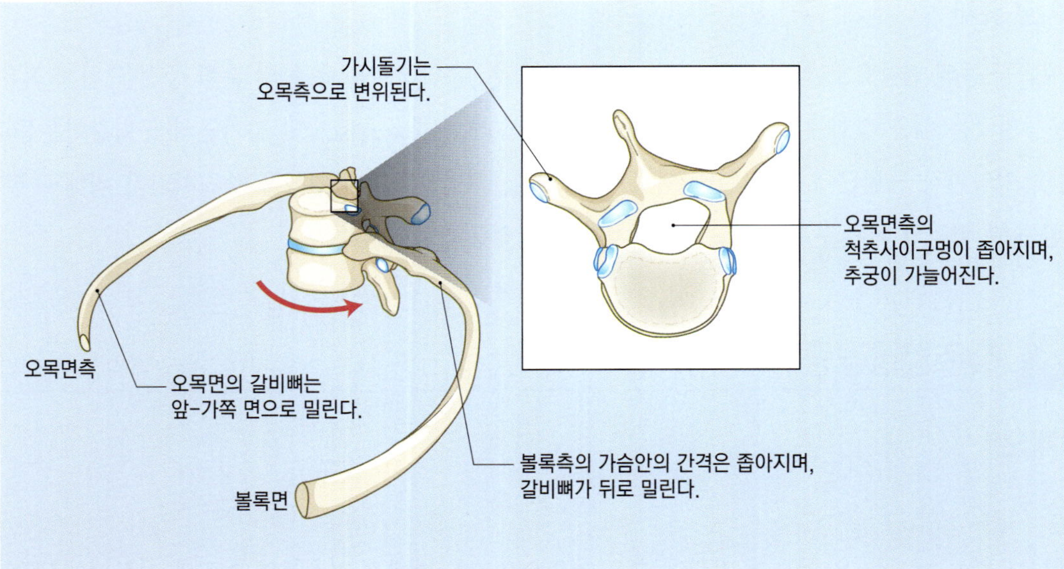

그림 8.29 척추옆굽음증의 변형

음증(neuromuscular scoliosis), 신경섬유종성 척추옆굽음증(neurofibroma scoliosis)으로 분류한다. 특발성 척추옆굽음증은 척추옆굽음증 중 가장 흔한 형태(85%)로, 발생연령에 따라 유아기, 아동기, 청소년기로 구분한다. 유아기는 여자보다 남자에서 많이 발생하고, 아동기에는 여자와 남자의 발생비율이 비슷하며, 청소년기에는 여자가 남자보다 많이 발생하게 된다. 원인은 자궁 내 자세이상, 신경근이상, 안뜰기관 기능이상, 고유감각이상, 유전(확실한 원인은 불명) 등이다. 선천성 척추옆굽음증은 출생 전 원인에 의해 발생하며, 척추의 정상 성장에 필요한 체질형성 이상에 의해 나타나게 된다. 중간엽단계에서 정상적 연골발생 및 뼈되기의 이상으로 쐐기형(wedge vertebra), 반척추형(hemivertebra)의 형태가 특징적이며, 신체 다른 부위의 선천성 기형(비뇨기계통, 선천성 심장질환, 기타 척추관내 기형, 팔다리 기형 등)을 동반하게 된다. 신경근육성 척추옆굽음증은 마비척추옆굽음증(paralytic scoliosis)이라고도 하는데, 몸통근육의 마비로 인해 발생하며, 신경성과 근육성으로 구분한다. 신경근 질환에 의한 옆굽음이 발생하는 경우 진행속도가 빠르며 성장이 완료된 후에도 계속 진행하는 특성을 가진다. 굽이 형태는 일반적으로 'C'형을 이루며, 심폐기능 장애가 흔하다.

신경섬유종성 척추옆굽음증은 신경섬유종 환자에서 발견(20~25%)되며, 척추뒤굽음증을 동반하기도 한다. 굽이의 진행속도가 빠르고 다리 마비를 동반하기도 한다.

2) 곡선의 형태에 따른 분류

척추의 곡선에 따른 분류는 크게 C형과 S형으로 분류된다. C형은 한쪽 방향으로 크게 굽이가 형성되는 것으로 경직성 경향이 강하며, 조기에 C형 굽이를 교정하지 않으면, S형 굽이로 이행되는 경우가 흔하다.

S형 굽이는 C형 굽음에 따른 보상작용에 의해 나타난다. 일차굽이를 보상하기 위해 이차굽이가 나타나는 특징을 가지고 있다.

4. 임상증상

1) 특발성 척추옆굽음증

14세 이전 청소년에서 가장 발생빈도가 높으며, 여자에서 남자보다 약 3~5배 정도 발생률이 높다. 조기 발견이 어려우며, 굽이 각도가 커서 변형된 갈비뼈가 다른 부위를 압박하거나 돌기사이관절의 퇴행이 동반되는 경우에는 통증을 느끼게 된다.

2) 선천성 척추옆굽음증

척추굽이의 유연성 소실이나 성장과 관계없이 계속 진행되는 특징을 가지고 있다. 반척추형의 경우, 성장과 함께 급격히 굽이 진행이 나타나며, 대부분 반척추형이 양쪽으로 분산되어 전체적인 척추 균형에 영향을 미치게 된다.

3) 신경근육성 척추옆굽음증

진행이 매우 빠르며, 갈비사이신경(intercostal nerve) 마비 시 심폐기능의 장애가 나타난다. 일반적으로 긴 척추굽이를 형성하며, 근육 마비로 인해 골반 기울임이 동반된다.

4) 신경섬유종성 척추옆굽음증

유전적 성향이 강하며, 전체 척추옆굽음증의 약 1%를 차지한다. 굽이는 짧고 각도가 큰 형태가 특징적이다.

5. 진단

1) 의학적 진단

방사선검사는 진단뿐만 아니라 척추옆굽음증의 진행과정을 관찰할 수 있다. 척추옆굽음증의 정도를 측정하는 방법은 '코브각(Cobb's angle)' 계측법을 사용한다. 이 방법은 볼록면의 가장 기울어진 위쪽 분절과 가장 아래쪽 분절의 척추뼈몸통의 끝에 선을 긋고 측정하는 것으로, 두선의 교차각이 척추옆굽음증의 크기가 된다(그림 8.30).

2) 물리치료진단

척추옆굽음증의 물리치료진단은 주로 시진을 통해 이루어진다. 바로선자세에서 자세정렬에 대한 검사를 통해 척추옆굽음증에 따른 신체정렬에 대한 기초적인 검사를 시행한다.

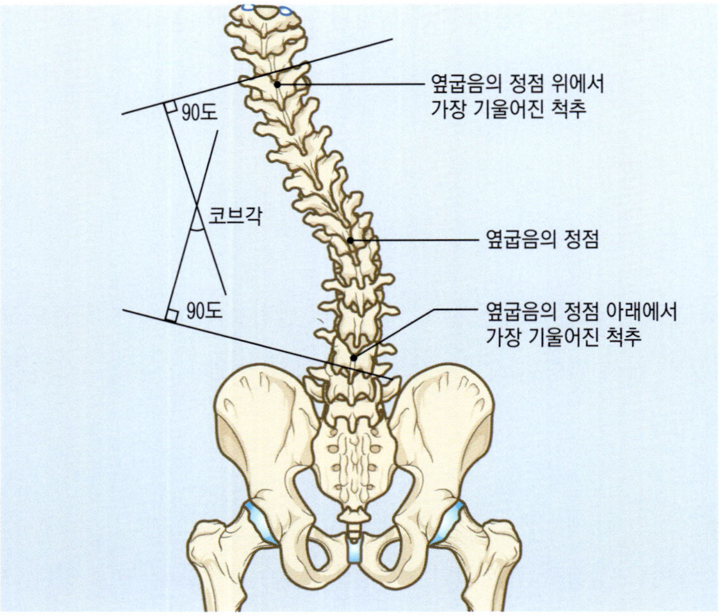

그림 8.30 코브각 계측법

(1) 바로선자세 검사

표 8-9 척추옆굽음증의 시진

그림	내용
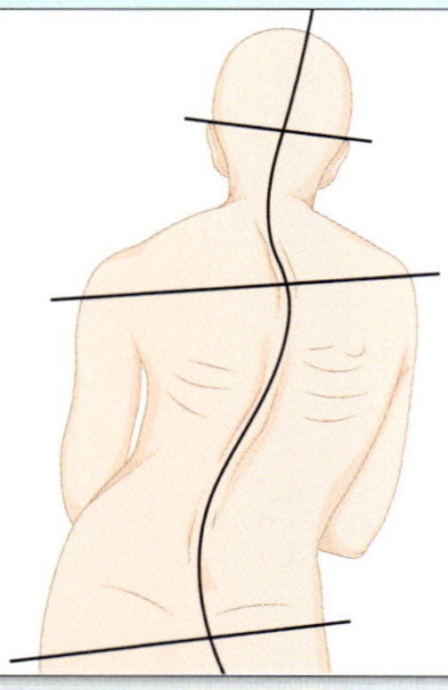	· 어깨높이: 일반적으로 볼록면의 어깨 상승
	· 어깨뼈 형태: 등뼈부 볼록면 어깨뼈 올림, 아래각은 가쪽돌림
	· 갈비뼈 형태: 볼록면은 돌출, 오목면은 편평
	· 등쪽부위 폭: 볼록면의 갈비뼈 팽창
	· 피부주름: 오목면의 피부 주름
	· 몸통과 팔의 거리: 볼록면의 몸통과 팔의 거리 짧음
	· 엉덩이 부위: 오목면이 약간 튀어 나옴

(2) 몸통굽힘 자세검사

몸통굽힘 자세검사(Sky line test, Adams test)는 구조적 척추옆굽음증과 기능적 척추옆굽음증을 감별하기 위한 검사방법이다. 구조적 척추옆굽음증은 몸통을 숙이는 동작에서 척추 돌림에 의한 갈비봉우리를 확인할 수 있다(그림 8.31).

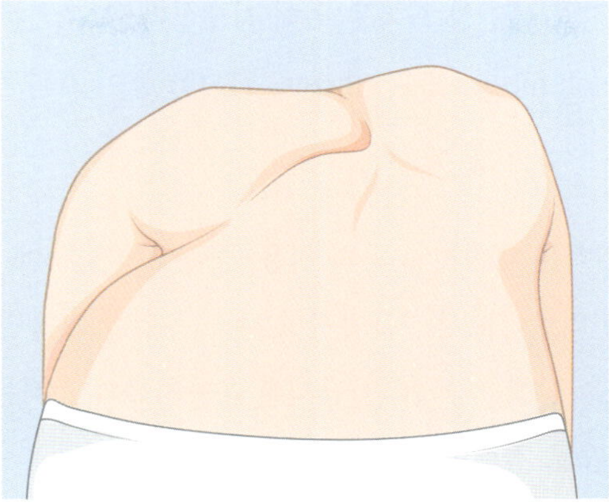

그림 8.31 아담징후검사

6. 중재

1) 의학적 중재

의학적 중재는 일반적으로 코브각을 기준으로 한다. 10도 미만의 성장기인 경우, 6개월마다 추적 관찰을 하고, 10~20도 사이의 경우, 3~6개월마다 정형외과적 검사를 통한 경과 관찰과 함께 운동치료 및 정형도수물리치료를 적용하게 된다. 20~40도 사이의 경우, 보조기 착용을 처방한다. 특히 보조기 착용은 뼈대의 성장이 2년 이상 남아 있는 경우에 가장 효과적이다. 40도 이상의 경우, 굽이의 개선이 되지 않거나, 성장기 몸통의 심한 불균형으로 인해 심폐기능에 현저한 제한이 있는 경우에는 외과적 수술을 고려해야 한다.

2) 물리치료 중재

(1) 물리적인자치료

비구조적 척추옆굽음증이나 근육 불균형에 의한 척추옆굽음증은 기능적전기자극치료(functional electrical stimulation, FES)나 신경근전기자극치료(neuromuscular electrical stimulation, NMES)를 적용한다. 기능적전기자극치료는 전기자극이 시작되면, 수의적으로 자극이 오는 쪽의 근육을 수축시키려고 노력하는 기법으로 일반적으로 20~40도의 척추굽이를 가진 환자에게 도움이 된다. 온열치료는 허리부 및 가

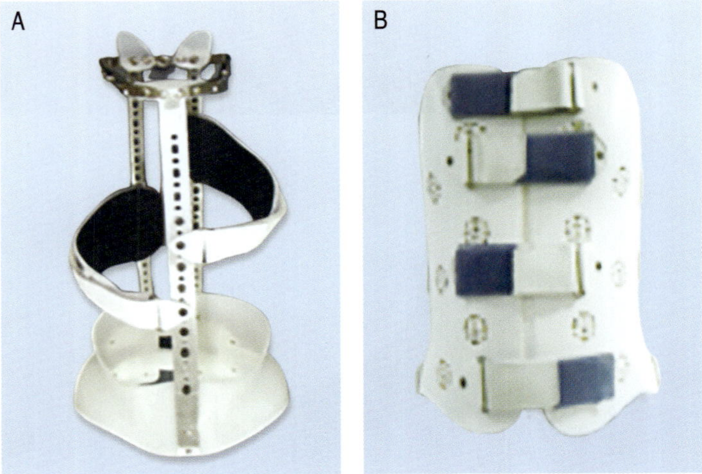

그림 8.32 A: 밀워키보조기, B: 등허리엉치보조기

슴부의 통증 완화와 물렁조직의 유연성 회복을 위해 시행한다. 보조기는 밀워키보조기(Milwaukee brace)와 등허리엉치보조기(thoracolumbosacral orthosis, TLSO) 등이 효과적이다(그림 8.32).

(2) 운동치료

척추옆굽음증 운동치료의 원칙은 대칭적 운동의 적용, 물렁조직 단축에 대한 뻗침운동, 비대칭성 운동에서 볼록면의 근력강화와 오목면의 뻗침운동, 돌림기형 감소를 위한 오목면에서의 볼목면 뻗침운동을 시행하고, 호흡운동과 유산소운동을 병행한다. 또한 단계별 운동치료의 순서는 초기자세 → 실시 → 최종자세→ 휴식 → 초기자세 복귀의 순으로 진행한다.

척추옆굽음증에 대한 대표적인 운동은 크랩스운동(Klapp's exercise)이다. 크랩스운동은 병적 굽이의 직선화에 초점을 둔 운동으로 가쪽굽이를 구조적으로 교정하기 위해 반대 방향에서 동일한 크기의 가쪽굽이를 유도하는 원리이다(그림 8.33).

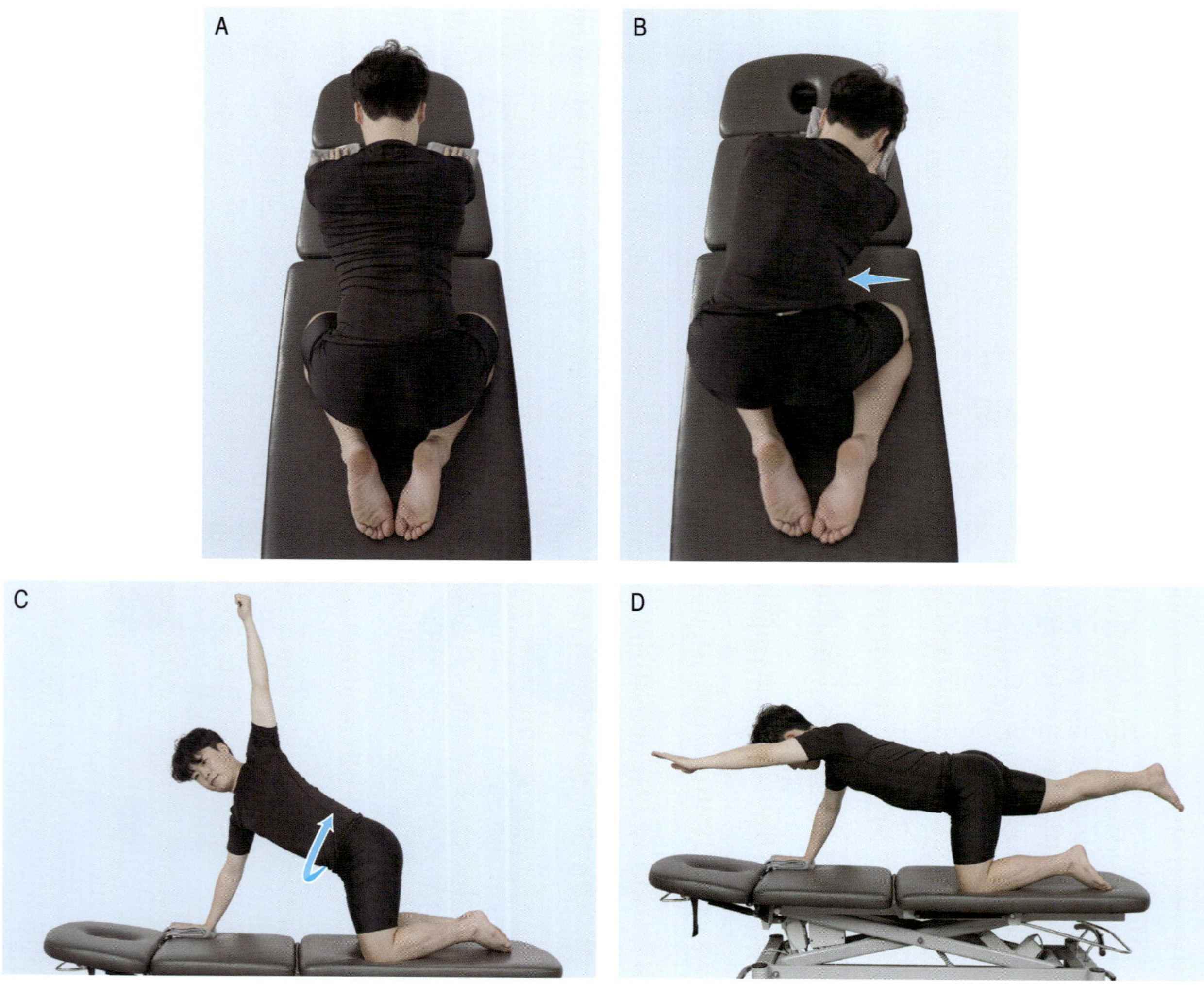

그림 8.33 크랩스운동. A: start position, B: lateral crawl, C: arm turn, D: Big curve

(3) 정형도수물리치료

근막이완술은 몸통 가쪽부의 근막을 이완시켜줌으로써 척추와 골반의 불균형을 개선하는데 도움이 되는 치료이다(그림 8.34).

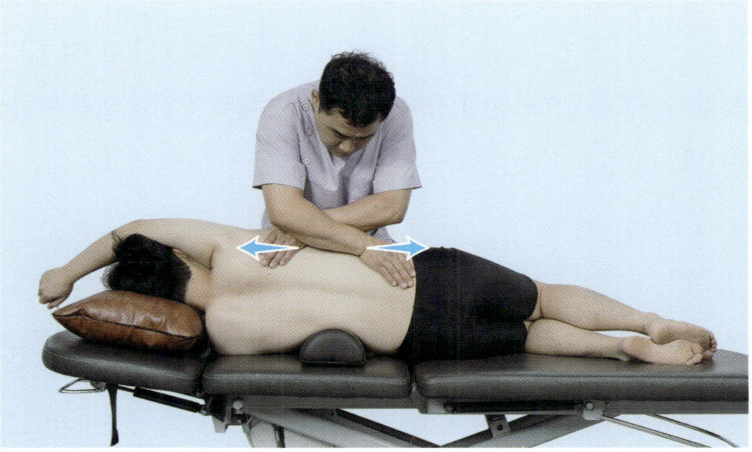

그림 8.34 단축된 몸통가쪽부 근막이완술

8.3.3 등뼈뒤굽음증

1. 임상개요

등뼈뒤굽음증(thoracic kyposis)은 정상 척추에 비해 등뼈부와 엉치뼈부에서 과도하게 뒤쪽굽이를 나타내는 증상을 말한다(그림 8.35). 등뼈의 뒤굽음증 각도는 등뼈 1번 척추 위쪽 몸체면에서 등뼈 12번 척추 아래 몸체면과의 각도로써 정상 등뼈부위 뒤굽음증 각도는 20~45도이다. 그러나 척추 몸체, 척추사이원반 및 주위 근육의 이상으로 등부위 뒷굽이가 증가하여 뒤굽음증 각도가 45도 이상되는 경우를 척추 등뼈뒤굽음증이라고 한다. 등뼈뒤굽음증은 선천적인 변형인 경우 척추 몸체의 형성부전, 분절의 부전 등으로 나타날 수 있다. 또는 생리적 노화현상 및 병적 원인에 의한 결핵, 전이성 종양, 외상, 추궁판 절제술 후에도 발생할 수 있다.

청소년기의 불량한 자세로 인해 변형이 발생할 수도 있다. 이와 같은 경우 통증, 척추 몸체 뼈끝판의 불규칙성, 슈몰결절(Schmorl's node) 등이 나타날 수 있다. 대상작용으로 목뼈부위 또는 허리뼈부위의 과다 앞굽이증으로인해 이차적으로도 나타날 수 있다. 노인성 등뼈뒤굽음증은 척추의 압박골절 또는 척추사이원반의 퇴행성 변화에 의해 발생하며, 결핵성 등뼈뒤굽음증은 결핵균이 척추뼈 몸체를 파괴하고 붕괴시켜 척추의 앞쪽 높이가 낮아져 발생한다. 또한 중년 이후 척추뼈의 퇴행성 변화, 뼈엉성증으로 인한 척추 몸체 높이 감소, 등부위 근육 약화에 의해서도 등뼈뒤굽음증이 발생할 수 있다.

2. 병태생리

등뼈뒤굽음증의 증가로 척추사이원반의 앞쪽 압박력이 증가하게 되며, 이로 인해 등뼈의 뒤세로인대와 몸통 폄근의 뻗침 및 몸통 굽힘근 등이 단축된다.

3. 분류

선천성 등뼈뒤굽음증, 생리적 노화현상으로 인한 등뼈뒤굽음증 및 병적 원인에 의한 결핵성, 전이성 종양, 뼈엉성증에 의한 등뼈뒤굽음증이 있다.

4. 임상증상

갈비뼈의 운동 감소로 호흡량 감소가 나타날 수 있다. 만성적 등뼈뒤굽음증은 심한 통증과 불편감, 호흡 및 소화장애, 심혈관 이상, 신경학적 문제를 유발할 수 있다.

5. 진단

1) 의학적 진단

방사선검사로 시상면상의 등뼈뒤굽음 각도는 코브각 계측법으로 측정한다(그림 8.36).

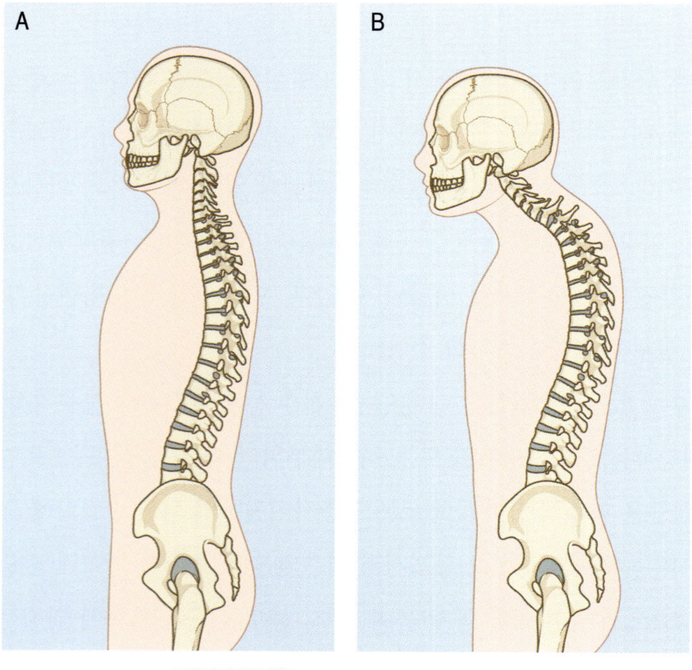

그림 8.35 A: 정상, B: 등뼈뒤굽음증

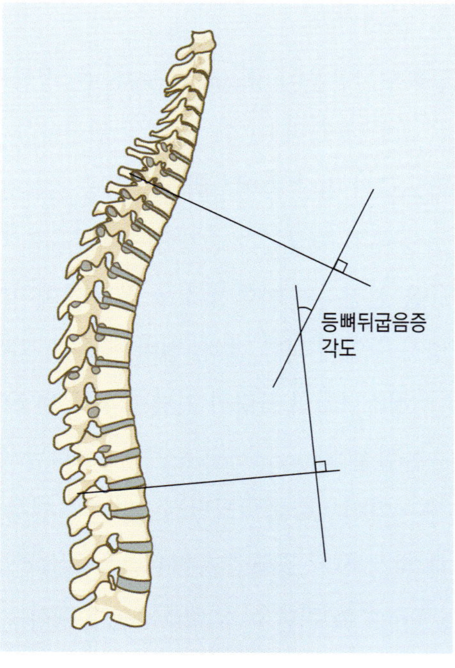

그림 8.36 등뼈뒤굽음증 코브각 계측법

2) 물리치료진단

목과 허리뼈의 굽음 정도를 확인하고, 환자가 엎드린 자세에서 상체를 들어올릴 때 등뼈뒤굽음증이 사라지지 않는지를 관찰한다.

6. 중재

1) 의학적 중재

경미한 등뼈뒤굽음증은 일상적인 추적관찰만으로도 충분하지만, 심한 경우에는 척추의 기능을 회복할 수 있는 척추유합술을 시행한다(그림 8.37). 보통 척추 앞쪽과 뒤쪽으로 유합술을 시행하지만, 청소년기에는 뒤쪽 유합술만 시행하기도 한다.

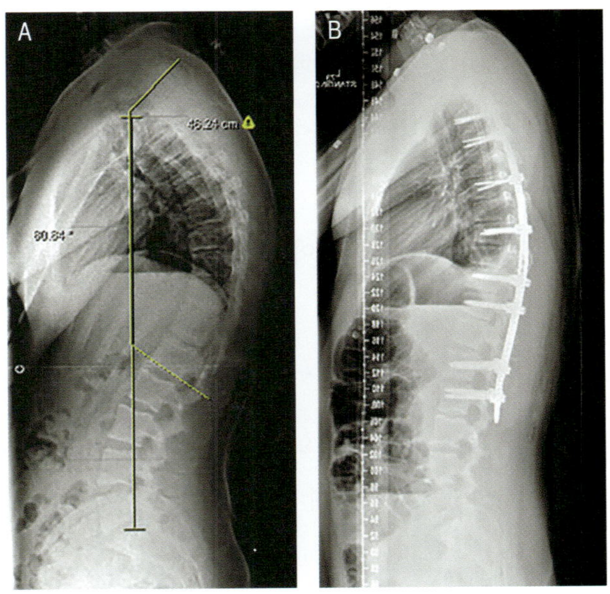

그림 8.37 등뼈뒤굽음증의 척추유합술. A: 척추뒤굽음 측정 각, B: 척추유합술

출처: 존스홉킨스 메디슨 웹사이트(https://www.hopkinsmedicine.org/health/conditions-and-diseases/kyphosis)

2) 물리치료 중재

(1) 최대보호기의 중재

① 물리적인자치료

온열치료와 전기치료를 적용하여 통증을 감소시키며 보조기 착용은 양호한 효과를 나타낼 수 있다. 밀워키보조기, 등허리엉치뼈보조기, 컴퓨터장치추가보조기(computer aided design, CAD), 컴퓨터장치추가제작보조기(computer aided manufacturing, CAM) 등을 사용한다(그림 8.38).

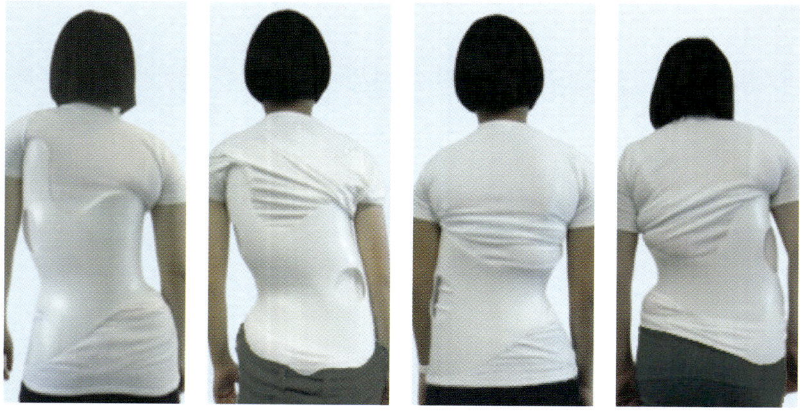

그림 8.38 컴퓨터장치추가제작보조기의 유형

② 운동치료

등뼈부위의 폄운동과 등쪽운동이 감소되므로 폄 운동성을 회복하기 위한 능동관절운동범위 운동을 적용한다. 갈비뼈사이근의 움직임 증가를 위한 호흡운동을 적용한다.

③ 정형물리치료

등뼈 척추관절과 주변의 근막이완을 위한 근막이완술이나 물렁조직가동술을 적용한다.

(2) 최소보호기의 중재

① 물리적인자치료

등뼈뒤굽음증으로 나타나는 목, 허리, 엉덩관절의 통증 감소와 물렁조직의 유연성을 위해 온열치료, 전기치료, 마사지를 시행한다. 척추의 정렬을 바르게 하고 유연성을 향상시키기 위해 수중운동을 적용한다.

② 운동치료

관절운동범위 운동을 적용하여 등뼈의 폄 운동을 증진시키며 근력이 약화된 등뼈 폄근에 저항운동을 적용하여 근력을 강화시킨다. 호흡운동을 적용하여 갈비뼈사이근의 움직임 증가와 호흡능력을 향상시킨다.

③ 정형도수물리치료

근막이완술과 물렁조직가동술을 적용하여 등뼈 주변의 근막을 이완시키고, 등뼈 척추관절의 가동성 증가를 위한 관절가동술을 적용한다.

3) 예방 및 가정관리

가장 흔한 등뼈뒤굽음증의 원인이 자세 불량에 의한 것이므로 청소년기에 등뼈뒤굽음증이 관찰되었다면, 항상 바른 자세를 취하도록 하여 이를 예방해야 한다. 노인성 등뼈뒤굽음증의 경우에는 주요 원인이 뼈엉성증이므로 검사를 통해 필요한 경우 칼슘, 비타민 D, 여성 호르몬제 등의 약물을 복용하는 것이 등뼈뒤굽음증의 진행을 늦출 수 있다. 또한 허리부 변성에 의한 등뼈뒤굽음증의 경우, 변형을 유발하는 쪼그려 앉는 자세를 피하는 것이 좋다.

8.3.4 척추후관절증후군

1. 임상개요

1) 정의

허리에 가해지는 하중은 척추뼈몸통과 척추사이원반 등의 전방 구조물과 척추후관절(facet joint; 돌기사이관절)의 후방구조물에 의해 분산된다. 이 중 후방구조물에 하중이 불균등하게 가해지면, 압력에 예민하게 반응하는 통증감수기의 자극으로 통증과 기능부전이 발생하게 되는데, 이를 척추후관절증후군(facet syndrome)이라고 한다.

2) 원인

허리뼈 굽이가 정상적이며, 관절의 퇴행성 소견이 없는 정상적인 경우, 압박하중에 의한 전방구조물은 약 70%의 압박하중을 담당하고, 척추후관절은 약 30%를 담당하게 된다. 하지만 척추사이원반 퇴행이 있는 경우의 압박하중은 척추후관절에서 약 47~70%까지 상승하게 되며, 이로 인해 척추후관절의 스트레스 증가로 인해 관절주머니의 손상이 초래될 수도 있다. 또한 척추굽이 변형에 의해 기능적 척추단위(functional spinal unit)에서 척추후관절의 비대칭적 운동에 의한 퇴행이 나타날 수도 있다.

2. 임상증상

- 척추후관절의 윤활주머니에 염증과 비후가 발생한다.
- 기능적 활동에서 통증이 증가하게 된다.
- 허리통증의 형태는 허리분절의 폄 동작에서 통증이 증가하고, 허리분절의 굽힘에서 통증이 감소하게 된다.
- 허리분절의 폄과 돌림이 결합된 동작에서 척추후관절의 압박하중이 증가하기 때문에 통증이 더욱 증가하게 된다.
- 통증이 엉덩이 부분까지 방사되는 경우도 있으나, 대부분 허리분절에 국소적으로 나타난다.

3. 진단

1) 의학적 진단

일반적으로 척추후관절증후군의 진단은 방사선검사가 아닌 도수검사 및 이학검사를 통해 평가된다.

2) 물리치료진단

물리치료진단은 허리뼈 분절의 관절놀이검사(joint play test)와 사분역검사(quadrant test) 실시 후, 통증을 호소하는 양성반응 확인을 통해 이루어진다(그림 8.39).

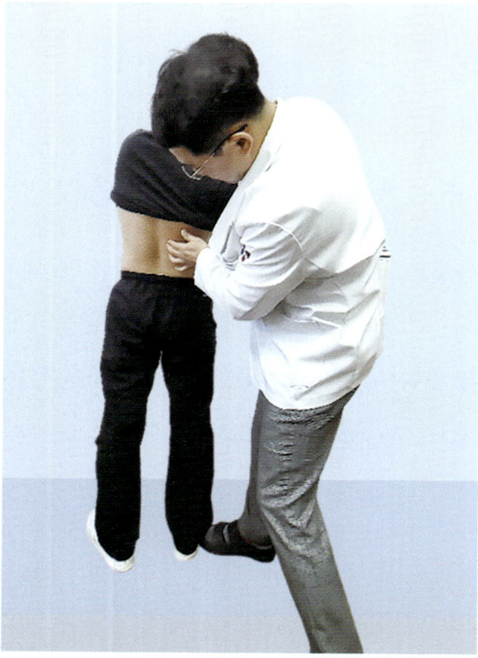

그림 8.39 사분역검사

4. 중재

1) 의학적 중재

척추후관절증후군은 일반적으로 비수술적 치료가 추천되지만, 통증 완화와 근육경련 개선을 위해 약물치료, 신경차단술, 척추후관절 인대증식치료 및 신경성형술 등을 시행할 수 있다.

2) 물리치료 중재

척추후관절증후군 초기에는 관절 변형이 잘 나타나지 않아 정상으로 보이는 경우가 많기 때문에 조기 진단에 어려움이 있다. 통증을 감소시키기 위해 온열치료, 초음파치료, 경피신경전기자극치료 등의 물리적인자치료를 적용하고, 척추세움근의 근력을 강화하기 위한 운동치료도 병행한다. 또한 허리뼈 분절의 운동범위를 증가시키기 위한 척추후관절의 관절가동기법이나 당김을 실시하고, 재발방지를 위한 바른자세에 대한 교육을 시행한다.

8.4 기타 척추질환 중재

8.4.1 척추관협착증

1. 임상개요

1) 정의

척추관협착증(spinal stenosis)이란 척추분절의 척추관(spinal canal), 신경뿌리관(nerve root canal) 또는 척추사이구멍(intervertebral foramen)이 좁아지면서 신경뿌리에 압박이 생기는 척추질환으로 허리통증과 간헐적절뚝거림(intermittent claudication) 등을 일으키는 질환이다.

60세 이상에서 30% 정도 존재하지만, 이들 중 일부만이 임상적인 증상을 호소한다. 노인에서는 대부분 퇴행성이 주요 원인이고, 젊은 성인의 경우, 연골무형성증(achondroplasia) 등의 원인으로 20~30대부터 증상이 발생한다.

퇴행성 협착증은 L3~4, L4~5, L2~3의 분절에서 주로 호발되며, L5~S1 분절의 경우, 중심부 협착은 흔하지 않으며, 가쪽부로의 퇴행성 변화에 의해 L5 신경뿌리 압박이 발생할 수 있다.

2) 원인

척추관협착증의 다양한 발생원인은 선천성과 후천성으로 나뉜다. 척추뼈고리판의 비후, 황색인대(ligamentum flavum)의 비후, 뼈융합 수술 후 융기(bony eminence), 변형성 뼈염(osteitis deformans), 척추뼈몸통의 뼈돌기, 선천성 척추관협착증, 돌기사이관절의 비후, 척추뼈몸통의 변위(척추전방전위증, 퇴행성디스크 질환) 등이 주요 원인이다.

2. 분류

척추관협착증은 크게 선천성 척추관협착증과 후천성 척추관협착증으로 분류하고, 이에 포함되지 않는 형태는 기타 척추관협착증으로 분류한다. 선천성 척추관협착증은 특발성(idiopathic)과 연골무형성증(achondroplasia)으로 구분하고, 후천성 척추관협착증은 퇴행성(degenerative), 혼합성(mixed), 의인성(iatrogenic)으로 구분하며, 기타 척추관협착증은 대사성(metabolic)과 외상성(traumatic)으로 구분한다.

3. 임상증상

척추관협착증은 전체적으로 허리와 목에서 호발하는데, 허리의 중심척수공간 협착이 L4에서 가장 흔히 나타나며, 일반적으로 여성보다 남성에서의 발병률이 높은 편이다. 일반적인 임상증상은 다음과 같다.

통증의 형태는 허리보다 다리 증상이 더 나타나고, 볼기부와 항문주위로 방사통이 나타난다. 편측 또는 양측다리에 지속적 혹은 간헐적으로 증상이 나타나게 되며, 환자는 통증 감소를 위해 허리를 굽히고 보행하게 된다. 활동 시에 악화되고 간헐적 절뚝거림이 발생한다. 또한 다리부위의 야간통증이 심해지며, 종아리의 통증은 쪼그리고 앉게 되면 소실되고, 무릎을 펴하면 통증이 증가하고 굽힘하면 소실된다.

감각이상은 다리의 여러 피부분절에서 다발적으로 나타나거나 다리 전체에서 발생하는데, 이때 다리가 차다고 느끼거나, 고무로 만든 다리 같다는 표현을 하게 된다. 갑자기 힘이 빠지고 주저앉게 되는 넘어짐 발작징후(drop attack sign)가 나타나게 되며, 특징적으로 허리의 굽힘보다는 폄 제한이 나타난다. 다리 근력이 약해지고 긴엄지폄근 또는 앞정강근의 근력 약화와 힘줄반사의 감소가 흔히 발생하게 된다.

신경학적 검사에서 뻗은다리올림검사는 음성인 경우가 많다. 척추관협착증의 주요 증상인 간헐적 절뚝거림은 크게 신경성 절뚝거림(neurogenic claudication)과 혈관성 절뚝거림(vascular claudication)으로 구분한다(표 8-10).

표 8-10 신경성 절뚝거림과 혈관성 절뚝거림의 비교

평가항목	신경성 절뚝거림	혈관성 절뚝거림
절뚝거림 발생 거리	다양함	일정함
통증 완화 자세	앉은 자세	선 자세
언덕 오를 때 통증	-	+
자전거 탈 때 통증	-	+
통증유형	뻐근함, 무딘감각, 날카로움	경련 및 조임 증상
혈관박동	+	-
혈관소음	-	+
피부	정상	탈모, 번질거림
위축	가끔	드묾
근력약화	가끔	드묾
허리통증	흔함	흔하지 않음
척추운동제한	흔함	흔하지 않음

4. 진단

1) 의학적 진단

척추관협착증의 진단은 대부분 방사선검사를 통해 이루어진다(그림 8.40). 방사선영상에서 관찰해야 할 주요 항목은 척추사이원반 간격 및 돌기사이관절과 척추뼈몸통의 퇴행 변화 유무, 척추옆굽음증 또는 척추전방전위증 유무, 고리뿌리(pedicle) 거리: 정상기준(15~27mm), 협착증(10~12mm), 뼈돌기, 고리판(lamina), 고리뿌리, 돌기사이관절의 비후 유무 등이다.

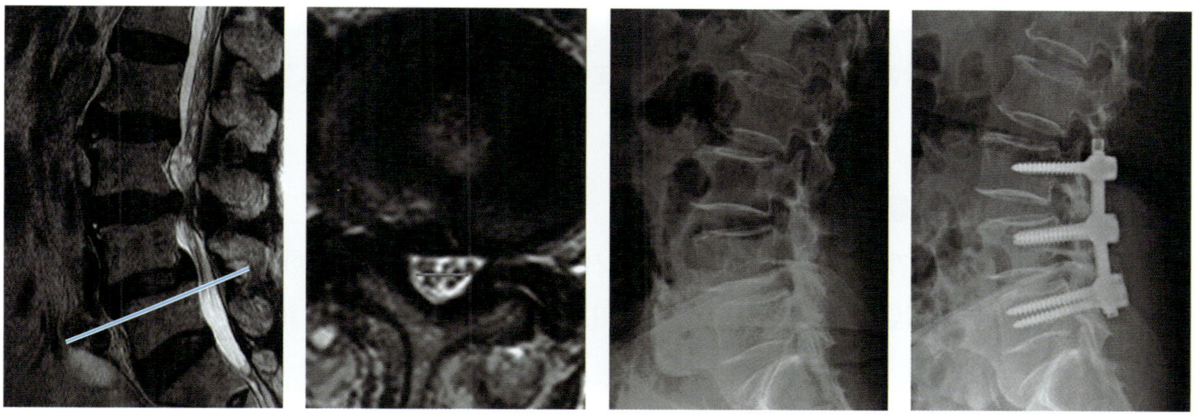

그림 8.40 허리부 협착증 및 양성 침강징후의 자기공명영상 및 방사선 사진

출처: Hyeon Jun Kim et al.(2011). Clinical Value of Nerve Root Sedimentation Sign in Lumbar Spinal Stenosis. *Jounrnal of Korean Society of Spine Surgery, 18*(3). Korean Society of Spine Surgery.

5. 중재

1) 의학적 중재

초기 통증에는 소염진통제를 투여하고, 보조기 등을 이용하여 약 6주 정도 안정시킨다. 물리치료 및 보존적 치료를 시행하였음에도 통증이 개선되지 않고, 일상생활에 큰 불편함을 느끼는 경우에는 수술적 치료를 고려해야 한다.

수술적 치료에 대한 지침은 다음과 같다.

- 보존적 치료에 반응하지 않거나 증상이 나타난 초기에 장애가 심한 경우, 신경이나 혈관에 대한 감압고리판절제술(decompressive laminectomy)이 필요함
- 허리통증만 있는 경우보다 편측 혹은 양측다리에 심한 통증이 있는 경우, 수술을 통해 완화되기는 하지만 정상 상태로의 회복을 기대하기는 힘듦
- 감압고리판절제술 다음날부터 침상에서의 자유활동이 허용되며, 3~4일 이내 보행이 가능함
- 수술 후 약 10일 후부터 유착방지를 위한 다리 올림운동이 필요하고, 점진적인 허리 굽힘근 운동을 통해서

3개월 정도 일상생활을 영위하도록 목표

2) 물리치료 중재

병리학적 증상이 심하더라도 환자의 증상이 가볍다면, 수술을 고려할 필요는 없다. 물리치료적 중재는 심부열치료, 초단파치료, 마사지 등을 통해 통증을 감소시킬 수 있다. 또한 자세교정, 자건거 타기, 몸통 당김, 유연성 및 허리주변 근육 강화 등을 통해 척추의 안정성을 높이고, 신경압박을 감소시킬 수 있는 정형도수물리치료가 필요하다.

(1) 자세 또는 골반의 교정운동

척추관의 직경을 넓힐 수 있는 방향으로 자세 교정을 한다. 이러한 자세 교정은 골반의 위치를 바로잡는 것이 우선시 된다.

(2) 허리앞굽음증 감소를 위한 운동

허리앞굽음증의 증가는 허리분절의 폄을 증가시키기 때문에 척추관을 좁히게 된다. 따라서 척추관협착증의 임상양상이 허리앞굽음증과 연관되어 있다면, 감소시킬 수 있는 운동치료를 병행해야 한다.

(3) 당김치료

당김치료는 추간판탈출증에 제시된 내용과 동일하다.

8.4.2 꼬리뼈통증

1. 임상개요

1) 정의

꼬리뼈는 엉치뼈틈새(sacral hiatus)에 부착된 엉치꼬리인대(sacrococcygeal ligament)에 의해 엉치뼈 아래쪽에 위치하게 된다. 또한 항문꼬리인대(anococcygeal ligament)는 꼬리뼈 끝에 부착하여 앞쪽으로 퍼져나가 항문의 바깥조임근(external sphincter)에 부착된다. 꼬리근과 항문올림근의 기능 중 하나는 꼬리뼈를 앞쪽으로 고정하는 것이다.

꼬리뼈의 신경분포는 꼬리신경의 뒤쪽 제1분지에 기인하며, 각 신경은 아래쪽 엉치신경의 뒤쪽분지와 연결된다. 꼬리뼈통증(coccygodynia)은 직접적인 외상이 없이도 나타날 수 있다. 꼬리뼈 주위 통증은 국소상태에 의한 것과 다른 부위로 부터의 연관통에 기인하다.

다양한 원인이 알려져 있지만, 주로 꼬리뼈 주위의 염증, 꼬리뼈 골절, 추간판탈출증에 의한 연관통, 임신, 잘못된 자세 등에 의해 유발된다.

2) 원인

꼬리뼈통증의 가장 흔한 원인은 외상이며 특히 엉덩방아 찧는 자세에서 흔히 발생된다. 염증은 크게 궁둥뼈 주머니염이나 꼬리뼈증후군(꼬리뼈의 충격으로 인해 골반 안쪽으로 휘어진 경우)에 의해 유발된다. 꼬리뼈 골절 시 외상후 관절염, 비정상적 뼈유합에 의한 가관절, 탈구로 인한 뼛조각에 의해 유발된다.

임산부의 경우, 태아가 자랄수록 배의 무게가 앞으로 쏠리게 되면서 허리 하중을 지탱하기 위해 꼬리뼈 부분에 과도한 힘을 주게 되면서 통증이 나타날 수 있다. 그 외에도 잘못된 자세로 장시간 앉아있는 현대인들에서 주로 발생한다. 다른 질병과 관련된 원인은 직장이나 전립선 등에 생긴 신생물이나 감염 등에 의한 골반 내 장기의 질병, 요도, 질, 방광 등의 염증이 있을 때 동반될 수 있다.

2. 임상증상

통증은 주로 앉거나 자세를 변경할 때 발생한다. 만일 휴식을 취해도 통증이 심해진다면, 종양 등을 의심해 볼 수 있다. 기침이나 재채기와 같은 배안의 압력상승 자세, 허리를 앞으로 굽히는 동작 등에서 통증이 증가한다면 추간판탈출증과 같은 척추질환과의 연관성을 고려해 볼 필요가 있다. 선천적으로 골반 쪽(앞쪽)으로 꼬리뼈 변형이 있는 경우에는 평소에도 배변 시에 통증이 나타날 수 있다.

3. 중재

통증 부위에 국소마취제를 투여하면 효과적이며, 좌욕이나 마취 하에 꼬리뼈 가동성을 증가시키는 것도 도움이 된다. 이러한 꼬리뼈 가동성의 향상은 엉치꼬리인대의 이완을 통해 일상생활동작에서 느끼는 통증이나 불편함을 감소시키는데 효과적이다. 보존적 치료에도 증상 호전이 없는 경우에 꼬리뼈절제술을 실시하는데, 이때는 엉치뼈의 아래 끝까지 제거해야만 한다. 또한 퇴행성 변화가 심하면 엉치꼬리관절의 운동이 제한되고, 심한 통증과 제한이 있을 경우에는 꼬리뼈와 엉치뼈 아래의 제거를 고려해야 한다.

연습문제

[1] 다음의 사례를 읽고 아래 각 문항에 대해 가장 적절한 답을 하나씩 고르시오.

28세 이○○ 씨는 허리와 등의 뻐근함과 통증으로 내원하였다. 6개월 전부터 한 자세로 오래 있을 경우, 엉치엉덩관절부의 뻐근함과 통증이 지속적으로 있었으며, 운동 후에는 통증이 호전되는 경향이 있었다. 최근 새벽녘에 통증으로 잠을 깨는 경우가 흔히 있었으며, 전신 피로감, 체중감소, 미열을 동반하였다. 통증이 아래척추에서 위쪽으로 진행하는 특징을 가지고 있었으며, 방사선학적 검사에서 대나무 척추와 같은 형태학적 변화가 관찰되었다.

1. 위의 사례에서 가장 가능성이 높은 척추질환은?

① 추간판탈출증 ② 퇴행성 척추염
③ 척추관협착증 ④ 강직성 척추염
⑤ 척추전방전위증

정답 ④

해설 강직성 척추염의 임상증상
- 남성에서 호발(16세 미만에서 시작)
- 통증, 피로감, 식욕부진, 체중감소, 미열
- 인대의 석회화로 인해 대나무 척추 형성

[2] 다음의 사례를 읽고 아래 각 문항에 대해 가장 적절한 답을 하나씩 고르시오.

14세 오○○ 양은 아침에 일어나면 허리통증과 함께 평소 자세가 비틀어진 것 같은 느낌을 가지고 있으며, 달리기와 같은 운동을 하는 경우 숨이 차고 힘들다고 하였다. 방사선검사 결과, 코브각(Cobb's angle)이 약 25도 정도로 계측되었으며, 아담징후검사에서 양성반응이 나타났다.

2. 위의 사례에서 가장 효과적인 운동치료로 옳은 것은?

① 크랩스운동 ② 윌리암운동
③ 프랭켈운동 ④ 맥킨즈운동
⑤ 골드웨이트운동

정답 ①

해설 특발성척추옆굽음증의 전형적인 증상으로 이런 경우, 운동치료적 중재는 병적 굽이의 직선화에 초점을 두며, 가쪽굽이를 구조적으로 교정하기 위해 반대 방향에서 동일한 크기의 가쪽굽이를 유도하는 크랩스운동(Klapp's exercise)이 효과적이다.

[3~4] 다음의 사례를 읽고 아래 각 문항에 대해 가장 적절한 답을 하나씩 고르시오.

- 이름: 김OO
- 성별/나이: M/28
- 주호소: 목통증, 두통, 삼킴장애
- 병력: 2주 전 신호 대기 중 뒤 차량에 의해 추돌사고를 당하였고, 목 통증과 두통 등을 호소하여 입원 치료 중이다. 방사선검사 소견에서 목의 앞굽음이 감소하였으며 신경학적 특이소견은 없었다.
- 물리치료적 검사:
  - 목 통증 및 목 근육의 긴장 증가
  - 목 굽힘 및 폄 제한, 국소부위 압통
  - 깊은힘줄반사나 근력 및 감각 등의 신경학적 징후(음성)

3. 위의 사례에서 채찍질 관련 질환(whiplash associated disorder, WAD)의 등급으로 옳은 것은?

① 0등급
② 1등급
③ 2등급
④ 3등급
⑤ 4등급

정답 ③

해설 2등급은 목의 불편함 및 근골격계 징후(관절운동범위 및 국소부위 압통)가 있는 상태를 의미한다.

4. 위의 사례에 대한 물리치료적 중재방법으로 옳은 것은?

① 최대보호기의 한냉치료 적용은 근육 경련을 유발할 수 있기 때문에 주의를 기울여야 한다.
② 최대보호기의 당김치료는 통증에 대한 역치를 상승시키기 위해 통증유발 범위를 넘어선 범위까지 시행한다.
③ 중간보호기부터 시행하는 능동운동은 능동보조운동 → 능동운동 → 등척성 운동의 순으로 시행한다.
④ 중간보호기부터 시행하는 목 운동은 굽힘과 폄에 대한 운동부터 시작하고, 회전운동이나 가쪽굽힘운동은 이후에 시행한다.
⑤ 최소보호기 단계에서 관절운동범위의 증진을 위해 Ⅲ등급의 관절가동술을 시행한다.

정답 ⑤

해설 최소보호기 단계에서 통증감소, 관절면의 움직임 감소 예방을 목적으로 Ⅰ~Ⅱ등급의 관절가동술을 시행한다.

5. 추간판탈출증 환자의 중간보호기 단계에서의 물리치료적 중재방법으로 옳은 것은?

① 침상안정을 통해 추간판의 압력 감소와 배근 및 등근을 이완시킨다.

② 경직된 근육 이완을 위해 온열치료보다는 한냉치료가 효과적이다.

③ 척추 안정화운동을 통해 근육조절이 완전하고 근력 및 지구력이 동적운동을 할 수 있을 만큼 향상된 경우, 동적안정화운동을 시행한다.

④ 강화시키고자 하는 근육에 대해 동심성 또는 편심성으로 직접 수축하면서 근육 동원이 가능하도록 시행한다.

⑤ 돌출 또는 탈출된 추간판의 속질핵에 의해 신경이 압박받지 않도록 통증회피자세에 대해 교육한다.

정답 ③

해설 중간보호기의 중재 원칙

- 근육이완을 위한 온열치료
- 통증완화를 위한 전기치료
- 배근 및 폄근육에 대한 동적안정화운동

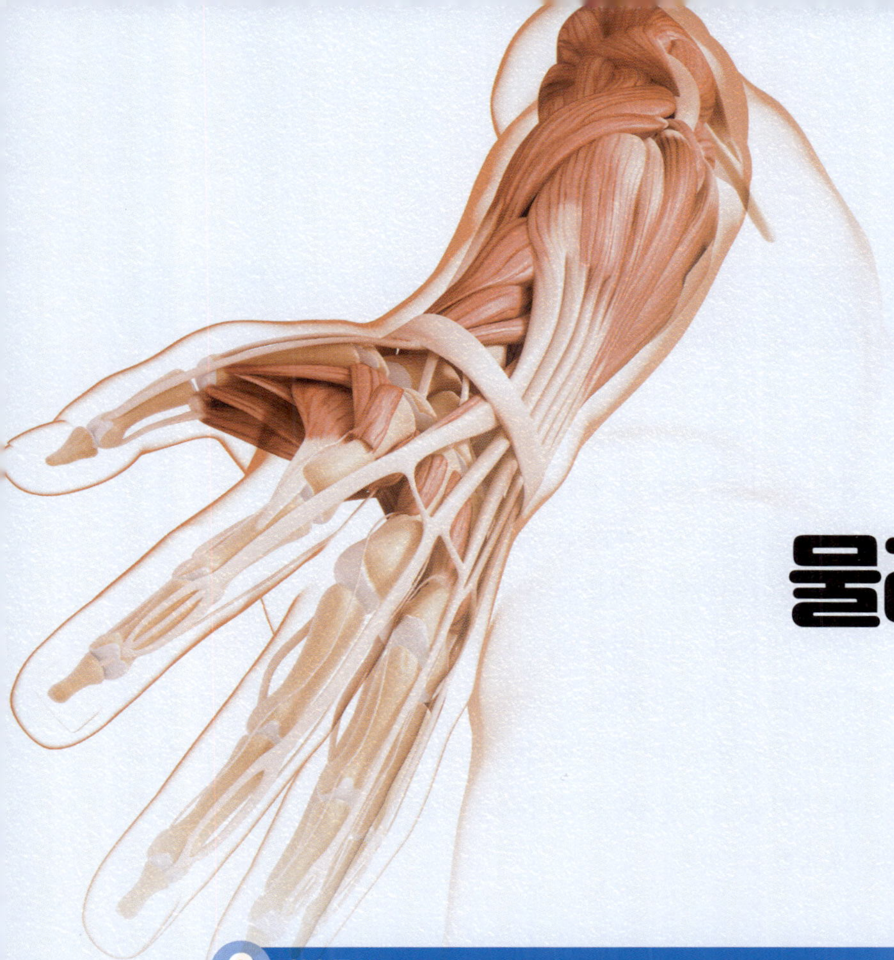

Chapter 9

절단 물리치료 중재

학습목표

1. 절단의 정의 및 원인에 대해 설명할 수 있다.
2. 절단의 분류 및 합병증에 대해 설명할 수 있다.
3. 절단의 평가 및 검사에 대해 설명할 수 있다.
4. 절단 환자의 중재에 대해 설명할 수 있다.

주요용어

절단 Amputation

관절분리절단 Disarticulation

잘린끝 Stump

위팔절단 Transhumeral or Above elbow(A-E) amputation

아래팔절단 Transradial or Below elbow(B-E) amputation

넙다리뼈절단 Transfemoral or Above knee(A-K) amputation

종아리절단 Transtibial or Below knee(B-K) amputation

싸임절단 Syme's amputation

환상지 Phantom limb

임시의지 Pylon prothesis

9.1 절단

1. 임상개요

여러 가지 원인에 의해 뼈의 연속성이 단절된 절단은 신체의 팔과 다리에 손실을 입힌다. 팔다리절단의 원인은 대부분 질환에 의한 것으로, 혈관성 질환 81.9%, 외상 16.4%, 암 0.9%, 선청성 기형 0.8%이다. 절단의 약 82%는 말초혈관질환이 원인으로, 손상된 팔다리의 혈액순환이 차단되어 회복될 수 없는 경우에 절단을 시행한다. 혈액공급이 중단되면 손상부위 이하에서는 조직괴사가 발생하고, 이로 인해 환자의 생명에 위협을 초래할 수 있다.

팔절단의 주된 원인은 외상(trauma)에 의한 것이고, 다리절단의 90% 이상은 말초혈관질환에 의한 것이다. 다리절단은 팔절단보다 거의 10배 정도 더 많이 발생한다. 팔과 다리가 절단되면, 일상생활활동이 어려워지면서 육체적, 정신적, 사회적으로 장애를 동반하게 된다. 그러나 절단된 부위에 의수족을 착용하게 되면, 환자 스스로 독립적인 일상생활활동이 가능해지면서 자신감을 회복할 수 있다.

1) 정의

절단(amputation)은 어떤 원인에 의해 뼈 부위를 자른 것이며, 관절분리절단(관절이단, disarticulation)은 관절부위에서 자르는 것을 말한다. 잘린끝(stump)의 상태에 따라 개방성 절단과 폐쇄성 절단으로 나뉘는데, 절단부위에 감염이 생겨 감염치료를 위해 잘린끝을 열어 두는 것을 개방성 절단이라 하고, 수술 시 잘린끝을 봉합한 것을 폐쇄성 절단이라고 한다.

2) 원인

(1) 말초혈관질환

말초혈관질환은 팔다리절단에서 약 82%를 차지하는 가장 중요한 질환으로 젊은 사람인 경우는 폐쇄혈전혈관염(thromboangitis obliterans)이 많고, 노인은 당뇨병(diabetes mellitus)과 동맥경화증(vascular sclerosis)에 의한 경우가 많다. 절단 수술을 해야 하는 혈관질환으로는 폐쇄동맥경화증(arteriosclerosis obliterans), 당뇨로 인한 폐쇄혈전혈관염과 폐쇄동맥경화증, 색전(embolus)으로 인한 정맥폐쇄와 동맥폐쇄이다. 당뇨는 신경섬유 및 혈관과 혈류장애를 유발한다. 당뇨발 괴사는 당뇨의 가장 흔한 합병증으로, 다리절단이 발생하기도 한다.

(2) 외상

외상은 팔다리절단의 원인 중에서 두 번째를 차지하며, 50세 이하의 남성에서 가장 많이 호발한다. 외상성 절단은 20~29세의 젊은 층에서 많이 나타나는 절단으로, 그 원인은 기계조작, 전동기구, 화기, 교통사고 등이다. 손과 팔에서의 외상은 전동기구의 기계조작 미숙과 피로에 의한 실수가 원인이 되는 산업재해에 의해 주로 발생하고, 다리의 외상은 교통사고로 신경과 혈관에 심한 손상이 있을 때 발생한다.

최근에는 완전히 절단되어 있는 경우에도 절단지의 재복원 수술이 가능하여 외상으로 손상된 팔다리에 혈관 포함 조직이식술(vascularized graft)을 시행할 수 있다. 재접합(replantation) 수술의 발달로 외상으로 인한 절단은 점차 감소하고 있는 추세이다.

(3) 종양

종양은 양성종양과 악성종양으로 분류한다. 양성종양은 대체로 적응증에 포함되지 않지만, 심한 변성으로 진행될 수 있는 양성종양, 혈관성 종양, 광범위한 림프성 양성종양이 있다. 종양의 크기가 너무 커서 제거 후에도 팔다리의 기능장애가 심하게 초래된 경우에는 절단을 고려할 수 있다. 전이될 수 있는 악성종양은 전이를 막기 위해 대부분 적응증에 포함하는데, 전이된 곳에 감염이나 병적 골절 등으로 심한 통증을 받는 경우 절단을 고려할 수 있다.

팔다리의 골육종과 같은 악성종양은 종양절제로 팔다리의 기능을 상실한 경우 절단한다. 뼈의 종양은 주로 청년(10~20세)에서 빈발하지만, 어떤 연령에서도 병변이 생길 수 있다.

(4) 감염

감염은 급성감염과 만성감염으로 발생되며 절단의 적응증이 된다. 급성감염 중 생명을 위협할 수 있는 가스괴저(gas gangrene)는 생명을 보존하기 위해 응급수술을 시행하여 절단하는 것이 필요하다. 가스괴저는 잘못된 봉합과 흉터 조직에 대한 부적절한 절제가 원인이 된다. 일반적으로 개방성 손상에서 많이 발생하며, 그 외에도 만성샛길(누관만성, chronic fistula) 부위에서 악성종양이 생기면 절단을 시행한다.

(5) 기형

기형은 선천적 또는 후천적으로 발생되나, 선천적인 팔다리결손으로 절단하는 경우를 제외하고는 선천성 기형에서 절단하는 경우는 드물다. 선천성 기형은 팔다리의 일부분이나 전체가 결손된 상태로 태어나는데, 이러한 팔다리결손은 자궁 검사에서 정상사지보다 적게 발생하고, 팔다리의 싹(bud)이 형성되지 않는다.

후천적 절단수술은 후천적으로 발생한 변형이 너무 심하여 교정이 불가능할 경우, 다양한 치료를 시행하였지만 증상이 호전되지 않고 상태가 오히려 더 악화될 경우에 시행한다.

(6) 신경손상

신경손상 이후 신경손상 주위에 감각장애가 생기면 감각이 없는 부위에 궤양형성으로 인해 심한 감염이 발생하여 절단의 적응증이 될 수 있다. 그렇지만 팔다리마비 환자에서 다리절단은 가능한 자제해야 한다. 왜냐하면 다리는 걷는데 사용되지 않더라도 의자에 앉거나 의자차 사용 중 균형에 도움을 주며, 넓은 부위에 체중을 분산시켜 궤양 발생을 줄일 수 있기 때문이다.

3) 분류

(1) 팔절단

일반적으로 팔절단은 다리절단보다는 발생 빈도가 낮으며, 절단의 원인에도 차이가 있다. 팔절단은 환자의 팔 길이가 많이 남을수록 수술 후 기능이 좋아지며, 촉각 및 고유감각, 운동 등이 보존되고 절단 후에도 일상생활활동의 기능적인 면에서 예후가 좋은 편이다. 또한 의지 장착 후 굽힘, 폄, 돌림 및 기타 섬세한 운동이 가능하게 된다.

팔절단은 어깨가슴사이절단, 어깨관절 분리절단, 위팔절단, 팔꿉관절 분리절단, 아래팔절단, 손목관절 분리절단, 손절단으로 분류한다(그림 9.1).

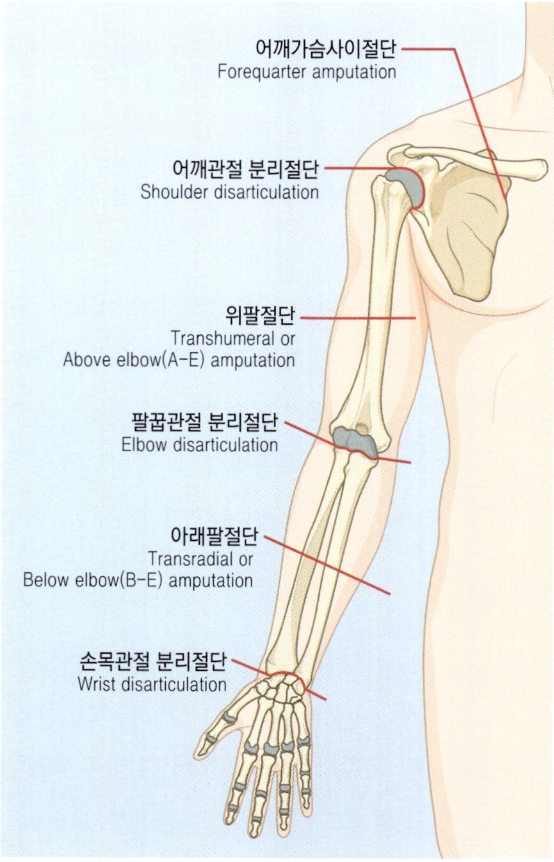

그림 9.1 팔절단

① 어깨가슴사이절단

어깨가슴사이절단(forequarter or interscapulothoracic amputation)은 어깨뼈와 빗장뼈 부분을 제거한 어깨뼈와 가슴우리 사이가 절단된 경우를 말한다. 외형을 극도로 흉하게 만드는 수술로써, 수술 후 외형상 많이 불편하며 의지 사용에도 제한이 따른다.

② 어깨관절 분리절단

어깨관절 분리절단(shoulder disarticulation)은 어깨관절에서 절단되어 팔 전체가 완전히 제거되거나 위팔뼈절단 길이의 30% 미만인 경우를 말한다. 어깨관절에서의 절단은 가능한 외형의 손상을 적게 하기 위해 위팔뼈머리와 목을 남겨두는 것이 좋다.

③ 위팔절단

위팔절단[transhumeral or above elbow(A-E) amputation]은 팔꿉관절 위쪽으로 위팔이 절단된 경우를 말한다. 잘린끝의 길이에 따라 표준 위팔(standard above elbow; 90~50%)과 짧은 위팔(short avove elbow; 50~30%)절단으로 구분한다.

④ 팔꿉관절 분리절단

팔꿉관절 분리절단(elbow disarticulation)은 팔꿉관절에서 절단이 된 경우를 말한다. 위팔뼈 관절융기의 돌출로 말단부가 팽대되어 의지 제작에 문제점이 있으나, 의지부착이나 체중부하에 장점이 있다.

⑤ 아래팔절단

아래팔절단[transradial or below elbow(B-E) amputation]은 팔꿉관절 아래 부위에서 절단된 경우를 말한다. 잘린끝이 길게 보존될수록 뒤침과 엎침운동 기능이 좋아진다. 잘린끝의 길이에 따라 긴아래팔(long below elbow; 90~55%), 짧은아래팔(short elbow; 55~35%), 매우 짧은아래팔(very short below; 35% 이하)절단으로 분류할 수 있다.

⑥ 손목관절 분리절단

손목관절 분리절단(wrist disarticulation)은 손목관절에서 절단된 경우를 말한다. 먼쪽노자관절이 있어 아래팔의 엎침과 뒤침이 가능하며, 의지를 팔꿉관절까지 할 필요가 없다.

⑦ 손부위절단

손부위절단은 손목뼈와 손가락뼈에서 절단된 상태에 따라 손목뼈사이절단(transcarpal amputation), 손허리뼈절단(transmetacarpal amputation), 손가락뼈절단(finger amputation)으로 분류할 수 있다.

(2) 다리절단

팔다리절단의 85%가 다리에서 시행되는데, 이 중 종아리절단이 50%, 넙다리뼈절단이 35% 정도 차지하고 있다. 가능한 절단 부위를 먼쪽으로 해야 하는 이유는 종아리절단 환자의 90%가 의지를 사용하는 반면, 넙다리뼈절단 환자는 25% 정도만 의지를 사용하기 때문이다. 다리절단에서 중요한 것은 서기나 보행 시에 잘린끝 부위에 하중이 잘 받게 만드는 것이다. 다리절단은 골반 및 엉덩관절 부위 절단(pelvic or hip amputation), 넙다리뼈절단, 무릎관절 분리절단, 종아리절단, 발절단으로 분류한다(그림 9.2).

① 골반 및 엉덩관절 부위 절단

골반절반절단(hemipelvectomy amputation)은 골반의 두덩뼈결합부와 엉치엉덩관절의 분리 수술로써 넙다리뼈의 몸쪽에 연골육종 또는 뼈육종 같은 악성종양이 있을때 시행된다. 엉덩관절 분리절단(hip disarticulation)은 넙다리뼈를 엉덩관절에서 완전히 제거하는 수술로써, 골반의 절구에서 넙다리뼈머리가 분리되는 경우이다. 가능한 넙다리뼈 일부분을 남겨두면, 잘린끝과 의지의 소켓 사이에 안정성을 취할 수 있다.

② 넙다리뼈절단

넙다리뼈절단(transfemoral or above knee amputation)을 무릎위절단이라고도 하며, 무릎관절 위쪽부위에 넙다리뼈가 가로절단되는 경우이다. 넙다리뼈의 중간 1/3 이상의 절단이 가장 이상적이고 무릎관절에서 8~10cm 위쪽에서 절단을 시행하면, 의지의 무릎장치를 설치할 수 있어 안정성을 가지게 된다. 잘린끝 부위가 너무 짧으면 의지의 소켓과 잘린끝 사이가 불안정하여 의지가 벗겨지기 쉽다.

③ 무릎관절 분리절단

무릎관절 분리절단(knee disarticulation)은 무릎관절에서 종아리를 절단한 수술로 무릎 아래 부위 전체가 완전히 절단되는 경우이다. 무릎관절 분리절단의 장점은 잘린끝 부위에 체중부하가 가능하고, 의지착용 후 안정감이 있으며 잘린끝 부위에 소켓을 알맞게 제작할 수 있다는 것이다. 그러나 잘린끝의 피부 부피가 크고, 의지를 착용하기가 어렵다는 단점이 있다.

④ 종아리절단

종아리절단[transtibial or below knee(B–K) amputation]은 무릎밑절단이라고도 하며, 정강뼈의 중간 1/3부위와 상 1/3부위에서 절단하는 것이 가장 이상적이다. 절단 시 정강뼈보다 종아리뼈가 2~3cm 정도 짧아야 한다. 종아리절단은 주로 무릎인대(patellar tendon bearing, PTB)의지를 착용하는데, 무릎인대를 지지해주면서 체중부하 효과를 높일 수 있다. 5~6cm도 되지 않는 짧은 잘린끝에도 무릎인대의지 착용은 가능하다.

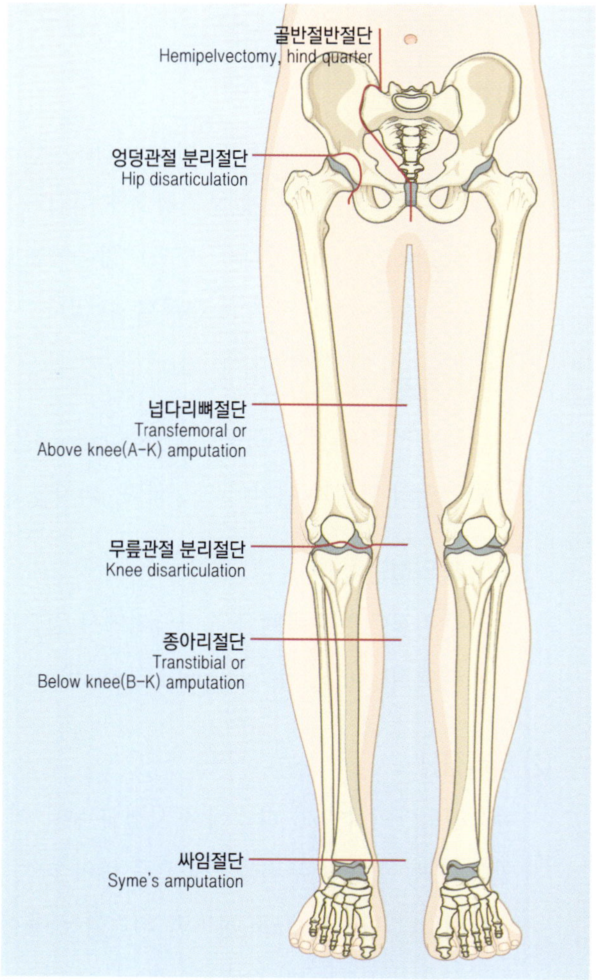

그림 9.2 다리절단

⑤ 발절단

싸임절단(Syme's amputation)은 정강뼈와 종아리뼈를 발목관절보다 약 0.5cm 위로 절단하는 경우이다. 발꿈치의 두꺼운 피부판을 정강뼈의 잘린끝 부위에 덮으면 체중부하가 가능하므로 가장 이상적인 부위이다. 잘린끝이 외견상 투박하여 여성에게는 적합하지 않다.

피로고프절단(Pirogoff's amputation)은 발꿈치뼈와 힐패드만을 남겨두는 절단술이다. 체중부하를 할 수 있으며 의지 없이 보행이 가능하지만, 앞발 부위가 없어서 막대기 걸음(stomping gait)을 걸어야 한다.

발목뼈절단(transtarsal amputation)은 발목뼈사이절단 또는 쇼파르절단(chopart amputation)이라고 하며, 목말뼈–발배뼈 및 발꿈치뼈–입방뼈 사이를 분리절단하여 결국 목말뼈와 발꿈치뼈만 남는 절단을 말한다. 앞발 부위의 완전한 제거로 인해 발가락이 부착되는 근육도 제거되므로 심한 발꿈치들린휜발증

변형(talipes equinus varus deformity)이 생기며, 외관상 좋지 않고 의지제작도 힘들어 잘 사용하지 않는다.

발가락절단(toe amputation)에는 발허리뼈절단(transmetatarsal amputation)과 발가락뼈절단(transphalangeal amputation)이 있다. 리스프랑절단(Lisfranc amputation)은 발허리뼈와 발목뼈 사이를 분리하는 절단이다(그림 9.3).

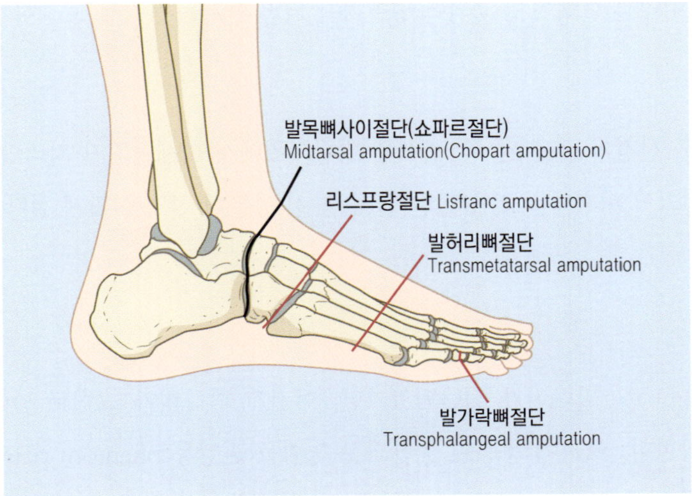

그림 9.3 발절단

(3) 소아절단

① 개요

소아절단은 선천성과 후천성으로 분류하는데, 후천성은 성인에서 소개한 것과 동일하다. 10세 이하 소아의 경우에는 선천성 75%, 후천성 25% 정도로 나타나는데, 선천성인 경우 퇴화된 흔적이 몸에 남아 있거나 손발이 분리되지 않고, 팔다리변형과 결손 등이 나타난다.

② 특징

소아절단은 일반적으로 거의 시행되지 않으므로 절단을 시행하는 경우는 전체 3~4% 정도이다. 소아는 계속 성장함으로 먼쪽 뼈끝이 소실되면 뼈성장에 영향을 미치고, 몸쪽 뼈끝의 지속적인 성장으로 감염과 통증을 일으킬 수 있기 때문에 거의 시행되지 않는다. 뼈 성장으로 인한 합병증을 제외하면 소아절단의 합병증은 성인에 비해 훨씬 드문편이다. 소아는 성장에 따라 의지를 자주 교체해 주어야 하고, 이에 따른 적응도 필요하지만, 소아는 비교적 의지 착용에 쉽게 적응하는 편이므로 의지착용 훈련은 큰 문제가 되지 않는다.

4) 합병증

수술 후 잘린끝의 관리에 따라 혈종, 신경종, 환상지, 근력약화, 관절 구축, 감염, 괴사 등의 여러 가지 합병증이 발생할 수 있다.

(1) 혈종

혈종(hematoma)은 외상이나 수술 이후, 불충분한 지혈로 인해 기관 또는 피부조직에서 혈액으로 유출되어 고이게 되는데, 이러한 혈액이 응고되어 덩어리가 되면 환자는 통증을 호소하게 된다.

(2) 신경종

신경종(neuroma)은 신경이 절단 된 후, 축삭의 말단부위에서 미세돌기가 자라나 잘린끝 말단부위에서 신경덩어리가 서로 엉켜서 비후되는 것을 말한다. 수술 시 충분히 신경을 짧게 절단하여 근육 내에 있으면 예방이 가능하다.

(3) 환상지

환상지(phantom limb)는 팔다리가 절단되었지만, 여전히 팔다리가 그대로 남아있는 것과 같은 착각을 일으키는 감각을 말한다. 여기에 통증이 동반되는 느낌을 환상통(phantom pain)이라 한다. 환상지는 처음에는 정상과 거의 같은 크기로 있지만, 시간이 지나면 차츰 중간 부위가 사라지고 맨 마지막에는 잘린끝 속으로 들어가 버린다. 또한 환상지는 대부분의 환자에게서 나타나지만, 의지장착 후에는 감소되거나 사라진다.

(4) 근력약화

근력약화(muscle weakness)는 팔다리절단 후 근육의 길이가 짧아져 근수축력이 감소되고 절단으로 인해 근육 사용이 줄어 근위축이 발생되어 근력약화가 된다. 근위축 방지를 위한 주위 근육의 근력강화운동이 무엇보다 중요하다.

(5) 관절구축

관절구축(joint contracture)은 장시간의 고정과 잘못된 자세에 의해 발생하므로 수술후 잘린끝의 근육 및 관절운동을 조기에 실시하여 구축을 예방해야 한다. 심한 구축은 의지착용에 방해가 되므로 수술로 이완시켜 주는 경우도 있다.

(6) 감염 및 괴사

감염 및 괴사(infection and necrosis)는 말초혈관병이나 당뇨병에서 발생할 수 있으므로, 세척과 배농을 시행하고 항생제를 사용한 적절한 치료와 관리가 필요하다.

2. 진단

1) 수술 전 진단

절단 수술 전에 오랜 침상생활을 했을 경우 폐렴, 폐포의 확장부전증, 욕창 등과 같은 문제를 일으킬 수 있다. 특히 호흡기능에 문제가 생겼다면, 호흡기능 평가 및 심폐물리치료가 선행되어야 한다. 절단하고자 하는 팔다리의 관절운동범위와 근력 정도를 평가하고, 심리적 요인이 있다면 심리치료부터 먼저 시행해야 한다.

2) 수술 후 진단

수술 후 진단은 가족력, 과거력, 영양 및 건강상태, 심리적 · 기능적 상태를 평가하여 환자에 대한 정보를 수집해야 한다. 절단부위는 피부색, 궤양, 부종 등을 정상부위와 비교하여 평가하고 관절운동범위, 근력, 고유수용성감각, 균형, 협응력, 호흡상태, 순환 등을 평가해야 한다.

3. 중재

1) 의학적 중재

(1) 수술적 치료

외과적 수술은 뼈의 한 부위를 자르는 절단(amputation)과 관절부위를 분리하는 분리절단(disarticulation)의 2가지 수술방법이 있다. 수술 방법은 절단의 원인과 단계에 따라 달리지며, 잘린끝의 상태에 따라 개방성 절단과 폐쇄성 절단으로 나눌 수 있다. 절단수술인 경우, 감염된 조직이나 괴사가 있다면 완전히 제거해야 하며 가능한 많은 관절 기능이 보존되어야 한다.

뼈막에 지속적인 스트레스와 압력이 자극을 주면 신생뼈가 형성되므로 잘린끝의 뼈막은 확실히 제거시켜야 한다. 신경이 절단된 부위 끝에서 축삭돌기 증식으로 인해 신경끝 부위에 비후성 팽창으로 신경종이 유발될 수 있으므로 수술시에는 모든 신경을 분리해야 한다.

2) 물리치료 중재

(1) 최대보호기와 중간보호기

① 물리적인자치료

최대보호기에서는 수술 직후 깊은정맥혈전증이나 폐렴과 같은 합병증이 발생할 수 있으므로 관절운동범위 운동, 가로막 호흡법, 마사지 등을 가정에서도 할 수 있도록 환자와 보호자에게 교육시킨다. 통증 감소를 위해 경피신경전기자극치료(transcutaneous electrical nerve stimulation, TENS)와 간섭파치료(interferential current therapy, ICT)를 적용하고, 절단부위의 부종 감소를 위해 냉치료를 시행한다. 소용돌이욕(whirlpool bath)은 수술한 절단 부위의 상처치유와 순환 증진에 도움이 된다. 아교질섬유로 이루어진 관절구축은 관절운동범위 운동 치료 전에 열을 가해주면 아교질섬유의 점성과 탄성, 분자결합이 변경되어 뻗침이 쉬워진다. 수동관절운동범위 운동을 실시하기 전에 깊은열치료기기인 초음파 치료기나 단파투열치료기를 사용하는 것이 치료에 더 효과적이다.

② 운동치료

수술 후 부목을 이용해 일정기간 고정하여 절단된 부위의 상처를 치료해야 한다. 물리치료사는 관절운동범위 운동과 자세관리를 통하여 구축 예방교육을 실시해야 한다. 손상조직을 압박하여 부종을 예방하고, 의지 장착을 할 때까지 관절운동범위 운동 유지와 근력강화운동을 지속적으로 실시해야 한다.

[관절운동범위 운동]

절단 수술 후 운동치료에서 가장 중요한 것은 구축 방지이다. 구축이 발생하면 재활과정이 어렵게 되고 의지 사용이 불가능해질 수 있다. 관절구축이 발생할 경우, 수동 관절운동범위 운동과 결합조직 뻗침운동을 시행한다.

- **관절변형이나 구축이 되는 나쁜 자세**

  넙다리뼈절단 환자는 엉덩관절 굽힘, 벌림, 가쪽돌림 변형이 일어나고, 종아리절단 환자는 무릎관절 굽힘 구축이 일어나며(그림 9.4, 9.5, 9.6), 발목절단 환자는 발꿈치들린휜발증이 발생할 수 있다.

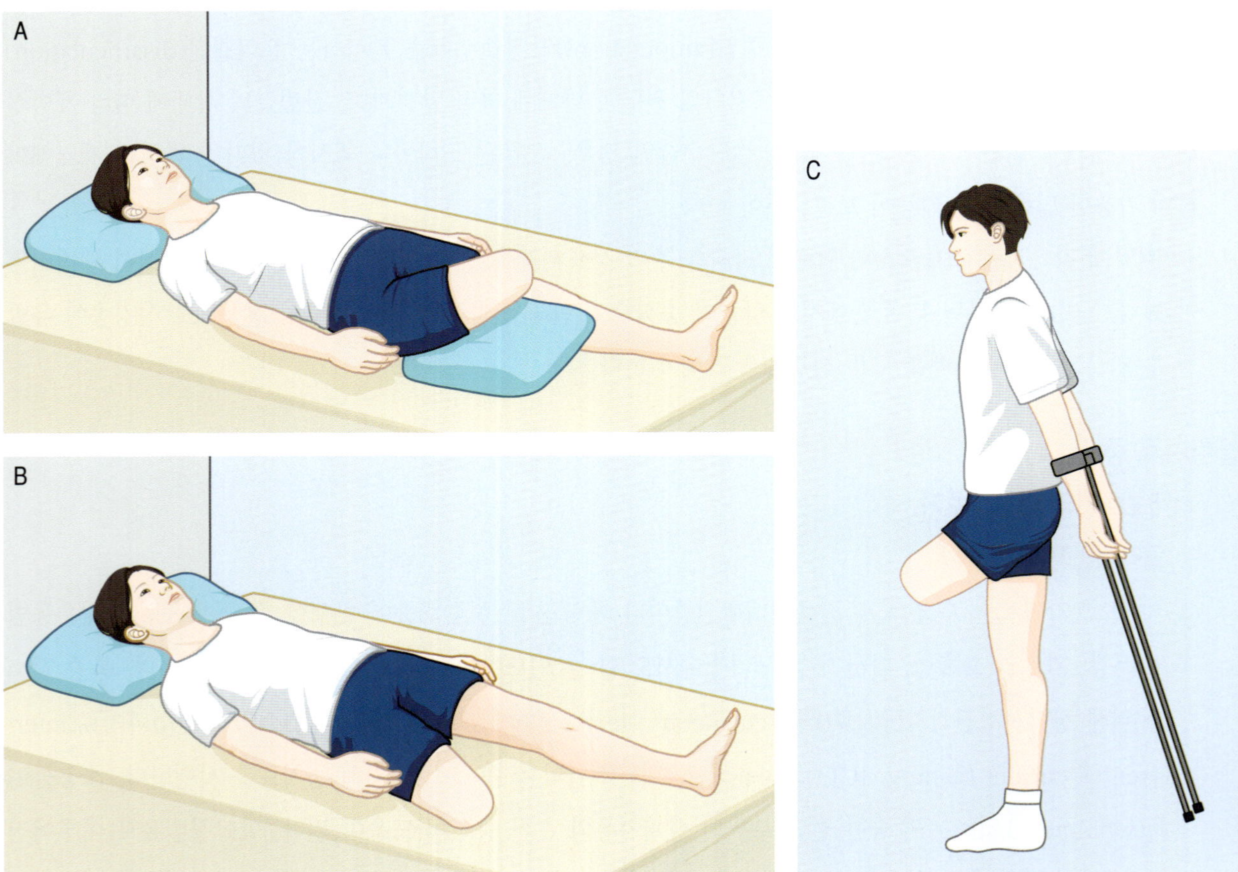

그림 9.4 넙다리뼈절단 환자의 나쁜 자세. A: 엉덩관절 굽힘(바로누운자세), B: 엉덩관절 벌림과 가쪽돌림, C: 엉덩관절 굽힘(선 자세)

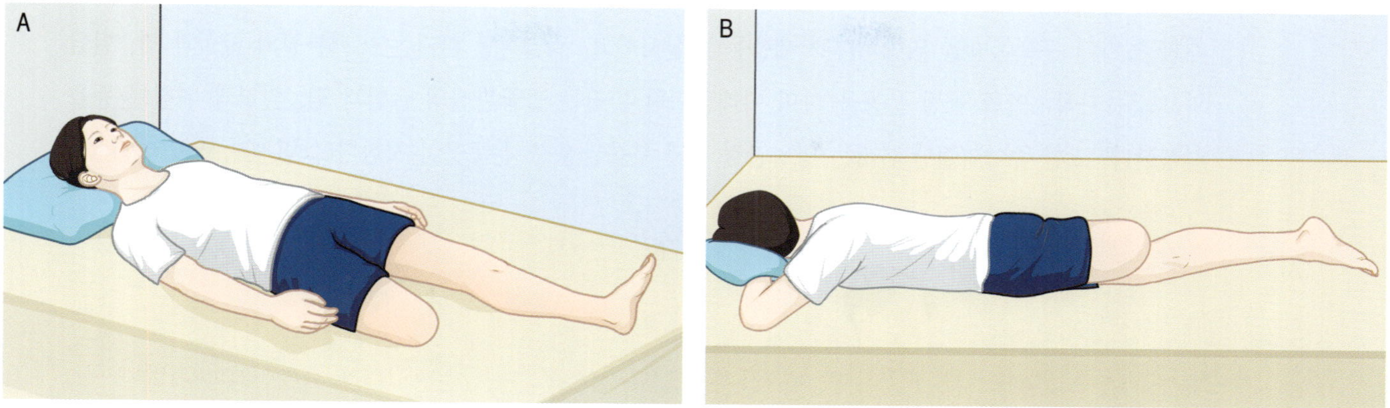

그림 9.5 넙다리뼈절단 환자의 침상 바른자세. A: 바로누운자세-엉덩관절을 펴하고 있어야 한다. B: 엎드려누운자세-엉덩관절을 펴하고 있어야 한다.

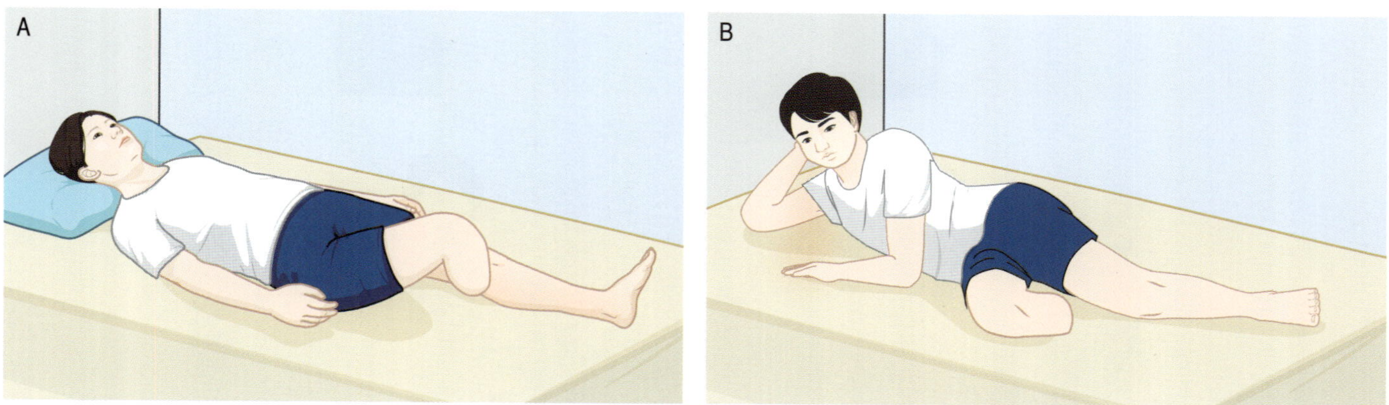

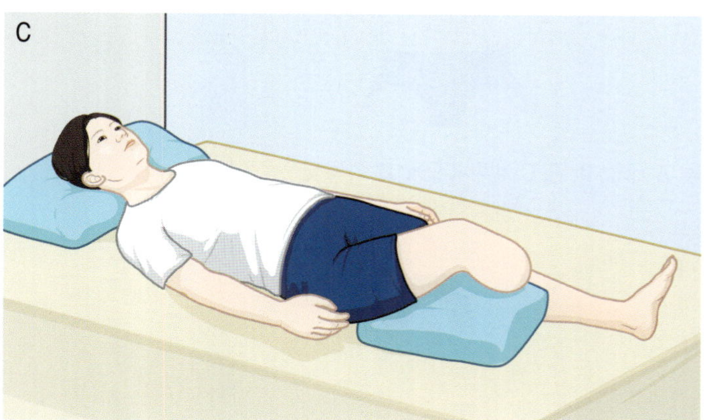

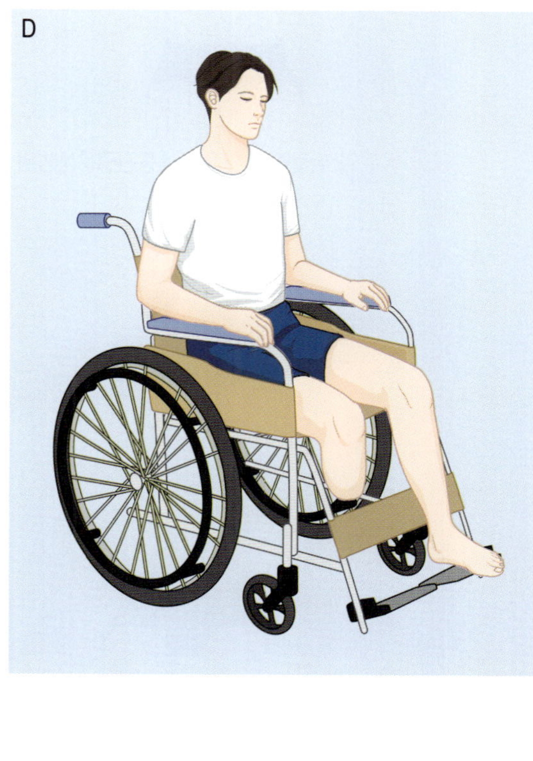

그림 9.6 종아리절단 환자의 나쁜자세.
A: 무릎관절 굽힘(바로누운자세)
B: 무릎관절 굽힘(옆으로누운자세)
C: 무릎관절 굽힘(바로누운자세, 베개 사용)
D: 무릎관절 굽힘(의자차 앉은자세)

[능동관절운동범위 운동]

재활 초기에 구축예방을 위한 바른자세운동을 실시하고, 위팔절단 환자는 어깨관절의 굽힘과 폄, 벌림과 모음, 가쪽 · 안쪽 돌림 운동을 하며 아래팔절단 환자는 팔꿉관절의 굽힘과 폄, 엎침과 뒤침 운동을 시행한다. 또한 종아리절단 환자는 엉덩관절 폄과 무릎관절 폄 운동을 실시한다(그림 9.7, 9.8, 9.9).

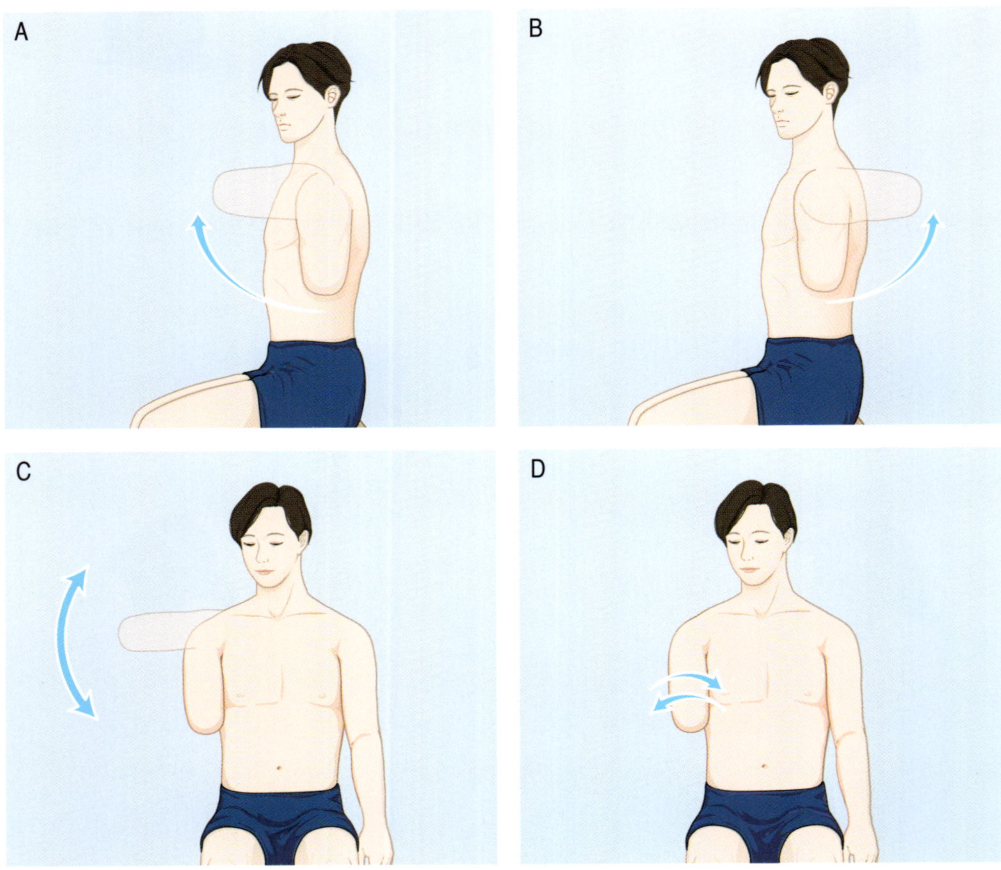

그림 9.7 위팔절단 환자의 능동관절운동범위 운동. A: 굽힘, B: 폄, C: 벌림과 모음, D: 가쪽 및 안쪽돌림

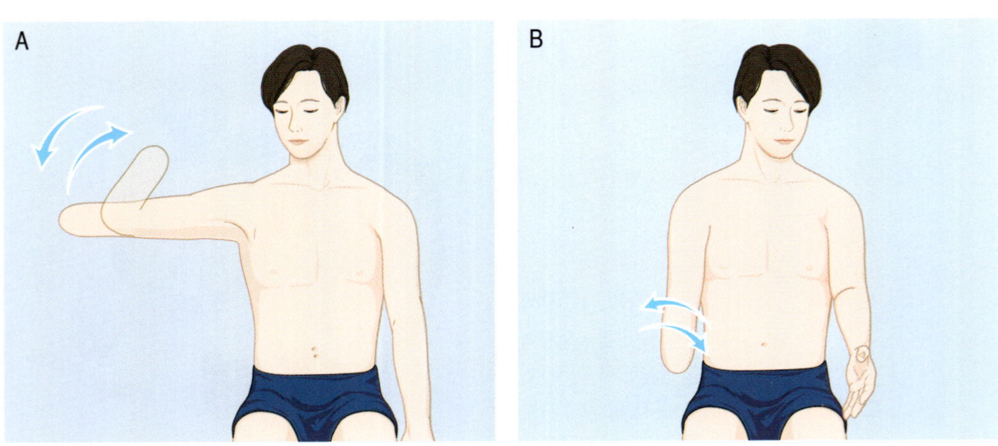

그림 9.8 아래팔절단 환자의 능동관절운동범위 운동. A: 팔꿉관절 굽힘 및 폄, B: 아래팔 엎침 및 뒤침

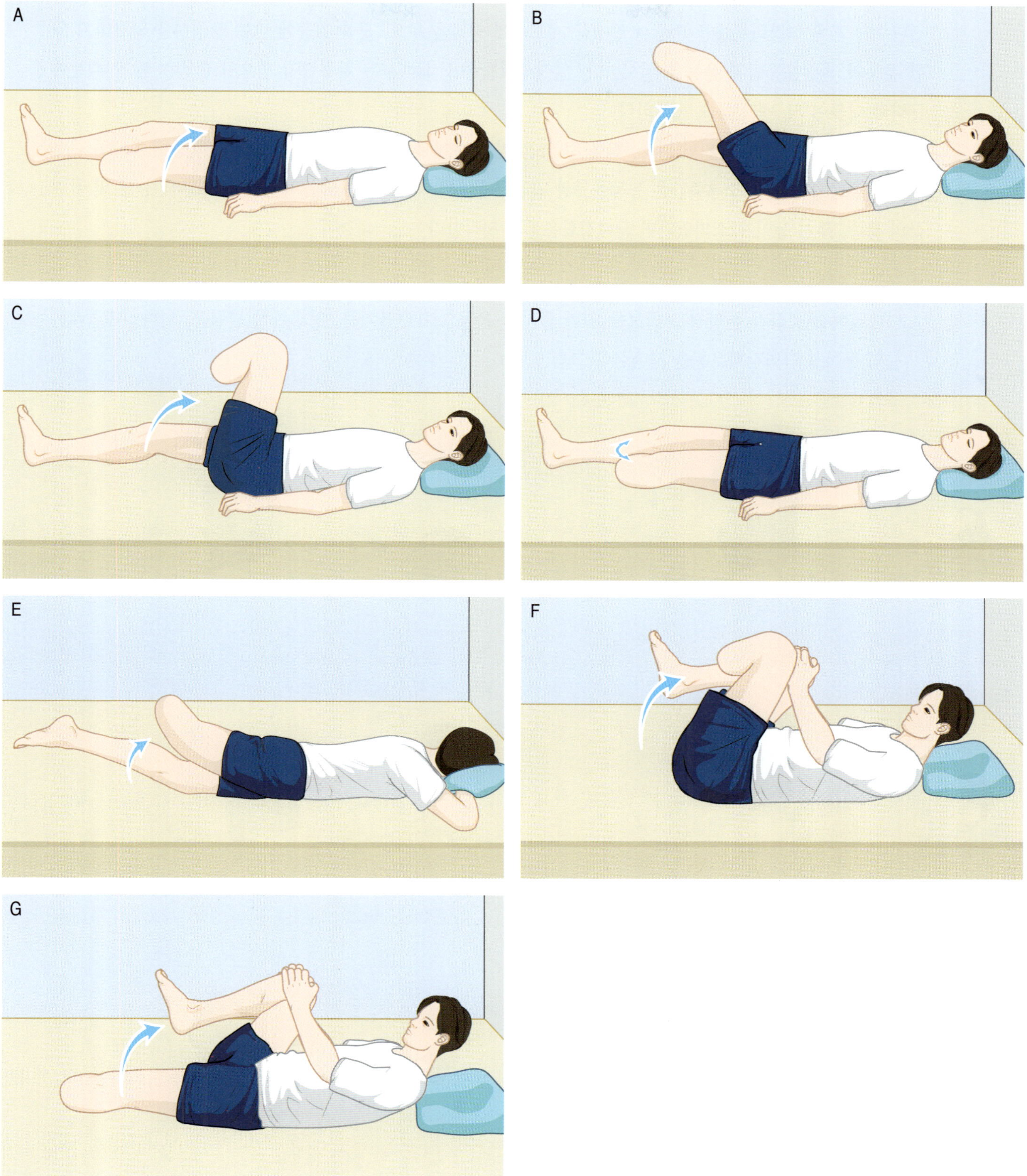

그림 9.9 종아리절단 환자의 능동관절운동범위 운동. A: 무릎관절 폄, B: 엉덩관절 굽힘, C: 굽힘자세에서 엉덩관절모음과 벌림, D: 엉덩관절 모음과 벌림, E: 엉덩관절 폄, F: 건강한 다리와 절단다리 동시굽힘, G: 절단다리 폄 자세에서 건강한 다리 굽힘

[근력강화운동]

절단수술 후 근력강화운동은 손상된 신경근 재교육에 중점을 두고, 근육 기능에 맞는 안정성을 확보하기 위한 운동과 관절운동범위 운동을 실시한다. 일상생활활동을 위해서는 지구력이 필요한 활동이 많기 때문에 근력과 더불어 지구력운동도 필요하다.

절단수술 후, 1주일이 지난 다음, 참을 수 있는 범위 내에서 관절운동범위 운동 및 등척성 운동으로 근육 감각을 발달시킨다. 최소 3주간은 능동운동과 관절구축 예방에 중점을 둔다. 수술 6주 후부터 창상 및 잘린 끝의 통증, 부기 등이 감소되었다면 근력강화운동을 시작한다.

■ 근력강화운동 방법

넙다리뼈절단 환자는 안정성 확보를 위한 등척성 운동으로 큰볼기근, 엉덩관절 벌림근, 넙다리네갈래근 등의 등척성 근력강화운동을 시행한다(그림 9.10).

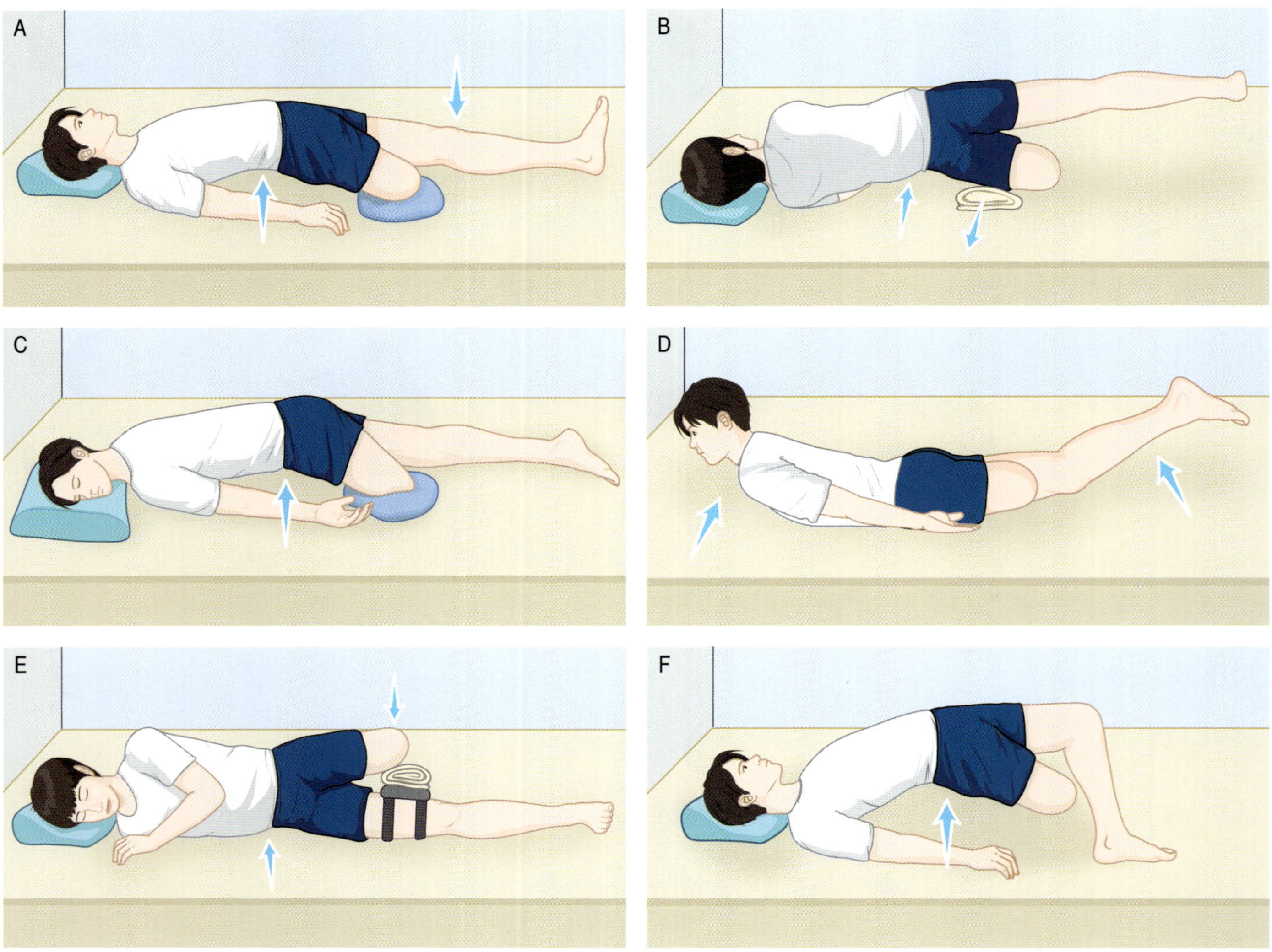

그림 9.10 넙다리뼈절단 환자의 등척성 근력강화운동. A: 엉덩관절 폄 운동, B: 엉덩관절 벌림 운동, C: 엉덩관절 굽힘 운동, D: 척추 폄 운동, E: 엉덩관절 모음 운동, F: 엉덩관절 폄 운동

아래팔절단 환자는 가동성 증진을 위한 등장성 운동으로 중력에 영향을 받지 않는 동작에서 중력을 극복하는 동작이나 치료사의 저항, 탄력밴드, 모래주머니 등을 이용한 저항운동을 시행한다(그림 9.11).

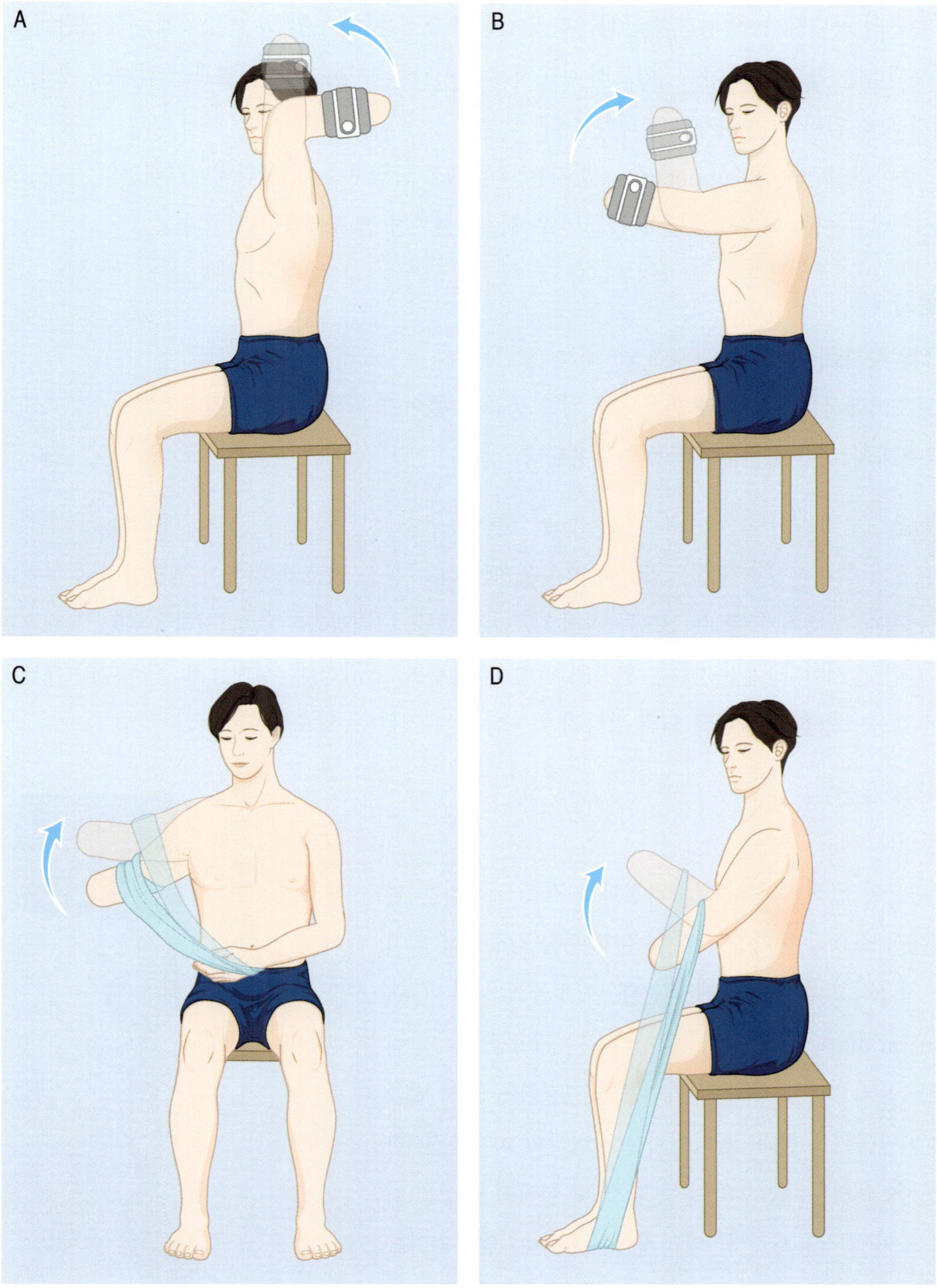

그림 9.11 아래팔절단 환자의 근력강화운동(모래주머니, 탄력밴드).

A: 팔꿉관절 폄 능동운동 및 근력강화운동, B: 팔꿉관절 굽힘 능동운동 및 근력강화운동,
C: 팔꿉관절 굽힘 능동운동 및 근력강화운동 1, D: 팔꿉관절 굽힘 능동운동 및 근력강화운동 2

지구력 증진을 위한 운동인 트레드밀 걸음, 자전거 타기 등의 훈련시간을 증가시켜 지구력 향상운동을 시행한다.

넙다리뼈절단(A-K amputation) 환자는 엉덩관절 굽힘 · 벌림 · 가쪽돌림 구축 시 엉덩관절의 폄근과 모음근의 근력강화, 엉덩관절 굽힘근과 벌림근의 뻗침운동, 누워 있을 경우에는 엉덩관절을 모음시키고 무릎관절을 편 자세로 유지, 엎드려 누운자세로 시간을 보냄, 양쪽 엉덩관절 폄 운동 등을 시행한다. 장시간 오래 앉아 있는 자세는 피해야 한다.

종아리절단(B-K amputation) 환자는 무릎관절 굽힘구축 시 넙다리네갈래근의 근력강화, 넙다리뒤근의 뻗침운동, 의자차에 앉아 있을 경우에는 무릎관절 폄 자세를 유지한다.

(2) 최소보호기

① 물리적인자치료

최소보호기에서는 신경종과 환상통에 의한 통증을 줄이기 위해 온습포, 간섭파치료, 경피신경전기자극치료, 초음파치료 및 소용돌이욕 등을 적용한다.

② 운동치료

최소보호기에는 손상조직을 압박하여 부종을 예방하고 통증 감소와 더불어 원활한 사회복귀를 위해 남아 있는 기능이 최대치가 될 수 있도록 관절운동범위 운동, 근력강화운동, 의지착용운동, 균형훈련, 의지보행훈련 등을 실시한다. 운동치료는 환자의 연령, 절단부위, 건강상태, 심폐능력 등에 따라 개별 맞춤형 운동프로그램을 적용하여 잘린끝 외의 팔다리 기능이 잘 유지될 수 있도록 한다.

[의지착용운동]

■ 임시의지 착용

잘린끝이 완전히 성숙되는 과정과 의지를 제작하는 과정에서 소요되는 기간이 너무 길어 수술 직후부터 의지를 착용하고 훈련을 하게 되는데, 이것을 임시의지(pylon prothesis)라고 한다. 임시의지는 석고붕대로 잘린끝을 본떠 소켓을 만들고 파이프를 연결하여 의지 발을 끼워 만들기도 한다. 임시의지는 잘린끝의 치유촉진, 환상통의 예방, 수술 후의 통증 감소 및 심리적 안정을 위해 조기에 착용시킨다. 다리절단의 경우는 임시의지를 착용하고 균형훈련과 목발을 이용한 걸음훈련 등을 실시한 뒤에 영구의지를 착용시킨다(그림 9.12).

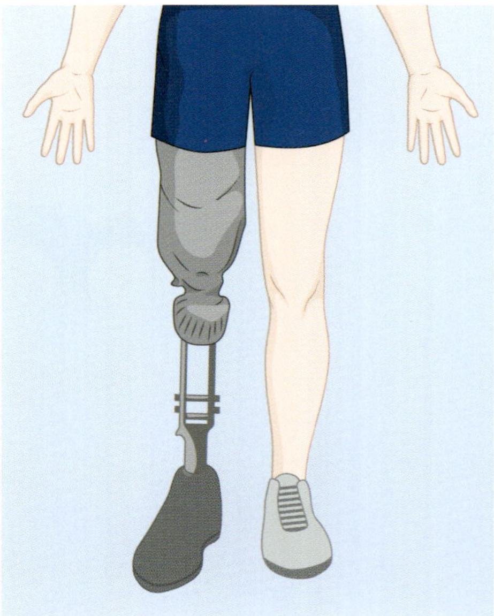

그림 9.12 석고로 만든 넙다리 임시의지

■ 의지 착용

걷기운동은 조기에 실시해야 하며, 수술 후 24시간 이후부터 환자가 평행봉에서 걷는 연습을 할 수 있도록 하고, 수술 후 2주가 지나면 석고소켓을 제거하고 영구의지를 준비한다.

[균형훈련]

균형훈련은 수술 후 6~12주에 영구의지를 사용하기 위한 보행훈련 시 균형유지와 의족으로의 체중 이동훈련을 먼저 실시한다. 균형훈련 시에는 체중지지, 의지에 지지되는 체중의 한계, 자세조정 등을 배워야 한다. 균형훈련은 일반적으로 평행봉 내에서 시작하는데, 평행봉 앞에는 거울이 부착되어 있어 시각적인 피드백을 제공한다. 자세거울을 사용하여 서기, 쪼그리기, 뛰기 등을 하는데, 뛰기는 원만하고 안전하며 균형이나 운동감각과 안정성 증진에 효과적이다.

■ 시상면에서의 흔들기

평행봉 내에서 양팔로 평행봉을 잡고 몸 전체를 앞뒤로 흔드는 훈련을 실시하는데, 어느 정도 앞뒤로 움직이는지에 대한 감각을 인식시키는 것이 주된 목적이다. 훈련 동안 정상쪽 다리와 다리의지 모두 엉덩관절 폄 자세를 유지하도록 하고, 발목과 발에서 조절작용이 일어나도록 한다. 이후 엉덩이를 뒤로 빼듯이 엉덩관절을 약간 굽힘하여 몸통을 앞으로 숙인 뒤, 다시 엉덩관절 폄을 한다(그림 9.13).

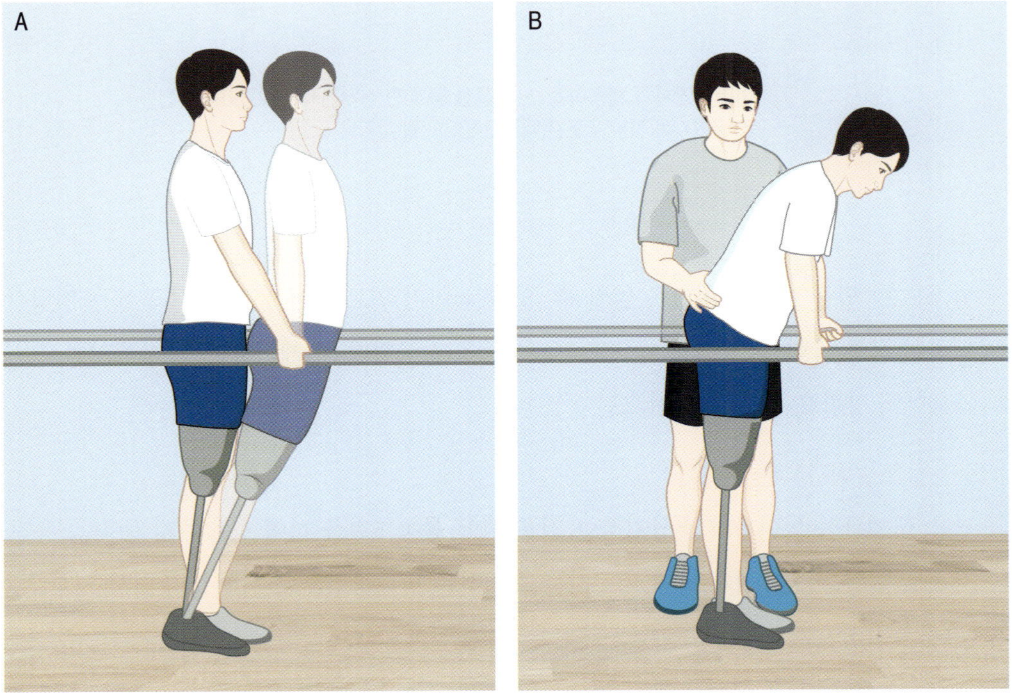

그림 9.13 시상면에서의 흔들기. A: 엉덩관절 중립, 무릎관절 폄 자세에서 앞뒤로 흔들기 운동, B: 몸통과 엉덩관절을 굽힘하면서 실시하는 자세이동 훈련

■ 이마면에서의 체중이동

몸통을 바로 한 자세에서 정상 다리 쪽으로 체중을 이동한 후, 다시 제자리로 옮기는 훈련이다. 이는 감각인식과 골반의 오른쪽과 왼쪽 기울임 시 벌림근의 활성화가 주된 목표이다(그림 9.14).

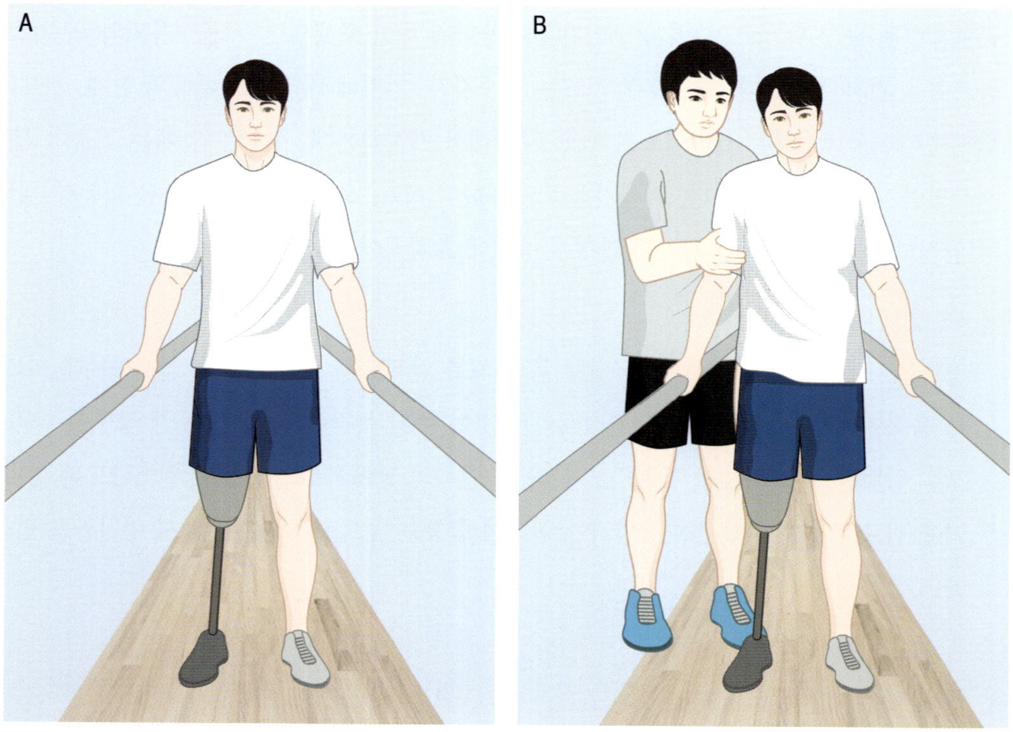

그림 9.14 이마면에서의 체중이동. A: 몸통을 곧게 편 상태에서의 체중이동 훈련, B: 골반가쪽 기울임 훈련(때로는 엉덩관절 굽힘을 포함)

■ 손 들어 올리기

환자는 양 발을 어깨 넓이만큼 벌린 후, 양팔을 머리 위로 들어 올린다. 처음에는 엉덩관절을 조금 굽힘하여 몸통 굽힘 후 양팔을 앞으로 뻗는운동을 시작한다. 쉽게 적응이 이루어지면, 엉덩관절을 폄한 자세에서 양팔을 위로 올린다(그림 9.15).

■ 어깨관절 높이까지 팔 흔들기

팔을 어깨관절 높이까지 흔들기하여 적응되면, 몸통회전을 하여 균형유지 능력을 증진시킨다. 환자 스스로 회전운동을 쉽게 하면 치료사는 회전하는 반대방향으로 저항을 주면서 저항운동을 실시한다(그림 9.16).

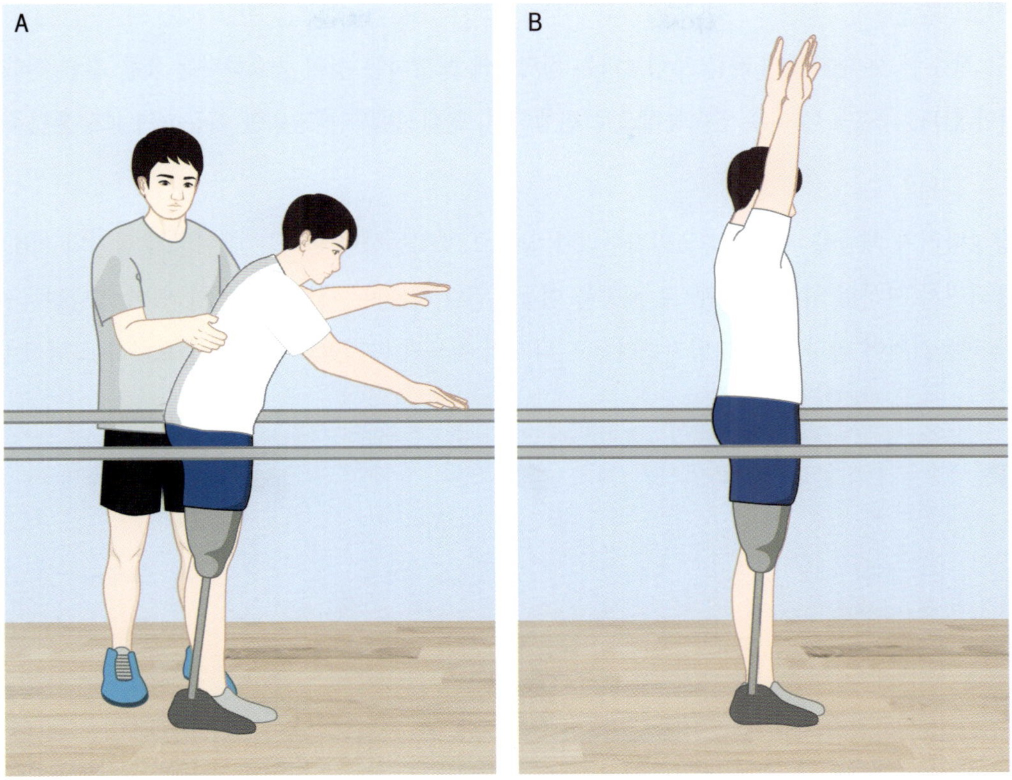

그림 9.15 손들어올리기. A: 손 들어올리기 운동을 위한 적응 훈련,
B: 정상적인 손 들어올리기 훈련

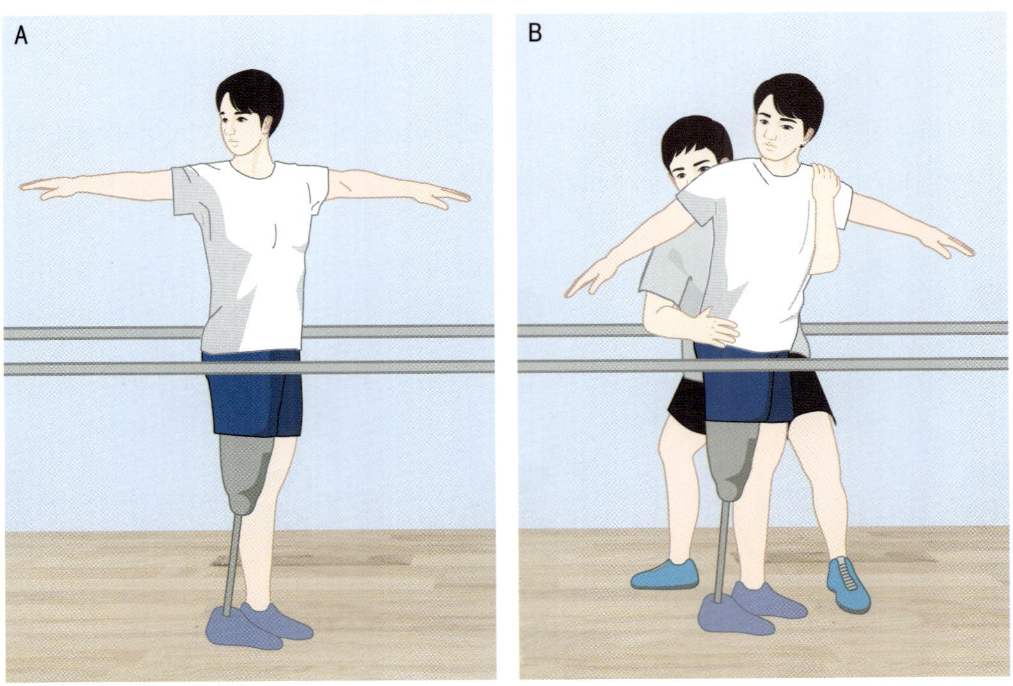

그림 9.16 어깨관절 높이까지 팔 흔들기. A: 환자 스스로 시행하는 능동훈련,
B: 치료사에 의한 저항훈련(오른쪽돌림에 대한 저항운동)

[의지보행훈련]

의지보행훈련 시 환자에게 빠른 보행보다는 정확하게 보행하는 것이 중요하다는 것을 훈련 전에 충분히 인식시켜야 한다. 구분동작 이후 연속동작으로 진행하며, 목발보행과 지팡이를 이용하여 보행훈련을 시행한다.

■ 의지 디딤기

정상다리가 체중을 지지한 후, 의지다리가 앞쪽으로 이동하며 환자는 발뒤꿈치 닿기와 발바닥 닿기로 진행되면서 서서히 의지다리쪽으로 체중을 이동시킨다. 환자는 디딤기 수행에 있어 엉덩관절폄근을 중요하게 작용시켜야 한다. 중간디딤기보다는 디딤기의 처음과 마지막의 작용이 중요하다(그림 9.17).

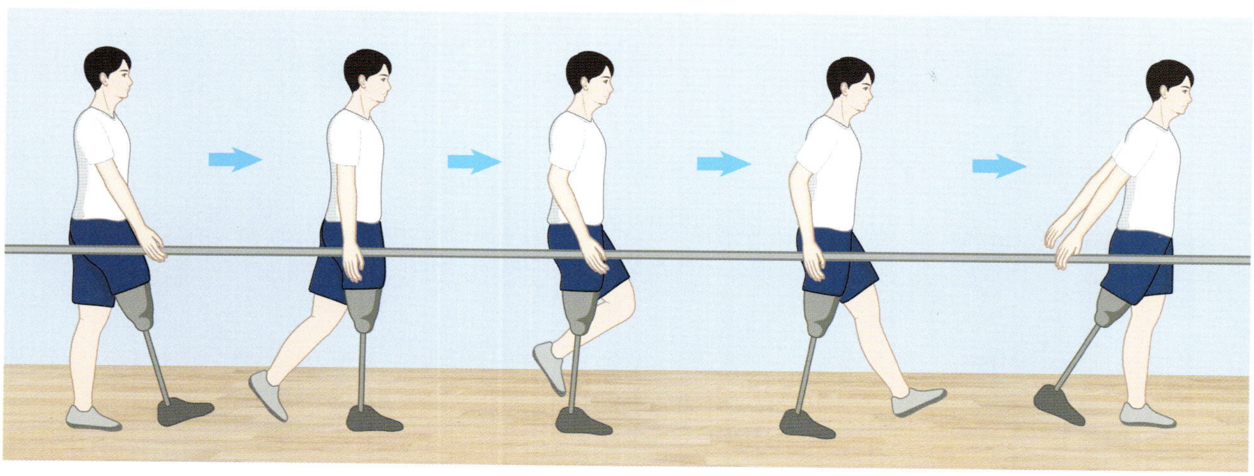

그림 9.17 의지디딤기

■ 의지흔듦기

의지다리는 체중을 지지한 후, 정상다리가 앞쪽으로 이동하며 엉덩관절 폄하면서 발뒤꿈치떼기, 발끝떼기, 엉덩관절과 무릎관절을 굽힘하여 의지흔듦기를 시행한다(그림 9.18).

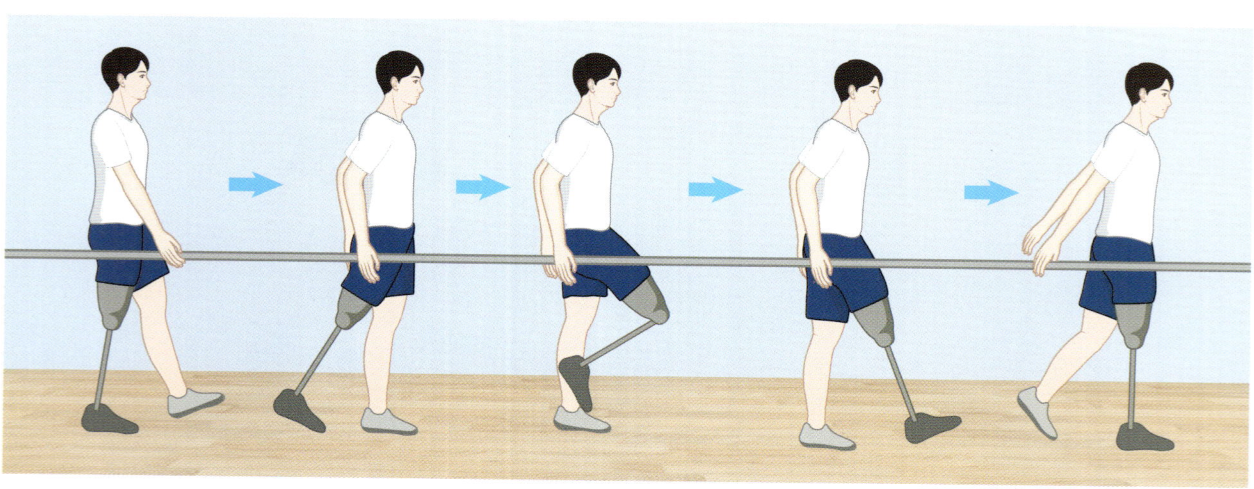

그림 9.18 의지흔듦기

3) 예방 및 가정 관리

수술 이후 절단 환자의 병원 치료에서부터 일상생활로 복귀하기까지 꾸준한 환자 관리가 필요하다. 환자 상태에 따라 운동의 강도, 빈도, 시간, 기간 등을 결정하고 환자의 육체적 · 정신적 관리, 사회심리적 상담, 운동프로그램 등도 포함되어야 한다.

(1) 잘린끝의 관리

절단 이후 이상적인 잘린끝의 관리는 환상지가 없고 적당한 절단 길이를 가지고 있어야 한다. 또한 신경종 형성이 없어야 하며 흉터와 피부유착이 없어야 한다. 또한 남아있는 관절에 정상 관절운동범위를 유지하고, 잘린끝의 적당한 수축으로 좋은 모양을 갖추어야 한다. 관절을 움직일 수 있는 적당한 근력이 유지되어야 하며, 환상통이나 압통이 있을 때는 전기치료 및 온열치료를 이용하여 통증을 감소시킨다.

절단 후 완전히 치료할 때까지는 잘린끝에 탄력붕대를 감아 부기를 감소시키고 잘린끝을 원추형으로 만들어 소켓에 잘 맞도록 해야 한다. 잘린끝 관리 이후 조기에 의지착용 훈련을 실시하고, 관절구축이 되지 않도록 관절운동범위 운동 및 근력강화운동을 실시해야 한다.

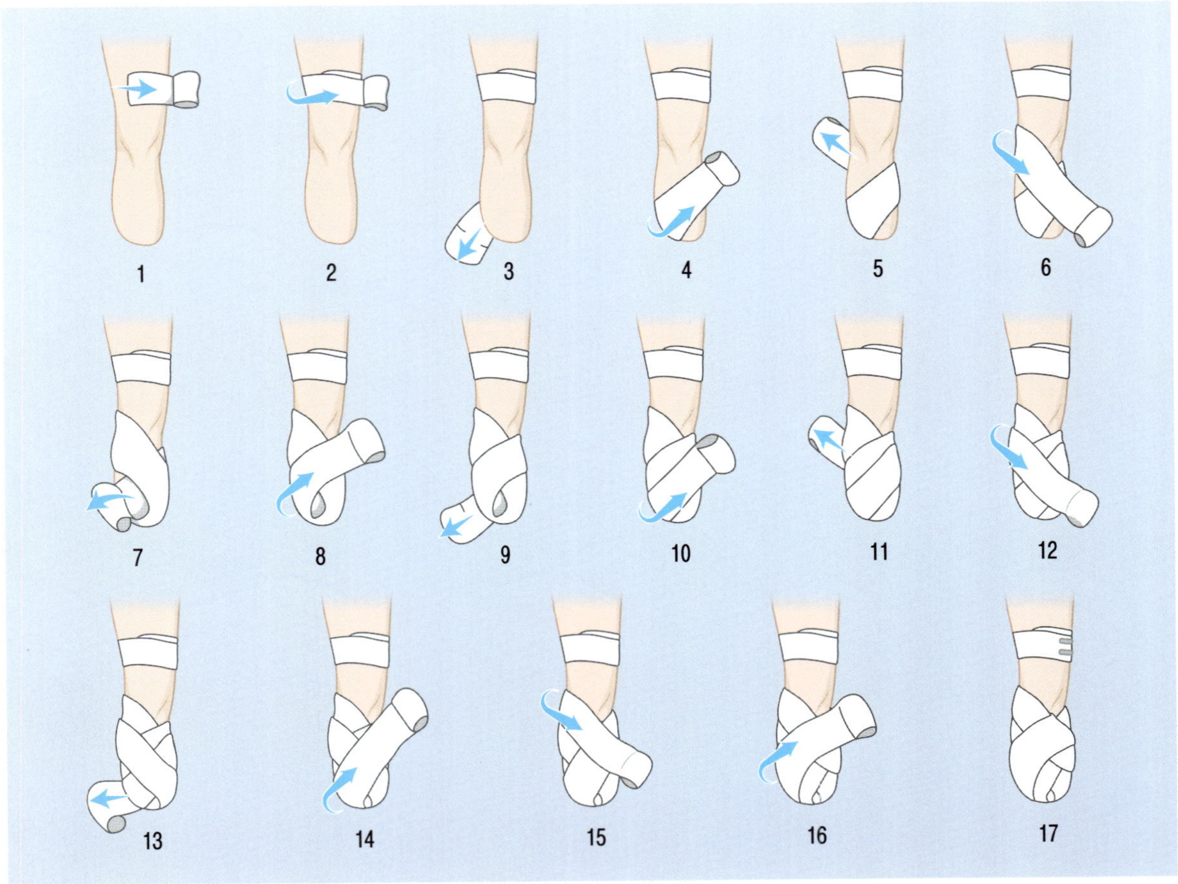

그림 9.19 종아리절단 붕대법

① 붕대법

수술 후 잘린끝을 두드리거나 문질러서 감각을 둔화시켜 잘린끝을 단단하게 만든다. 흔하게 사용되는 탄력붕대는 팔다리절단에 대한 처리방법 중 가장 오래된 방법이다. 이러한 방법은 상처 관찰이 용이하고, 특별한 재료나 장치가 없으므로 쉽게 사용할 수 있으며, 비교적 저렴하다는 것이 장점이다. 그러나 탄력붕대를 자주 감싸고 교체하여 불완전해지면 오히려 잘린끝의 부종을 악화시킬 가능성이 있으므로 주의해야 한다.

탄력붕대를 사용하여 먼쪽부위는 단단히 감싸고, 몸쪽부위로 가까이 올수록 약간 느슨하게 하여 잘린끝의 모양을 원추형으로 만든다. 잘린끝을 붕대로 감을 때는 항상 압력을 일정하게 하여 혈액순환 장애가 발생하지 않도록 한다(그림 9.19, 9.20).

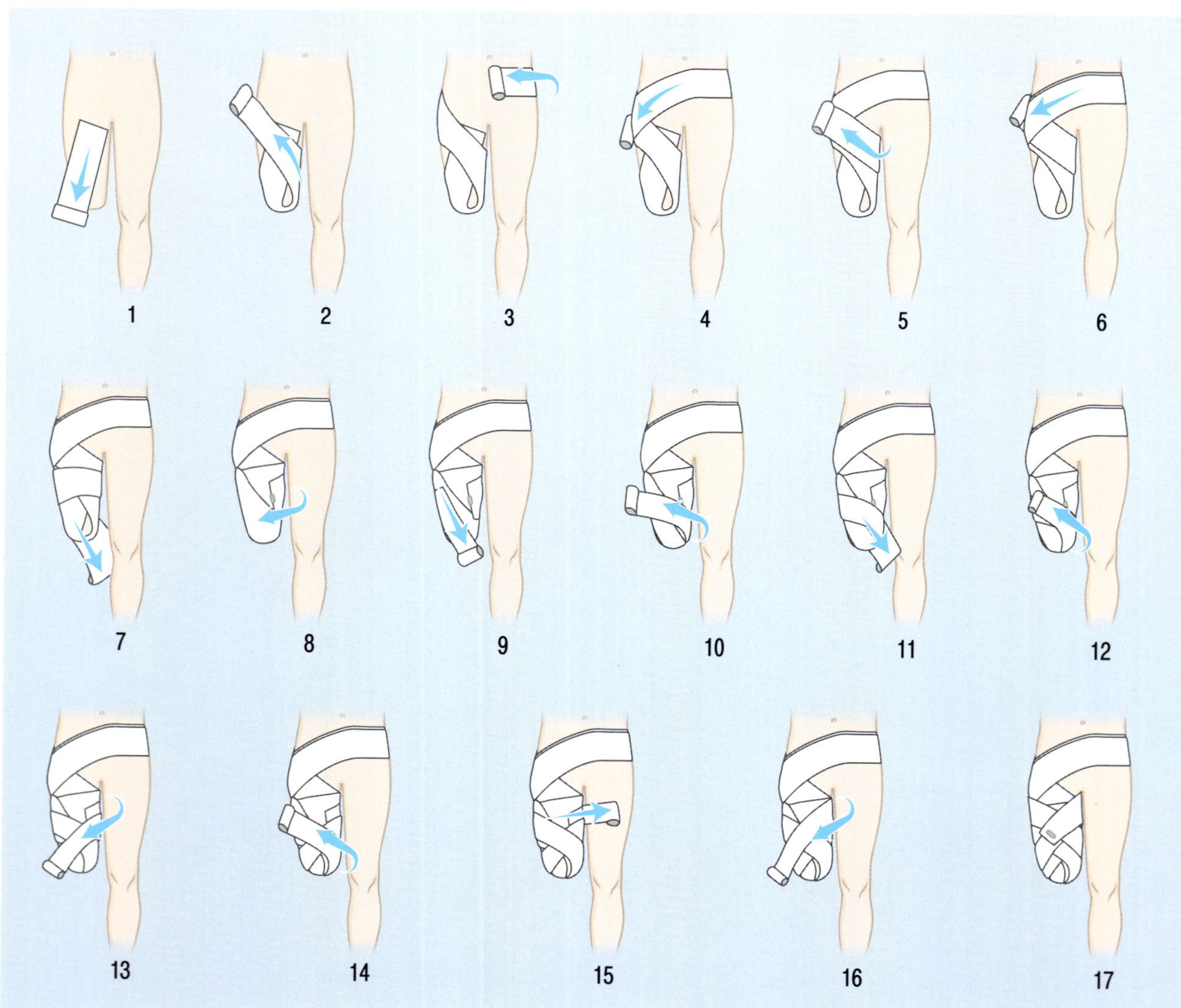

그림 9.20 넙다리뼈절단 붕대법

(2) 구축관리

절단 후 잘린끝에 각종 변형이 일어날 수 있으므로, 관절변형이나 구축이 될 수 있는 나쁜 자세나 좋지 않은 습관이 몸에 배지 않도록 예방 교육을 하는 것이 중요하다.

① 관절의 구축

넙다리뼈절단(A-K)은 엉덩관절 굽힘, 벌림, 가쪽돌림 변형, 종아리절단(B-K)은 무릎관절의 굽힘 구축, 발목관절절단은 발꿈치들린휜발변형, 위팔절단(A-E)은 어깨관절 굽힘, 모음, 안쪽돌림 변형, 아래팔절단(B-E)은 팔꿉관절의 굽힘 구축이 발생한다.

② 관절의 구축 예방

가능하면 엎드려 누운자세를 취하여 굽힘 구축을 예방하고, 의자차 사용 시 남아 있는 팔다리의 굽힘 구축이 일어나지 않도록 폄 상태를 유지한다. 자세를 잡기 위해 사용하는 베개로 인한 굽힘 구축 주의와 절단부 아래에 베개 사용하지 않기, 오래동안 앉아 있는 자세 피하기, 의자차 사용 억제하기 및 절단 후부터 조기 능동운동 실시하기, 약간의 구축이 나타나면 저항운동 및 교정운동치료하기 등을 실시하도록 한다(그림 9.21).

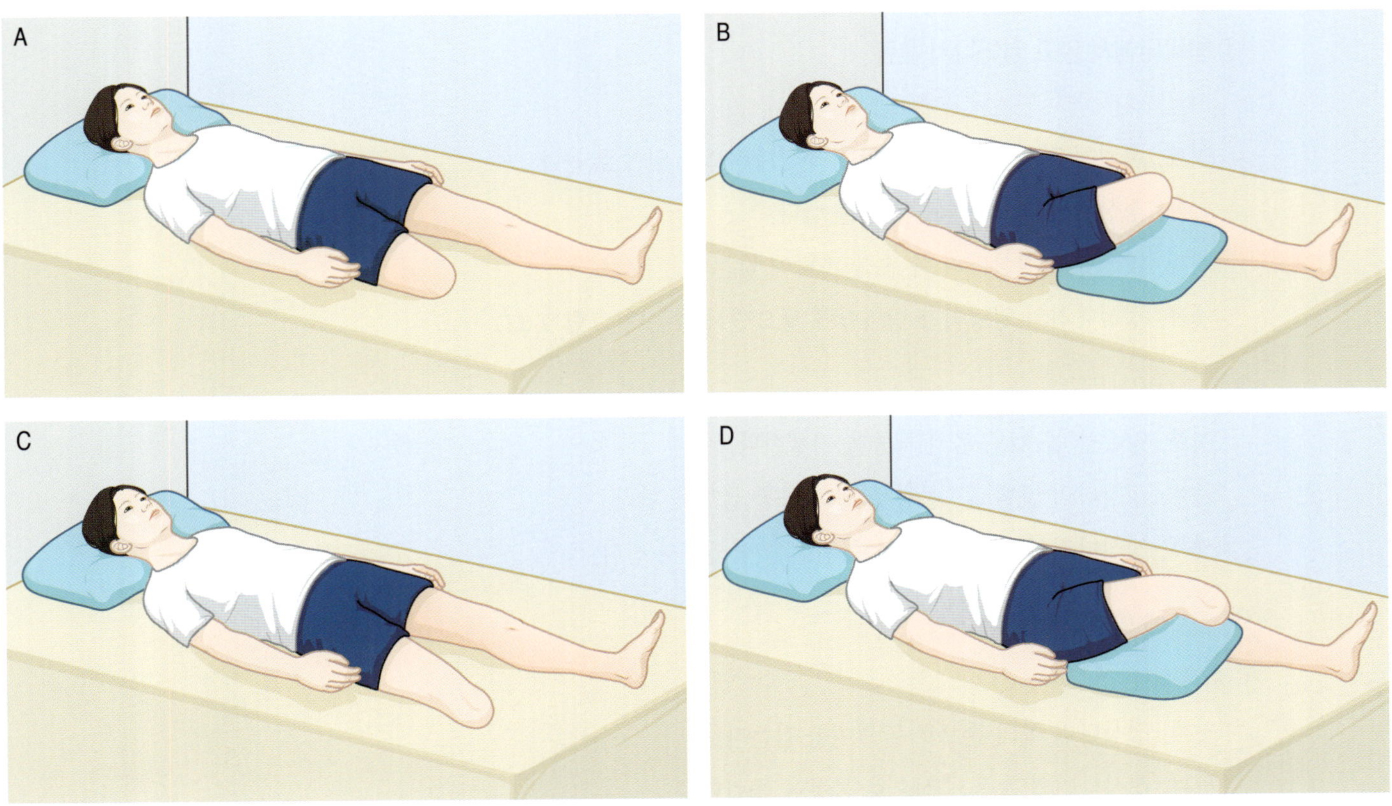

그림 9.21 넙다리뼈 · 종아리절단 환자의 자세.

A: 넙다리뼈절단 환자의 올바른 침상 자세, B: 넙다리뼈절단 환자의 나쁜 침상 자세, C: 종아리절단 환자의 올바른 침상 자세, D: 종아리절단 환자의 나쁜 침상 자세

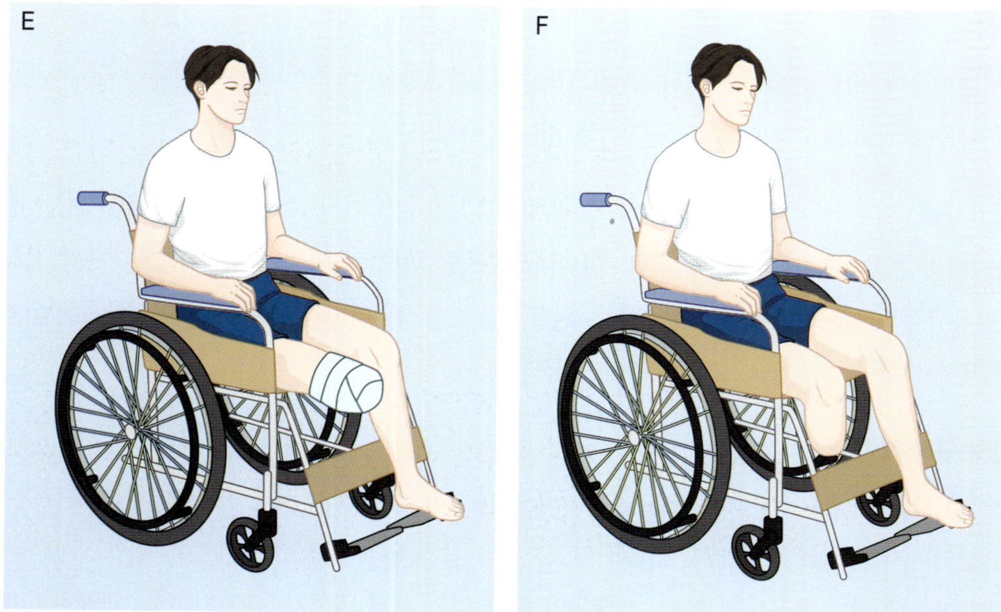

그림 9.21 넙다리뼈 · 종아리절단 환자의 자세(계속). E: 종아리절단의 올바른 의자차 자세, F: 종아리절단의 나쁜 의자차 자세

(3) 일상생활활동

① 방바닥에서 앉고 일어나기 훈련

서있는 자세에서 방바닥 앉기

첫째, 서있는 자세에서 의지다리를 정상다리보다 앞에 놓는다.

둘째, 정상다리 쪽으로 체중부과를 한다.

셋째, 앉으면서 정상다리 쪽 손을 바닥에 닿는다.

넷째, 정상다리의 엉덩이가 방바닥에 닿으면서 앉는다(그림 9.22).

방바닥에서 일어나기

첫째, 양손을 몸 뒤로 옮겨 체중을 지탱한다.

둘째, 정상다리 굽힘 후, 몸통 회전과 몸통 굽힘을 한다.

셋째, 정상다리의 엉덩관절과 무릎관절을 펴하면서 선다.

② 의자에 앉고 일어나기

의자에 앉기

첫째, 정상다리 쪽의 손으로 팔걸이를 잡는다.

둘째, 정상다리의 축을 중심으로 몸통을 돌린다.

셋째, 정상다리 쪽으로 체중을 부과하면서 천천히 앉는다.

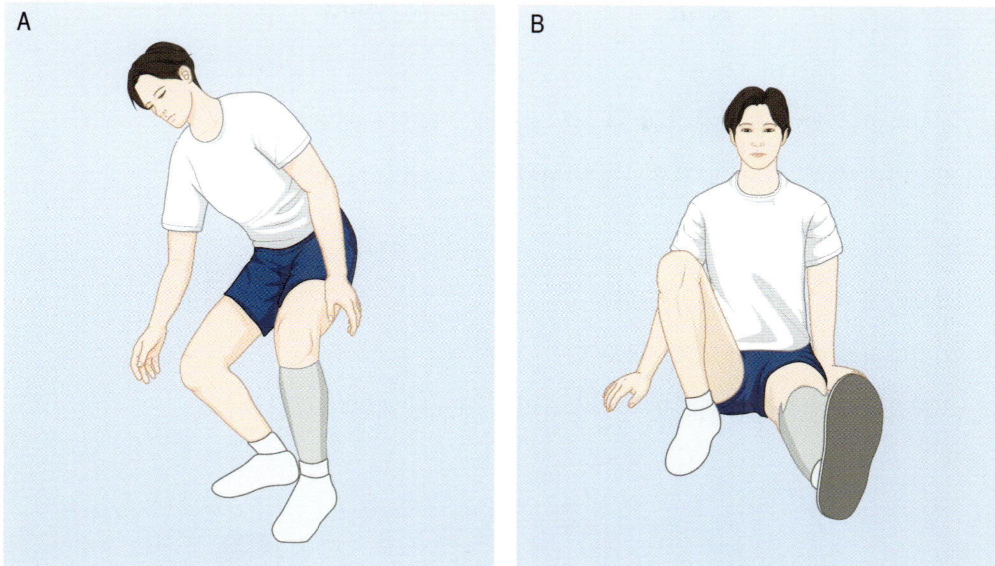

그림 9.22 방바닥 앉기 및 서기. A: 선 자세에서 앉기, B: 앉은자세에서 일어서기

의자에서 일어나기

첫째, 양손으로 팔걸이를 잡고 정상다리를 의자 안쪽으로 약간 구부려 넣는다.

둘째, 정상다리 쪽으로 체중을 부과하면서 일어선다(그림 9.23).

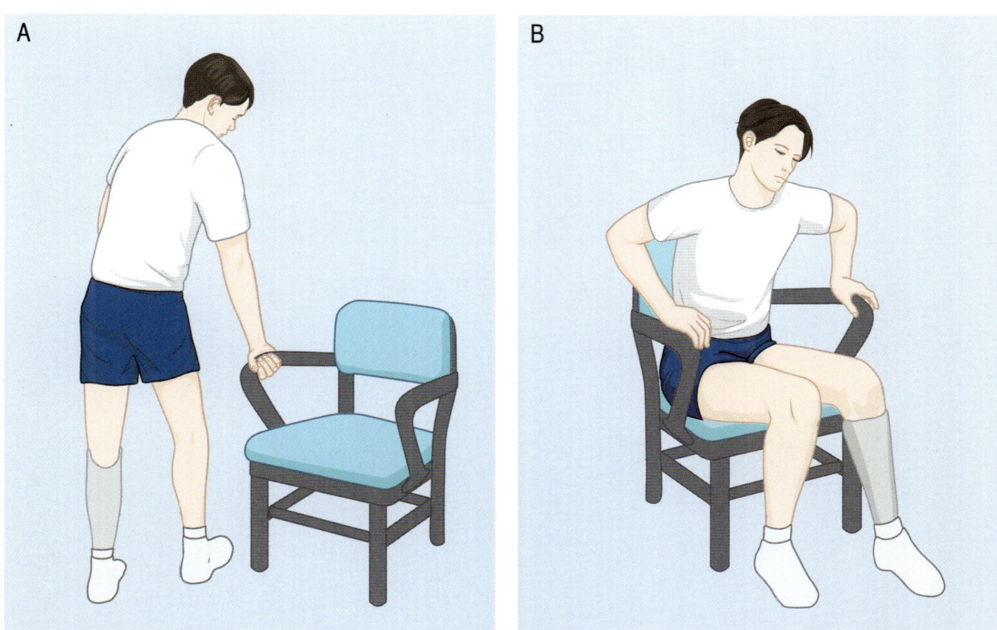

그림 9.23 의자에 앉기 및 일어나기. A: 의자에 앉기, B: 의자에서 일어나기

③ 계단 오르내리기

계단 오르기

첫째, 정상다리를 계단에 먼저 올려 체중을 정상다리 쪽으로 부과한다.

둘째, 정상다리의 엉덩관절과 무릎관절을 폄하면서 의지다리를 계단에 올린다.

계단 내리기

첫째, 정상다리 쪽으로 체중을 이동한다.

둘째, 의지다리를 계단 아래로 내려놓는다.

셋째, 의지다리에 체중을 부과하면서 정상다리를 계단에 내린다(그림 9.24).

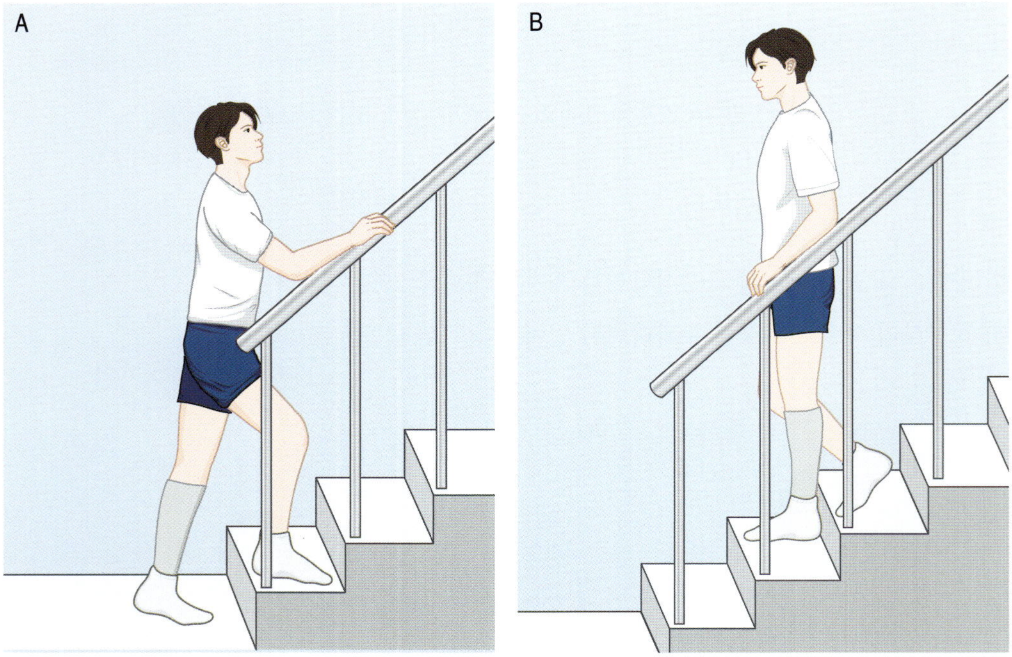

그림 9.24 A: 계단 오르기, B: 계단 내리기

연습문제

1. 다음 중 종아리절단에서 가장 중점적으로 강화해야 할 근육은?

① 종아리근
② 모음근
③ 넙다리네갈래근
④ 큰볼기근
⑤ 넙다리뒤근

정답 ③
해설 종아리절단(B-K)은 무릎관절의 굽힘 구축이 발생함으로 무릎 폄 근력을 강화해야 한다.

2. 넙다리뼈절단 환자가 엉덩관절굽힘근 구축 변형을 예방할 수 있는 적합한 자세는?

① 바로누운자세
② 갈고리자세
③ 옆으로 누운자세
④ 엎드려 누운자세
⑤ 앉은자세

정답 ④
해설 넙다리뼈절단 환자는 엉덩관절 굽힘근 구축 변형이 잘 일어나므로 가능하면 엎드려 누운자세를 적용한다.

[3~4] 다음의 사례를 읽고 아래 각 문항에 대해 가장 적절한 답을 하나씩 고르시오.

- 성명: 이○○
- 나이/성별: 45세/남성
- 병력: 위 남성은 횡단보도를 건너다가 음주운전자의 자동차에 부딪혀 심한 넙다리뼈 외상에 의해 혈액공급이 차단되어 조직 손상으로 재건술을 시행하였지만, 회복될 가능성이 없어 넙다리뼈절단술을 시행하였다.
- 임상증상: 절단부위 아래 무릎관절에 통증이 심하게 나타났으며, 엉덩관절 구축에 의한 관절운동범위 제한 및 근력약화가 나타났다.
- 중재: 대학병원 물리치료실에서 수술부위 상처치유와 순환증진을 돕기 위해 물리적인자치료와 구축 예방을 위해 뻗침운동과 근력강화운동을 받고 있다.

3. 위 사례에서 관절구축이 자주 일어나는 변형은?

① 엉덩관절 굽힘, 벌림, 가쪽돌림 변형
② 엉덩관절 폄, 모음, 안쪽돌림 변형
③ 엉덩관절 벌림, 모음, 안쪽돌림, 가쪽돌림 변형
④ 무릎관절 굽힘 변형
⑤ 무릎관절 폄 변형

정답 ①
해설 넙다리뼈절단 환자는 엉덩관절 굽힘, 벌림, 가쪽돌림 변형이 잘 일어난다.

4. 위 사례에서 환자에게 중점적으로 강화해야 할 근육은?

① 엉덩허리근
② 중간볼기근
③ 넙다리네갈래근
④ 큰볼기근
⑤ 종아리근

정답 ④
해설 넙다리뼈절단 환자는 엉덩관절 굽힘, 벌림, 가쪽돌림 변형이 잘 일어나므로 엉덩관절 폄근, 모음근, 안쪽돌림근 근력강화를 하여야 한다.

참고문헌

근골격계 물리치료 중재학 편찬위원회(2015). 근골격계 물리치료 중재학: 운동치료 테크닉. 북앤에듀.

강정일 외(2016). 근육계 · 골격계 물리의학 임상. 대학서림.

강종호 외 역(2010). 근육뼈대계 질환별 물리치료학. 이퍼블릭.

근골격계 검사 및 평가 편찬위원회(2018). 근골격계 검사 및 평가. 에듀팩토리.

근골격계 물리치료 중재학 편찬위원회(2015). 근골격계 물리치료 중재학. 하늘뜨락.

근골격계 물리치료 중재학 편찬위원회(2018). 근골격계 물리치료 중재학. 현문사.

근골격계 물리치료 진단평가학 교수편찬위원회(2016). 근골격계 물리치료 진단평가학. 하늘뜨락.

근골격계 운동치료 중재학 편찬위원회(2020). 근골격계 운동치료학. 학지사메디컬.

근골격계 운동치료학 편찬위원회(2017). 근골격계 운동치료학. 범문에듀케이션.

근골격계 질환별 물리치료 중재학 편찬위원회(2018). 근골격계 질환별 물리치료 중재학. 범문에듀케이션.

근골격계 질환별 물리치료 중재학 편찬위원회(2020). 근골격계 질환별 물리치료 중재학 제2판. 대한나래출판사.

김 경 외(2019). 근골격계 물리치료 진단 및 평가. 학지사메디컬.

김명준 외(2017), 정형도수물리치료학 총론. 현문사.

김선엽 외(2017). 척추 정형도수 물리치료 제2판. 대한나래출판사.

김종만 외 역(2010). 질환별 물리치료. 학지사메디컬.

김종만 외(2010). 질환별 물리치료(근육뼈대계 · 피부계). 학지사메디컬.

대한 OMT KE 학회(2017). Kaltenborn 정형도수치료(사지편). 영문출판사.

대한 OMT KE 학회(2017). Kaltenborn 정형도수치료(척추편). 영문출판사.

대한골다공증학회(2021). 2021 골절을 동반한 골다공증의 진료지침. 대한골다공증학회 · 재단법인 한국여성건강 및 골다공증재단.

대한재활의학회(2020). 재활의학. 군자출판사.

문동철 외(2020), 정형도수치료학. 학지사메디컬.

민경옥 외(2012). 최신 근골격계 물리치료 운동치료학. 하늘뜨락.

민용기(2008). 골다공증의 예방과 치료를 위한 National Osteoporosis Foundation의 임상지침, 대한골대사학회지, 15(2): 99-107.

박지환 외 (2008). 근골격계 질환별 물리치료. 현문사.

박창일 외(2012). 재활의학 2판. 한미의학.

손욱진, 곽은석, 이만호(2010). 외상 후 골수염, 대한골절학회지, 23(1): 122-136.

신기철(2013). 강직성 척추염의 진단. 대한내과학회지, 2013년 85권 3호, 대한내과학회.

안재인 외(1996). 아급성 혈행성 골수염, 대한정형외과학회지. 31(3): 401-407.

윤범철 외(2009). 정형학적 임상 검진. 이퍼블릭.

참고문헌

윤세원 외(2018). 임상 보조기 의지학 2판. 범문에듀케에션.

이전형 외(2021). 물리치료 임상매뉴얼. 학지사메디컬.

임상 보조기 의지학 편찬위원회(2021). 임상 보조기 의지학. 메디컬 포럼.

임영욱, 선두훈, 김용식(2009). 골다공증의 병인 및 골다공증 골절의 예방, 대한고관절학회, 21(1): 6–16.

장정훈 외(2012). 스포츠재활 총론. 범문에듀케이션.

장호근(1999). 결핵성 척추염, 대한척추외과학회지, 6(2): 237–246.

정진우(1998). 척추 및 사지에 대한 정형검사. 현문사.

정호연(2008). 골다공증 진단 및 치료지침 2007, 대한내분비학회지, 23(2): 76–108.

채윤원 외 역(2018). 뉴만 Kinesiology. 범문에듀케이션.

최혜숙 외(2010). 작업치료학(신체적 기능장애 환자를 위한 실행기술). 현문사.

한종만 외(2019). 쉽게 배우는 인체해부학. 학지사메디컬.

한태륜 외(2019). 재활의학 6판. 군자출판사.

홍성빈(2017). 골다공증의 진단과 치료, 대한신경과학회지, 35(4): 20–24.

Aprato et al.(2019). Slipped capital femoral epiphysis: current management strategies, *Orthopedic Research and Reviews*, (11): 47–54.

Carek, P.J., Dickerson, L.M., & Sack, J.L.(2001). Diagnosis and management of osteomyelitis, *American Family Physician*, *63*(12): 2413–2420.

Cerny, Milena et al.(2017) "CT arthrography of adhesive capsulitis of the shoulder: Are MR signs applicable?." *European journal of radiology open* 4: 40–44.

Chitra, V. & Sharon, S.E.(2021) Diagnosis, Screening and Treatment of Osteoporosis – A Review, *Biomedical & Pharmacology Journal*, *14*(2).

Christopher G., Varlotta. et al.(2020). MRI Radiological Predictors of Requiring Microscopic Lumbar Discectomy After Lumbar Disc Herniation. *Global Spine Journal*, *10*. SAGE Publications.

Colina, M., La Corte, R., De Leonardis, et al.(2008). Paget's disease of bone: a review. *Rheumatology international, 28*(11): 1069 – 1075.

Compston, J.E., McClung, M.R., & Leslie, W.D.(2019) Osteoporosis, *The Lance*, 393(10169): 364–376.

Corsello G. & Giuffrè M.(2012) Congenital malformations. *J Matern Fetal Neonatal Med*. 25 Suppl 1: 25–9.

Cundy, T.(2018). *Paget's disease of bone*, Metabolism, 80: 5–14.

David J. Magee(2014), *Orthopedic Physical Assessment*, Elsevier.

de Jong J.P., Moran S.L. & Vilkki S.K.(2012). Changing paradigms in the treatment of radial club hand: microvascular joint transfer for correction of radial deviation and preservation of long-term growth. *Clin Orthop Surg*. *4*(1): 36-44.

Filbay, Stephanie R., & Hege Grindem(2019). "Evidence-based recommendations for the management of anterior cruciate ligament (ACL) rupture." *Best Practice & Research Clinical Rheumatology* 33.1: 33-47.

Hardesty, C.K., Liu, R.W., & Thompson, G.H.(2011). The role of bracing in Legg-Calve-Perthes disease. *Journal of pediatric orthopedics*, *31*(2): S178 - S181.

Harsanyi S., Zamborsky R., Krajciova L., Kokavec M. & Danisovic L.(2020). Developmental Dysplasia of the Hip: A Review of Etiopathogenesis, *Risk Factors, and Genetic Aspects.* Medicina (Kaunas). 56(4).

Hofstee, M. I., Muthukrishnan, G., Atkins, G. J., et al.(2020). Current concepts of osteomyelitis: From pathologic mechanisms to advanced research methods, *The American Journal of Pathology*, *190*(6): 1151-1163.

Hyeon Jun Kim et al.(2011). Clinical Value of Nerve Root Sedimentation Sign in Lumbar Spinal Stenosis. *Journal of Korean Society of Spine Surgery*, *18*(3). Korean Society of Spine Surgery.

Jim Johnson(2010). *Treat your own rotator cuff*, Dog ear publishing.

Landesa-Piñeiro, Laura, & Raquel Leirós-Rodríguez(2022). "Physiotherapy treatment of lateral epicondylitis: A systematic review." *Journal of back and musculoskeletal rehabilitation 35.3*: 463-477.

Leroux, J., Abu Amara, S. & Lechevallier, J.(2018), Legg-Calvé-Perthes disease, *Orthopaedics & Traumatology: Surgery & Research*, *104*(1): S107-S112.

Lew, D.P., & Waldvogel, F.A.(2004). Osteomyelitis, *Lancet*, *364*(9431): 369 - 379.

Lewis, Jeremy, et al.(2015). "Rotator cuff tendinopathy: navigating the diagnosis-management conundrum." *Journal of orthopaedic & sports physical therapy 45.11*: 923-937.

Mengiardi, Bernard, et al.(2004). "Frozen shoulder: MR arthrographic findings." *Radiology 233.2*: 486-492.

Nema S.K., Ramasubramani P., Pasupathy P. & Austine J.(2022). Corrective derotation osteotomies to treat congenital radioulnar synostosis in children: results of a systematic review and meta-analysis. *Indian J Orthop.*, *56*(5): 717-40.

Paula Johanson(2009). *Muscular Dystrophy*, Rosen Publishing Group.

Radcliffe, C., & Grant, M.(2021). Pott Disease: A Tale of Two Cases, *Pathogens*, *10*(9): 1158.

Randall L. Braddom et al.(2011). *Physical medicine and rehabilitation*, 4th, Braddom, Elsevier.

S. Terry Canale, & James H. Beaty(2013), *Campbell's Operative orthopaedics*, Elsevier.

Song K.(2017). Lower Extremity Deformity Management in Amyoplasia: When and How. *J Pediatr Orthop*. 37 Suppl 2: S42-s7.

참고문헌

Susan B., Thomas J., & George Fulk(2019). *Physical Rehabilitation 7th edition*. F.A. Davis.

Taha Faruqi & Tara J. Rizvi(2022). *Subacromial Bursitis*, NCBI Bookshelf.

Tan, A. & Ralston, S.H.(2014). Paget's disease of bone, *An International Journal of Medicine*, *107*(11): 865–869.

Viswanathan, V.K., & Subramanian, S.(2022). *Pott Disease*, In StatPearls. StatPearls Publishing.

Walsh J.P.(2004). Paget's disease of bone, *Medical Journal of Australia*, *181*(5): 262–265.

Whitaker A.T., & Vuillermin C.(2016). Lower extremity growth and deformity. *Curr Rev Musculoskelet Med*. 9(4): 454–61.

Wilfred F. Peter, Nynke M. Swart,Guus A. Meerhoff, Thea P.M., & Vliet Vlieland(2021). Clinical Practice Guideline for Physical Therapist Management of People With Rheumatoid Arthritis, *Phys Ther*. Aug 1; 101(8): pzab127. doi: 10.1093/ptj/pzab127.

Zarantonello P., Di Gennaro G.L., Todisco M., Cataldi P., Stallone S., Evangelista A., et al.(2021). Surgical Treatment of Sprengel's Deformity: A Systematic Review and Meta-Analysis. *Children* (Basel). 8(12).

yluk A.(2022). Dupuytrens disease–whats new: a review. *Pol Przegl Chir*., *95*(4): 1–5.

웹사이트

https://www.uofmhealth.org/health-library/tp23472spec

https://rheumatology.org/patients/rheumatoid-arthritis

https://www.hopkinsmedicine.org/health/conditions-and-diseases/kyphosis

https://www.mayoclinic.org/

https://www.mda.org/

https://www.msdmanuals.com/professional/injuries-poisoning/how-to-reduce-dislocations-and-subluxations/how-to-reduce-a-radial-head-subluxation-nursemaid-s-elbow

https://www.nhs.uk/

https://www.physioadvisor.com.au/injuries/elbow-forearm/dislocated-elbow/

https://www.physio-pedia.com/Subtalar_dislocation

찾아보기

ㄱ

가성 척추전방전위증 346
가슴문 282
가슴문증후군 282
가슴안 탈구 98
가시위근힘줄염 243
가시위근힘줄파열 246
가우어스징후 297
가쪽위관절융기염 249
갈레아찌검사 139
갈레아찌골절 39, 40
갈비뼈골절 75
갈퀴발가락 164
강직성 척추염 349
거짓비대 294
계단형성 기형 104
골반골절 64
골수염 202
관절연골 186
관절염 178
관절오목밑 탈구 97
관절주머니 237
관절주머니 손상 237
궁둥구멍근증후군 262
근긴장이영양증 313
근육경직 341
근육병증 290
근육보호현상 341
근육 손상 236
근이영양증 290
기용굴증후군 260
꼬리뼈통증 374

ㄴ

넙다리뼈머리 뼈끝분리증 225
넙다리뼈목골절 59
넙다리뼈몸통골절 63
넙다리뼈절단 383
노뼈머리 아탈구 93
눈 근이영양증 302
눈인두 근이영양증 303
늘어진 아이 증후군 312

ㄷ

다리이음 근이영양증 306
단추구멍변형 188
당김팔꿈치 94
대나무 척주 351
뒤시엔느 근이영양증 293
뒤퓌트랑골절 48
뒤퓌트랑구축 124

ㄹ

레그-칼베-페르테스병 220
류마티스관절염 182, 186

ㅁ

망치손가락골절 32
먼쪽 근이영양증 304
메이언징후 298
목말밑관절 106
목말밑관절 탈구 106
목말발배관절 106
목말뼈골절 49
몬테지아골절 38, 39
몸쪽 근긴장근육병증 313

찾아보기

몸통굽힘 자세검사 362
무릎관절 곁인대 손상 270
무릎높이검사 139
무릎뼈골절 56
무릎뼈 탈구 109
무릎뼈 탈구 불안검사 110
밀치 방법 101

ㅂ

밖굽이무릎 146
반달뼈주위 탈구 90
반달뼈 탈구 90
반달연골 손상 273
발가락보행 294
발꿈치뼈골절 51, 52
발로우검사 137
발목인대 손상 277
발바닥근막염 280
발허리뼈골절 53
방가르트 병변 99
백조목변형 188
베넷골절 25, 26, 27
베커 근이영양증 300
베커병 312
변형뼈염 210
복서골절 31
볼크만허혈구축 80
봉우리빗장관절 103
봉우리빗장관절 탈구 103
부리밑 탈구 97
부정유합 78
분리절단 387
불유합 79
비글로우맞춤 114
빗장밑 탈구 98
빗장뼈골절 69
뼈관절염 178, 182
뼈되기근육염 80
뼈엉성증 213

ㅅ

삼중관절복합체 319
선천 근긴장이영양증 314
선천 근긴장증 311
선천 근무긴장증 312
선천 근이영양증 306
선천성 기운목 170
선천성 노뼈결손증 131
선천성 노-자뼈결합 128
선천성 엉덩관절 탈구 134
선천성 위쪽 어깨뼈 120
선천탈구 86
성연관 열성 근이영양증 293
손목굴증후군 256
손배뼈골절 27, 29
슈덱위축 79
스미스골절 38
스타이너트병 313
스팀슨맞춤 114
스팀슨 방법 101
슬랩 병변 99
신경성 절뚝거림 372
십자인대 손상 267
싸임절단 384

ㅇ

아래교차증후군 356
아침강직 180, 187

아킬레스힘줄 손상 276
안굽이엉덩관절 142
안쪽위관절융기염 252
앨리스검사 139
앨리스맞춤 114
어깨뼈골절 70
어깨종아리 근이영양증 302
얼굴어깨위팔 근이영양증 301
엄지발가락가쪽휨 167
엄지손가락의 Z-변형 188
엉덩관절 뒤쪽 탈구 112
엉덩관절 앞쪽 탈구 112
오목위팔관절 뒤쪽 탈구 98
오목위팔관절 앞쪽 탈구 97
오토라니검사 137
오펜하임병 312
외상탈구 86
외상 후 뼈위축 79
위팔절단 382
유착성 관절주머니염 238
인대 손상 232

ㅈ

재발탈구 86
절단 380, 387
정강뼈골절 54
종아리뼈골절 54
종아리절단 384
중증근무력증 307
지연유합 78
진행 근이영양증 291

ㅊ

채찍질손상 334
척추결핵 207
척추골절 71
척추관협착증 371
척추분리증 343
척추사이원반탈출증 318
척추옆굽음증 359
척추전방전위증 345
척추후관절증후군 369
추간판탈출증 318

ㅋ

코브각 361
콜레스골절 17, 33, 34, 37

ㅌ

탈구 86
톰슨병 312
통풍관절염 194
퇴행성 척추염 353
특발성 척추옆굽음증 359

ㅍ

파누스 186
파제트병 210
팔꿉관절복합체 탈구 93
팔다리이음 근이영양 305
팔이음 근이영양증 306
포트골절 44, 45
포트병 207
표정 없는 얼굴 301

ㅎ

허리뼘 340
허리앞굽음증 355

찾아보기

혈관성 절뚝거림 372
협착 힘줄윤활막염 254
환상지 386
히포크라테스 방법 101
힐세치 병변 99
힘줄 손상 234

A

acromioclavicular joint 103
Adams test 362
adhesive capsulitis 238
Allis test 139
amputation 380, 387
amyotonia congenita 312
ankylosing spondylitis 349
apprehension test 110
arthritis 178

B

bamboo spine 351
Barlow test 137
Becker disease 312
Becker muscular dystrophy, BMD 300
Bennett's fracture 25
boutonniere deformity 188
boxer fracture 31
Brooks척도 296

C

calcaneus fracture 51
carpal tunnel syndrome 256
clavicle fracture 69
claw toe 164
Cobb's angle 361
coccygodynia 374
Colles's Fracture 33
congenital absence of radius 131
congenital clubhand 131
congenital dislocation 86
congenital dislocation of the hip 134
congenital muscular dystrophy, CMD 306
congenital radioulnar synostosis 128
congenital sprengel's shoulder 120
congenital torticollis 170
contenital myotonic dystrophy 314
coxa vara 142

D

degenerative spondylitis 353
delayed union 78
disarticulation 387
distal muscular dystrophy, DMD 293, 304
Duchenne muscular dystrophy 293
Dupuytren's Contracture 124
Dupuytren's fracture 48

E

expressionless face 301

F

facet syndrome 369
facioscapulohumeral muscular dystrophy, FSHD 301
femur neck fracture 59
femur shaft fracture 63
fibular fracture 54
floppy baby 306
floppy baby syndrome 312

G

Galeazzi's fracture 39
Galeazzi test 139
genu valgum 146
gouty arthritis 194
Gower's sign 297
Guyon tunnel syndrome 260

H

hallux valgus 167
Herniated Disc Disease 318
Herniated Intervertebral Disc 318
Herniated Nucleus Pulposus 318
Hippocrates method 101

I

idiopathic scoliosis 359
injury of achilles tendon 276
injury of ligament 232

J

joint capsule 237

K

knee skyline test 139

L

lateral epicondylitis 249
Legg–Calvé–Perthes disease, LCPD 220
limb–girdle muscular dystrophy, LGMD 305
lumbar lordosis 355
lumbar sprain 340
lunate dislocation 90

M

mallet finger fracture 32
malunion 78
Marie–Strumpell 349
medial epicondylitis 252
meniscus 273
Meryon's sign 298
metatarsal fracture 53
Milch method 101
Monteggia's fracture 38
morning stiffness 180
muscle guarding 341
muscle spasm 341
muscular dystrophy, MD 290
myasthenia gravis, MG 307
myopathic disorder 290
myositis ossificans 80
myotonia congenita 311
myotonic dystrophy 313

N

neurogenic claudication 372
nonunion 79

O

ocular muscular dystrophy 302
oculopharyngeal muscular dystrophy, OPMD 303
Oppenheim's disease 312
Ortolani test 137
osteitis deformans 210
osteoarthritis 178
osteomyelitis 202
osteoporosis 213

P

Paget's disease 210
pannus 186
patellar fracture 56
pelvic girdle muscular dystrophy 306
pelvic fracture 64
perilunate dislocation 90
phantom limb 386
piriformis syndrome 262
plantar fasciitis 280
Pott's disease 207
Pott's fracture 44
progressive muscular dystrophy, PMD 291
proximal myotonic myopathy, PROMM 313
pseudohypertrophy 294
pseudo-spondylolisthesis 346
pulled elbow 94

R

recurrent dislocation 86
rheumatic arthritis 186
rib fracture 75

S

scaphoid fracture 27
scapular fracture 70
scapuloperoneal muscular dystrophy 302
scoliosis 359
shoulder girdle muscular dystrophy 306
Sky line test 362
SLAP 99
slipped capital femoral epiphysis 225
Smith's fracture 38
spinal stenosis 371
spinal tuberculosis 207
spondylolisthesis 345
spondylolysis 343
Steinert disease 313
Stenosing tendosynovitis 254
step off 104
Stimson method 101
subtalar joint 106
Sudeck's atrophy 79
superior labrum anterior and posterior 99
supraspinatus bursting 246
supraspinatus tendinitis 243
swan-neck deformity 188
Syme's amputation 384

T

talonavicular joint 106
talus fracture 49
Thomsen disease 312
thoracic outlet 282
thoracic outlet syndrome 282
three joint complex 319
tibia fracture 54
Tibial DMD 304
toe walking 294
transfemoral or above knee amputation 383
transhumeral or above elbow(A-E) amputation 382
transtibial or below knee(B-K amputation 384
traumatic dislocation 86

U

Udd 먼쪽 근이영양증 304
Udd DMD 304

V

vascular claudication 372
vertebral fracture 71
Vignos척도 296
Volkmann's ischemic contrature 80
von Bechtereuis 349

W

Welander 먼쪽 근이영양증 304
Welander DMD 304
whiplash injury 334

Z

Z-deformity 188

근골격계
물리치료 중재학

Interventions *of* Physical Therapy
by Musculoskeletal Diseases

근골격계 물리치료 중재학

Interventions of Physical Therapy by Musculoskeletal Diseases

2023년 6월 15일 1판 1쇄 발행
2024년 12월 10일 1판 2쇄 발행

지은이 | 김 경 · 양경한 · 국중석 · 김기철 · 김기현 · 김성길 · 이미영 · 이상용 · 이전형 외

펴낸이 | 김진환
펴낸곳 | 학지사메디컬
04031 서울특별시 마포구 양화로 15길 20 마인드월드빌딩
대표전화_ 02-330-5188 팩스_ 02-326-0338
등 록 | 2010년 2월 8일 제313-2010-36호
메 일 | hakjisamd@hakjisamd.co.kr
홈페이지 | http://www.hakjisamd.co.kr

ISBN 979-11-92867-49-6 93510

가 격 | 49,000원